口腔颌面外科学

（修订版）

主　编　郑　谦　罗　恩

编　者　（以姓氏笔画为序）

王　了　王　淼　王心怡　王晓毅　叶　斌
朱桂全　华成舸　刘　显　刘　瑶　刘　磊
刘济远　汤　炜　毕瑞野　李　蕙　李承浩
李继华　汪永跃　罗　恩　郑　谦　郑晓辉
高庆红　梁新华　曾　维　谢蟪旭　潘　剑

科学技术文献出版社
SCIENTIFIC AND TECHNICAL DOCUMENTATION PRESS

·北京·

图书在版编目（CIP）数据

口腔颌面外科学 / 郑谦，罗恩主编. —修订版. —北京：科学技术文献出版社，2023.4

ISBN 978-7-5189-8606-4

Ⅰ.①口…　Ⅱ.①郑…　②罗…　Ⅲ.①口腔颌面部疾病—口腔外科学　Ⅳ.① R782

中国版本图书馆 CIP 数据核字（2021）第 230456 号

口腔颌面外科学（修订版）

策划编辑：薛士滨　责任编辑：钟志霞　周可欣　责任校对：张永霞　责任出版：张志平

出 版 者　科学技术文献出版社
地　　址　北京市复兴路15号　邮编 100038
编 务 部　（010）58882938，58882087（传真）
发 行 部　（010）58882868，58882870（传真）
邮 购 部　（010）58882873
官方网址　www.stdp.com.cn
发 行 者　科学技术文献出版社发行　全国各地新华书店经销
印 刷 者　北京地大彩印有限公司
版　　次　2023 年 4 月第 1 版　2023 年 4 月第 1 次印刷
开　　本　787 × 1092　1/16
字　　数　635千
印　　张　20.5
书　　号　ISBN 978-7-5189-8606-4
定　　价　49.00元

再版前言

本书第一版的出版距今已经有15年了。第一版面世后，我就细细地通读了一遍，在教学中也常用此书，发现了不少问题。我迫切希望再版时将这些问题纠正过来。7年前我卸任口腔颌面外科系主任时，与继任的罗恩主任又谈及此事，但苦于多种原因，一直未能实现。今年5月底，接到第一版合作的科学技术文献出版社的电话，说这本书比较受读者的欢迎，拟再版。我以前也听过同行及学生们这样说，还以为是客套话，不以为意。出版社的计划，正是我们早想做的，一方面，前面所说需要纠错；另一方面，15年来，口腔颌面外科学全国高等学校统编教材又陆续发行了好几版，有不少知识点需要更新，标准答案也需要做相应的调整。还有考上博士研究生的考生提出，考博试题中有部分内容超出了统编教材，希望能在这本考试辅导教材中有所体现，对报考博士研究生的同学有更加切实的帮助；也有编撰本书的教授提出了类似建议。因此，本书再版知识点中有大约10%是口腔颌面外科学的学科前沿新观点、新趋势，超出了全国高等学校统编教材内容。另外，根据出版社的建议和读者的反馈意见，希望本书能让读者更简明扼要地掌握主要知识点，更有助于考试，本书对第一版中的教学内容简单进行了梳理和扩充，以读书笔记的形式归纳出了知识点、重点、难点，并特别增加了考点。希望本书能对初学口腔颌面外科专业课的本科生、准备硕士博士研究生入学考试、执业医师考试、专科医师规范化培训者均有所帮助。

本书再版的编者除了第一版的编者外，又新增了部分优秀青年教学骨干，他们从事一线教学多年，对新教材的新内容有更深切的理解和把握。他们的加入，将使本书的知识体系更加完善。感谢新老编者的辛勤付出，也感谢科学技术文献出版社的厚爱，感谢四川大学华西口腔医学院领导的大力支持，正是通过多方努力和协作，才使得该书再版内容的编写工作得以在半年内顺利完成。

郑　谦　罗　恩

目　　录

第一章　绪　论

一、笔记

1. 知识点

①口腔颌面外科学的业务范畴、专业特点。②口腔颌面外科学与其他学科的相互联系。③怎样学好口腔颌面外科学。④我国和国外口腔颌面外科学的发展史及未来的发展方向。

（1）口腔颌面外科学的业务范畴

口腔颌面外科学是一门以研究口腔器官、面部软组织、颌面诸骨、唾液腺、颞下颌关节，以及颈部某些疾病的发生机制、疾病防治的一门学科。

（2）口腔颌面外科学与其他学科的相互联系

口腔颌面外科学与口腔其他学科密不可分，而且与普通外科学、整形外科学、肿瘤学等相关临床学科一脉相承。要学好口腔颌面外科学，必须有丰富扎实的普通医学基础和临床医学基础知识，必须要具备全身观念，正确处理好局部与整体的关系，切忌一叶障目，如在考虑口腔颌面问题时忽视它对全身诸系统的影响，或忽视全身诸系统对口腔颌面部的影响，应把二者的联系始终贯穿在临床思维中。

（3）口腔颌面外科学的发展史

关于口腔颌面外科学的诊疗，国内、国外在古代即有零散的记载。它成为一门学科的标志性事件是专著的出版，19 世纪中叶的《口腔外科大全》首次将相关疾病和诊疗方法进行系统归纳和规范，形成了口腔外科的雏形。初期的口腔外科主要针对口腔诸器官，随着第一、第二次世界大战颌面部创伤的急剧增加，颌、面、颈部疾病的诊治才纳入口腔外科，形成现代的口腔颌面外科学。

在 20 世纪 50 年代以前，中国也只是在大学开设了口腔颌面外科学这门课程，没有中文教科书，没有专门的口腔颌面外科病房。1959 年由时任四川医学院口腔颌面外科主任的夏良才教授主编的《口腔颌面外科学》高等医药院校教材的出版，使全国的口腔颌面外科教学有了一个统一的范本，明确规定了该专业的诊治对象、内容、范围，并将《口腔外科学》更名为《口腔颌面外科学》。这也是口腔颌面外科学在中国成为一门学科的标志性事件。

（4）现代口腔颌面外科学及未来的发展方向

21 世纪口腔颌面外科的治疗理念，主要有功能性外科、微创外科和数字外科理念，随着生物医学工程学的飞速发展，口腔颌面外科的新技术，如人工骨、人工牙等人工器官，以及数字科技，特别是应用计算机辅助设计和辅助制造的 3D 打印技术，在口腔颌面部修复重建中发挥越来越重要的作用。随着人类基因组计划于 1990 年 10 月正式启动，人类基因图谱将解读所有的遗传密码，揭示生命及疾病的奥秘，以唇腭裂为代表的颌面先天性畸形及后天发育性畸形的诊断和治疗模式有可能随着对致病基因研究的突破而改变。

功能性外科是根治肿瘤的理念和原则，即最大限度地保留或恢复器官的正常功能。它可分为：①保存性功能外科，即通过提高手术的精细程度，最大限度地减少对正常组织的损伤，保存器官的正常功能；②修复性功能外科，即利用肌皮瓣等修复肿瘤切除术所造成的组织缺损，恢复器官功能（咀嚼功能、吞咽功能、语言功能），包括器官成形，同时尽可能恢复其运动及感觉功能。

微创外科（minimally invasive surgery，MIS）、微创手术（minimal access surgery，MAS）是通过微小入路或微小创伤，将特殊器械、物理能量（电、激光、冷冻液）或化学药剂送入人体内部，完成对人体内病变的治疗，对患者的创伤明显小于相应的传统外科手术。

微创外科的发展只经历了短短的30余年，便从最初的腹腔镜手术发展成现在的几乎涉及所有专业的一种技术。微创手术利用高清的图像系统及微型器械，将传统手术操作的创伤减少到最小程度。它本身不仅是一种专科，而更是一种外科的思维方式与哲学。

数字化外科依托计算机数字化技术而迅猛发展，包括：数字化X线摄影技术、计算机断层扫描及三维重建技术、计算机仿真和虚拟手术技术、计算机辅助手术导航技术、计算机辅助设计——快速成型技术、机器人手术。

快速成型技术又称快速原型制造（rapid prototyping manufacturing，RPM）技术，诞生于20世纪80年代后期，是基于材料堆积法的一种高新制造技术。快速成型技术的成型过程：首先建立目标件的CAD 3D模型，然后对该实体模型在计算机内进行模拟切片分层，把这些薄平面的数据信息传输给快速成型系统中，由控制成型系统将成型原材料有规律地一层层复现原来的薄平面，并层层堆积形成实际的三维实体。

达芬奇机器人手术系统主要由控制台和操作臂组成。手术时外科医生可坐在远离手术台的控制台前，通过视野框的三维立体成像放大系统，双手控制操作杆，将手部动作传达到机械臂的尖端，完成手术操作。此法大大提高了手术的精确性和平稳性，创伤更小，使微创手术指征更广。

2. 重点和难点

了解当今口腔颌面外科学的新进展和发展趋势，以及21世纪口腔颌面外科学的新技术和治疗理念。

领会并逐渐掌握学好口腔颌面外科学必须具备的临床思维方法，把全身医学的普遍性和口腔颌面部的特殊性有机地结合起来。

二、考点

1. 掌握口腔颌面外科学的业务范畴、专业特点。
2. 掌握口腔颌面外科学的正确思维方式和学习方法。
3. 了解我国和国外口腔颌面外科学的发展史。
4. 了解21世纪口腔颌面外科学的新进展，新技术和治疗理念。

三、试题及参考答案

（一）试题

【名词解释】

1. 功能性外科
2. minimally invasive surgery
3. 数字外科
4. 快速原型技术

【选择题】

A型题

1. 口腔颌面外科学的主要内容包括

A. 口腔器官、面部软组织、颌面诸骨

B. 口腔器官、面部软组织、颈部疾病

C. 口腔器官、面部软组织、颌面诸骨、颞下颌关节、唾液腺及某些颈部疾病

D. 口腔器官、面部软组织、颌面诸骨及某些颈部疾病的防治

E. 口腔器官、面部软组织、颌面诸骨、唾液腺、颞下颌关节疾病的防治

X 型题

2. 在学习口腔颌面外科学时，应处理好以下几个关系

A. 作为医学的分支，须处理好局部与整体的关系，具备全身观念。

B. 善于透过现象看本质，从临床主诉和体征中探寻疾病的本质。

C. 具备扎实的普通医学基础和临床医学基础知识，并将其应用到口腔颌面外科学中。

D. 加强相关理论的学习。

E. 加强临床实践。

【填空题】

1. 随着现代医疗模式的转变，口腔颌面外科医生除了精湛的________外，还必须懂得患者及家属的________需要。

2. 现代口腔颌面外科学的新技术和治疗理念，主要有________外科、________外科和________外科，随着生物医学工程学的飞速发展，________、________等人工器官，在口腔颌面部修复重建中将发挥越来越重要的作用。

【问答题】

简答题

1. 简述口腔颌面外科学与其他学科的关系。

思考题

2. 学习口腔颌面外科学时，应处理好哪些关系？

（二）参考答案

【名词解释】

1. 功能性外科：在切除肿瘤的基础上，最大限度地保留或恢复器官外形及正常功能。它可分为：①保存性功能外科，即通过提高手术的精细程度，最大限度地减少对正常组织的损伤，保存器官的正常功能；②修复性功能外科，即利用游离的或带蒂的皮瓣、肌皮瓣等修复肿瘤切除术所造成的组织缺损，恢复器官功能。

2. minimally invasive surgery：微创外科，通过微小入路，将特殊器械、物理能量或化学药剂送入人体内部，完成对人体内病变、畸形、创伤的灭活、切除、修复或重建等外科手术操作，其特点是对患者的创伤明显小于相应的传统外科手术。

3. 数字外科：计算机科学与外科临床相结合，为外科医生提供精准全面的数据参考和操作指引，包括：结构图像的三维重建，虚拟仿真技术、计算机辅助的外科导航手术、机器人手术等，促进了外科手术由医生主观经验型向手术设计精准型转变。

4. 快速原型技术：快速原型制造技术是集材料成形、CAD、数控、激光等技术为一体的综合技术，是实现从零件设计到三维实体原型制造一体化的系统技术。

【选择题】

1. C　2. ABCDE

【填空题】

1. 技术　心理

2. 功能性　微创　数字　人工骨　人工牙

【问答题】

1. 口腔颌面外科学是口腔医学的一部分，与各个口腔亚专业密不可分；同时，口腔颌面外科学又是医学科学的一部分，须具备普通外科学、麻醉学、内科学、儿科学等有关临床各科知识，而且还应具备一些更专门的分科知识，如眼科学、耳鼻喉科学、整形外科学、肿瘤学等。

2. ①局部与整体的关系；②现象与本质的关系，透过临床主诉和体征等现象看疾病的本质；③理论与实践的关系，学好理论指导临床实践，并不断总结临床经验，成为学术型的外科医生。

（郑　谦）

第二章　口腔颌面外科基础知识与基本操作

一、笔记

1. 知识点

①电子病历的概念。②住院病历主要项目的书写内容。③规范的门诊病历书写。④常规口腔颌面部检查。⑤颈部淋巴结及包块的检查。⑥颞下颌关节、关节区、颌周咀嚼肌以及下颌运动、𬌗关系的检查。⑦常用的辅助检查有活体组织检查、穿刺检查及X线片、数字减影血管造影等特殊检查。⑧常用手术器械灭菌方法及其特点。⑨颌面部常见手术区消毒范围。⑩颌面部手术必须遵循的基本原则。⑪颌面部手术切口的设计原则。⑫术中常用的止血方法及适用范围。⑬缝合的基本要求。⑭常用的缝合方法及适用范围。⑮外科引流的适应证及注意事项。⑯常用外科引流方法和常用引流物及其适用范围。⑰创口愈合的三个阶段及组织学特点。⑱创口的分类及处理原则。⑲创口愈合的两种方式。⑳换药的基本技术及注意事项。㉑绷带的作用。㉒常用绷带的类型及包扎方法。

（1）电子病历的概念

电子病历是医务人员用信息系统生成的医疗记录，包括医疗活动的文字记录、图表、影像等数字化信息，能储存、管理、传输和重现。

电子病历的优点：①可自动编目。②自动标引。③储存方便、节省空间、永久保存、查阅方便。

（2）住院病历主要项目的书写内容

住院病历的主诉是患者就诊的陈述重点，应包括主要症状或体征、发病部位及持续时间。

现病史是本次疾病发生、发展及治疗的详细过程，应包括主诉疾病的发生时间、起病缓急、可能诱因、前期症状、伴发症状、疾病的持续时间、变化过程及诊治情况，对患者提供的诊断名称、药物名称和手术名称应加“”，以表示引用患者或家属原话，患者可能记错，可能不准确，仅供医生参考，常常需要进一步核实。还应记录发病以来的一般情况，以及患者伴发的其他系统疾病的简要介绍和既往史（患者曾经患过的、已治愈的疾病名称）。

（3）规范的门诊病历书写

门诊病历的主诉同住院病历主诉，门诊现病史比住院病史的现病史简洁一些，主要描述主诉疾病的发生、发展及诊断、治疗经过、尚存在的问题。完整的门诊病历应包括7个项目：①主诉。②现病史。③查体（包括一般检查和专科检查）。④实验室检查。⑤初步诊断。⑥处理意见。⑦医生完整签名。鉴别诊断一般不必列出。

（4）常规口腔颌面部检查

口腔颌面部检查是医生了解主诉疾病发生部位、累及范围、疾病程度及诊断和鉴别诊断的最客观依据，是证据收集必不可少的手段，分为一般的查体和影像学、病理组织学等辅助检查。

口腔颌面部查体包括口腔、面部、颈部检查，应根据主诉疾病及需与主诉疾病进行鉴别诊断的疾病对可能累及的相关器官进行重点检查，如舌癌的查体，主要是对口腔内舌癌变周围的检查，包括肉眼可见的糜烂部位，扪诊癌变累及的邻近区域，舌癌最易发生颈部淋巴结转移，还需重点行颈部淋巴结的检查，晚期舌癌还可能发生血行播散，出现肺转移，需辅以肺部CT加以排查。舌部的结核性溃疡的表现与舌癌相似，需取组织病理检查，组织病理学是鉴别诊断的金标准。

主诉为外伤，怀疑颌骨骨折者，则需重点检查颌骨完整性是否中断，有无假关节活动及骨表面台阶、压痛，咬合关系有无紊乱。骨折的准确诊断需依靠 X 线影像学检查，特别是面部 CT 的三维重建，是骨折诊断最具价值的手段，应熟悉常用的辅助检查手段及其适用范围。

针对口腔颌面部器官及部位的特殊性，有一些特别的手法和一些特殊的功能检查，如开口度检查、颞颌关节运动的检查、唾液腺检查等。

扪诊，在不同部位的手法有所不同，有单手单指、双指双合诊，单手三指平触诊，以及双手双合诊。对于骨性基底等移动极小的部位，单手单指能排查确定压痛点；对于活动度大的部位，如舌、唇、颊、口底、颌下区，则采用双合诊，可限制组织扪压时的移动，对包块的触诊更准确；双指双合诊是同一只手的拇指和示指夹持扪压检查，适用于活动度大的部位，如舌、唇、颊检查；双手双合诊，是两只手的相向触压，适用于口底、颌下区的检查；对较大区域的扪诊，如腮腺、颌下腺，采用单手三指平触诊。口腔检查包括口腔前庭、固有口腔、口咽部及牙、上下颌骨的检查。

（5）颜面部检查

颜面外形检查包括唇腭裂先天畸形、颌骨发育畸形及后天畸形等；面瘫的检查，表情与意识状态的检查。

（6）颈部检查

颈部淋巴结群的扪诊，则用三指平触诊进行排查，效率更高。

颈部淋巴结扪诊是颌面外科必须掌握的基本技术，患者的体位、医生的站位，以及扪诊手法，对颈部淋巴结及包块的诊断有较大影响。规范的颈部淋巴结检查技术为：患者取坐位，医生取站位，医生站在患者的右前方或右后方，在右前方时检查患者左颈淋巴结，在右后方时检查患者右颈淋巴结，医生还可站在患者后方，双手平触诊，两手分别检查患者同侧的颈淋巴结，并进行两侧比较。检查一侧时，患者头略偏检查侧，由浅入深，呈上而下，依次检查胸锁乳突肌前后缘、颈前三角、颈后三角，最后检查锁骨上窝。医生应详细描述淋巴结的部位、个数、大小、硬度、活动度、压痛，以及与周围有无粘连。

颈部包块的扪诊检查同淋巴结检查。

（7）颞下颌关节检查

该检查包括关节区、颌周咀嚼肌常规扪诊，以及较特殊的开口度、开口型、髁突动度、下颌运动、殆关系的检查等。

开口度：指上、下颌中切牙切缘之间的垂直距离，正常开口度为 3.7 cm，相当于本人三横指宽度。

开口型：是指下颌从闭口位到大张口，整个开口过程中下颌下降的轨迹，正常时垂直下降，无偏摆、无偏斜。

髁突动度检查：方法一，双手示指或中指分别置于耳屏前方的髁突外侧，嘱患者反复开闭口，感受髁突动度；方法二，两小指分置于双侧外耳道内，贴外耳道前壁，嘱患者反复开闭口，感受髁突动度。当髁突颈骨折，髁突向前内移位后，髁突动度消失。

下颌运动检查：一般进行三个方向的运动，即开闭口运动、前伸运动、侧方运动时颞颌关节有无疼痛、弹响、停顿、绞锁，开口度和开口型是否正常。

（8）常用的辅助检查

主要有活体组织检查、穿刺检查及 X 线片、数字减影血管造影等特殊检查。

颌面部疾病诊断的辅助检查除了常规的实验室化验检查外，主要分两大类：一类是组织病理学的微观检查，对确诊肿瘤的良恶性、组织学类型，以及手术方案的制定有重要价值；另一类是影像学检查，对深部疾病的诊断主要依靠影像学检查，对骨性病变、肿瘤的大小、边界与周围结构的关系，在定位和定性诊断上有重要价值，有时甚至是不可或缺的手段，熟悉各种影像学技术对诊断具有重要意义。

活体组织检查是肿瘤诊断的金标准，但并非所有肿瘤均需术前活检，如唾液腺肿瘤常采用术中冰冻（冷冻）活检，恶性黑色素瘤、血管性肿瘤或血管畸形禁止术前活检。

如何切取送检组织块会影响病理学诊断，应掌握活检切取技术。切取活检：表浅溃烂的肿瘤，在区域阻滞麻醉下用手术钢刀在肿瘤边缘及正常组织交界处，常规切取宽 5 mm、长 10 mm、深 5 mm 的梭形楔状组织块，不能小于宽 2 mm、长 6 mm、深 2 mm，切取的组织块立即放入 4% 甲醛（10% 福尔马林）溶液中固定。注意：不宜肿瘤内浸润麻醉，以免促进肿瘤扩散；切取不宜过浅、过小，必须包含肿瘤组织和正常组织；不能仅切取肿瘤坏死组织，不能用可以使组织凝固坏死的电刀、激光刀等；不能用染料类的消毒剂，组织染色后会干扰病理切片的染色；送检的组织块应尽量减少大面积夹持；组织块取下后应尽快放入固定液并做好记录。

穿刺检查对于脓肿或含液体的良性病变的诊断有重要价值，但存在颈动脉体瘤、动静脉畸形时禁忌穿刺。

活检和穿刺都是有创检查，而影像学检查（除血管造影外）大都是无创检查。

CT 对软、硬组织均有良好显示，对骨组织、牙组织、金属等高密度物体的显示优于其他影像学检查，对骨骼的三维重建，使骨折显示更直观，对骨折错位程度特别是三维空间位置错位的评估更精准。CBCT，即锥形束 CT，是近年来在口腔颌面外科中广泛应用的新的影像技术，相比螺旋 CT，CBCT 射线量极低，扫描时间短，图像清晰度更高，对牙、牙周膜、牙槽骨的显示更优，且检查费用低廉。

MRI 对软组织的显示优于 CT，特别是对神经、血管、肌肉组织、韧带、关节盘及软骨的显示尤为清晰。

ECT 是利用放射性核素显像的 CT，示踪剂适应面广，特异性及灵敏度高。

PET-CT 是核素 CT 技术与 CT 技术的同机融合，可发现全身各处早期的恶性肿瘤转移灶，也用于面部良、恶性肿瘤的鉴别。

数字减影血管造影术是专门显示血管的一种特殊影像技术，通过减影技术消除了骨骼和软组织影像，只保留血管影像，通过造影剂的流动显示，可观察到血流的动态图像，常用于口腔颌面部血管性肿瘤及血管畸形的诊断和介入性栓塞治疗。

B 超用于较浅无遮挡的组织内包块的定位、定性检查，如颈部、颌面、腮腺区包块的检查，脓腔定位，囊性、实性包块的诊断。彩色 B 超还可显示血液，用于血管瘤、血管畸形的鉴别。

（9）常用手术器械灭菌方法及其特点

手术器械常用的灭菌方法有四类：高压蒸汽灭菌、煮沸灭菌、干热灭菌和化学灭菌。前三种都是热力灭菌，100 ℃以上使细菌蛋白质凝固变性，细菌灭活，三种灭菌法适用的物品有所不同。高压蒸汽灭菌适用范围广，金属类、布类、橡胶类均可使用，灭菌效果可靠。煮沸灭菌效果不如高压蒸汽灭菌，且有损刀刃的锋锐，优点是简便易行，无须高压蒸锅等专门设备。干热灭菌利用烤箱高热烘烤，温度远高于湿热灭菌，适用于玻璃、陶瓷类，以及不宜用湿热灭菌的明胶海绵、油脂、石蜡等液态和粉剂，不耐热的布类、橡胶不能用该法灭菌。

常用的化学消毒剂有碘伏、聚维酮碘（艾力克）、75% 酒精、戊二醛、甲醛、含氯消毒剂、过氧乙酸等。碘伏、聚维酮碘刺激性小，碘伏着色浅，常用于面部皮肤消毒，使用浓度为有效碘 2 ~ 10 g/L（10 g/L 相当于 1% 碘伏），酒精易挥发，刺激性大，消毒面部时眼、鼻、口均有明显不适，已不用于面部皮肤消毒，醛类的灭菌谱广，能杀灭细菌、芽孢、真菌、病毒，多用于器械消毒。

（10）颌面部常见手术区消毒范围

口腔颌面部手术时，消毒应达术区外 10 cm 以上，具体的消毒范围视不同部位而异，一般按解剖分区进行消毒，如口腔内手术消毒除口腔外，上达眉间连线，下至下颌下缘，两侧至耳屏前；面部手术则整个颜面部需消毒；颌下区手术消毒上达面颊部，下达颈下线，前越过中线 5 cm，后至耳后 5 cm；颈部手术也需消毒面颊部，下达乳头连线，前越过中线 5 cm，后至项部及乳突发际上方 5 cm。

（11）颌面部手术必须遵循的基本原则

颌面部手术的三大基本原则是特指在肿瘤切除时：无菌、无瘤、微创。无菌操作即手术操作者、患者术区均消毒，手术过程中避免术区污染；无瘤操作是在肿瘤切除时，应尽可能完整整块切除，避免切开肿瘤导致瘤细胞污染器械，瘤细胞播散种植在术区；微创原则是既要保证肿瘤的根治切除，又要尽可能少地损伤周围重要神经血管等正常组织，整个手术操作过程中尽量减少挤压、夹持对正常组织的损伤。

（12）颌面部手术切口的设计原则

颌面部是美容的主要区域，任何手术切口都会遗留不同程度的瘢痕，对容貌有一定影响，颌面外科医生一定要在手术切口设计时综合考虑、权衡利弊，尽量不破坏患者的容貌，现在颌面部的许多手术路径均从传统的面部切口改为口内切口。面部大切口改为周围隐蔽小切口（如内镜微创手术、关节镜手术、唾液腺内镜手术等），或将面部大切口移至发际内（如冠状切口等），都是为了使患者术后容貌少受影响。颌面部的切口设计，应综合考虑以下因素：①切口应避开重要的组织结构，如面神经、腮腺导管。动、静脉虽可切断，但保留更利于组织愈合。②切口就近原则。切口越靠近病变区，越利于暴露并切除病变组织，但同时须顾及美观要求。③切口隐蔽。切口应位于天然沟回及皮肤皱褶处，无明显皮肤皱纹者，应与潜在的皮纹走向平行，面部的皮纹方向是有其分布规律的，应非常熟悉各部位皮纹走向；切口应在两个美学亚单位的交界处，术后的瘢痕线才不会破坏美学亚单位的完整性，对容貌影响也最小。④切口长短适中。切口是为了更好地显露病变，方便操作，但过大的切口增加不必要的组织创伤，违反了微创手术原则，而过小的切口因暴露不良，牵拉挤压更重，其创伤往往超过了钢刀锐性切开的损伤。过小的切口不但不微创，相反增加了创伤。⑤切口的形状。避免长的直线切口，术后瘢痕挛缩重。

（13）术中常用的止血方法及适用范围

术中出血，不可避免，但应及时、有效止血，确切止血，保证术中清晰视野，减少术后迟发出血和血肿形成。

术区出血的血管口径不同，需采用不同的止血方法。①最多见的是微小血管的弥漫性渗血，通过压迫使微小血管闭合，加之血管切断后自身的生理性收缩，很快会使出血口栓塞，出血停止；②外在压迫有利于微小血管栓塞形成，而对明显涌血的微小血管出血，则需用止血钳钳夹止血，并配合电凝止血，大部分可以有效止血；③如为明显喷血的小血管出血，钳夹后应辅以丝线结扎，确切地永久性封闭出血口；④如为小动脉出血，单纯结扎尚不保险，如果结扎线松脱，由于动脉压力大，出血的可能性大，且出血量也大，应双保险止血，结扎加缝扎止血；⑤对于知名动、静脉断端出血，更应常规结扎加缝扎止血，一般为双结扎加缝扎止血。

对于弥漫性渗血的压迫止血，也有多种不同的方法，适用于不同的部位和不同的情况，最简单的是温热盐水纱布和干纱布压迫止血，干纱布压迫止血有吸净血迹，使视野更清晰，适用于操作时的止血，常常配合电烙止血，可立即止血，便于操作。压迫止血常需压迫一段时间，3～5分钟后，方可止血显效。如果效果不佳，则辅以电烙止血，缝扎压迫止血，仍有出血时，加用周围组织转移覆盖加压止血，组织转移还可避免术区无效腔形成；骨面渗血因血管收缩进入骨内，需用骨蜡涂抹，堵塞出血骨孔。还有一种临时应急的止血方法，即手指压迫止血，快速无创，适用于出血凶猛，其他止血措施来不及实施时。手指压迫止血分出血点指压止血和出血大血管的近心端浅部指压止血。

（14）缝合的基本要求

对缝合的基本要求：原位缝合，严密缝合，缝合间隔（针距）应视创缘贴合程度调整。进针时，针尖与皮肤垂直，并使进针边距小于皮下间距，防止创缘内卷，深部避免遗留无效腔，应在无张力或最小张力下缝合。

（15）常用的缝合方法及适用范围

创口缝合有三类：①一般的创口整齐、无组织缺损，无明显张力（用手指推移创缘两侧皮肤，能靠拢），行原位间断缝合；②组织缺损的创口，就有张力，应行皮下潜行分离，减张缝合；③特殊情况的缝合有创缘不等长、不等高的缝合、各种创面的缝合、三角形皮瓣尖端的皮内缝合、组织内无效腔关闭缝合等。

皮内缝合即皮肤真皮层缝合，真皮减张，皮肤无张力愈合，瘢痕小；创缘密合好，皮肤瘢痕小。皮内缝合是面部整形美容手术最常用，术后瘢痕最小的缝合技术。为确保创缘密合，常常采取真皮层缝合加皮肤间断缝合的方法。

（16）外科引流的适应证

①脓液已存在；②术区存在无效腔；③术后可能渗血较多；④创面广泛、深在，凝血差者，防止术后血肿；⑤积血、积液与严重污染渗出液多。

（17）常用外科引流方法和常用引流物及其适用范围

按照引流的原理，分为被动引流（纱布吸附引流和体位引流）、主动引流（负压闭式引流）。按照引流的目的，分为治疗性引流和预防性引流。

常用引流物：①橡皮片，广泛用于口内外渗液（脓液、渗血）的引流；②橡皮管，主要用于大创口渗液多的引流；③纱布条，主要用于切开后渗血较多的创口引流，同时有压迫止血的作用，但引流口易堵塞，引流作用不如橡皮片；④负压闭式引流装置，主要用于颈部大手术及腮腺区创口的引流。

（18）创口愈合的三个阶段及组织学特点

创口愈合一般经历炎症反应、组织修复和创口改建三个阶段。组织学特点：①炎症反应阶段包括血凝块形成和白细胞、吞噬细胞浸润；②组织修复包括毛细血管长入和成纤维细胞增生，组织修复最终形成瘢痕组织，含致密胶原纤维和薄层上皮，上皮内无汗腺等皮肤附件；③创口改建持续半年至数年，毛细血管和成纤维细胞成分减少，瘢痕颜色变浅，瘢痕变平、变软。

（19）创口的分类及处理原则

创口分三类：①清洁创口，创口内无细菌，见于规范消毒后与窦腔不相通的术区。清洁创口应严密缝合，无须抗生素预防感染。②污染创口，创口内有细菌，但无组织坏死、液化，见于口腔术区及与窦腔相通的术区，以及外伤创口。污染创口应稀疏缝合，利于分泌物流出，可全身应用抗生素预防感染。③感染创口，创口内有细菌并导致组织坏死、液化，脓液形成，或脓肿切开引流时脓液经过，受脓液污染的创口，如脓肿切开引流时的皮肤切口。感染创口不能缝合，需放置引流物，促进脓液流出。

（20）创口愈合的两种方式

创口一期愈合，是创口最理想的愈合。初期愈合，是指创口由适量的纤维结缔组织连接，受不同部位和张力大小，有所差异，一般6～10天完成，面部血供丰富，无张力部位4～5天已愈合。愈合部位形成瘢痕，瘢痕由纤维结缔组织和上皮组成，上皮薄，无皮肤附件。创口二期愈合见于创缘有间隙时，靠肉芽组织充填创口后，再由周围上皮爬行覆盖肉芽。

（21）换药的基本技术及注意事项

用手揭开敷料外层，用镊揭开敷料内层，创面四周消毒从内向外，创面消毒避免刺激性液体，创面分泌物多要冲洗，异物或坏死组织要清除。

换药注意事项：严格无菌操作，避免交叉污染，注意保护创面。

（22）绷带的作用

固定敷料，下颌骨制动，压迫止血，保护术区。

（23）常用绷带的类型及包扎方法

绷带的类型较多，应用较灵活，受使用者习惯的影响。多种成品医用弹力套取戴方便，弹力持久，固定可靠，舒适美观，深受医生及患者欢迎，有取代绷带的趋势。

2. 重点和难点

（1）重点

1）电子病历的特点，与传统纸质病历的异同。

2）住院及门诊病历的主要内容。

3）颈部淋巴结及包块的检查，对包块进行客观、准确、完整地描述。

4）常用的辅助检查手段及适用范围，活体组织检查、穿刺检查及螺旋 CT 骨骼三维重建、CBCT 的优点。

5）颌面颈手术切口的设计原则。

6）常用的止血方法及其适用范围。

7）缝合的基本要求。

（2）难点

1）对包块的部位、大小、质地、边界、活动度的客观判断要依靠规范的手法，必要时还需借助一些特殊的辅助检查手段，要求检查者有较丰富的临床经验和较强的综合分析能力。

2）对常用的辅助检查手段的选择，应根据各项检查的目的和意义来进行，以便更准确地做出诊断，并指导临床治疗。同时要避免不必要的检查，以免增加患者负担。

3）本章的病历书写、术区消毒、止血技术、缝合技术、换药技术、绷带包扎都是实践性很强的临床实用技术，不难理解，但要熟练掌握，常常需要在临床中多加练习，才能熟能生巧，灵活应用。

二、考点

1）电子病历与传统纸质病历的异同。

2）电子病历的特点。

3）电子病历的优点。

4）主诉应包含的几个要点。

5）现病史应包含哪些主要内容?

6）门诊病历常规书写的7项内容。

7）颈部淋巴结的检查要点。

8）活体组织切取的要点及注意事项。

9）颌面颈部常见手术区的消毒范围。

10）颌面颈部手术切口的设计原则。

11）常用的止血方法及其适用范围。

12）压迫止血有哪些不同的措施，常用于哪些情况?

13）缝合的基本要求及缝合技术。

14）如何缝合存在明显张力的创口?

15）一些特殊情况的缝合方法。

16）外科引流的适应证。

17）创口愈合的基本过程。

18）创口的分类及处理原则。

19）换药的基本技术及注意事项。

三、试题及参考答案

（一）试题

【名词解释】

1. 电子病历
2. 切除活检
3. fine needle asperation cytology
4. cone-beam CT
5. 负压引流
6. 清洁创口
7. 污染创口

8. 创口二期愈合
9. 皮内缝合

【选择题】

A 型题

1. 有关电子病历的描述，错误的是
A. 电子病历不包括数字化图像　　B. 操作人员需有身份标识
C. 电子病历操作系统可查到修改痕迹　　D. 电子签名与手写签名具有同等的法律效力
E. 电子病历可实现自动编目

2. 颌面外科医生检查颌骨骨折患者的牙齿时，最重要的是了解
A. 牙有无松动及松动原因　　B. 上、下牙咬合关系是否正常
C. 牙列有无缺失　　D. 牙齿有无叩痛
E. 牙龈瘘管及其走行方向

3. 颌骨肿瘤最容易出现的牙问题是
A. 颌骨上的牙齿松动、脱落　　B. 牙龈撕脱或坏死
C. 咬合关系错乱　　D. 牙齿自发痛
E. 慢性牙髓炎

4. 张口度的测量是指
A. 上、下唇之间的距离　　B. 上、下前牙的切缘间距
C. 上、下中切牙的切缘间距　　D. 上、下切牙之间的距离
E. 上、下颌骨之间的距离

5. 正常张口度的简易测量
A. 检查者示、中、无名指三指末节的宽度
B. 检查者示、中、无名指三指中节的宽度
C. 被检查者示、中、无名指三指末节的宽度
D. 被检查者示、中、无名指三指中节的宽度
E. 被检查者除拇指外的任意三指宽度

6. 临床上张口受限可分为
A. 1 度　　B. 2 度　　C. 3 度
D. 4 度　　E. 5 度

7. 上、下中切牙切缘间距在 1 cm 以内，称为
A. 轻度张口受限　　B. 中度张口受限　　C. 中重度张口受限
D. 重度张口受限　　E. 完全性张口受限

8. 上、下中切牙间距在 1 ~ 2 cm，称为
A. 轻度张口受限　　B. 中度张口受限　　C. 中重度张口受限
D. 重度张口受限　　E. 完全性张口受限

9. 引起张口受限的病因，一般不包括
A. 咬肌间隙感染　　B. 翼颌间隙感染　　C. 颊间隙感染
D. 颞下凹恶性肿瘤　　E. 下颌升支骨肉瘤已穿破骨皮质

10. 对舌肌内病损临床检查通常选用
A. 双手双合诊法　　B. 双指双合诊法　　C. B 超
D. CT 或磁共振　　E. 穿刺检查

11. 对口底前份病损的临床检查通常采用

A. B超　B. CT或磁共振　C. 穿刺检查
D. 双指双合诊法　E. 双手双合诊法

12. 对腮腺的扪诊检查应选用
A. 双手双合诊法　B. 双指双合诊法　C. 三指平触诊
D. 双指提拉式扪诊　E. 单指扪诊

13. 对颌下腺及舌下腺的扪诊常采用
A. 双手双合诊法　B. 双指双合诊法　C. 三指平触诊
D. 单指扪诊　E. 双指提拉式扪诊

14. 穿刺检查最适用于
A. 深部实体包块的诊断　B. 深部囊性包块的诊断　C. 表面实体包块的诊断
D. 表面新生物的诊断　E. 浆液期炎症的诊断和鉴别诊断

15. 冰冻活检的标本切取后，应
A. 立即放入4%甲醛固定液中　B. 立即放入3%戊二醛固定液中
C. 立即放入75%酒精中脱水　D. 立即放入0.9%氯化钠溶液（生理盐水）中
E. 不做任何处理，尽快送病理科

16. 对颞下区深部包块的早期诊断，最佳的手段是
A. 切取活检　B. 穿刺活检　C. CT
D. B超　E. 放射性核素检查

17. 要判断口腔癌晚期有无全身转移，最佳的检查手段是
A. 全身CT　B. MRI　C. ECT
D. DSA　E. B超

18. 头颈部手术时术区消毒范围是
A. 术区外5 cm　B. 术区外10 cm　C. 术区外15 cm
D. 术区外20 cm　E. 术区外25 cm

19. 面部皮肤消毒，宜选用
A. 75%酒精　B. 5%碘酊　C. 1%碘伏
D. 2%戊二醛　E. 3%过氧化氢

20. 有关创口愈合的描述，哪项是错误的
A. 创口愈合一般经历炎症反应、组织修复和创口改建等过程
B. 炎症反应阶段包括血凝块形成和白细胞、吞噬细胞浸润
C. 组织修复包括毛细血管长入和成纤维细胞增生
D. 组织修复最终形成瘢痕组织
E. 瘢痕组织没有上皮，仅为胶原纤维

21. 有关创口愈合的描述，哪项是错误的
A. 不同的手术刀形成的切口，愈合有所不同
B. 不锈钢手术刀切口，初期愈合最快
C. 电刀切口等热凝刀切口，初期炎症反应更大
D. 激光刀切口的初期愈合比电刀快
E. 张力越大的切口愈合越慢

B型题

22～24题共用备选答案
A. 上下切牙切缘间可置三横指，张口3.7 cm
B. 上下切牙切缘间仅可置二横指，2.0～3.7 cm

C. 上下切牙切缘间仅可置一横指，1.0～2.0 cm
D. 上下切牙切缘间距不足一横指，1.0 cm以内
E. 牙关紧闭、完全不能张口
22. 轻度张口受限
23. 中度张口受限
24. 重度张口受限
25～28题共用备选答案
A. 1 mm
B. 2 mm
C. 3～4 mm
D. 5～6 mm
E. 10 mm
以下情况缝合打结后，线头应留的长度为
25. 皮下组织内线头
26. 知名大血管缝扎线头
27. 大肌肉缝扎线头
28. 皮肤缝合线头
29～32题共用备选答案
A. 橡皮条
B. 碘仿纱条
C. 药线
D. 橡皮管
E. 负压吸引管
以下情况，引流物宜选用
29. 下颌囊肿开窗术后
30. 咬肌间隙感染切开引流术后
31. 眶下间隙感染切开引流术后
32. 颌颈联合根治术后
33～35题共用备选答案
A. 说话高鼻音
B. 说话含橄榄音
C. 听诊猫喘音
D. 听诊吹风样杂音
E. 颞颌关节弹响
33. 舌根部肿块
34. 腭裂
35. 动静脉畸形
36～39题共用备选答案
A. B超
B. DSA
C. ^{131}I扫描
D. ^{99m}Tc扫描
E. MRI（磁共振成像）

以下疾病宜选用上述哪一种辅助检查?
36. 颌面部深部实体肿瘤
37. 颞下部关节病变
38. 颌面部动静脉畸形
39. 异位甲状腺
40 ~ 42 题共用备选答案
A. 钢刀
B. 电刀
C. 光子刀
D. 超声刀
E. 伽马刀
40. 皮肤切开
41. 肿瘤切除
42. 面部整复手术
43 ~ 46 题共用备选答案
A. 纱布压迫止血
B. 碘仿纱条填塞止血
C. 缝扎止血
D. 钳夹止血
E. 骨蜡填塞止血
43. 术区广泛渗血
44. 疏松结缔组织内出血点不明确
45. 骨面及骨孔渗血
46. 拔牙创底部出血
X 型题
47. 住院病历的现病史记录，应包括以下哪些内容?
A. 本次疾病的发病时间　B. 本次疾病的前驱症状　C. 本次疾病的伴随症状
D. 本次疾病的诊疗经过　E. 本次疾病的诊治结果
48. 住院病历的现病史记录，应包括以下哪些内容?
A. 本次疾病的主要症状
B. 本次疾病的持续时间
C. 与本次疾病的鉴别诊断有关的阳性资料
D. 与本次疾病的鉴别诊断有关的阴性资料
E. 与本次疾病无密切关系，但仍需治疗的其他疾病
49. 日常病程记录，应包括哪些内容?
A. 病情演变　B. 疗效观察　C. 重要辅助检查
D. 手术经过及术后情况　E. 上级医师查房的分析、医嘱
50. 手术记录应包括以下哪些内容?
A. 麻醉方式　B. 切口部位及主要步骤　C. 术中的特殊境况
D. 整复手术术毕的即时效果　E. 肿瘤手术是否有标本送检
51. 数字减影血管造影适用于
A. 颈动脉体瘤　B. 颈鞘浅面的转移性淋巴结　C. 颜面部血管瘤
D. 腮腺浅叶肿瘤　E. 血运丰富的恶性肿瘤

52. 口腔检查应遵循
A. 由前至后
B. 由外及内
C. 由浅入深
D. 健、患两侧对比
E. 上、下部位对比
53. 口腔前庭检查应警惕艾滋病的早期口腔表现，常见体征有
A. 牙龈线性红斑
B. 口炎
C. 白色念珠菌感染
D. 黏膜、牙龈新生物
E. 坏死性牙周炎
54. 检查、描述颜面部外形应包括
A. 左右对称否
B. 比例协调否
C. 有无突出和凹陷
D. 表情
E. 意识神态
55. 双手双合诊适用于哪些部位的检查
A. 舌肌内病损
B. 口底深在病损
C. 唇、颊部病损
D. 颌下区
E. 颈侧包块
56. 双指双合诊适用于哪些部位的检查
A. 舌肌内病损
B. 口底深在病损
C. 唇、颊部病损
D. 颌下区
E. 颈侧包块
57. 怀疑有以下哪些疾病时，需做听诊检查
A. 动静脉畸形
B. 海绵状血管瘤
C. 淋巴管瘤
D. 颈动脉体瘤
E. 颞下颌关节紊乱病
58. 查体扪及一包块，应详细描述以下内容
A. 大小
B. 形态
C. 硬度
D. 活动度
E. 组织病理类型
59. 颞下颌关节髁突动度检查，常采用
A. 关节区听诊法
B. 外耳道指诊法
C. 耳屏前扪诊法
D. 双手双合诊
E. 双指双合诊
60. 张口受限，可能的原因有
A. 升颌肌群受累
B. 颞下颌关节骨性强直
C. 颊部瘢痕挛缩
D. 下颌升支巨大囊肿穿破骨壁
E. 颧骨骨折
61. 唾液腺分泌功能检查时，可选用
A. 酸性物刺激定性测定
B. 酸性物刺激定量测定
C. 收集 24 小时自然分泌量
D. 某一时段的自然分泌量测定
E. 放射性核素扫描
62. 穿刺检查适用于
A. 表皮样囊肿
B. 腮裂囊肿
C. 海绵状血管瘤
D. 颈动脉体瘤
E. 脓肿
63. 细针穿刺适用于
A. 脓肿
B. 血管瘤
C. 实体肿瘤针吸活检
D. 囊性淋巴管瘤
E. 颈动脉体瘤
64. 常用的活体组织检查方法有
A. 切取活检
B. 吸取活检
C. 切除活检
D. 钳取活检
E. 冰冻活检
65. 冰冻活检诊断常用于
A. 表浅恶性肿瘤
B. 深部恶性肿瘤
C. 唾液腺肿瘤
D. 颌骨肿瘤
E. 恶性淋巴瘤
66. 切取活检不适用于

A. 位置表浅的溃疡型肿瘤　B. 位于皮下的小肿瘤　C. 浅表淋巴结
D. 高度疑为恶性黑色素瘤　E. 血管瘤

67. 涂片检查常用于
A. 血管瘤内血液　B. 囊肿内的囊液　C. 脓肿的脓液
D. 溃疡面分泌液　E. 口腔内唾液

68. 超声检查在口腔颌面外科检查中多用于
A. 颈部肿块　B. 下颌下区肿块　C. 颌骨内肿块
D. 颞下区肿块　E. 腮腺肿块

69. 超声检查的目的
A. 确定有无占位性病变　B. 判断是囊性还是实性肿块　C. 明确肿块的良恶性
D. 仅为肿瘤良恶性提供信息　E. 确定肿块与邻近重要血管的关系

70. 面部手术的消毒范围
A. 发际线　B. 眶上缘　C. 颈上线
D. 颈下线　E. 耳前

71. 口腔内手术的消毒范围
A. 全部口腔　B. 发际线　C. 眶上缘
D. 颈上线　E. 颈下线

72. 口腔癌颌颈联合根治术的消毒范围
A. 全部口腔　B. 眶上缘　C. 发际线
D. 乳头连线　E. 两侧身后 5 cm

73. 表浅点状出血，可采用
A. 电凝止血　B. 钳夹止血　C. 结扎止血
D. 温盐水纱布压迫止血　E. 肾上腺素盐水纱布止血

74. 知名动、静脉止血，宜采用
A. 电凝止血　B. 缝扎止血　C. 区域缝扎止血
D. 结扎止血　E. 全身用止血药

75. 对缝合的基本要求有哪些？
A. 避免留无效腔　B. 应在无张力或最小张力下缝合
C. 先从游离侧进针，从固定侧穿出　D. 防止创缘内卷
E. 缝合后打结不宜过紧

76. 对缝合的基本要求，包括以下哪几点？
A. 进针点距创缘的距离没有固定要求
B. 缝合间隔（针距）应视创缘贴合程度调整
C. 进针时，针尖与皮肤垂直，并使进针边距大于皮下间距
D. 张力过大的创口，应先行潜行分离减张
E. 张力过大的创口，应配合减张缝合

77. 缝合时的基本要求，包括
A. 缝合前应彻底止血　B. 深部勿留无效腔　C. 针尖垂直皮肤
D. 皮肤边距大于皮下间距　E. 针距以皮肤密合为度

78. 对一些特殊情况的缝合方法的描述，正确的是
A. 小于90°的三角形皮瓣尖端，应采用真皮缝合
B. 两侧长度不等的创缘，最好附加切口，切去“猫耳”
C. 深层无效腔存在时，宜作邻近组织转移充填加以关闭

D. 圆形创面，可改为椭圆形创面后直接关闭

E. 三角形创面，先充分潜行分离后，“V”形缝合

【填空题】

1. 主诉是患者就诊时陈述的________或________，________及________时间。

2. 现病史在记录中，对患者提供的________、________及________需加“”，以示区别。

3. 完整的门诊病历，应包括以下 7 个项目，________、________、________、________、________、________、________。

4. 髁突动度检查有两种方法，以示指或中指置于________侧耳屏________方，髁突________侧，或将两手小指伸入________内，嘱患者做________动作，感受髁突动度。

5. 腮腺触诊一般以________为宜，并进行________对比，切忌手指________。

6. 冷冻活组织检查，常用于怀疑有________改变的肿瘤，需要快速明确病理性质，指导切除范围，与手术________期进行，送检标本不应行________处理。

7. 下颌下淋巴结群，位于________三角内，主要收纳来自颊、鼻侧、上唇、下唇外侧、舌尖、舌侧、________、牙龈、________部和________下淋巴结输出管，然后汇入颈________淋巴结________群。

8. 颈深淋巴结上群，位于________肌深面，沿________静脉，呈________状，上达________，下至________外，主要收纳鼻咽、口腔、颌面、耳郭、枕部、颈后以及甲状腺等诸淋巴输出管，然后汇入颈深淋巴结________群，最终汇入________。

9. 颈深中淋巴结，位于________至________处，沿________排列。

10. 颈深下淋巴结，位于________肌以下，沿________排列。

11. 颞下颌关节检查时，应包括________、________、________、________等四项检查。

12. 行下颌运动检查时，应让患者做________运动、________运动和________运动。

13. 皮肤间距等于皮下间距，创缘________正确对位，皮肤间距小于皮下间距，创缘________，皮肤间距大于皮下间距，创缘________。

14. 缝合针距应以使两侧创缘贴合而无________为原则，缝合后打结的松紧程度以两侧创缘密合为度，过紧，则术后留下________压迹。张力过大的创口，应进行________分离和________缝合。

15. 创口愈合的过程，一般经历________反应、________和________三个阶段。

16. 初期愈合，是指创口由________连接，一般________天完成，不同部位和不同________大小，有所差异。愈合部位形成瘢痕，瘢痕由________和________组成，上皮薄，无皮肤________。

17. 早期瘢痕的________细胞和________血管较多，故呈红色，随着时间的推移，细胞和血管成分减少，形成致密的________，瘢痕变平，红色消退。

【问答题】

简答题

1. 在对颌面部病变扪诊检查时，应从哪三个方面进行检查和记录？

2. 对颌面颈部深部包块扪诊检查时，应从哪些方面检查和描述包块的性质？

3. 如何进行颈深部淋巴结检查？

4. 在进行颞下颌关节的下颌运动功能检查时，应重点检查哪四个方面？

5. 简述细针抽吸活检的操作要点。

6. 简述切取活检的适应证及注意事项。

7. 简述组织缺损时，消除张力的三种方法。

8. 简述外科引流的适应证。

9. 碘伏用于面部消毒的浓度及其优点，消毒范围及注意事项？

10. 简述褥式缝合的种类、缝合方法及适用范围。

论述题

11. 压迫止血有哪些不同的措施，常用于哪些情况？

12. 在平口角外侧 2 cm 处一个 5 mm×5 mm 的黑痣，切除时应注意哪些环节，使术后瘢痕最轻？

思考题

13. 颌面部切口设计应综合考虑哪些因素？

14. 如何缝合存在面部组织缺损的创口？

（二）参考答案

【名词解释】

1. 电子病历：医务人员用信息系统生成的文字、图像等医疗记录，这些数字化信息能储存、传输和管理。

2. 切除活检：完整切除深部小肿瘤，以及周围部分正常组织后，送病理学检查。

3. fine needle asperation cytology：细针抽吸细胞学检查，用 22 G 细针负压抽吸实性肿瘤内组织碎屑，涂于载玻片上，经固定染色后，显微镜下观察细胞形态及细胞之间的关系，主要用于怀疑恶性的深部肿瘤诊断。

4. cone-beam CT：锥形束 CT，采用锥形 X 线束和二维探测器，取代传统的扇形 X 线束，成像快，分辨率高，放射量小，特别适用于口腔检查。

5. 负压引流：细管经创口旁另戳创引出，连接负压装置（吸引器、吸引球），使创面呈负压，将术区分泌物吸出，常用于大创面的术后引流。

6. 清洁创口：创口内无细菌，见于规范消毒后的与窦腔不相通的术区。

7. 污染创口：创口内有细菌，但无组织坏死、液化。见于口腔术区及与窦腔相通的术区，及外伤创口。

8. 创口二期愈合：创缘有间隙，靠肉芽组织充填创口后，再由周围上皮爬行覆盖肉芽。

9. 皮内缝合：皮肤真皮层缝合，通过真皮减张，皮肤无张力愈合，创缘密合好，是面部整形美容手术最常用，术后瘢痕最小的缝合技术。

【选择题】

1. A 2. B 3. A 4. C 5. C 6. D 7. D 8. B 9. C 10. B 11. E 12. C 13. A 14. B 15. E 16. C 17. C 18. B 19. C 20. E 21. D 22. B 23. C 24. D 25. A 26. C 27. C 28. D 29. B 30. D 31. A 32. E 33. B 34. A 35. C 36. E 37. E 38. B 39. C 40. A 41. B 42. A 43. A 44. C 45. E 46. B 47. ABCDE 48. ABCDE 49. ABCDE 50. ABCDE 51. ACE 52. ABCD 53. ABCE 54. ABC 55. BD 56. AC 57. ADE 58. ABCD 59. BC 60. ABCE 61. ABE 62. ABCE 63. BCD 64. ABCDE 65. BC 66. BCDE 67. CD 68. ABE 69. ABDE 70. ACE 71. ACD 72. ABDE 73. ABDE 74. BD 75. ABCDE 76. ABDE 77. ABCE 78. ABCD

易错易混选择题解析：

4. 张口度的测量　D 选项上、下切牙之间的距离，不够准确，距离是两点，切缘之间的两点连线的距离。

6. 临床上张口受限可分为 4 个等级：轻度张口受限，中度张口受限，重度张口受限，完全性张口受限。

9. 颊间隙感染，未累及升颌肌群。

19. 碘伏着色浅，常用于面部皮肤消毒，使用浓度为有效碘 2 ~ 10 g/L，1% 碘伏含有效碘 10 g/L。

20. 有关创口愈合的描述，错误的是 E，瘢痕组织有上皮，只是没有汗腺等皮肤附件。

31. 眶下间隙感染切开引流术后宜选用的引流物是橡皮条。纱布条主要用于切开后渗血较多的创口引流，同时有压迫止血的作用，但引流作用不如橡皮片，故不选 B。

36. 颌面部深部实体肿瘤的辅助检查，B 超对深部肿瘤的显示的清晰度远远不如 MRI（磁共振成像）。

44. 疏松结缔组织内出血点不明确时，钳夹止血没有明确的目标，纱布压迫、骨蜡填充压迫因组织疏松止血效果差，只有 C 缝扎止血，可以增加组织张力，使组织内小血管受压迫而止血。

53. 艾滋病的早期口腔表现主要是炎症、坏死，一般不会出现新生物。

56. 双指双合诊是同一只手的拇指和示指夹持扪压检查小范围的病变，适用于活动度大的部位，如舌、唇、颊小包块的检查，而口底、颌下区则采用双手双合诊，两只手的相向触压。故不选 BD。

58. 查体扪诊不能确定组织病理类型，故不选 E。

60. 张口受限的原因，颧骨向后向内塌陷骨折时可能阻挡下颌升支喙突导致张口受限，囊肿是良性肿瘤，即使穿破骨壁，也会推压升颌肌群，但不会出现张口受限。

62. 穿刺检查不适用于颈动脉体瘤，是因为颈动脉体瘤发生于颈总动脉分叉部位的颈动脉体，附着于动脉鞘，穿刺易刺破颈动脉，导致出血不止。诊断的金标准是无创检查，进行选择性颈动脉造影，典型表现为颈内、颈外动脉起始部杯样增宽，颈内、颈外动脉间密度增高的软组织影。

63. 脓肿因脓液黏稠，需用粗针抽吸，细针难以吸出脓液，导致假阴性，颈动脉体瘤不适用于穿刺检查。

65. 表浅恶性肿瘤易于切取，最佳的检查为切取活检，颌骨肿瘤常含骨组织，需要脱钙才能切片，不适用于冰冻活检，恶性淋巴瘤的病理诊断，需要切除完整淋巴结送检。

66. 切取活检易使恶性黑色素瘤受到激惹，极易转移。位于皮下的小肿瘤、浅表淋巴结完整切除送检即可，不必分两次手术。

68. 颞下区肿块位置深，超声波易被浅表结构遮挡，颌骨内肿块，超声波受骨阻挡，不适合超声检查。

69. 超声检查只能为肿瘤的良恶性提供参考信息，明确肿块的良恶性靠病理学诊断。

73. 表浅点状出血是弥漫性微小血管出血，采用电凝、钳夹、纱布压迫止血即可获得可靠止血，而结扎止血会遗留线头在浅层组织，不利于愈合。

74. 知名动、静脉出血凶猛，血管断端口径大，血栓易脱落，止血宜采用丝线结扎，小动脉出血，单纯结扎尚不保险，如果结扎线松脱，出血的可能性大，且出血量也大，应双保险止血，结扎加缝扎止血。区域缝扎止血是远离血管断端的缝扎，不确切，再出血的可能性大，知名动、静脉出血，血管粗大，易于而且必须找到血管断端，结扎加缝扎止血。

75. 缝合时如果先从固定侧进针，从游离侧穿出，缝针在固定侧晃动幅度大，容易导致进针点撕裂。而先从游离侧进针，游离组织随晃动缝针同步移动，不容易导致组织撕裂。

77. 缝合时皮肤边距大于皮下间距，收紧缝线后将出现创缘内卷。反之，皮肤边距小于皮下间距，形如大肚罗汉，缝线后形成轻度外翻，利于创口正常愈合。

78. 三角形创面，先充分潜行分离后，三角形的三个角两两对合，在中心汇合，缝合后的创口呈“Y”形。

【填空题】

1. 主要症状　体征　发病部位　持续
2. 药名　诊断名称　手术名称
3. 主诉　现病史　查体　实验室检查　初步诊断　处理意见　医生完整签名
4. 两　前方　外　外耳道　开闭口
5. 三指平触诊　两侧　提拉
6. 恶性　同　固定

7. 下颌下　上下颌牙　面　颏　深　上
8. 胸锁乳突　颈内　链　颅底　颈总动脉分叉　下　颈淋巴干
9. 颈总动脉分叉处　肩胛舌骨肌横跨颈内静脉　颈内静脉
10. 肩胛舌骨　颈内静脉
11. 关节动度检查　咀嚼肌检查　下颌运动检查　殆关系
12. 开闭口　下颌前伸　侧方
13. 密合　外翻　内卷
14. 间隙　缝线　潜行　减张
15. 局部炎症　纤维结缔组织形成　瘢痕改建
16. 纤维结缔组织　6 ~ 10　局部炎症　纤维结缔组织　上皮　附件
17. 成纤维　毛细　胶原纤维

【问答题】

简答题

1. ①病变所在的部位和范围的检查：查清病变累及解剖区域、组织层次。②病变大小的检查：最好用定量的尺度如 cm、mm 来描述病变面积或体积，也可用大小较恒定的实物如米粒、黄豆、核桃等来形象描述。③病变的性质：包括质地、表面形状光滑否，有无压痛，有无波动感、搏动感等，包块与周围有无粘连，动度如何。

2. 包块的性质包括：软硬度；形状是否规则，表面是否光滑，有无结节；有无压痛；或其他特殊体征，如波动感、搏动感、乒乓感等，与周围组织是否粘连，包块表面的皮肤、温度、颜色、质地如何，活动度如何，边界清楚否。

3. 患者取坐位，颈部略偏检查侧，医生站右前方或右后方，右手指并拢，贴于检查部位，按顺序滑动扪诊颈部各个淋巴结群，检查肿大淋巴结的部位、个数、大小、质地、边界、活动度、压痛，并两侧对比检查。

4. ①关节有无疾病、弹响或杂音：症状出现的时间、性质；②两侧关节动度是否一致，有无偏斜；③开口度和开口型；④开闭口运动中是否出现关节绞锁等异常现象。

5. 用 22 G 带芯的穿刺细针接上 50 mL 针筒，刺入深部肿瘤，负压抽吸，将针向各方向穿刺 2 ~ 3 次，在负压下缓慢拔出针头，将实性肿瘤内组织碎屑从针筒推出，涂于载玻片上，经固定染色后，显微镜下观察细胞形态及细胞之间的关系，主要用于怀疑恶性深部肿瘤诊断。

6. 切取活检适于位置表浅或有溃疡的肿瘤。勿使用染料类消毒剂，以免组织染色；勿在急性炎症期取材，取材部位不宜有明显的炎症或坏死，应在取材容易、病变典型的部位切取，切取组织块应包含部分正常组织，应有足够的大小和一定的厚度，一般为 5 mm × 5 mm × 10 mm，不小于 2 mm × 2 mm × 6 mm，禁用电刀切取，取下后勿钳夹挤压，应立即放入 4% 甲醛固定液中。

7. 组织缺损时，消除张力的三种方法：①潜行分离；②辅助减张（唇弓减张、胶布减张）；③附加切口减张。

8. 外科引流的适应证：①脓液已存在；②术区存在无效腔；③术后可能渗血较多；④创面广泛，深在，凝血差者，防止术后血肿；⑤积血、积液与严重污染渗出液多。

9. 碘伏用于面部消毒的浓度为有效碘 2 ~ 10 g/L。其优点是刺激性小，着色浅。消毒范围为术区外 10 cm，全麻及小儿消毒时，避免消毒液流入呼吸道及眼睛内。

10. 褥式缝合分水平褥式（横式）和垂直褥式（纵式），最初进针与最后出针点的连线与创缘平行为水平褥式，连线与创缘垂直，为垂直褥式。缝合时进出针间距不宜过大，一般为 3 ~ 4 mm，针距间隔不宜过近，以免阻断血供，褥式缝合之间应加间断缝合。本方法适用于创缘薄，松弛皮肤，以及有内卷倾向的创缘。

论述题

11. 不同情况的出血，压迫止血的措施有所不同：①术中广泛渗血创面，温热盐水纱布压迫止血；②创面组织移动性差的渗血，不能缝扎止血者，邻近组织转移，填塞止血；③骨面渗血，骨蜡堵塞止血；④大骨腔渗血，大静脉渗血不能缝合止血时，碘仿纱条压迫止血；⑤急性大血脉出血，手指压迫出血点，并配合压迫知名动脉近心端。

12. 黑痣切除时应注意：①切口设计（长轴与皮纹）一致；②垂直皮肤切开，切开皮肤用钢刀，不用电刀；③创缘真皮层止血，用纱布压迫，不用电凝止血；④切口两侧潜行分离，真皮内缝合；⑤避免钳夹创缘；⑥适当针距、边距和缝线打结，保证创缘密合；⑦术后5天拆线，避免过迟拆线，缝线保留过久，瘢痕增生。

思考题

13. 颌面部切口设计应综合考虑以下因素：①避开重要结构，如面神经、涎腺导管及大血管；②就近原则，邻近病变区；③隐蔽美观；④与皮纹一致，位于天然皱褶处；⑤长短适宜，以充分显露为度，既能充分显露术区，要避免过长切口不必要的损伤；⑥活检切口与再次手术切口一致；⑦切口形状弧形或“S”形。

14. 有组织缺损，创口就有张力，张力下缝合，术后瘢痕明显。张力越大，瘢痕越重，甚至创口不愈，应在无张力或最小张力下缝合。①用手指推移创缘两侧皮肤，创缘仍不能靠拢时，应行皮下潜行分离，分离范围宜使创缘在拉拢时无明显张力。②拉拢缝合仍有张力时，在远离创缘辅以褥式缝合，将更多组织向创口推进，减少创口张力，或用非缝合的减张胶布，唇弓减张等。③上述方法仍不能使创口靠拢，应辅以附加切口形成松弛切口，增加邻近组织瓣的移动度。

（郑　谦　罗　恩）

第三章　口腔颌面外科麻醉

一、笔记

1. 知识点

局部麻醉：局麻药、局部麻醉方法、局麻并发症；全身麻醉：常用的全麻方法、全麻术后复苏与管理；口腔颌面外科镇静、镇痛：镇静的特点与深度、镇静的方法、镇痛药物及方法。

（1）局部麻醉（local anesthesia）

局部麻醉指用局麻药或其他方法（如冷冻麻醉、穴位麻醉）暂时阻断机体一定区域内神经纤维的感觉传导，从而使该区域疼痛消失。患者意识清醒，除痛觉外，其他感觉功能（如温度觉、触压觉）存在，运动功能保持完好或部分短暂丧失，主要适用于能合作的患者口腔颌面外科短小手术，特别是门诊手术。儿童依从性差，因意识清醒，害怕而哭闹，不适合局麻下操作。

1）局麻药。局部麻醉药物可分为酯类和酰胺类两类药物。酯类药物的代表是普鲁卡因、丁卡因，普鲁卡因易引起过敏反应，安全性差，已淘汰；丁卡因是传统的表面麻醉药，但由于毒性较大，已部分被利多卡因取代；酰胺类药物由于分子结构的关系，极少引起过敏反应。目前临床上使用最广泛的局麻药都是酰胺类，包括利多卡因、阿替卡因（盐酸阿替卡因/肾上腺素注射液的商用名：碧兰麻）、甲哌卡因（又名卡波卡因，盐酸甲哌卡因/肾上腺素注射液的商用名：斯康杜尼）、布比卡因（又名丁哌卡因）等。

常用的局部麻醉药：①利多卡因是口腔科临床应用最普遍的局麻药物，由于其具有迅速而安全的抗室性心律失常作用，常作为室性心律失常患者首选的局部麻醉药，同时具有较强的组织穿透性和扩散性，故其液剂及乳膏制剂还可用于表面麻醉，1%～2% 利多卡因可用于阻滞麻醉，浸润麻醉常用 0.25%～0.5% 利多卡因，注射后起效时间约 5 分钟，麻醉可维持 1.5～2 小时，一次最大剂量 80 mg。②布比卡因为长效局部麻醉药，其麻醉时间比利多卡因长 2～3 倍，特别适用于费时较久的手术，临床常用 0.25%～0.5% 布比卡因进行阻滞麻醉，亦可用 0.125%～0.25% 行浸润麻醉，起效时间约 5 分钟，可维持 6 小时，一次最大剂量 200 mg。③甲哌卡因具有微弱的血管收缩作用，3% 的纯品适用于不宜使用肾上腺素的患者，适用于短小手术及不宜使用肾上腺素的患者，一次最大剂量 200 mg。④阿替卡因（碧兰麻）组织渗透性强、毒性低于利多卡因，口腔科临床常用含 1∶100 000 肾上腺素的 4% 阿替卡因进行浸润麻醉，可维持 2～3 小时，一次最大剂量 200 mg。4 岁以下儿童禁用。⑤丁卡因由于毒性大，临床主要使用其 1%～2% 药液用作表面麻醉，一次最大剂量 100 mg。

局麻药的过敏试验：酰胺类局麻药发生过敏反应的报道非常罕见，故权威药典的用药指南并不要求酰胺类局麻药注射前常规皮试，而是直接使用。对于高敏体质可做皮试，可将 0.1 mL 利多卡因稀释至 1 mL，取 0.1 mL 进行皮内注射，若 15～20 分钟后局部红肿，范围超过 1 cm 则为阳性。

局麻药大都有扩血管作用，需常规加入血管收缩剂肾上腺素。其虽有一系列优点，但可能伴发的肾上腺素反应会使患者不适，应严格控制肾上腺素的浓度及剂量。

临床为了对抗局麻药的扩血管作用、延缓局麻药吸收、延长局麻时间、降低毒性反应、减少术区出血以使术野清晰，常在局麻药中加入 1∶100 000～1∶200 000 肾上腺素。但肾上腺素能够兴奋所有的肾上腺能受体（α_1、α_2 及 β 受体）。局麻药中加入低浓度肾上腺素 1∶200 000～1∶400 000 时，一般主要兴奋 β 受体，使血管收缩，支气管平滑肌松弛，随着浓度的增加，α 受体效应显现，出现一系列反应，即为肾上腺素反应，表现为心率加快，血压升高，可引起心悸、头痛、紧张、恐惧、颤抖、失眠等症状。若用量过大或注射时误入血管，导致血液中肾上腺素浓度陡升，可引起心血管功能紊乱，出现严重心律失常，甚至心室纤颤，可因血压骤然升高引起脑溢血，故临床上老年人、高血压患者应慎用，禁用于器质性心脏病和甲状腺功能亢进等患者。局部麻醉时应注意肾上腺素的浓度及剂量，操作时缓慢注射，坚持推注药物前回抽，防止肾上腺素直接进入血管中而引起其浓度骤然增加。

2）局部麻醉方法。口腔常用的局麻方法包括表面麻醉（包括冷冻麻醉）、浸润麻醉和阻滞麻醉。

表面麻醉指将局麻药喷射或涂抹于手术区局部表面，使手术区浅层组织的痛觉被阻滞从而产生麻醉效果。主要用于黏膜下浅表脓肿的切开引流或松动乳牙的拔除或气管插管前黏膜的表面麻醉，局麻前进针点的表面麻醉可明显减轻进针疼痛。

浸润麻醉指将局麻药液注入组织中，作用于神经末梢，使之失去传导痛觉的功能而产生麻醉效果。其方法包括骨膜上浸润法和牙周膜注射法。

阻滞麻醉指将局麻药液注射到神经干附近，暂时阻断神经末梢传入的刺激，使被阻断的该神经分布区域产生局部无痛效果。相对于浸润麻醉，阻滞麻醉具有用药量较少，麻醉效果好，能避免感染和肿瘤组织扩散的优点。口腔科临床常用的阻滞麻醉有：A. 上颌神经阻滞麻醉（包括翼腭管注射法和口外注射法）；B. 上牙槽神经阻滞麻醉；C. 眶下神经阻滞麻醉（包括口外注射法和口内注射法）；D. 鼻腭神经阻滞麻醉；E. 腭前神经阻滞麻醉；F. 下颌神经阻滞麻醉；G. 下牙槽神经阻滞麻醉；H. 舌神经阻滞麻醉；I. 颊神经阻滞麻醉；J. 咬肌神经阻滞麻醉；K. 颏神经阻滞麻醉；L. 下牙槽－舌－颊神经阻滞麻醉。

3）局麻并发症：局部麻醉可引起晕厥、过敏反应、中毒及其他并发症，应熟悉并发症的原因、临床表现及防治原则。特别注意区别正常应激反应、肾上腺素反应、晕厥、低血糖反应、局麻药中毒、局麻药过敏的临床表现，它们有许多相似之处，容易混淆，患者最常把各种反应都归为“麻药过敏”，其实各种反应有各自的特点，抓住最特征的表现及体征，才能做出准确的鉴别诊断，并采取相应的治疗措施。

应激反应是外科手术围手术期最常见的正常机体反应，是各种应激源引起的个体生理反应和心理反应。生理反应表现为交感神经兴奋、血糖升高、血压上升、心率加快和呼吸加速等，心理反应为紧张、焦虑、恐惧。应激反应是自主神经系统自主、快速的反应。自主神经是一个控制系统，由交感和副交感神经组成，二者功能相反、相互平衡制约，无意识地调节性命相关的生理功能：心脏搏动、血压、呼吸、消化、性冲动，等等。该系统主要是控制“应激”及“应急”反应。当机体处于紧张状态时，交感神经活动起着主要作用：心跳加快，皮肤末梢血管和内脏血管收缩，血液循环加快，血压上升；呼吸加快，增加血氧，全方位加强供给，减少需求，保障重点，保证心、脑等重要器官血供；随代谢加快出现的体温升高，则通过增加出汗使其下降，维持内环境的稳定。应激反应的临床表现是紧张、呼吸急促、心率加快、心悸、面色苍白、全身冷汗、四肢厥冷。应激反应通过加强交感神经的活动，调动机体许多器官的潜力，提高适应能力来应付环境的急剧变化，是正常的机体反应，这些反应随着应激源的消除（如拔牙结束）而自行消失，恢复正常。机体的应激反应见图3-1。

晕厥指由于恐惧、饥饿、疼痛、疲劳或全身健康情况比较差引起的一种突发性、暂时性意识丧失。晕厥，俗称虚脱，是一过性脑供血不足，脑缺血、缺氧引起的短暂的意识障碍。临床表现：突发性、一过性、

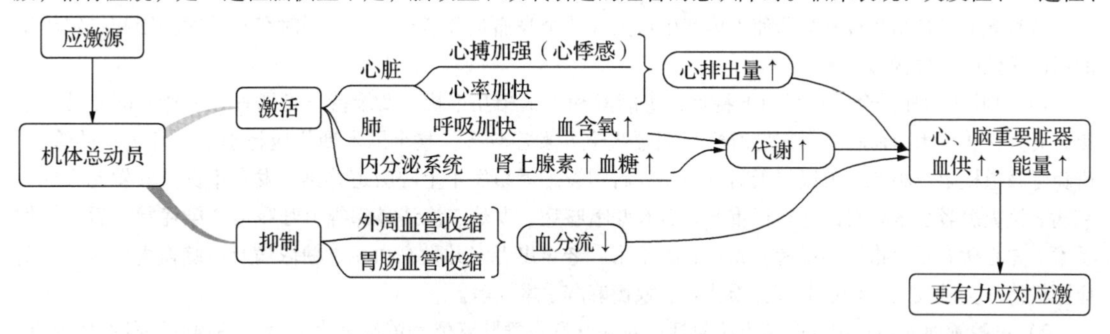

图3-1　机体的应激反应

眼前发黑，意识丧失，仅仅持续数秒即迅速恢复。晕厥的发病率在男性中为3%，在女性中为3.5%，在正常人也可能出现。大脑供血取决于体循环的动脉压，因此，任何引起心排出量下降或血压下降的原因都可以引起晕厥。常见的原因有二类：①心源性的脑缺血，包括心律失常、器质性心脏病如急性心肌梗死导致心排出量不足而致脑缺血。②自主神经的调节失常。其中自主神经的调节失常性晕厥更常见，但心源性晕厥更严重。血管迷走性晕厥的临床特点为：患者在立位或者坐位的时候，可以突然感到头晕、恶心、软弱乏力、视力模糊、出冷汗、面色苍白，最初有心动过速，继而出现心率减慢，随后可以出现意识丧失。在倒地或者平卧之后，神智可以迅速恢复，但是乏力、出汗、恶心等症状还可以持续数分钟。

疼痛性晕厥是疼痛刺激迷走神经兴奋，引起的血管迷走性晕厥；直立性低血压是由于体位的改变，如从平卧位突然转为直立，或长时间站立发生的脑供血不足引起晕厥。饥饿性低血糖导致脑能量供应不足引起晕厥。

晕厥与昏迷不同，昏迷的意识丧失时间较长，恢复较难。晕厥与休克的区别在于休克早期无意识障碍。

过敏反应：过敏反应是释放的组胺引起平滑肌收缩，支气管痉挛，毛细血管广泛扩张和通透性增强，组织水肿（喉头、肺）。目前多使用酰胺类局麻药，其过敏反应比较罕见，但还是可能发生。

临床表现为三大系统症状：a. 皮肤黏膜表现，最早且最常见，包括皮肤广泛的荨麻疹、水样鼻涕。b. 呼吸道阻塞症状，多见，也是最主要的死因。喉头水肿，音哑，有梗死感，气管和支气管痉挛及肺水肿，共同导致呼吸困难。c. 循环衰竭，毛细血管广泛扩张导致血压迅速下降，心脏灌注不足，脉速而弱，最终导致心脏停搏。过敏反应大都是皮肤黏膜表现，可在数分钟、数小时、数天内发生，消退较快，对身体无伤害。最危险的是过敏性休克，发作迅速，反应强烈，常常在数秒内发生，有两大特点：一是血压急剧下降到80/50 mmHg以下，患者出现意识障碍，轻则朦胧，重则昏迷、死亡；二是在休克出现之前或同时，常有一些与过敏相关的症状。

防治措施：①预防——了解过敏史，合理选择局麻药或麻醉方式；皮试。②治疗——轻症：a. 吸氧；b. 抗过敏，肌注或静注钙剂、异丙嗪、可的松类激素。重症：a. 立即注射肾上腺素；b. 发生抽搐惊厥者，静注地西泮或分次静注硫喷妥钠；c. 呼吸心跳停止则立即行心肺复苏。

局麻药中毒反应：常因单位时间内局麻药注射量过大。局麻药被注射入血管导致瞬间血药浓度过高所致，主要表现为中枢神经系统毒性和心血管功能障碍。

临床表现：中毒轻者兴奋，重者抑制。先兴奋，后抑制（失代偿）。①兴奋型：轻度中毒时烦躁不安、多语、颤抖，脉搏加快，血压上升；中度中毒时，恶心呕吐，四肢、眼球及颜面部有不由自主的肌肉抽动或震颤；重度中毒时肌肉抽搐呈全身强直，惊厥，有明显发绀及呼吸困难。②抑制型：心肌收缩力下降，心率缓慢，心排血量减少，血压下降，神志不清等休克综合征，随即呼吸停止、心脏停搏。

防治措施：a. 预防——注意每一种常用局麻药的一次最大量（注意老人、小儿、体质衰弱及有并发症的患者应少于一次最大量给药），局麻药中加入血管收缩药，每次注射前坚持回抽，缓慢推注。b. 治疗——主要是对症治疗，如平卧，给氧，保持呼吸通畅；严重者镇静、抗惊厥、抗休克。

（2）全身麻醉

全身麻醉是指用各种麻醉药使人体产生可逆性的全身痛觉和意识消失，同时存在反射抑制和一定程度的肌肉松弛的一种状态。

1）口腔颌面外科全麻具有如下特点：①麻醉和手术相互干扰；②维持气道通畅较困难；③小儿、老年患者多；④手术出血较多；⑤麻醉恢复期呼吸道并发症较多。整个围术期均应特别重视呼吸道的管理，避免呼吸道梗阻。小儿患者以先天畸形多见，唇腭裂患者易发生上呼吸道感染、发育不良及并发先天性心脏病。该类患者手术时机的选择很重要，若有咳嗽咳痰、发热、流清鼻涕等上呼吸道感染症状应暂缓择期手术。先心病有手术指征的患者应先行心脏手术。老年患者多并发高血压、糖尿病及心脑血管疾病，术前应积极治疗基础疾病，评估器官受损状态、权衡麻醉手术风险。

2）口腔颌面外科常用的全麻方法包括：吸入麻醉、静脉麻醉和静吸复合麻醉。各种麻醉各有优缺点。口腔颌面外科最常用的是静吸复合麻醉。①吸入麻醉：吸入麻醉药物包括挥发性麻醉药物和麻醉气体，前者常用的有七氟烷、异氟烷及地氟烷，后者有氧化亚氮（笑气）。吸入麻醉的优点为可控性强，体内代谢少，药物基本以原型从肺排出。笑气可用于口腔门诊舒适化治疗，操作简便、安全、有效。七氟烷常用于小儿诱导。②静脉麻醉：静脉麻醉药物需经过肝肾代谢，可控性较吸入麻醉弱，但患者的舒适感强、起效快。尤其是短效药物的问世，让静脉麻醉药得到更广泛的运用。静脉麻醉药分为三大类：镇静药、镇痛药、肌肉松弛药。临床根据患者情况、手术类型、时间长短综合考虑，合理配伍。③静吸复合麻醉：临床多使用静吸复合麻醉，以满足全身麻醉四个要素的要求并维持生命体征的稳定。由于静脉麻醉起效快，诱导平稳，吸入麻醉管理方便，深浅易控，所以常采用先静脉诱导插管，术中吸入维持，间断静脉辅助的全麻方法。

此外，临床还使用控制性降压和低温麻醉协助全身麻醉。尤其是控制性降压，因为部分口腔颌面部手术出血量大，使用机会较多。控制性降压幅度应不低于基础血压的70%。低血压时间以满足手术要求即可，尽量避免长时间低血压。尤其是老年患者更要避免低血压导致重要脏器的灌注不足。

3）口腔颌面外科全麻术后复苏与管理：口腔颌面外科术后严重的并发症大多数都是呼吸道的问题。术后管理应该注意以下问题。①呼吸道管理：拔管时机的选择，待各种反射、意识、肌张力恢复后方可拔管。拔管前彻底清理口鼻腔分泌物，排除异物堵塞的可能。评估是否需要预防性气管切开。②有苏醒延迟时，延时拔管或使用拮抗药。③不良反应防治：手术结束预防性使用止吐药，避免呕吐物误吸。锥体外系反应患者适量使用安定类药物，高热、躁动、认知障碍需对症处理。

4）口腔颌面外科全麻术后复苏的监测：常规监测脉搏、血氧饱和度、血压、心电图、尿量、意识。对危重患者及手术时间长、出血多的患者必要时监测有创血压、中心静脉压、血气分析、酸碱平衡、电解质等。

（3）口腔颌面外科镇静、镇痛

1）镇静。①镇静的特点与深度：对情绪紧张的患者，使用药物可以使恐惧得到改善或缓解，精神放松，生命体征平稳，有利于配合诊疗的完成。对口腔颌面外科围术期及门诊牙科恐惧症患者，都可以使用镇静方法。使用不同药物可以达到或浅或深的不同镇静深度。浅镇静患者意识存在，呼吸循环稳定，生理反射不受抑制；而深镇静时可导致呼吸循环的严重抑制。需要专业人员方可施行。②镇静的方法：a. 吸入氧化亚氮。该方法简单易行，安全，但需注意避免缺氧及过度镇静。吸入浓度不超过70%，且有气胸、肠梗阻及中耳疾病的患者禁用。b. 口服地西泮。c. 静脉使用米哒唑仑、右美托咪定、异丙酚等。

镇静过程需全程监测脉搏、血氧饱和度、血压、心电图。

2）镇痛。口腔颌面部疼痛包括创伤炎症性疼痛、神经源性疼痛、癌性疼痛、术后疼痛。目前倡导规范化、多模式镇痛，达到既消除疼痛又减少不良反应的目的，提高患者生活质量。①镇痛方法包括药物镇痛，化疗、放疗、神经阻滞及手术等其他方法。②镇痛药物包括非甾体抗炎药、阿片类镇痛药、抗抑郁药、镇静催眠药、糖皮质激素等，可以通过口服、静脉、镇痛泵安置等途径给药。

2. 重点和难点

（1）重点

1）掌握酯类和酰胺类局麻药的特点及各种局麻药的特性、临床应用浓度，一次注射的最大剂量。

2）掌握局麻药中加入肾上腺素的作用、临床应用浓度。肾上腺素的不良反应及注意事项。

3）各种局部麻醉方法的适应证、操作方法、麻醉区域。

4）各种局麻并发症的临床表现及防治原则。

5）口腔颌面外科全麻的特点。尤其是呼吸道的管理贯穿整个围手术期。

6）常用全麻药物的特点。一氧化二氮（笑气）、异丙酚、七氟烷等目前被广泛使用于手术患者及门诊舒适化治疗，它们都属于起效快、苏醒快的麻醉药物。

7）镇静镇痛的方法与特点。

8）术后患者的监护与管理。

（2）难点

1）各种阻滞麻醉的操作方法必须标准化。只有按照标准的三要素：进针点，进针角度及进针深度，才能使局麻药注入点最接近深部的神经干。

2）应激反应、肾上腺素反应、晕厥、局麻药中毒、过敏反应，有许多共同的临床表现，极易混淆，但各种反应有各自的特点，需抓住最具特征性的表现及体征，方可准确诊断和鉴别诊断。

应激反应是最常见的正常机体反应，肾上腺素大量分泌，促机体总动员：心脏搏动加强、血压上升、心率加快和呼吸加速，血糖升高，保证心、脑等重要器官血供。局麻药中的肾上腺素加重了这种反应。

晕厥是一个共同症状，任何原因导致的脑供血不足都会出现晕厥。突发性、一过性意识丧失，恢复快，不留后遗症，但需排查晕厥的原因，对因治疗。

局麻药中毒反应主要表现为中枢神经系统毒性，轻者中枢兴奋，肌肉震颤、抽搐、重度中毒时肌肉强直，呼吸困难；重者抑制心脏功能，呼吸停止、心脏停搏。

局麻药过敏很少，即使有，大多数也是皮肤荨麻疹，对身体无伤害。过敏性休克罕见，但后果严重，需要迅速判定，争分夺秒抢救。过敏性休克有两大特点：血压急剧下降，同时伴发过敏相关症状，如荨麻疹、喉头水肿等。

过敏性休克与中毒反应性休克的鉴别在于：药量很小而立即出现类似严重中毒的休克反应是过敏性反应，过敏反应没有眼球、颜面部及四肢不由自主的肌肉抽动或震颤。局麻药中毒反应没有皮肤荨麻疹。

3）全麻前后如何维持呼吸道的通畅。

4）镇静深度的控制。浅了达不到预期目标，深了可导致过度镇静，抑制呼吸循环，严重者可危及生命。

二、考点

1）各种局麻药的特性、临床应用浓度，一次注射的最大剂量。

2）局麻药中加入肾上腺素的作用，临床应用浓度。肾上腺素的不良反应及注意事项。

3）口腔局部麻醉方法的操作要点、麻醉区域及注意事项。

4）肾上腺素反应、晕厥、过敏反应、局麻药中毒的诊断、鉴别诊断及防治原则。

5）口腔颌面外科全身麻醉的特点。

6）全麻术后患者的监护与管理。

7）口腔颌面外科全麻术后复苏的监测。

8）镇静、镇痛的方法和特点。

9）几种常用麻醉药物：一氧化二氮、丙泊酚、七氟烷的特点。

三、试题及参考答案

（一）试题

【名词解释】

1. 局部麻醉
2. 表面麻醉
3. 浸润麻醉
4. 阻滞麻醉
5. 全身麻醉

第三章　口腔颌面外科麻醉

【选择题】

A 型题

1. 具有抗室性心律失常的局麻药是
A. 丁卡因　　B. 普鲁卡因　　C. 利多卡因
D. 布比卡因　　E. 甲哌卡因

2. 具有微弱的血管收缩作用的药物是
A. 丁卡因　　B. 普鲁卡因　　C. 利多卡因
D. 布比卡因　　E. 甲哌卡因

3. 毒性较小并有较强的组织穿透性和扩散性的局麻药是
A. 利多卡因　　B. 丁卡因　　C. 布比卡因
D. 甲哌卡因　　E. 普鲁卡因

4. 碧兰麻指下列哪种局麻药
A. 利多卡因　　B. 阿替卡因　　C. 丁卡因
D. 甲哌卡因　　E. 布比卡因

5. 毒性最强的局麻药是
A. 普鲁卡因　　B. 甲哌卡因　　C. 利多卡因
D. 丁卡因　　E. 布比卡因

6. 下列哪种局麻药麻醉维持时间最长
A. 普鲁卡因　　B. 甲哌卡因　　C. 利多卡因
D. 丁卡因　　E. 布比卡因

7. 室性心律失常患者首选的局麻药是
A. 利多卡因　　B. 普鲁卡因　　C. 丁卡因
D. 布比卡因　　E. 甲哌卡因

8. 关于碧兰麻的描述错误的是
A. 阿替卡因的商品名　　B. 毒性低于利多卡因
C. 麻醉可维持时间长于利多卡因　　D. 含 1∶100 000 肾上腺素
E. 12 岁以下儿童禁用

9. 阿替卡因的一次注射最大剂量是
A. 10 mg　　B. 50 mg　　C. 100 mg
D. 200 mg　　E. 1000 mg

10. 利多卡因的一次注射最大剂量是
A. 20 mg　　B. 40 mg　　C. 60 mg
D. 80 mg　　E. 100 mg

11. 布比卡因的一次注射最大剂量是
A. 10 mg　　B. 50 mg　　C. 100 mg
D. 200 mg　　E. 400 mg

12. 丁卡因用于表面麻醉的浓度是
A. 0.05%～0.1%　　B. 0.1%～0.2%　　C. 0.25%～0.75%
D. 0.75%～1%　　E. 1%～2%

13. 阿替卡因用于浸润麻醉的浓度是
A. 1%　　B. 4%　　C. 2%
D. 5%　　E. 3%

14. 利多卡因用于阻滞麻醉的浓度是
A. 1%~2%　B. 1%~0.5%　C. 0.5%~0.25%
D. 0.25%~0.125%　E. 0.5%~0.125%
15. 不宜使用肾上腺素的患者使用甲哌卡因的浓度宜为
A. 1%　B. 2%　C. 3%
D. 0.5%　E. 0.2%
16. 关于布比卡因的特点，错误的是
A. 为长效局部麻醉药　B. 麻醉时间比利多卡因长 2~3 倍
C. 适用于费时较久的手术　D. 常用 0.25%~0.5% 布比卡因进行阻滞麻醉
E. 具有微弱的血管收缩作用
17. 局麻药中加入肾上腺素的浓度宜为
A. 1∶100　B. 1∶1 000　C. 1∶10 000
D. 1∶100 000　E. 1∶1 000 000
18. 鉴别第二支三叉神经痛时，可阻滞
A. 上颌神经　B. 下颌神经　C. 上牙槽后神经
D. 眶下神经　E. 下牙槽神经
19. 牙列完整的患者经口内注射行上牙槽后神经阻滞进针点是
A. 上颌第一磨牙近中颊侧根部前庭沟
B. 上颌第一磨牙远中颊侧根部前庭沟
C. 上颌第二磨牙近中颊侧根部前庭沟
D. 上颌第二磨牙远中颊侧根部前庭沟
E. 上颌第二双尖牙颊侧根部前庭沟
20. 上牙槽后神经阻滞口内注射法患者最佳体位是
A. 患者取坐位，头直立，大张口，上颌牙𬌗面与地平面平行
B. 患者取坐位，头微仰，半张口，上颌牙𬌗面与地平面呈 45°
C. 患者取坐位，头后仰，大张口，上颌牙𬌗面与地平面呈 75°
D. 患者取坐位，头后仰，大张口，上颌牙𬌗面与地平面呈 45°
E. 患者取坐位，头直立，半张口，上颌牙𬌗面与地平面呈 45°
21. 上牙槽后神经口内注射法进针深度约为
A. 0.5 cm　B. 1 cm　C. 2 cm
D. 3 cm　E. 4 cm
22. 眶下神经阻滞麻醉口外注射法进针点是
A. 眶下缘中点下方 0.5~1 cm　B. 眶下缘内侧下方 0.5~1 cm　C. 眶下缘外侧下方 0.5~1 cm
D. 同侧鼻翼旁约 1 cm　E. 同侧鼻翼旁约 2 cm
23. 眶下神经阻滞麻醉口内注射法进针点是
A. 上颌中切牙根尖部前庭沟顶　B. 上颌侧切牙根尖部前庭沟顶
C. 上颌尖牙根尖部前庭沟顶　D. 上颌第一双尖牙根尖部前庭沟顶
E. 上颌第二双尖牙根尖部前庭沟顶
24. 腭前神经阻滞麻醉适宜的麻药量是
A. 0.3~0.5 mL　B. 0.5~1 mL　C. 1~1.5 mL
D. 1.5~2 mL　E. 2~3 mL
25. 牙列完整的患者腭大孔的位置在
A. 上颌第一磨牙腭侧龈缘至腭中线连线的中外 1/3 交界处

B. 双侧上颌第一磨牙腭侧龈缘连线的 1/3 处
C. 上颌第三磨牙腭侧龈缘至腭中线连线的中外 1/3 交界处
D. 双侧上颌第三磨牙腭侧龈缘连线的 1/3 处
E. 双侧尖牙连线与腭中线的交点处
26. 腭前孔位于
A. 上颌第一磨牙腭侧龈缘至腭中线连线的中外 1/3 交界处
B. 双侧上颌第一磨牙腭侧龈缘连线的 1/3 处
C. 上颌第三磨牙腭侧龈缘至腭中线连线的中外 1/3 交界处
D. 双侧上颌第三磨牙腭侧龈缘连线的 1/3 处
E. 双侧尖牙连线与腭中线的交点处
27. 麻醉上颌前牙腭侧牙龈、黏骨膜和牙槽骨应阻滞
A. 上牙槽前神经　B. 上牙槽中神经　C. 眶下神经
D. 鼻腭神经　E. 腭前神经
28. 麻醉上颌双尖牙、磨牙腭侧牙龈、黏骨膜和牙槽骨应阻滞
A. 上牙槽中神经　B. 上牙槽后神经　C. 眶下神经
D. 鼻腭神经　E. 腭前神经
29. 经口内注射行下牙槽神经阻滞麻醉，患者体位宜为
A. 患者大张口，下颌牙殆面与地面平行
B. 患者半张口，下颌牙殆面与地面平行
C. 患者大张口，下颌牙殆面与地面呈 45°
D. 患者半张口，下颌牙殆面与地面呈 45°
E. 患者半张口，下颌牙殆面与地面呈 30°
30. 口内注射法行下牙槽神经阻滞麻醉时，注射器应
A. 放在同侧第一、第二双尖牙之间，与中线呈 45°角，注射针高于下颌牙殆面 1 cm 并与之平行。
B. 放在对侧第一、第二双尖牙之间，与中线呈 45°角，注射针高于下颌牙殆面 1 cm 并与之平行。
C. 放在同侧侧切牙与尖牙间，注射针高于下颌牙殆面 1 cm 并与之平行。
D. 放在对侧侧切牙与尖牙间，注射针高于下颌牙殆面 1 cm 并与之平行。
E. 放在左、右中切牙之间，注射针高于下颌牙殆面 1 cm 并与之平行。
31. 颊神经阻滞麻醉可麻醉
A. 同侧下颌切牙唇侧牙龈、黏骨膜、唇部黏膜、肌肉、皮肤
B. 同侧下颌尖牙唇侧牙龈、黏骨膜、唇部黏膜、肌肉、皮肤
C. 同侧下颌双尖牙颊侧牙龈、黏骨膜、颊部黏膜、肌肉、皮肤
D. 同侧下颌磨牙颊侧牙龈、黏骨膜、颊部黏膜、肌肉、皮肤
E. 同侧下颌唇、颊侧牙龈、黏骨膜，唇、颊部黏膜、肌肉、皮肤
32. 舌神经阻滞麻醉可麻醉
A. 同侧下颌舌侧牙龈、黏骨膜、口底黏膜及舌前 2/3 部分
B. 同侧下颌磨牙舌侧牙龈、黏骨膜、口底黏膜及舌后 2/3 部分
C. 同侧下颌前牙舌侧牙龈、黏骨膜、口底黏膜及舌前 2/3 部分
D. 同侧下颌前牙及双尖牙舌侧牙龈、黏骨膜、口底黏膜及舌前 2/3 部分
E. 同侧下颌舌侧牙龈、黏骨膜、口底黏膜及舌后 2/3 部分
33. 颏神经阻滞麻醉口内法进针点是
A. 上颌第一磨牙腭侧龈缘至腭中线连线的中外 1/3 交界处
B. 双侧上颌第一磨牙腭侧龈缘连线的 1/3 处

C. 翼下颌韧带中点外侧 2～3 mm

D. 下颌第二前磨牙相对应的口腔前庭沟黏膜处

E. 翼下颌韧带外侧，上颌第三磨牙下方 0.5 mm 处

34. 患者注射局麻药后出现头晕、胸闷、面色苍白、全身冷汗、四肢厥冷无力、脉快而弱，恶心、呼吸困难，甚至意识丧失，多为

A. 过敏反应　B. 晕厥　C. 中毒

D. 休克　E. 全脊髓麻醉

35. 全身麻醉特点不包括

A. 反射抑制　B. 意识消失　C. 肌肉松弛

D. 无自主运动　E. 痛觉消失

36. 下列不是一氧化二氮麻醉适应证的是

A. 肝肾功能障碍患者　B. 休克患者　C. 门诊小手术

D. 气胸　E. 高血压

37. 临床最常用、简便的判断是否缺氧的指标是

A. 动脉氧分压　B. 潮气量　C. 脉搏、血氧饱和度

D. 呼末二氧化碳　E. 肺活量

38. 一氧化二氮的优点不包括以下哪一项

A. 呼吸抑制轻　B. 循环干扰小　C. 诱导苏醒快

D. 不易造成缺氧　E. 易被患者接受

39. 最适宜儿童吸入诱导的药物是

A. 七氟烷　B. 异氟烷　C. 氟烷

D. 乙醚　E. 恩氟烷

40. 可导致术后肌痛的药物是

A. 琥珀胆碱　B. 阿曲库铵　C. 七氟烷

D. 新斯的明　E. 咪哒唑仑

41. 屏气试验是测试心肺功能最简单的方法，其正常值为多少秒以上

A. 10　B. 20　C. 30

D. 40　E. 50

42. 唇腭裂患者常见并发的疾病，不包括

A. 先天性心脏病　B. 营养不良　C. 呼吸道感染

D. 心理疾病　E. 糖尿病

43. 对异丙酚描述错误的是

A. 镇痛作用明显　B. 静脉推注疼痛可以加入利多卡因缓解

C. 起效快、诱导平稳　D. 苏醒快

E. 为白色乳剂

44. 预注哪种药物可以阻断氯胺酮麻醉的精神、运动不良反应

A. 硫喷妥钠　B. 氯丙嗪　C. 异丙酚

D. 地西泮　E. 依托咪酯

45. 脉搏、血氧饱和度的正常范围是

A. 80%～90%　B. <80%　C. >90%

D. >95%　E. <90%

46. 缓解颌面外科术后疼痛最常用的方法是

A. 使用自控镇痛泵　B. 神经阻滞　C. 射频热疗

D. 电刺激　　E. 针刺疗法

47. 小儿唇腭裂术后可以用以下哪种镇痛药物

A. 布洛芬　　B. 吗啡　　C. 哌替啶

D. 芬太尼　　E. 曲马多

48. 口腔肿瘤联合根治术一般使用下列哪种麻醉方法

A. 静吸复合全身麻醉　　B. 全凭静脉麻醉　　C. 吸入麻醉

D. 基础麻醉　　E. 以上都不是

49. 为确保控制性降压患者的安全，平均动脉压不应低于基础血压的

A. 90%　　B. 80%　　C. 70%

D. 60%　　E. 50%

50. 下列不适合降压的是

A. 头颈肿瘤联合根治　　B. 颌骨畸形矫治术　　C. 上颌骨切除术

D. 休克患者　　E. 腭裂整复术

51. 控制性降压最易发生的并发症是

A. 器官缺血　　B. 心搏骤停　　C. 术后出血

D. 呼吸衰竭　　E. 肾衰竭

52. 关于控制性降压的描述，哪项是错误的

A. 在满足手术的前提下，尽可能维持低压的高点

B. 降压幅度一般以收缩压的值不低于原收缩压的 70% 为准

C. 手术主要步骤结束后应立刻停止降压

D. 健康成人降压时间不应超过 10 分钟

E. 平均动脉压应高于 60 mmHg

53. 体温每降低 1 ℃，氧耗量下降

A. 1%　　B. 3%　　C. 5%

D. 15%　　E. 20%

54. 体温每升高 1 ℃，心率增快

A. 5 次　　B. 10 次　　C. 15 次

D. 20 次　　E. 25 次

55. 关于气管套囊的作用，错误的是

A. 防止胃内容物反流，误吸　　B. 防止口腔手术血液误吸　　C. 防止导管刺激气管

D. 防止漏气　　E. 防止麻药外漏

56. 下列因素中哪项不是口腔颌面外科麻醉特点

A. 小儿、老年患者多　　B. 围术期不易发生呼吸道问题　　C. 常有张口困难

D. 手术失血多　　E. 常需鼻插管

57. 导致口腔颌面外科手术麻醉死亡的因素中，哪种因素的比例最高

A. 呼吸道并发症　　B. 心血管意外　　C. 肾衰竭

D. 心搏骤停　　E. 肝功能衰竭

58. 减少颌面外科术中出血的方法，除外

A. 麻醉平稳，预防呛咳　　B. 抬高手术部位　　C. 控制性降压

D. 低温麻醉　　E. 结扎一侧颈外静脉

59. 口底巨大肿瘤患者，以下处理哪项不妥

A. 术前患者疼痛，大量使用镇静药

B. 清醒插管

C. 术后使用镇痛泵镇痛
D. 术后预防性气管切开
E. 呼吸困难者术前行气管切开术

60. 预防术后喉水肿的措施，不包括
A. 气管插管管径应合适　B. 牢固固定气管导管　C. 术中维持浅麻醉
D. 适量使用糖皮质激素　E. 术后雾化吸入

X 型题

61. 属于酯类的局麻药物有
A. 普鲁卡因　B. 丁卡因　C. 利多卡因
D. 布比卡因　E. 卡波卡因

62. 属于酰胺类的局麻药有
A. 普鲁卡因　B. 布比卡因　C. 丁卡因
D. 利多卡因　E. 卡波卡因

63. 由于毒性大，临床仅用于表面麻醉的药物有
A. 普鲁卡因　B. 布比卡因　C. 丁卡因
D. 利多卡因　E. 卡波卡因

64. 临床可用于表面麻醉的药物有
A. 普鲁卡因　B. 利多卡因　C. 丁卡因
D. 布比卡因　E. 卡波卡因

65. 具有抗室性心律失常的药物有
A. 普鲁卡因　B. 利多卡因　C. 布比卡因
D. 丁卡因　E. 卡波卡因

66. 拔除上颌第一磨牙，应阻滞
A. 上牙槽后神经　B. 上牙槽中神经　C. 鼻腭神经
D. 腭大神经　E. 眶下神经

67. 眶下神经阻滞麻醉可麻醉同侧
A. 下睑及眶下区　B. 鼻　C. 上唇
D. 上颌前牙及唇侧牙龈、黏骨膜、牙槽骨
E. 上颌双尖牙及颊侧牙龈、黏骨膜、牙槽骨

68. 表面麻醉可用于
A. 表浅的黏膜下脓肿切开引流　B. 较深的皮下脓肿切开引流　C. 松动的乳牙拔除
D. 松动的恒牙拔除　E. 断根拔除

69. 上牙槽后神经阻滞麻醉可用于
A. 上颌磨牙拔除　B. 上颌双尖牙拔除　C. 上颌前牙拔除
D. 上颌结节部手术　E. 上颌磨牙颊侧牙龈、黏膜部位手术

70. 眶下神经阻滞麻醉可用于
A. 同侧上颌切牙拔除　B. 同侧上颌双尖牙拔除
C. 同侧上颌磨牙拔除　D. 上颌前牙、双尖牙区牙槽突修整
E. 唇裂整复术

71. 拔除上颌尖牙需进行
A. 颊侧浸润麻醉　B. 下牙槽神经阻滞麻醉　C. 上牙槽后神经阻滞麻醉
D. 鼻腭神经阻滞麻醉　E. 腭前神经阻滞麻醉

72. 下牙槽神经阻滞麻醉可麻醉

A. 同侧下颌骨　　B. 同侧下颌牙及牙周膜
C. 下唇　　D. 同侧磨牙颊侧牙龈、黏骨膜
E. 同侧前牙及双尖牙唇（颊）侧牙龈、黏骨膜
73. 颊神经阻滞麻醉可麻醉
A. 同侧下颌磨牙颊侧牙龈、黏骨膜　　B. 同侧下颌磨牙附近的颊部黏膜、肌肉
C. 同侧下颌磨牙附近的皮肤　　D. 同侧下颌前牙唇侧的牙龈、黏骨膜
E. 下唇皮肤、黏膜、肌肉
74. 经口内注射行下牙槽神经阻滞麻醉后，退针过程中可同时麻醉
A. 颊神经　　B. 咬肌神经　　C. 舌神经
D. 下颌神经　　E. 腭前神经
75. 晕厥发生的原因可能是
A. 恐惧、疼痛　　B. 饥饿　　C. 局麻药误入血管
D. 肾上腺素浓度过高　　E. 全身健康情况差或疲劳
76. 发生晕厥后处理应进行
A. 刺激人中穴　　B. 放平椅位　　C. 用氨水刺激呼吸
D. 松解衣领，保持呼吸道通畅，吸氧　　E. 静脉推注高渗葡萄糖
77. 下列哪些因素可引起呼吸道梗阻
A. 超过半侧的下颌骨切除　　B. 口底巨大肿瘤　　C. 全麻清醒不够拔管
D. 术后分泌物滞留　　E. 特殊包扎固定
78. 口腔颌面手术后，可因舌后坠、血肿压迫等致呼吸道梗阻。主要预防措施有
A. 完全清醒后拔管　　B. 舌部缝根丝线，必要时牵拉　　C. 放置通气道
D. 做好气管切开准备　　E. 拔管后患者取坐位，以利于头颈部引流
79. 关于解热镇痛药，描述正确的是
A. 主要用于缓解轻到重度疼痛　　B. 有胃肠道不良反应　　C. 有成瘾性
D. 可抑制血小板　　E. 择期手术至少术前一周应停药
80. 氧化亚氮的作用特点有
A. 不会缺氧　　B. 诱导期短、苏醒快　　C. 对呼吸和肾功能无不良影响
D. 对循环无大影响　　E. 镇痛作用好
81. 下列哪类手术不能鼻腔插管
A. 腭裂　　B. 严重鼻道畸形
C. 上颌骨骨折合并颅底骨折脑脊液漏　　D. 舌癌
E. 腮腺肿瘤
82. 关于咪达唑仑，正确的是
A. 具有镇静、催眠、抗焦虑作用　　B. 有镇痛作用　　C. 顺行性遗忘
D. 呼吸抑制明显　　E. 有一定肌肉松弛作用
83. 婴幼儿术前禁食禁饮时间正确的选项为
A. 固体食物 8 小时　　B. 清水 2 小时　　C. 不需要禁水
D. 母乳 4 小时　　E. 配方奶粉 6 小时
84. 有关镇痛泵，叙述正确的有
A. 即患者自控镇痛　　B. 能维持稳定的血药浓度
C. 可用于癌性疼痛和颌面部大手术后　　D. 体积小，便于携带
E. 患者可随意增加药量
85. 下列哪些药可镇痛或辅助镇痛

A. 解热镇痛类　　B. 麻醉性镇痛药　　C. 抗抑郁药
D. 镇静、催眠、抗焦虑药　　E. 糖皮质激素

86. 将放疗作为镇痛方法，下列描述正确的有
A. 主要用于恶性肿瘤
B. 软组织肿块所致疼痛效果差
C. 肿瘤侵犯骨质所致疼痛效果最好
D. 所有肿瘤性疼痛都首选该法
E. 效果好坏与肿瘤的组织学类型有关

87. 关于镇静的描述，正确的是
A. 镇静不影响患者的意识和生理反射
B. 对生理影响较小
C. 深度镇静进行口腔操作有误吸的危险
D. 不镇痛，但可加强局麻的镇痛效果
E. 用于表浅、短小的手术

88. 口腔颌面外科的插管方式包括
A. 口腔明视插管　　B. 口腔盲探插管　　C. 鼻腔明视插管
D. 鼻腔盲探插管　　E. 气管切开插管

89. 下列哪些患者需要重症监护
A. 休克患者　　B. 严重心律失常　　C. 心肺复苏后
D. 各类大手术后　　E. 恶性肿瘤晚期多器官衰竭

90. 呼吸功能的监测包括
A. 潮气量　　B. 呼吸频率　　C. 脉搏、血氧饱和度
D. 动脉血气分析　　E. 心电图

91. 所有全麻患者手术中，应常规监测下列哪些指标
A. 血压　　B. 心电图　　C. 酸碱及水电解质平衡
D. 血糖　　E. 脉搏、血氧饱和度

【填空题】

1. 口腔临床常用的麻醉方法有________、________、________。
2. 局麻药分为________、________两类。
3. 具有抗室性心律失常的局麻药为________。
4. 可用于表面麻醉的局麻药有________、________。
5. 常用的浸润麻醉方法有________、________。
6. 拔除上颌第一磨牙需阻滞________、________、________神经。
7. 颈丛神经阻滞麻醉的并发症包括________、________、________。
8. 全身麻醉指使用麻醉药，使人体产生可逆性的全身________和________消失，同时存在________和一定程度的________的一种状态。
9. 口腔颌面外科手术常用的全麻方法有________、________和________。

【简答题】

1. 在局麻药溶液中加入肾上腺素的目的是什么？
2. 晕厥的原因及临床表现是什么？
3. 局麻药过敏的临床表现有哪些？

4. 局麻药过敏反应的处理包括哪些措施？
5. 简述局麻药中毒的临床表现及防治措施。
6. 围术期如何维持患者呼吸道通畅？

（二）参考答案

【名词解释】

1. 局部麻醉：指用局麻药或其他方法暂时阻断机体一定区域内神经末梢和纤维的感觉传导，从而使该区域疼痛消失。
2. 表面麻醉：将局麻药喷射或涂抹于手术区局部表面，使手术区浅层组织的痛觉被阻滞从而产生麻醉效果。
3. 浸润麻醉：指将局麻药液注入组织中，作用于神经末梢，使之失去传导痛觉的功能而产生麻醉效果。
4. 阻滞麻醉：指将局麻药液注射到神经干或其主要分支附近，暂时阻断神经末梢传入的刺激，使被阻断的该神经分布区域产生局部无痛效果。
5. 全身麻醉：是指用各种麻醉药使人体产生可逆性的全身痛觉和意识消失，同时存在反射抑制和一定程度的肌肉松弛的一种状态。

【选择题】

1. C　2. E　3. A　4. B　5. D　6. E　7. A　8. E　9. D　10. D　11. D　12. E　13. B　14. A　15. C　16. E　17. D　18. A　19. D　20. B　21. C　22. D　23. B　24. A　25. C　26. E　27. D　28. E　29. A　30. B　31. D　32. A　33. D　34. B　35. D　36. D　37. C　38. D　39. A　40. A　41. C　42. E　43. A　44. D　45. D　46. A　47. A　48. A　49. C　50. D　51. A　52. D　53. C　54. B　55. C　56. B　57. A　58. D　59. A　60. C　61. AB　62. BDE　63. C　64. BC　65. B　66. ABD　67. ABCDE　68. ACD　69. ADE　70. ABDE　71. ADE　72. ABCE　73. AB　74. AC　75. ABCE　76. ABCDE　77. ABCDE　78. ABCDE　79. ABDE　80. BCDE　81. BC　82. ACE　83. ABDE　84. ABCD　85. ABCDE　86. ABCE　87. BCDE　88. ABCDE　89. ABCDE　90. ABCD　91. ABE

易错易混选择题解析：

6. 普鲁卡因维持时间45～60分钟；丁卡因维持时间120～150分钟；利多卡因维持时间90～120分钟；甲哌卡因维持时间160分钟；布比卡因维持时间180～480分钟。

15. 临床使用卡波卡因常用3%溶液或2%与肾上腺素共用两种，3%纯品适用于不宜使用肾上腺素的患者。

24. 腭大孔注射时，注射麻药不可过量以免同时麻醉腭中，腭后神经，引起软腭，悬雍垂麻痹不适而致恶心、呕吐。

34. 患者注射局麻药后出现的症状，未提及血压急剧下降，故不是D过敏性休克，未提及过敏相关症状，如荨麻疹、喉头水肿，故不是A过敏反应；未提及肌肉抽动或震颤，故不是C中毒；全脊髓麻醉是硬膜外麻醉最严重的并发症，主要是由于硬膜外穿刺的时候，穿刺针误入蛛网膜下隙，误将较大量的局麻药注入蛛网膜下隙，引起全脊髓包括脊神经根的阻滞，造成呼吸停止、心脏停搏。此处指口腔注射局麻药，不是硬膜外穿刺注射，故不是E。

36. 气胸、肠梗阻等禁忌使用一氧化二氮。

39. 七氟烷诱导迅速，气味较其他吸入麻醉剂易于接受，是目前最常用的儿童吸入诱导药物。

40. 琥珀胆碱是目前唯一使用的去极化肌肉松弛药物，它引起的肌颤常导致术后肌痛。

43. 异丙酚无镇痛作用。

47. 布洛芬可安全地用于术后小儿镇痛。

51. 控制性降压可减少手术出血，利于手术操作，但是长时间的过低血压可导致重要脏器的缺血。故低压应该不低于基础血压的70%。

59. 口底巨大肿瘤患者，术前大量使用镇静药，容易导致上呼吸道梗阻，故A错。

66. 上颌第一磨牙近中颊根受上牙槽中神经支配，故拔除上颌第一磨牙时，除麻醉上牙槽后神经和腭前神经外，还应麻醉上牙槽中神经。

71. 上颌尖牙腭侧远中的有鼻腭神经及腭前神经交叉分布，故拔除上颌尖牙时，腭侧除麻醉鼻腭神经外，还应辅以局部浸润麻醉或腭前神经阻滞麻醉。

75. 晕厥是一过性脑供血不足引起的暂时性意识丧失，局麻药误入血管导致瞬间血药浓度过高所致。主要表现为中枢神经系统毒性和心血管功能障碍。心排出量不足而致脑缺血。

77. 术后呼吸道梗阻是常见并发症，清醒不够过早拔管可导致舌后坠。

81. C为了避免逆行感染，有脑脊液漏的患者避免鼻腔插管。

84. 患者是有限制地增加镇痛药的使用。

85. 糖皮质激素有抗炎、抗水肿的作用，可减轻疼痛。故可辅助镇痛。

87. 深度镇静可影响患者呼吸循环。

91. 全麻手术术中基本监测项目包括：血压、脉搏、血氧饱和度、心电图、体温、呼气末二氧化碳浓度。

【填空题】

1. 表面麻醉　浸润麻醉　阻滞麻醉
2. 酯类　酰胺类
3. 利多卡因
4. 丁卡因　利多卡因
5. 骨膜上和黏膜下浸润法　牙周膜浸润法
6. 上牙槽后神经　上牙槽中神经　腭前神经
7. 颈交感神经综合征［或霍纳（Horner）征］　声音嘶哑　全脊髓麻醉
8. 痛觉　意识　反射抑制　肌肉松弛
9. 静脉麻醉　吸入麻醉　静吸复合麻醉

【问答题】

简答题

1. 临床为了延缓局麻药吸收、延长局麻时间、降低毒性反应、减少术区出血以使术野清晰，常在局麻药中加入血管收缩药（如1∶100 000～1∶200 000肾上腺素）。

2. 晕厥是由于一过性中枢缺血所致。一般可因恐惧、饥饿、疲劳、全身健康较差及疼痛、体位不良等因素引起。其临床表现为头晕、胸闷、面色苍白、四肢厥冷无力、脉快而弱、恶心、呼吸困难；重者甚至有短暂的意识丧失。

3. 局麻药过敏可分延迟反应和即刻反应：延迟反应常是血管神经性水肿，偶见荨麻疹、药疹、哮喘和过敏性紫癜；即刻反应是当用极少量药后，立即出现较严重的类似中毒症状，突然惊厥，昏迷，呼吸、心搏骤停而死亡。

4. 对轻症的过敏反应，可给脱敏药物肌内注射或静脉注射、吸氧。严重过敏反应出现抽搐或惊厥时，应迅速静注地西泮10～20 mg，或分次静注2.5%硫喷妥钠，每次3～5 mL，直至惊厥停止。循环衰竭的患者给升压药、补液；若呼吸、心搏骤停，则按心肺复苏方法迅速抢救。

5. 临床表现：主要有以下情况。a. 兴奋型：烦躁不安、多语、颤抖、恶心、呕吐、气急、多汗、血压上升，严重者可出现全身抽搐、缺氧、发绀。b. 抑制型：兴奋型的症状多不明显，迅速出现脉搏细弱、血压下降、神志不清，随即呼吸、心搏骤停。防治措施：a. 预防：合理选择局麻药、注意常用局麻药的一次最大量（注意老人、小儿、体质衰弱及有并发症的患者应少于一次最大量给药），局麻药中加入血管收缩药，每次注射前坚持回抽，缓慢推注。b. 治疗：主要是对症治疗如轻症者可以平卧，松解衣领，使呼吸通畅；严重者可以给氧、补液、抗惊厥、激素、升压药。

6. 术前评估疾病对呼吸道的影响，慎重使用镇静镇痛药，是否需要预防性气管切开；术中避免影响气管导管的正常使用；掌握术后合适的拔管时机，避免异物堵塞气道，预防恶心呕吐及出血误吸。

（王　森　王心怡）

第四章　牙及牙槽外科

一、笔记

1. 知识点

①牙拔除术的适应证。②牙拔除术的禁忌证。③牙拔除术的术前准备。④牙拔除术的并发症及其防治。⑤微创拔牙概念、方式及步骤。⑥牙槽外科手术包括部分义齿修复前外科手术和牙槽突周围组织的手术，临床常用术式包括牙槽修整术、骨隆突修整术、系带过短矫正术、唇颊沟加深术、牙槽嵴增高术、口腔上颌窦瘘修补术等。⑦药物相关性颌骨坏死概念、机制及防治。

牙拔除术是口腔颌面外科最常见的手术，在牙槽外科中占有重要的地位，对于牙体和牙周本身的疾病及由于牙病引起的局部和全身的一些疾病，常需要通过拔除病牙来进行防治。相对于口腔颌面外科其他手术而言，牙拔除术是一个小型手术，但同样可导致不同程度的牙周软组织及牙槽骨的损伤，手术的刺激和损伤也可引起不同程度的全身反应，尤其手术通常在口腔这个特殊的内环境中或多在已感染的组织上进行。因此，承担此项工作的口腔颌面外科医生和口腔科医生不仅应掌握口腔颌面外科基础知识及熟练的操作技术，而且应熟悉口腔解剖生理、牙体解剖、口腔内科学及口腔修复与种植学的知识，同时应具有较高的基础医学和临床医学知识，如麻醉学与镇痛、内科学及外科学的知识，从口腔医学和医学的整体概念出发来认识拔牙学的内容和地位，才能更好地使牙拔除术成为牙病和其他疾病治疗中重要和有效的手段，切勿因牙拔除术的手术损伤和范围小而有所疏忽，造成患者不应有的痛苦，引起严重的并发症甚至危及生命。

本章主要内容如图 4–1 所示。

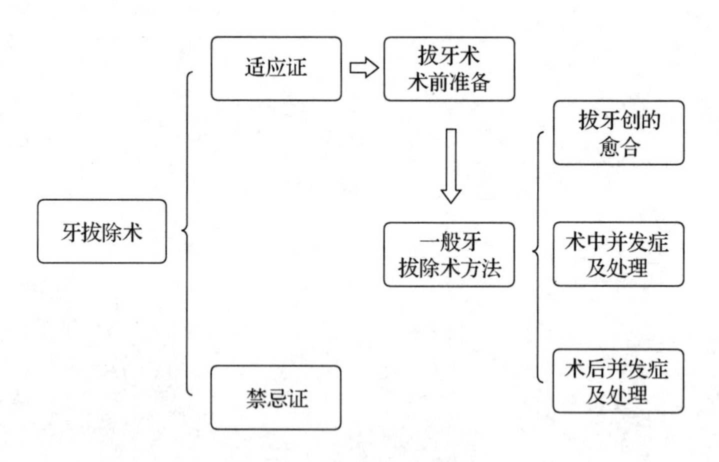

图 4–1　本章内容框架

（1）牙拔除术适应证（图 4–2）

牙作为重要的咀嚼器官，发挥着重要功能，应尽量保留，但当牙丧失功能或无功能却有害时，应予以考虑拔除，因此，牙拔除术是通过一种根治性手段达到治疗目的的一种手术方法。

（2）牙拔除术禁忌证（图 4–3）

（3）牙拔除术术前准备（图 4–4）

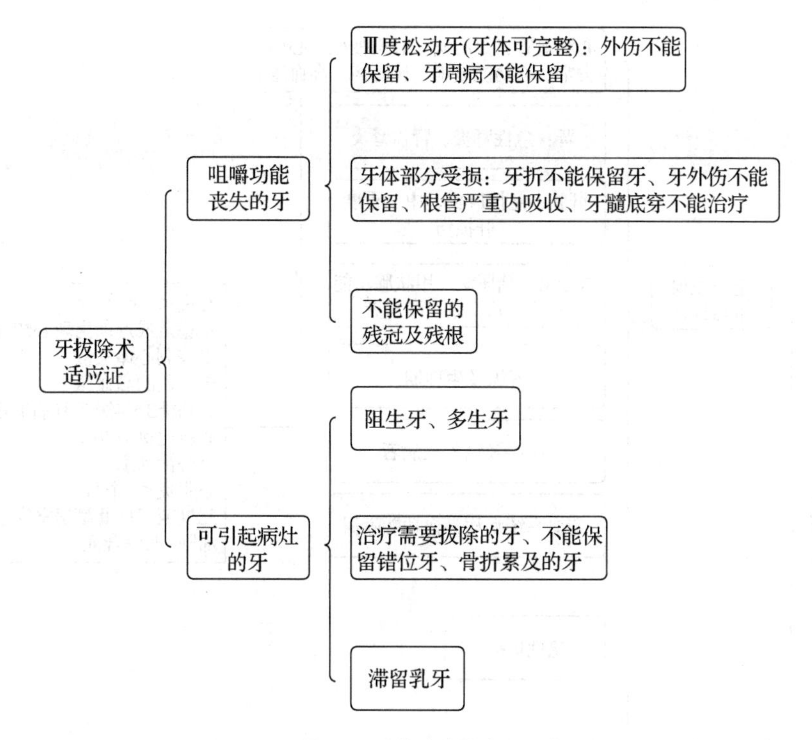

图 4-2　牙拔除术适应证

（4）牙拔除术的并发症及其防治

牙拔除术并发症包括术中并发症（图 4-5）及术后并发症（图 4-6）。

（5）微创拔牙概念、方式及步骤

1）微创拔牙理念：微创拔牙（minimally invasive extraction，MIE）：微创拔牙术，是引入“标准化的器械，微创化的技术，规范化的操作，人性化的服务”，整个手术过程具有恢复快、切口小、创伤小、痛苦少的特点。

2）传统拔牙与微创拔牙主要区别：传统拔牙常通过挤压牙槽窝，使牙槽窝骨壁变形扩大，甚至去除大量骨质，从而解除牙槽窝对牙根的刚性束缚，从而达到牙脱位。

微创拔牙在微创“多分牙，少去骨”概念的指导下，利用涡轮机、超声骨刀及各类微创拔牙器械，在拔牙过程中尽量减少对牙槽窝的挤压，而通过分牙减少牙齿体积，将牙齿分割取出。

3）微创拔牙方法分类主要有以下几种。①切割拔牙法：主要步骤包括切开、翻瓣、去骨和分牙。减小牙齿体积，减少牙槽窝骨质损伤，将患牙拔除。②牵引拔牙法：通过正畸技术牵引需要拔除的复杂牙，使其远离可能引起并发症的重要解剖结构，如下牙槽神经管或上颌窦，然后拔除患牙。③截冠拔牙法：为了避免拔牙过程中造成下牙槽神经损伤，仅拔除下颌阻生第三磨牙牙冠，而将牙根保留在颌骨内，不予拔除。仅适用于无根尖炎症或病变的病例，但有二次手术可能。

4）微创拔牙主要工具：微创牙挺、牙钳、反角手机、超声骨刀、医用激光刀等。

5）微创拔牙发展方向：数字化导板及特殊切牙工具使用，可实现精准分牙。

（6）药物相关性颌骨坏死

1）历史沿革：双膦酸盐类药物（bisphosphonates，BPs）因具有强大的抗骨吸收作用，临床上广泛地应用于骨质疏松、恶性肿瘤骨转移等疾病的防治。然而双膦酸盐类药物的长期使用存在发生颌骨坏死并发症的风险，表现为颌面部死骨暴露及经久不愈的瘘管等。2007 年，美国颌面外科医师协会（American Association of Oral and Maxillofacial Surgeons，AAOMS）正式将此类病症定义为双膦酸盐相关性颌骨坏死（bi-

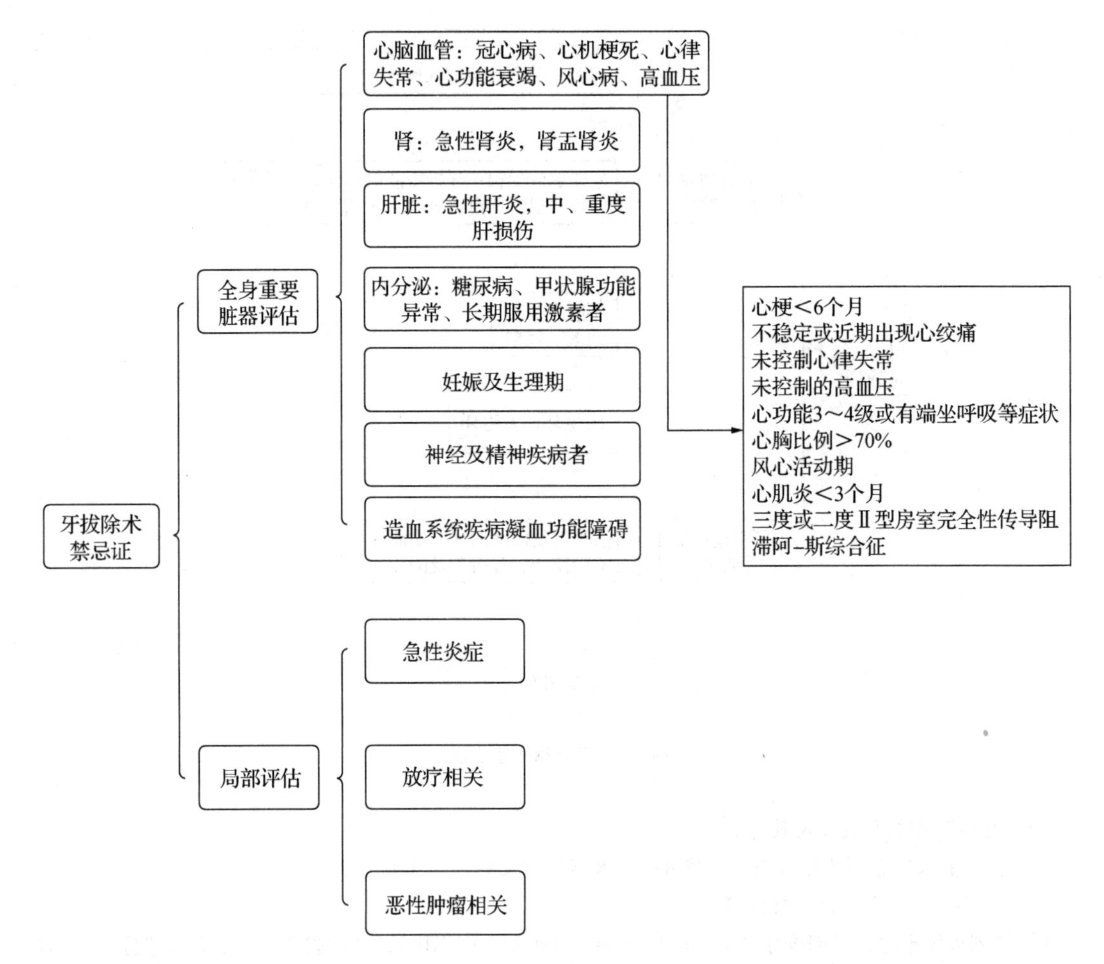

图 4–3　牙拔除术禁忌证

sphosphonate related osteonecrosis of the jaws，BRONJ），近年来学者们发现，除了双膦酸盐类药物、迪诺塞麦等其他抗骨吸收药物，以及肿瘤治疗中抗血管生成的靶向药物也会引起类似的颌骨坏死，故 AAMOS 将 BRONJ 更名为药物相关性颌骨坏死（medication-related osteonecrosis of the jaws，MRONJ）。

2）定义：药物相关性颌骨坏死是使用双膦酸盐类药物或其他生物靶向药物，包括迪诺塞麦等其他抗骨吸收药物，以及肿瘤治疗中抗血管生成的靶向药物，而产生的一种严重并发症，临床上以颌骨骨面裸露、流脓、面部肿胀等为特征。

3）药物性相关颌骨坏死机制假说主要包括：破骨细胞功能抑制、血管生成抑制、微生物感染、免疫抑制、细胞毒性等，但尚无定论。

4）药物相关性颌骨坏死诊断标准：药物相关性颌骨坏死临床诊断包含三个标准，需同时具备以下三个方面。①曾经或者当前正接受抗骨吸收或者抗血管生成药物的治疗；②颌面部区域的骨质暴露，或者经口内或者口外瘘管可以探查到骨质，并且这种现象持续八周以上；③颌骨区域无放射性治疗史且不存在明显的肿瘤及肿瘤转移性疾病。

5）药物相关性颌骨坏死预防：主要有以下两个方面。①药物使用前：完善而详细的口腔检查应成为常规。全面口腔洁治，龋病及根管治疗，所有涉及颌骨的侵袭性治疗，包括但不仅限于牙拔除术、根尖手术及囊肿刮治，均建议在开始药物治疗前完成。②药物使用中：定期随访。拔牙手术并不是绝对禁忌证，在拔牙手术前可综合全身情况选择暂停药物使用。

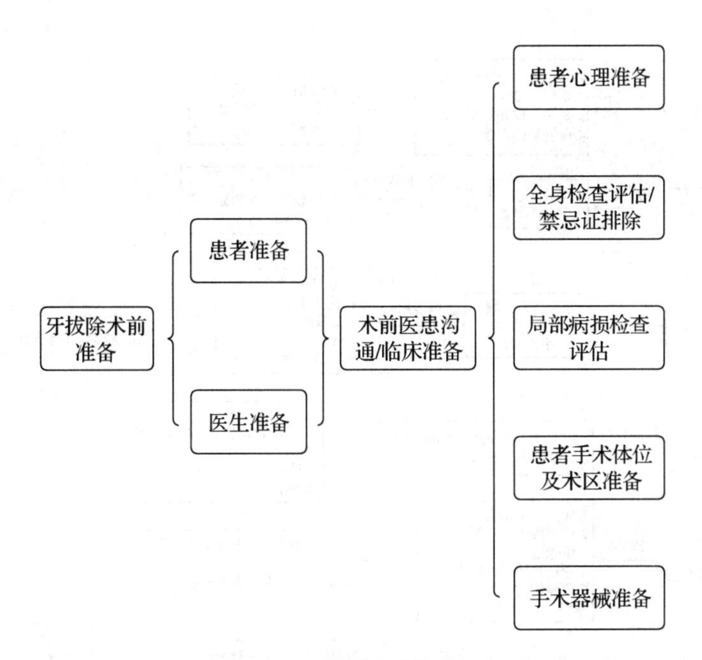

图4-4　牙拔除术术前准备

6）药物相关性颌骨坏死分期及治疗建议见表4-1。

表4-1　MRONJ的临床分期及治疗建议

临床分期	临床特点	治疗建议
危险期	无任何主观症状，无骨坏死表现。	无须治疗，口腔卫生宣教。
0	无骨坏死或骨暴露，有非特异性临床症状，可能发生进一步病变。	全身系统治疗，包括镇痛药和抗生素的使用。
Ⅰ	有骨暴露或骨坏死，无临床症状，无感染征兆。	抗菌含漱液，临床定期随访，向患者交代病情。
Ⅱ	骨暴露或骨坏死，伴局灶感染。	抗菌含漱液含漱，全身抗生素治疗，控制疼痛，游离死骨表浅清创，减少软组织刺激。
Ⅲ	骨暴露或骨坏死，伴疼痛感染，同时具有以下一个或多个表现：病理性骨折，口外瘘管，病灶超出牙槽骨范围的颌骨。	抗生素类含漱液，全身抗生素治疗，控制疼痛，选择性局部清创或手术切除。

2. 重点和难点

（1）重点

1）掌握牙拔除术的适应证。

2）掌握牙拔除术的禁忌证及其处理。

3）掌握牙拔除术的基本手术步骤及手术操作方法。

4）掌握牙拔除术的并发症及其防治，主要是拔牙后出血及干槽症的预防和处理。

5）掌握舌系带矫正术的基本原则和方法。

（2）难点

1）牙拔除术的适应证：医师决定拔牙前应首先考虑是否能保留患牙而不是拔除患牙，应当仔细地考

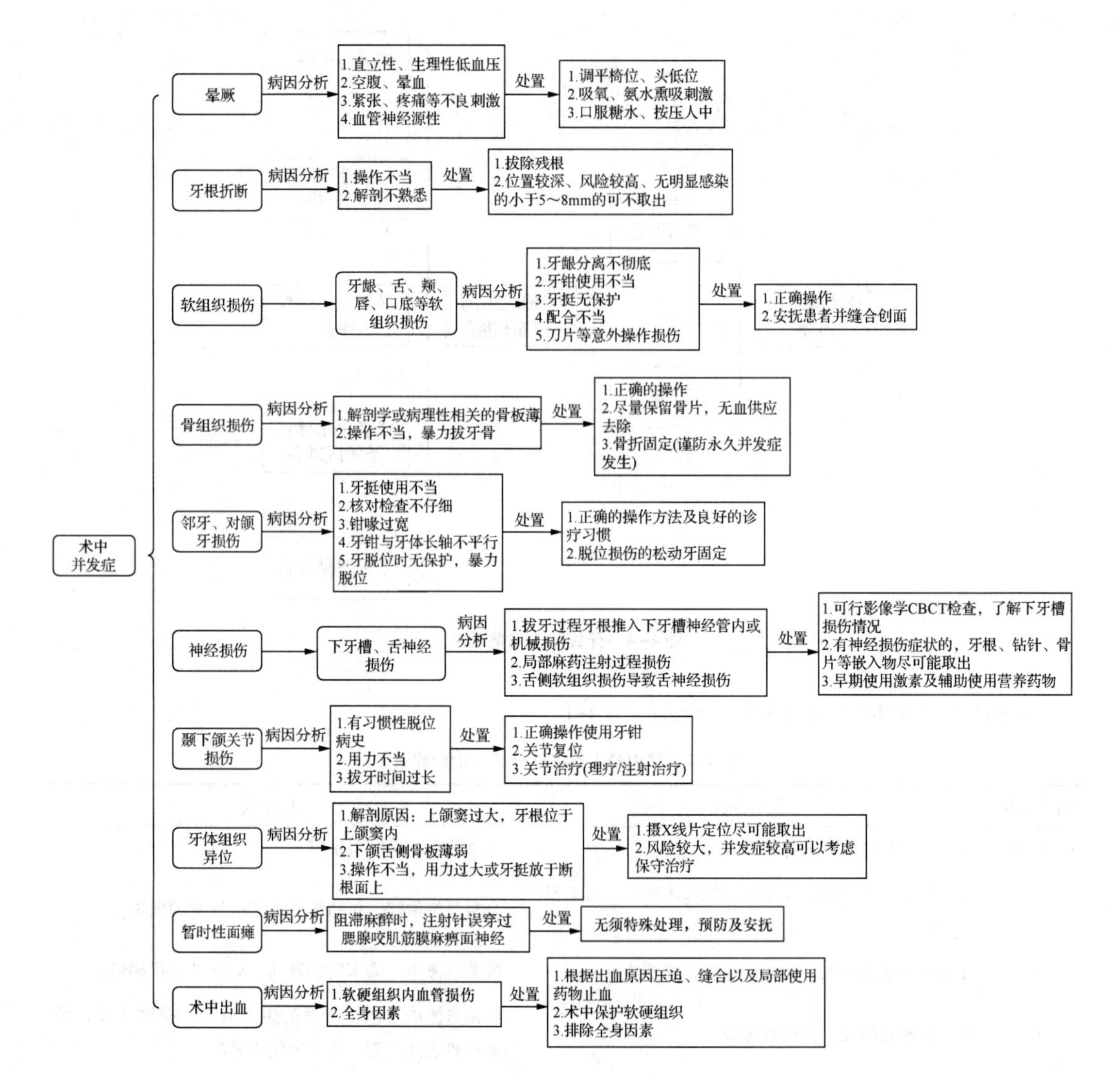

图 4-5　术中并发症

虑这颗牙齿的功能和生理意义，因为拔除一个并非必须拔除的牙齿意味着不必要的局部组织毁坏和牙齿功能丧失。不可能有适用于所有患者的所谓绝对准则，因此，每一位口腔医师都应明确拔牙适应证不是绝对而是相对的。

2）牙拔除术的禁忌证及其处理：与拔牙适应证类似，拔牙术的禁忌证也是相对的，在某些情况下是否可以拔牙，应根据具体情况，如患者病情、治疗必要程度、设备及条件等情况，慎重考虑后决定。

3）在进行不同部位的患牙拔除过程中，除了应用一般牙拔除术的基本方法和步骤外，还应结合各类牙的特殊解剖形态及牙槽骨的生理特点灵活运用。

4）微创拔牙目前被广泛应用，明确微创拔牙的概念，能够在微创理念指导下选择合适的微创器械，采用合理的微创拔牙方案，减小患者生理及心理创伤，促进术后愈合。

5）药物性相关颌骨坏死的诊断并不复杂，在使用药物围治疗期间行口腔专科治疗及随访，以及发生颌骨坏死后的治疗方式应谨慎选择。

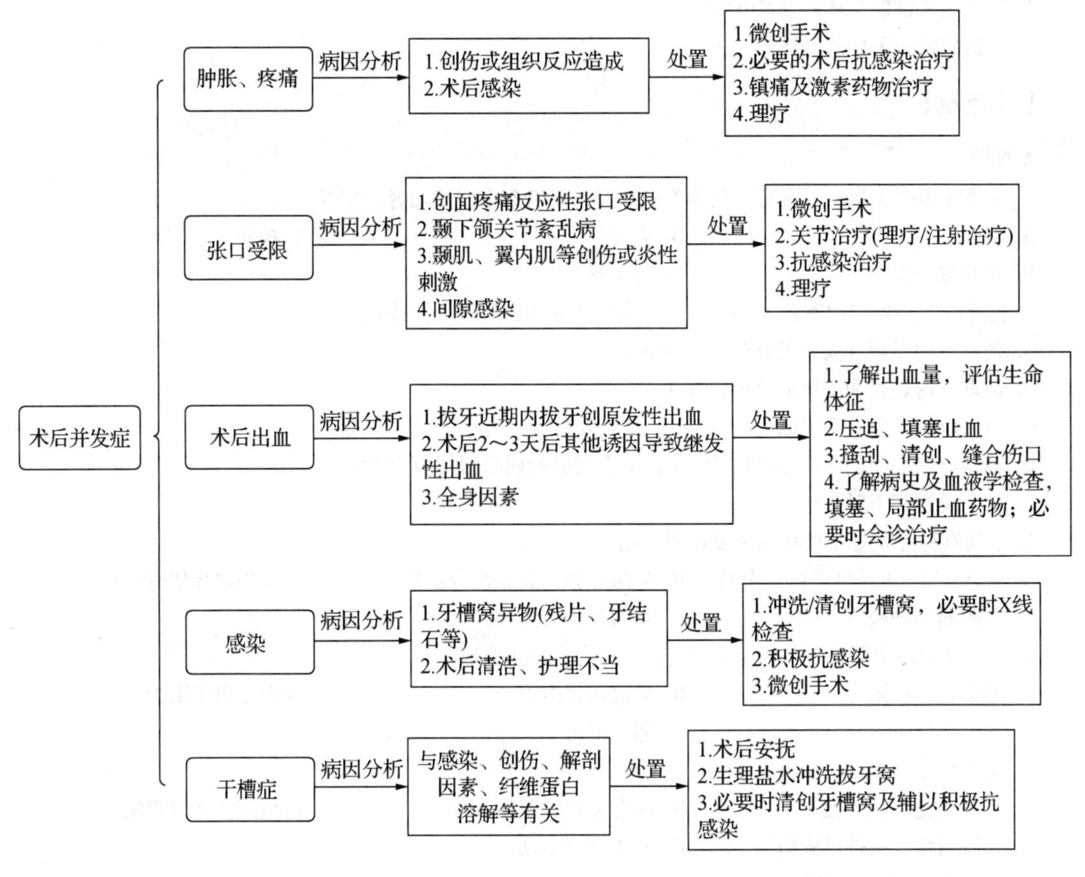

图 4-6　术后并发症

二、考点

1）牙拔除术的术前准备。
2）牙拔除术的适应证、禁忌证。
3）牙拔除术的并发症及其防治。
4）熟悉微创拔牙概念及基本方式。
5）药物性相关颌骨坏死概念及防治。
6）拔牙窝愈合的过程。
7）掌握舌系带矫正术的基本原则和方法。
8）不同部位牙解剖特点及拔除的基本方法。

三、试题及参考答案

（一）试题

【名词解释】

1. 微创拔牙
2. 干槽症

3. 药物相关性颌骨坏死（MRONJ）
4. 双膦酸盐相关性颌骨坏死

【选择题】

A 型题

1. 牙拔除术时，当患者患有下列哪类疾病时，局麻药中应慎用肾上腺素
A. 肿瘤　B. 血友病　C. 精神病
D. 甲状腺功能亢进　E. 肺结核
2. 拔牙时，清毒口内黏膜及消毒麻醉药安瓿所使用碘酊浓度正确的是
A. 消毒口内黏膜和安瓿的碘酊浓度应为 2%
B. 消毒口内黏膜和安瓿的碘酊浓度为 1%
C. 消毒口内黏膜的碘酊浓度应为 1%，消毒安瓿的碘酊浓度应为 2%
D. 消毒口内黏膜的碘酊浓度应为 1%，消毒安瓿的碘酊浓度应为 2%
E. 以上说法都不对
3. 下列哪种症状是干槽症的主要诊断依据
A. 拔牙后 2 ~ 3 天出现伤口疼痛　B. 牙龈红肿，有脓性分泌物　C. 拔牙创内牙槽骨裸露
D. 患侧面部肿胀　E. 吞咽困难及疼痛
4. 一个高位近中阻生牙，为锥形融合根，其存在的阻力有
A. 近中软组织阻力　B. 牙冠部骨阻力　C. 远中软组织阻力
D. 牙根部骨阻力　E. 邻牙阻力
5. 拔牙术后当日，不正确的方法是
A. 不要反复吸吮创面　B. 进食柔软、温热食物　C. 避免用拔牙侧咀嚼
D. 饭后刷牙，保持口腔清洁　E. 避免剧烈运动
6. 拔牙的禁忌证不包括
A. 充血性心力衰竭患者　B. 一年前发生过心肌梗死　C. 不稳定型心绞痛
D. 恶性肿瘤范围内的牙　E. Ⅲ度房室传导阻滞患者
7. 妊娠期妇女，必须进行牙拔除术者，最安全的时间是
A. 怀孕 1 个月时　B. 怀孕 3 个月时　C. 怀孕 5 个月时
D. 怀孕 7 个月时　E. 怀孕 9 个月时
8. 牙钳主要起到钳拔的作用，下列哪种牙钳同时具有牙挺的作用
A. 上颌前磨牙钳　B. 下颌前磨牙钳　C. 上颌第三磨牙钳
D. 下颌牛角钳　E. 上颌第一、二磨牙钳
9. 拔除下颌牙时，患者的头位应为
A. 头后仰使下颌殆面与地面呈 90°
B. 头后仰使下颌殆面与地面呈 60°
C. 头后仰使下颌殆面与地面呈 45°
D. 头后仰使下颌殆面与地面呈 30°
E. 头后仰使下颌殆面与地面平行
10. 拔除上颌牙时，患者的头位应为
A. 头直位并偏向右侧，以便面对术者
B. 头后仰使上颌殆面与地面呈 90°
C. 头后仰使上颌殆面与地面呈 60°
D. 头后仰使上颌殆面与地面呈 45°

E. 头略后仰，利用口镜协助操作

11. 对于甲状腺功能亢进患者施行拔牙术，下列哪项叙述正确

A. 脉搏不超过 120 次/分即可进行牙拔除术

B. 血糖控制在 8.88 mmol/L 以下即可进行牙拔除术

C. 基础代谢率必须在 +20% 以上

D. 手术前后要采取抗感染措施

E. 局麻药中应加入少量肾上腺素

12. 可以主要采用旋转力量拔除的牙齿是

A. 上颌切牙　B. 下颌切牙　C. 上颌双尖牙

D. 上颌磨牙　E. 下颌磨牙

13. 通常哪一牙齿的根尖距上颌窦下壁最近

A. 上颌第一前磨牙　B. 上颌第二前磨牙　C. 上颌第一磨牙

D. 上颌第二磨牙　E. 上颌第三磨牙

14. 颧牙槽嵴通常位于哪一牙齿的上方

A. 上颌第二前磨牙　B. 上颌第一磨牙　C. 上颌第二磨牙

D. 上颌第三磨牙　E. 上颌第二、三磨牙之间

15. 磨牙后垫位于

A. 上颌第三磨牙远中　B. 下颌第三磨牙远中　C. 下颌第三磨牙近中

D. 下颌最后磨牙远中　E. 下颌第三磨牙颊侧

16. 下列对阻生的下颌第三磨牙的命名中错误的是

A. 左下颌第三磨牙近中垂直阻生　B. 左下颌第三磨牙近中水平阻生

C. 左下颌第三磨牙远中水平阻生　D. 左下颌第三磨牙近中倒置阻生

E. 左下颌第三磨牙近中舌向阻生

17. 对于拔牙创的处理，不正确的方法是

A. 拔除乳牙残根后彻底搔刮牙槽窝　B. 压迫缩小扩大的牙槽窝

C. 撕裂的牙龈组织应予缝合　D. 与骨膜牙龈相连的骨折片应复位保留

E. 刮净拔牙创内的肉芽及碎片

18. 牙拔除术的绝对禁忌证是

A. 血友病　B. 慢性肝炎　C. 高血压

D. 冠心病　E. 急性白血病

19. 对上颌前牙进行钳拔脱位时，应先向

A. 近中用力　B. 远中用力　C. 唇侧用力

D. 腭侧用力　E. 前下方用力

20. 对下颌第三磨牙进行钳拔脱位时，应先向

A. 颊侧用力　B. 舌侧用力　C. 垂直用力

D. 近中用力　E. 远中用力

21. 年轻的轻度贫血患者，如出凝血时间基本正常，可以拔牙，但是血色素不能低于

A. 6 g/dL　B. 7 g/dL　C. 8 g/dL

D. 9 g/dL　E. 10 g/dL

22. 患者拔除具有根尖病变的左上颌第一磨牙时，腭根折断，取根时，牙根突然消失，捏鼻鼓气时拔牙窝内有气体逸出，由于此牙根进入上颌窦，不可能导致

A. 上颌窦炎　B. 上颌窦积血　C. 正常上颌窦

D. 牙根留在上颌窦　E. 邻牙根尖周炎

23. 如甲状腺功能亢进患者拔牙，应在甲状腺功能亢进症得到控制后进行，并且基础代谢率在 +20% 以下，脉搏不超过

A. 85 次/分　　B. 90 次/分　　C. 95 次/分
D. 100 次/分　　E. 105 次/分

24. 以下哪种情况应暂缓拔牙

A. 高血压血压控制在 21.3/13.3 kPa（160/100 mmHg）以下
B. 妊娠第 4、第 5、第 6 个月
C. 糖尿病的血糖 8.0 mmol/L，尿糖（+），无酸中毒
D. 急性智齿冠周炎伴嚼肌间隙感染
E. 甲状腺功能亢进治疗后心率低于 100 次/分

25. 关于妊娠妇女拔牙哪项是正确的

A. 妊娠第 1、2、3 个月期间可以拔牙
B. 妊娠第 4、5、6 个月期间可以拔牙
C. 妊娠第 7、8、9 个月期间可以拔牙
D. 拔牙对妊娠妇女无影响
E. 妊娠期间禁忌拔牙

26. 单纯性高血压无其他并发症，血压高于多少时应进行治疗后再拔牙

A. 21.3/12.7 kPa（160/95 mmHg）　　B. 22.7/12.7 kPa（170/95 mmHg）
C. 24/13.3 kPa（180/100 mmHg）　　D. 25.3/13.3 kPa（190/100 mmHg）
E. 25.3/14 kPa（190/105 mmHg）

27. 下列哪种情况患牙应尽可能保留

A. $\underline{3|}$ 残根 X 线片示根短粗，上颌多个缺失牙
B. $\underline{|7}$ 牙髓牙周联合症根充治疗并行根尖手术后局部仍反复肿痛
C. 下颌仅余左下颌双尖牙，Ⅰ度松动，牙槽嵴低平
D. 上颌仅余左上颌双尖牙，Ⅰ度松动，牙槽嵴丰满
E. $\left|\frac{8}{8}\right.$已正位萌出并有咬合关系，$\left|\frac{7}{7}\right.$常咬颊，完好

28. 糖尿病患者，血糖低于多少且无酸中毒症状可考虑拔牙

A. 7.88 mmol/L　　B. 8.88 mmol/L　　C. 9.88 mmol/L
D. 10.88 mmol/L　　E. 11.88 mmol/L

29. 患有下列疾病的患者在拔牙前后应给予抗生素以预防并发症，但不包括

A. 慢性肝炎　　B. 风湿性心脏病
C. 曾做过房间隔缺损修补术的患者　　D. 糖尿病
E. 先天性心脏病

30. 关于拔牙前的准备工作，错误的是

A. 对高血压患者术前应测血压
B. 如为其他科转诊患者，则通过阅读病历而确定牙位
C. 术前应对术中可能出现的问题进行预测并制定对策
D. 术前做好解释工作，保持患者情绪稳定
E. 术前简要询问病史，了解有无拔牙禁忌证

31. 关于拔牙时患者的体位，错误的是

A. 拔除上颌智齿时，使患者上颌牙与术者肘关节在同一高度
B. 在拔上颌牙过程中应使患者上颌牙平面与地面呈 30°

C. 拔除下颌牙时患者张口时下颌牙平面应与地面平行

D. 拔除下颌牙时，患者下颌应与术者肘关节在同一高度或稍低

E. 拔除上颌牙时患者头稍后仰，上颌牙平面与地面成45°

32. 牙拔除术手术区域的处理，错误的是

A. 术前应尽量减少口腔内细菌数量

B. 所有敷料应为清洁敷料，但无须严格消毒处理

C. 所用器械因需反复使用，应严格消毒

D. 拔牙操作中，应注意预防交叉感染

E. 口腔为有菌环境但不能忽视无菌技术

33. 关于拔牙器械的描述，正确的是

A. 使用牙挺各种工作原理应单纯使用，避免综合使用而造成严重损伤

B. 牙钳由钳喙、钳柄和关节构成

C. 使用牙钳拔牙因力量易控制，故无须进行保护

D. 牙挺由挺刃和柄两部分组成

E. 牙挺工作原理包括杠杆原理和轮轴原理两种

34. 关于牙挺使用中应遵循的原则，错误的是

A. 龈缘水平处的颊侧骨板不应作为支点

B. 使用中注意力量的控制，不可使用过大力量

C. 使用中必须以手指保护防止牙挺滑脱

D. 拔除上颌智齿阻力较小，可将健康的邻牙作为支点

E. 龈缘水平处的舌侧骨板不应作为支点

35. 关于刮匙的作用，错误的描述是

A. 刮除根尖炎性肉芽　　B. 搔刮根尖瘘管　　C. 刮净根尖脓肿脓液

D. 探查拔牙窝　　E. 刮除异物

36. 关于牙钳，错误的描述是

A. 上前牙钳常用于$\underline{321|123}$的拔除

B. 上颌磨牙钳有左右之分

C. 上颌双尖牙钳常用于近中阻生$\overline{8|8}$的拔除

D. 上颌双尖牙钳亦称万能牙钳

E. 牛角钳是专为拔除$\overline{8|8}$设计的

37. 关于分离牙龈正确的说法是

A. 乳牙拔除时可不必分离牙龈　　B. 可减少拔牙时软组织阻力

C. 应分离至釉牙骨质界　　D. $\underline{4|4}$ 正确减数时可不用分离牙龈

E. 分离牙龈的目的是避免牙钳夹伤牙龈

38. 安放牙钳时，错误的方法是

A. 钳喙应与牙长轴平行　　B. 钳喙应置于牙冠釉质上并与之贴紧

C. 安放时钳喙应沿颊腭侧插入　　D. 安放好牙钳后应再次核对牙位

E. 正确选用拔牙钳

39. 拔牙前一般不需要给予抗菌药物的患者是

A. 风湿性心脏病患者　　B. 甲状腺功能亢进患者　　C. 放疗后拔牙

D. 糖尿病　　E. 妊娠妇女

40. 以下几项作为拔牙后注意事项，错误的是

A. 勿用舌舔触伤口
B. 咬住创口上的纱布，30 分钟后取出
C. 术后一天内唾液中混有血丝应及时就诊
D. 宜吃偏冷、偏软食物
E. 术后当天避免剧烈运动

41. 月经期内一般不建议拔牙的原因主要是
A. 代偿性出血　B. 拔牙为择期手术　C. 导致以后的经期不规则
D. 感染　E. 月经期延长

42. 对于慢性肝炎患者施行牙拔除术，术前一般应给予
A. 维生素 D　B. 卡巴克洛　C. 抗菌药物
D. 维生素 K　E. 丙种球蛋白

43. 以下几种牙拔除术禁忌证中，可以考虑施行牙拔除术的情况是
A. 有未控制的心律不齐的患者　B. 风湿性心脏病患者　C. 充血性心力衰竭患者
D. 3 个月前发生过心肌梗死的患者　E. 频发心绞痛的患者

44. 对于放射治疗范围内的牙齿，拔除时间应是
A. 放射治疗前后均不应拔除　B. 放射治疗后 1 个月拔除　C. 放射治疗后 1 周拔除
D. 放射治疗结束后马上拔除　E. 放射治疗前 7 ~ 10 天拔除

45. 慢性肝炎且肝功能有明显损伤的患者，拔牙前必须加做的血液检查是
A. 凝血时间　B. 凝血酶原时间　C. 出血时间
D. 血小板　E. 血块收缩时间

46. 以下哪种说法是正确的
A. 轻度贫血一般不可以拔牙
B. 血小板减少性紫癜患者拔牙前不用做特殊处理
C. 拔牙前不用询问有无血友病史
D. 血友病患者拔牙术前应补充Ⅷ因子
E. 白血病患者拔牙不易引起感染

47. 使用牙挺时，牙挺的挺刀一般应插入牙槽嵴的
A. 舌颊　B. 颊侧　C. 远中颊侧
D. 近中颊侧　E. 任何位置

48. 以下几种牙钳中，要分左右的是
A. 上颌前牙钳　B. 上颌前磨牙钳　C. 上颌磨牙钳
D. 下颌前牙钳　E. 下颌磨牙钳

49. 临床上，最常见出现阻生的牙齿是
A. 上颌尖牙　B. 下颌尖牙　C. 上颌第三磨牙
D. 下颌第三磨牙　E. 上颌第二前磨牙

50. 拔除牙槽窝内低位断根时，根挺用力应当从
A. 牙槽窝近颊侧插入牙槽骨与根之间
B. 牙槽骨较薄一侧插入牙槽骨与根之间
C. 根断面较低的一侧插入牙槽骨与根之间
D. 牙槽骨较厚的一侧插入牙槽骨与根之间
E. 根断面较高的一侧插入牙槽骨与根之间

51. 关于牙钳使用，下列正确的是
A. 多个牙拔除时尽量选用万能牙钳

B. 手掌握持时应尽量靠近牙钳关节
C. 使用牙钳只能唇（颊）舌（腭）向摇动，否则易断根
D. 钳喙应尽量向根方夹持
E. 夹持不可太紧，否则易断根

52. 牙拔除时不宜使用旋转力的牙为
A. 上颌侧切牙　B. 上颌中切牙　C. 下颌双尖牙
D. 下颌中切牙　E. 上颌尖牙

53. 关于拔牙时力的应用，下列说法错误的是
A. 扭转力适用于单个锥形根的牙
B. 扭转力应按牙根纵轴方向进行
C. 牵引力不应与摇动力及扭转力结合使用以防损伤邻牙
D. 摇动力适用于扁根牙或多根牙
E. 摇动应先向阻力小的一侧进行

54. 以下关于牙挺的各项描述中，正确的说法是
A. 用于牙钳不奏效时　B. 拔残根时不宜使用
C. 保护不当，易造成邻近组织损伤　D. 可代替牙钳且更有效
E. 可代替骨凿用于增隙去骨

55. 旋转力除可用于上前牙拔除外，还可用于
A. 下颌智齿　B. 上颌双尖牙　C. 上颌智齿
D. 下前牙　E. 下颌双尖牙

56. 关于上颌中切牙，错误的说法是
A. 应用旋转力效果好　B. 最后沿牙根纵轴方向牵引脱位
C. 唇侧牙槽骨壁较薄　D. 单根弯向远中，断面呈三角形
E. 一般先使用向唇侧的摇动力

57. 对于拔除牙的检查及拔牙创伤的处理，错误的做法是
A. 刮除拔牙窝内残留物　B. 牙槽窝压迫复位
C. 过高牙槽间隔应待其自行吸收　D. 检查拔除牙根是否完整
E. 检查牙龈有无撕裂

58. 关于上颌双尖牙，正确的描述是
A. 常为扁根，多为双根　B. 拔除时以摇动力为主　C. 根周骨质腭侧较颊侧疏松
D. 脱位时可适当使用扭转力　E. 脱位方向应向腭侧牵引

59. 下列描述错误的是
A. 下颌牙舌侧骨阻力小，拔牙时应从舌侧脱位
B. 上下颌牙齿除$\frac{1}{21}\left|\frac{1}{12}\right.$外，牙根大都向远中弯曲
C. 牙拔除时主要用摇动力，单个圆根可配合扭转力
D. 上颌牙颊侧骨阻力小，拔牙时应从颊侧脱位
E. 上颌第一恒磨牙三根分叉过大时，应先分根再拔除

60. 下列叙述错误的是
A. 拔牙术中折断的牙根为断根
B. 即使断根很小且无炎症，也必须取出
C. 原则上各种断根皆应在拔牙的同时取出
D. 病员体质弱且掏根手术复杂时，可延期拔除断根

E. 遗留牙槽窝中时间较久的牙根为残根

61. 断根拔除前的准备工作中可不包括

A. 必须准备合适的器械

B. 必须了解断根的数目、大小、部位

C. 必须了解断根与周围组织关系

D. 必须在拔除前拍摄 X 线片

E. 必须向患者做必要的解释

62. 关于翻瓣去骨拔除断根，错误的方法是

A. 瓣应足够大，使视野清楚

B. 瓣的基底部位应宽以提供充足的血运

C. 翻瓣时应将骨膜保留在骨面以防术后骨感染

D. 保证足够去骨间隙，防止去骨损伤软组织

E. 缝合后应保证切口下方有骨支持

63. 关于下颌第一恒磨牙，错误的描述是

A. 拔除时以颊舌向摇动为主，最后向颊侧脱位

B. 多分为两根，即近中根和远中根

C. 两根的颊舌径较大彼此平行略向远中弯曲

D. 有时可分为三根，即远中根分为远中颊根及远中舌根

E. 患牙牢固时，可先用牙挺以颊舌侧骨板为支点挺松后再拔除

64. 应在下列情况下进行拔除断根，但不包括

A. 良好的照明　　B. 合适的器械　　C. 良好的止血

D. 专用的诊椅　　E. 清楚的视野

65. 关于阻生牙的叙述，错误的是

A. 常见阻生牙为下颌第三磨牙及上颌双尖牙

B. 阻力可来源于邻牙

C. 阻力可来源于骨

D. 阻力可来源于软组织

E. 只能部分萌出或完全不能萌出

66. 根据阻生智齿长轴与第二磨牙的关系，阻生智齿可以分为多个类型，但不包括

A. 近中阻生　　B. 舌向阻生　　C. 垂直阻生

D. 倒置阻生　　E. 中位阻生

67. 关于牙根拔除，错误的方法是

A. 某些低位残根在去除少许牙槽骨壁后也可用于牙钳拔除

B. 对于高过牙龈的高位残根可用根钳拔除

C. 对于牙钳无法夹住的低位残根应使用牙挺

D. 使用牙挺时注意不能以腭侧骨板为支点

E. 牙挺挺刃的大小宽窄应与牙根相适应

68. 拔除过程中可使用旋转力的牙齿是

A. 上颌第三磨牙　　B. 下颌中切牙　　C. 上颌中切牙

D. 下颌第三磨牙　　E. 上颌双尖牙

69. 需分冠以解除阻力的阻生智齿类型为

A. 近中阻生　　B. 远中阻生　　C. 颊向阻生

D. 舌向阻生　　E. 垂直阻生

70. 患者左下颌阻生智齿为三根，拔除过程中远中舌根折断约 2 mm 根尖无病变，此时应采取的最佳治疗方案是

A. 不予拔除暂观察　B. 延期拔除　C. 翻瓣去骨拔除
D. 根尖挺拔除　E. 根钳拔除

71. 对于诊断为“第Ⅱ类近中中位颊侧移位阻生”的智齿，错误的描述是

A. 阻生智齿偏向正常牙列中线的颊侧
B. 阻生智齿大部分位于下颌升支内
C. 阻生智齿的长轴向近中倾斜
D. 阻生智齿的最高点低于牙合平面
E. 阻生智齿的最高点高于第二磨牙颈部

72. 拔牙创内的血液形成血凝块的时间一般为

A. 1 分钟左右　B. 5 分钟左右　C. 15 分钟左右
D. 30 分钟左右　E. 60 分钟左右

73. 拔牙创内血块开始机化的时间大约在术后

A. 半小时　B. 6 小时　C. 12 小时
D. 24 小时　E. 48 小时

74. 牙拔除术后，牙龈上皮开始向血块表面生长的时间为

A. 24 小时　B. 48 小时　C. 3 天
D. 7 天　E. 15 天

75. 牙拔除术中的并发症不包括

A. 下颌骨骨折　B. 颞下颌关节脱位　C. 出血过多
D. 干槽症　E. 牙根误入上颌窦

76. 牙拔除后 3 ~ 4 天，出现拔牙创剧烈疼痛，最可能是

A. 干槽症　B. 牙槽突骨折　C. 牙龈损伤
D. 牙槽窝内有异物　E. 过高骨嵴和骨尖

77. 在拔除以下哪个残根时，如果用力不当最容易将其推入上颌窦

A. 上颌前磨牙牙根　B. 上颌第一磨牙中颊根　C. 上颌第一磨牙远中颊根
D. 上颌第一磨牙腭侧根　E. 上颌第二磨牙颊侧根

78. 判断上颌窦穿孔的正确方法是

A. 用口镜反光检查　B. X 光片检查　C. 用刮匙探查
D. 捏紧两鼻孔鼓气　E. 上颌窦开窗探查

79. 干槽症发生时间多在拔牙后

A. 当天　B. 2 天　C. 3 ~ 4 天
D. 5 ~ 6 天　E. 1 周以后

80. 当上颌窦出现较小穿孔时，错误的处理方法是

A. 用纱条堵塞　B. 使用抗菌药物　C. 嘱患者勿用力鼓气
D. 让穿孔通过血块机化而堵塞愈合　E. 避免冲洗创口

81. 患者，男，60 岁，右上第一磨牙残根，糖尿病史 10 年，规律服药，控制饮食，血糖 8 mmol/L，尿糖（ - ）。下列说法错误的是

A. 此患者拔牙后易发生感染　B. 患者目前状况可以拔牙　C. 术前应预防使用抗生素
D. 拔牙后应以碘仿纱条填塞牙槽窝　E. 术后应预防使用抗生素

82. 患者，女，35 岁，右上颌第二磨牙折裂牙齿拔除过程中腭侧根折断，取根时牙根突然消失，探牙槽窝底空虚，捏鼻鼓气时局部可见气体逸出，此时首先应做的是

A. 经小孔处冲水吸根　　B. 从小孔处掏根　　C. 开窗取根
D. 口服抗生素　　E. 照X光片

83. 患者，男，30岁，右下颌第三磨牙Ⅰ类中位舌倾阻生，远中少量龈瓣覆盖，拔除最佳方法是
A. 冲击法拔除　　B. 劈开近中冠后拔除　　C. 涡轮钻截冠后拔除
D. 翻瓣去骨劈开后拔除　　E. 切开翻瓣去骨后拔除

84. 患者，男，25岁，右下颌第三磨牙Ⅰ类近中高位阻生，远中无盲袋，X线片示：右下颌第三磨牙近中高位阻生，单个锥形根，近中冠顶于右下颌第二磨牙远中。此类智齿常用拔除方法是
A. 挺松后拔除　　B. 分开近中牙冠后挺拔除　　C. 正中劈开后拔除
D. 翻瓣去骨拔除　　E. 翻瓣去骨劈开牙冠后拔除

85. 患者，男，20岁，行左下颌第三磨牙近中中位阻生齿拔除，术后局部肿胀明显，张口受限。为预防术后肿胀等反应的发生，可考虑使用的是
A. 地塞米松　　B. 抗菌药物　　C. 明胶海绵
D. 阿司匹林　　E. 酚磺乙胺

86. 患者，女，21岁，昨日拔右下颌第一磨牙后拔牙创出血不止，检查见拔牙创舌侧牙龈撕裂约1 cm，局部渗血明显，正确止血方法为
A. 棉纱球压迫止血　　B. 填塞碘仿纱条　　C. 行颈外动脉结扎术
D. 肌注酚磺乙胺　　E. 局麻下缝合牙龈裂口

87. 患者，男，28岁，于左下颌第三磨牙拔除过程中因疼痛紧张，而出现胸闷、心慌、面色苍白、四肢湿冷、脉快而弱，此情况属于
A. 晕厥　　B. 肾上腺素反应　　C. 麻药中毒
D. 癔症　　E. 麻药过敏

88. 患者，男，38岁，拔除右上颌第二磨牙时牙根进入上颌窦。扩大创口后取出断根，局部形成一5 cm×8 mm之穿通口，其最佳处理方法是
A. 填塞明胶海绵　　B. 填塞碘仿纱条　　C. 暂不处理待其自行愈合
D. 行上颌窦交通修补术　　E. 应行上颌窦根治术

89. 患者，女，24岁，左下颌第三磨牙渐进松动1年余，该牙正位萌出无牙体疾病，局麻下拔除牙齿脱位后拔牙窝内涌出大量鲜血，此时最佳止血方法是
A. 纱条填塞止血　　B. 纱球压迫止血　　C. 结扎颈外动脉
D. 缝合止血　　E. 肌注止血药物

90. 患者，女，23岁，1周前拔除右下颌第三磨牙水平中位阻生齿，术后下唇麻木，至今未恢复，此症状产生的原因最可能的是
A. 术后肿胀引起神经功能障碍　　B. 局麻时损伤下牙槽神经　　C. 术中损伤下牙槽神经
D. 术中损伤舌侧骨板造成麻木　　E. 术中损伤下唇造成麻木

91. 患者，女，28岁，|Ⅲ滞留乳牙不松动，X线片示|3横位埋伏阻生于|24牙根之间，|Ⅲ牙根无吸收，此患者的最佳处理方法是
A. 拔除|Ⅲ完整拔除|3移植于拔牙窝内　　B. 拔除|Ⅲ及|3种植修复
C. 拔除|Ⅲ活动修复　　D. 拔除|Ⅲ|3开窗牵引助萌
E. 保留|Ⅲ观察

92. 患者，女，25岁，左上颌第三磨牙死髓牙，牙根与牙槽骨发生骨性粘连，近远中颊根根尖病变，低位上颌窦，拔除过程中近远中颊根折断于根尖1/3处，此时最佳治疗方法是
A. 不予拔除口服抗生素　　B. 延期拔除　　C. 根钳拔除
D. 牙挺取根　　E. 翻瓣去骨法拔除

93. 患者，男，50 岁，左下颌第三磨牙残根，并患有慢性乙型肝炎 30 年，关于此类患者拔牙，下列说法错误的是

A. 注意防止医源性交叉感染　B. 肝炎急慢性期皆可拔牙　C. 术前应进行肝功检查

D. 肝功能损伤严重者术后易出血　E. 拔牙前应检查凝血酶原时间

94. 患者，男，68 岁，左下颌第一磨牙残冠，高血压病史 20 余年，服药控制在 19/12 kPa（143/90 mmHg），近半月出现劳累后心前区疼痛症状。下列叙述哪项是错误的

A. 应心血管内科治疗后再拔牙　B. 拔牙可能诱发心内膜炎　C. 拔牙可能诱发心绞痛

D. 拔牙可能诱发心肌梗死　E. 此患者目前应禁忌拔牙

95. 患者，女，28 岁，两日前拔除左下颌第一磨牙，今日出现牙龈肿胀，拔牙创出血，出血原因最大可能是

A. 牙槽窝内小血管破裂　B. 舌侧骨板骨折　C. 牙龈组织撕裂

D. 拔牙窝内残留炎性肉芽组织　E. 创口感染继发出血

96. 患者，男，35 岁，1 周前拔除左下颌第二磨牙，现仍感局部不适，偶有渗血，复诊检查见创口愈合不良，牙龈充血挤压有少量脓性渗出，此时医师一般首先应当对患者进行的治疗为

A. 医嘱氯己定液漱口　B. 局部牙龈切开引流　C. 彻底搔刮拔牙创

D. 医嘱口服抗生素　E. 局部理疗

97. 患者，女，62 岁，下颌无牙殆，双侧下颌尖牙区舌侧有一骨隆突，轻度压痛，此时最佳处理办法是

A. 观察，无须处理　B. 局部按摩　C. 局部理疗

D. 行牙槽突修整术　E. 修复时加大基托

98. 患者，男，19 岁，右下颌第一磨牙残冠拔除后出血，既往有血友病病史。此患者有效的全身止血方法为静脉给以

A. 维生素 K　B. 新鲜血浆　C. 血小板

D. 白蛋白　E. 酚磺乙胺

99. 患者，男，69 岁，左下颌第一磨牙残根，高血压病史 5 年多，偶服降压药，测血压 20/14.7 kPa（150/110 mmHg），此时正确处理方法为

A. 口服地西泮后半小时拔除患牙　B. 口服复方降压片半小时后拔除患牙

C. 内科治疗高血压后再考虑拔除患牙　D. 在 2% 利多卡因局麻下拔除患牙

E. 在 2% 普鲁卡因局麻下拔除患牙

100. 患者，女，67 岁，左下颌第一磨牙Ⅱ度松动，局部牙龈呈菜花状增生，X 线片显示局部骨质虫蚀样破坏。关于该牙的处理，下列正确的是

A. 牙周治疗　B. 冲洗上药　C. 大剂量抗生素

D. 局麻下拔除　E. 与病灶一并扩大切除

101. 患者，女，55 岁，左下颌第二磨牙残根，糖尿病史 1 年，血糖 9.8 mmol/L，尿糖（－）。下列说法正确的是

A. 此患者拔牙后易发生感染　B. 术后预防性使用抗生素即可拔除患牙

C. 术前预防性使用抗生素即可拔除患牙　D. 此患者目前状况可以拔牙

E. 拔牙创以碘仿纱条填塞即可预防术后感染

102. 患者，男，42 岁，左下颌第一磨牙残冠，患甲状腺功能亢进 10 年，药物治疗，基础代谢率正常，心率 90 次/分，关于此患者的治疗，下列说法错误的是

A. 术前应给予抗生素　B. 术后预防性使用抗生素

C. 此患者目前可拔除左下颌第一磨牙　D. 可在局麻下拔除左下颌第一磨牙

E. 可在麻药中加入肾上腺素以提高麻醉效果

103. 患者，女，66岁，下颌牙完全缺失，颊系带附着牙槽嵴顶，义齿进食时固位不佳，此时最佳处理方法是

A. 重新镶牙　　B. 牙槽嵴加高术　　C. 颊系带矫正术
D. 牙槽突修整术　　E. 调磨义齿进行缓冲

104. 患者，女，27岁，怀孕5个月，怀孕后，右下颌第三磨牙反复发生冠周炎，1周前再次发作，经治疗后治愈，目前最佳处理方法是

A. 生理盐水及过氧化氢冠周冲洗　　B. 理疗　　C. 口服抗生素
D. 拔除右下颌第三磨牙　　E. 切除右下颌第三磨牙龈瓣

105. 患者，女，29岁，怀孕8个月，3天前出现左下颌第三磨牙冠周炎，此时局部的最佳处理方法是

A. 生理盐水及过氧化氢冠周冲洗　　B. 理疗　　C. 不处理
D. 切除左下颌第三磨牙龈瓣　　E. 拔除左下颌第三磨牙

106. 患者，女，42岁，右下颌第三磨牙残根，曾患有甲状腺功能亢进，现症状不明显，基础代谢率正常，心率85次/分，此时正确的处理为

A. 2% 利多卡因加肾上腺素局麻下拔除残根　　B. 内科治疗甲亢，暂不拔除残根
C. 不处理，等残根自行脱落　　D. 2% 利多卡因局麻下拔除残根
E. 4% 阿替卡因局麻下拔除残根

107. 患者，女，33岁，$\underline{543|}$的残根，既往曾有风湿性心脏病，现存在二尖瓣狭窄，心功能I级，此患者最佳治疗方案为

A. 一次拔除三个残根，术前术后预防性使用抗生素
B. 一次拔除三个残根，术前预防性使用抗生素
C. 分次拔除三个残根，术前术后预防性使用抗生素
D. 分次拔除三个残根，术后预防性使用抗生素
E. 分次拔除三个残根，术前预防性使用抗生素

108. 患者，男，30岁，$\underline{3|}$横位埋伏阻生，拔除过程中发现，$\underline{3|}$根长大，紧卡于$\underline{42|}$两牙根之间，为避免损伤正常牙根，最佳处理方法为

A. 关闭伤口，停止手术　　B. $\underline{3|}$冠周增隙　　C. 平凿劈开$\underline{3|}$牙冠与牙根
D. 继续扩大骨窗　　E. 涡轮钻分开牙冠与牙根

109. 牙拔除过程中最常使用的力是

A. 轮轴力　　B. 旋转力　　C. 摇动力
D. 杠杆力　　E. 楔力

110. 下列情况中，阻生智齿可暂不拔除的是

A. 正畸科要求拔除　　B. 阻生智齿大面积龋坏　　C. 阻生智齿反复发生冠周炎
D. 阻生智齿近中出现食物嵌塞　　E. 完全骨埋伏阻生智齿临床无症状

111. 关于阻生智齿，错误的说法是

A. 可造成颞下颌关节紊乱综合征　　B. 可引起邻牙龋坏　　C. 可因冠周炎造成间隙感染
D. 可引起快速进展型牙周炎　　E. 可造成三叉神经痛

112. 拔除下颌阻生智齿时的阻力不包括

A. 邻牙阻力　　B. 软组织压力　　C. 冠部骨阻力
D. 根部骨阻力　　E. 上颌牙阻力

113. 阻生智齿拍X线片的目的不包括

A. 了解软组织阻力大小　　B. 了解周围骨质情况　　C. 了解与下颌管关系
D. 了解与邻牙关系　　E. 了解牙根形态

114. 下颌近中阻生智齿造成第二磨牙远中龋坏，此时了解龋坏程度的最佳检查方法是
A. 探针检查测定　B. 冷热刺激法测定　C. 电活力测定
D. 患者主诉　E. 拍 X 线片
115. 患者于拔牙过程晕厥时，不必要的处理是
A. 立即停止手术，保持呼吸道畅通　B. 吸氧　C. 嗅闻氨水等刺激性气体
D. 输液纠正酸碱平衡紊乱　E. 必要时静脉推注高渗葡萄糖液
116. 拔牙后出现口腔上颌窦交通，但穿孔不大时，较好的处理方法为
A. 冲洗拔牙创　B. 交通口中填塞明胶海绵　C. 行上颌窦根治
D. 必须做交通口修补术　E. 使拔牙创充满血块
117. 牙拔除术中发现牙根进入上颌窦后，首先应做的是
A. 让患者口服抗菌药物　B. 拍 X 线片　C. 尽快设法从穿孔处掏根
D. 冲洗上颌窦　E. 开窗取根
118. 为预防干槽症，错误的做法是
A. 尽量延长局部压迫止血时间　B. 注意无菌操作　C. 注意口腔卫生
D. 保护拔牙创内血凝块　E. 减少手术创伤
119. 使用涡轮机拔牙时，不必要的做法是
A. 术后使用生理盐水冲洗创口　B. 消毒钻针和手机　C. 术后缝合牙龈以缩小拔牙创
D. 注意保护软组织　E. 水冷钻针
120. 使用涡轮钻拔牙有以下特点，其中错误的描述是
A. 术后并发症减少　B. 无振动　C. 创伤较大
D. 手术视野清楚　E. 手术时间短
121. 关于翻起软组织瓣拔除阻生智齿的切口设计，错误的是
A. 颊侧切口与远中切口的末端呈 45°向下
B. 颊侧切口应超过前庭沟，以充分暴露视野
C. 应当切开黏骨膜全层，紧贴骨面将瓣翻起
D. 远中切口勿偏向舌侧
E. 缝合切口下应有足够骨支持
122. 拔牙一段时间后仍有明显出血称为拔牙后出血，该时间最少为
A. 30 分钟　B. 45 分钟　C. 60 分钟
D. 90 分钟　E. 120 分钟
123. 牙拔除过程中最常见的软组织损伤部位是
A. 舌　B. 腭　C. 口底
D. 牙龈　E. 唇
124. 造成对殆牙损伤的主要原因是
A. 对殆牙健康状况不良　B. 牙钳选择不当　C. 牙钳夹持位置不当
D. 拔牙时用力方向不当　E. 拔牙时用力无控制
125. 拔牙术中，不是引起牙根折断原因的情况是
A. 用力方向不当　B. 牙钳选择不当　C. 牙钳未与牙长轴平行
D. 用力过猛　E. 钳喙紧贴于牙面
126. 牙拔除术后，X 线片上拔牙窝的影像完全消失，出现正常骨结构的时间是
A. 1～3 个月　B. 3～6 个月　C. 6～9 个月
D. 9～12 个月　E. 12 个月以上
127. 拔除下颌低位阻生智齿时，最易损伤的神经为

A. 下颌神经　　B. 下齿槽神经　　C. 颊神经
D. 舌神经　　E. 颏神经

128. 不属于干槽症临床表现的是
A. 阵发性疼痛　　B. 拔牙窝内常有腐败坏死组织　　C. 拔牙窝内有明显腐臭味
D. 骨壁常有明显触痛　　E. 以疼痛为主要症状

129. 关于再植牙成功的标准中，错误的说法是
A. X 线片示根无异常透射影　　B. 疼痛消失　　C. 无松动
D. 行使功能达 3 年以上　　E. 牙功能正常

130. 以下情况中不属于牙拔除术适应证的是
A. 上前牙距根尖 1/3 处折断
B. 上磨牙远中、颊面及殆面大范围龋坏至龈下 2 cm
C. 腭侧错位牙伴食物嵌塞，并有深龋
D. 无松动的滞留乳牙，其恒牙先天缺失
E. 肿瘤放射治疗前口内的残根

131. 以下哪种心脏病不是拔牙的绝对禁忌证
A. 频发的室性期前收缩，未做治疗　　B. 3 个月前发生心肌梗死　　C. 充血性心力衰竭
D. 频发心绞痛　　E. 完全性右束支传导阻滞

132. 患者，女，29 岁，右上第一磨牙拔除 3 天后局部出现持续性剧痛，拔牙窝内空虚有臭味，此时最可能的诊断是
A. 邻牙拔牙过程中损伤　　B. 邻牙急性根尖周炎　　C. 右上第一磨牙干槽症
D. 右上第一磨牙牙槽突骨折　　E. 右上第一磨牙拔除术后反应

133. 患者，男，25 岁，右下第三磨牙Ⅱ类近中中位阻生，存在邻牙阻力，使用牙挺时 $\bar{8}1$ 松动，邻牙同时受力，此时最佳手术方案是
A. 直接挺出　　B. 增隙后挺出　　C. 停止手术
D. 涡轮钻截分近中牙冠　　E. 切开黏骨膜去骨后拔除

134. 以下关于微创拔牙的描述，哪一项是正确的
A. 采用微创拔牙器械进行拔牙手术即为微创拔牙术
B. 微创拔牙术中不能去除牙槽骨
C. 在微创拔牙术中，翻瓣长度越小越好
D. 微创拔牙术整个过程具有恢复快、切口小、创伤小、痛苦少的特点
E. 以上都正确

135. MRONJ 的机制假说包括
A. 破骨细胞功能抑制理论　　B. 血管生成抑制理论　　C. 微生物感染理论
D. 免疫抑制理论　　E. 以上都包括

136. MRONJ 的诊断标准中，颌骨暴露持续时间为
A. 6 周以上　　B. 7 周以上　　C. 8 周以上
D. 9 周以上　　E. 10 周以上

A2 型题

137 ~ 140 题共用题干

患者，女，29 岁，右上第二磨牙残根，慢性根尖周炎。拔除腭侧根过程中，牙根突然消失，捏鼻鼓气时拔牙窝内有气体逸出。

137. 此时进行 X 线检查首选的按照方法是
A. 通过左上第一磨牙的上颌侧位断层片　　B. 头颅正位片

C. 上颌体腔片　　D. 全口曲面断层片
E. 头颅侧位片

138. 如X线片显示患者为低位上颌窦，移位的牙根已进入上颌窦，但仍位于拔牙窝附近，此时最佳处理方法为

A. 密切观察，一周后复诊　　B. 刮匙搔刮取根　　C. 从穿孔处冲洗
D. 于穿孔处开窗取根　　E. 上颌窦根治术

139. 如牙根取出后局部遗留较大的口腔上颌窦交通，正确的处理方法为

A. 局部开放引流，Ⅱ期修复　　B. 使血块充满拔牙窝　　C. 填塞明胶海绵
D. 填塞碘仿纱条　　E. 即刻行上颌窦交通修补术

140. 关于牙根进入上颌窦所引起的后果中，一般不可能的是

A. 右上颌窦区压痛　　B. 右上颌窦积血　　C. 右侧鼻腔长期流脓涕
D. 邻牙根尖周炎　　E. 牙根留在上颌窦

141～144 题共用题干

患者，男，45 岁，右下第一双尖牙及右上第一、第二磨牙残根，既往曾有风湿性心脏病史 10 余年，现存在二尖瓣狭窄，心功能Ⅰ级。

141. 对此患者施行牙拔除术时须慎重，否则容易引起的严重并发症是

A. 颊间隙感染　　B. 颌下间隙感染　　C. 干槽症
D. 败血症　　E. 亚急性细菌性心内膜炎

142. 引起亚急性细菌性心内膜炎最常见的致病菌是

A. 绿脓杆菌　　B. 金黄色葡萄球菌　　C. 甲型溶血性链球菌
D. 乙型溶血性链球菌　　E. 变形链球菌

143. 此类致病菌对下述何种抗菌药物敏感

A. 庆大霉素　　B. 青霉素　　C. 甲硝唑
D. 氯霉素　　E. 链霉素

144. 此患者最佳治疗设计是

A. 分次拔除，术前预防性使用抗生素
B. 分次拔除，术后预防性使用抗生素
C. 分次拔除，术前术后预防性使用抗生素
D. 一次拔除全部患牙，术前预防性使用抗生素
E. 一次拔除全部患牙，术前术后预防性使用抗生素

145～148 题共用题干

牙拔除术后的适应证是相对的，对于患有相同疾病的牙必须具体分析后决定是否拔除。

145. 患有龋病的牙，其治疗方案首选牙拔除术的是

A. 患有深龋的上颌前牙　　B. 患有深龋的上颌双尖牙
C. 患有深龋的上颌第一、第二磨牙　　D. 患有深龋的上颌第三磨牙
E. 以上所有情况

146. 牙外伤后，应予以拔除的情况是

A. 牙冠折断者　　B. 半脱位牙　　C. 全脱位牙
D. 根尖处折断者　　E. 牙颈部折断者

147. 对于额外牙，错误的处理方法是

A. 应拔除所有使邻牙牙根吸收的额外牙
B. 应拔除所有位于恒牙胚浅面的额外牙
C. 应拔除所有骨内阻生的额外牙

D. 应拔除所有导致牙列拥挤的额外牙
E. 应拔除所有影响面容美观的额外牙
148. 对于阻生牙拔除与否的处理，错误的是
A. 常发生冠周炎者应予拔除
B. 引起邻牙牙根吸收者应予拔除
C. 引起邻牙远中面龋坏者应予拔除
D. 牙冠表面有龈瓣覆盖者应予拔除
E. 如邻牙不能保留，则可以采用牙移植等方法保留
B 型题
149 ~ 152 题共用备选答案
A. 轮轴力
B. 旋转力
C. 摇动力
D. 楔力
E. 牵引力
149. 拔除扁根牙或多根牙时不能使用的是
150. 拔除患牙时一般首先使用
151. 牙齿脱位时主要使用
152. 三角挺主要提供的力是
153 ~ 155 题共用备选答案
A. 下颌中切牙
B. 下颌近中阻生智齿
C. 上颌中切牙
D. 上颌前磨牙
E. 上颌第一磨牙
153. 如果是残冠或残根，常需分根后拔除的牙是
154. 拔除时可以使用旋转力的牙齿是
155. 需要分开牙冠才能顺利拔除的牙齿是
156 ~ 159 题共用备选答案
A. 上颌尖牙
B. 上颌双尖牙
C. 上颌磨牙
D. 下颌双尖牙
E. 下颌磨牙
156. 离下颌管最近的是哪一组牙
157. 对面容影响最大的是哪一组牙
158. 一般来说，同一个体内牙根最长的是哪一组牙
159. 与上颌窦关系最密切的是哪一组牙
X 型题
160. 对于骨折线上的牙，应拔除的是
A. 已明显松动的牙　B. 已冠折的牙　C. 有深龋的牙
D. 大部分牙根裸露的牙　E. 有炎症的牙
161. 微创拔牙的工具包括

A. 微创牙挺　　B. 微创牙钳　　C. 反角手机
D. 超声骨刀　　E. 医用激光刀

162. 在使用 MRONJ 相关药物治疗之前，必要的口腔相关治疗包括
A. 全口洁治　　B. 根尖手术　　C. 正畸治疗
D. 囊肿刮治　　E. 以上都包括

【填空题】

1. 阻生牙是指由于________、________或________的障碍而只能部分萌出或完全不能萌出，而且以后也不可能萌出的牙。

2. 断根是指____________________的牙根。

3. 残根是指____________________的牙根。在根周和牙槽骨壁间，多存在慢性炎症及肉芽组织，根尖、________及________均有不同程度的吸收。

4. 拔牙后出血是指牙拔除后________仍有明显出血。

5. 拔牙后继发性出血是指由于创口发生感染，血块分解后产生的出血，多发生在拔牙后________。

6. 牙钳由________、________和________三部分组成。

7. 牙挺由________、________和________三部分组成。

8. 根据牙挺的形态，可将牙挺分为三大类，即________、________和________。通常又按挺刃之宽窄不同分为________、________及________。

9. 三角挺的特点是挺刃呈三角形，________与________垂直。

10. 治疗干槽症的主要原则为________、________及________。

11. 拔错牙齿属于医疗事故，因此一定要避免发生，预防的方法是医师拔牙时应集中精神，并坚持三查三对原则，即________时对一次、________时对一次和________时对一次。

12. 干槽症为拔牙常见并发症，其实质为____________________。干槽症主要症状为________，多发生于术后________，疼痛为持续性，可向耳颞部放射。

13. 有左、右之分的牙钳是用于____________________的拔牙钳。

14. 轻度贫血，如出凝血时间基本正常，血色素不低于________，可以拔牙，拔牙应注意预防术后出血。

15. 如果糖尿病患者必须拔牙，应在术前进行详细检查，保证糖尿病得到完全控制，血糖应控制在________以内，且临床上无酸中毒症状。

16. 如甲亢患者拔牙，应在甲状腺功能亢进症得到控制后，基础代谢率在________以下，脉搏不超过________时进行。

17. 妊娠期间一般不进行拔牙。如必须拔牙，则应选在________月为宜。

18. 妇女在月经期中，凝血功能较差，此时拔牙有可能发生________出血，一般拔牙为择期手术，因而应缓期进行牙拔除术。

19. 拔除上颌牙时，患者上颌应与术者________等高，患者头部稍后仰，使张口时上颌𬌗平面与水平面呈________°，以有利于手术视野和牙齿的脱位运动。术者站于患者________方。

20. 拔除下牙时，患者的下颌应与术者的________等高，患者头部应较拔上牙时更为后仰，使张大口时，下颌𬌗平面与________平行，便于器械操作。术者在拔下前牙时，站立于患者________方；拔其他下牙时站立于患者________方。

21. 上颌中切牙为近似圆锥形的单根牙，牙根一般较直，根端圆钝，根的横断面近于圆形，________侧牙槽骨壁较________侧薄。

22. 根据阻生智齿在骨内的深度 Pell 将其分为高位、中位及低位，高位是指牙的最高部位平行或高于________。中位是指牙的________部位低于________，但高于________。低位是指牙的________部位低于

________。骨埋伏阻生（牙全部被包埋于骨内）也属于此类。

23. 根据阻生智齿的牙冠在牙列中的位置，分为________、________、________。

24. 根据阻生智齿的长轴与第二磨牙长轴的关系，Winter（1926）将其分为：垂直阻生、________阻生、________阻生、________阻生、颊向阻生、舌向阻生、________阻生等。

25. 下颌阻生智齿的情况复杂，术前必须对可能遇到的阻力仔细分析并判定解除阻力的方法。这些阻力有________阻力、________阻力、________阻力。

26. 大约在牙被拔除________后，牙周膜和附近骨髓腔血管断端闭合，出血停止，血液凝集形成血凝块将创口封闭。拔牙后________，血块开始机化。术后________上皮开始自牙槽边缘向血凝块表面生长。拔牙后大约第 7 天，在牙槽骨内板及附近骨髓腔内开始有破骨细胞及成骨细胞活动，并有新生成的骨基质附着于原有骨小梁。新骨还需通过钙化、改建，最终才能形成完全正常成熟的骨组织，此过程至少需要________的时间。

27. 微创拔牙可以分为________、________、________三类。

【问答题】

简答题

1. 请简述牙拔除术的适应证。
2. 哪些心脏病患者应视为拔牙的禁忌证或暂缓拔牙？
3. 对于口腔恶性肿瘤患者放射治疗前后施行牙拔除术应遵循哪些原则？
4. 有肝脏疾病的患者拔牙应注意什么？
5. 一般常规拔牙应配备哪些基本器械？
6. 使用牙挺时应注意什么？
7. 对于高血压病患者施行牙拔除术时应注意哪些问题？
8. 某些血液系统性疾病易引起拔牙后出血而不能拔牙，或经治疗控制后才能考虑拔牙，请问临床常见有哪些疾病？围手术期应采取哪些措施？
9. 心脏病患者拔牙时应注意哪些问题？
10. 牙拔除术过程中可发生哪些并发症？
11. 有哪些方法判定断根是否进入上颌窦，引起上颌窦穿孔？
12. 简述微创拔牙的概念及方法。
13. 简述干槽症的病因、临床表现及治疗原则。
14. 试述用牙钳拔除牙齿时应用的三种运动力及其作用和注意事项。
15. 牙钳使用的基本操作要点是什么？
16. 临床常用的牙钳有哪些？
17. 拔牙的基本步骤包括哪几点？
18. 根据牙与下颌支及第二磨牙的关系 Pell（1942）对下颌阻生智齿进行了分类，请问其具体方法是什么？
19. 简述药物相关性颌骨坏死的临床诊断标准。
20. 简述药物相关性颌骨坏死的预防。

论述题

21. 试述拔牙后出血的原因及处理。
22. 药物相关性颌骨坏死（MRONJ）的临床分期及治疗原则。

（二）参考答案

【名词解释】

1. 微创拔牙：微创拔牙术，是引入“标准化的器械，微创化的技术，规范化的操作，人性化的服务”，整个手术过程具有恢复快、切口小、创伤小、痛苦少的特点。

2. 干槽症：牙拔除后3～4天，出现拔牙创剧烈疼痛，疼痛为持续性，可向耳颞部放射。检查发现拔牙窝空虚，内有明显腐臭味，骨壁常有明显触痛。是牙槽窝的局部骨创感染。

3. 药物相关性颌骨坏死（MRONJ）是使用双膦酸盐类药物或其他生物靶向药物，包括迪诺塞麦等其他抗骨吸收药物，以及肿瘤治疗中抗血管生成的靶向药物，而产生的一种严重并发症，临床上以颌骨骨面裸露，流脓，面部肿胀等为特征。

4. 双膦酸盐相关性颌骨坏死：因使用双膦酸盐类药物发生的颌骨坏死，表现为颌面部死骨暴露及经久不愈的瘘管。早期因牙槽骨局部坏死后牙松动拔牙，拔牙后创口经久不愈方才发现。对于骨质疏松及肿瘤患者的不明原因牙松动应详细了解用药情况。

【选择题】

1. D　2. C　3. C　4. E　5. D　6. B　7. C　8. D　9. E　10. D　11. D　12. A　13. C　14. B　15. D　16. A　17. A　18. E　19. C　20. B　21. C　22. E　23. D　24. D　25. B　26. C　27. C　28. B　29. A　30. B　31. A　32. B　33. B　34. D　35. C　36. E　37. E　38. B　39. E　40. C　41. B　42. D　43. B　44. E　45. B　46. D　47. D　48. C　49. D　50. E　51. D　52. D　53. C　54. C　55. E　56. D　57. C　58. B　59. A　60. B　61. D　62. C　63. E　64. D　65. A　66. E　67. D　68. C　69. A　70. A　71. B　72. C　73. D　74. C　75. D　76. A　77. D　78. D　79. C　80. A　81. D　82. E　83. C　84. B　85. A　86. E　87. A　88. D　89. A　90. C　91. E　92. E　93. B　94. B　95. E　96. C　97. D　98. B　99. C　100. E　101. A　102. E　103. C　104. D　105. A　106. D　107. A　108. E　109. C　110. E　111. D　112. E　113. A　114. E　115. D　116. E　117. B　118. A　119. C　120. C　121. B　122. A　123. D　124. E　125. E　126. B　127. B　128. A　129. D　130. D　131. E　132. C　133. D　134. D　135. E　136. C　137. A　138. D　139. E　140. D　141. E　142. D　143. B　144. E　145. D　146. D　147. C　148. D　149. B　150. C　151. E　152. A　153. E　154. C　155. B　156. E　157. A　158. A　159. C　160. ACDE　161. ABCDE　162. ABD

部分易错、易混选择题解析：

3. 该题要求选择的是干槽症的主要诊断依据，所以应该选择阐述精确的临床检查症状，即答案C，其他选项都描述不准确。

8. 因下颌牛角钳的独特喙口结构，使其与其他牙钳功能略有差异。

17. 拔牙创的处理在乳牙拔除术中比较特殊，因乳牙牙根下方恒牙胚的存在一般不建议行牙槽窝搔刮，这是与恒牙牙根拔除不同的地方。

27. 牙拔除术适应证都是相对适应证，以其是否具有功能参考标准，充分衡量牙或牙根保留的价值。选项A描述为短粗，多个牙缺失，容易误导，虽有多个牙缺失，但是可能还有其他较多余留牙，短粗的牙根保留价值不大。选项C考虑单纯依靠牙槽嵴不能很好达到义齿固位的时候，应尽量保留余留牙协助固位。

28. 拔牙前准备包括牙位核对及拔牙适应证把握，牙是否需要拔除不是单纯通过阅读其他科转诊病例确定，而是根据患者主诉、现病史问诊、临床检查、拔牙适应证把握及转诊病例等多方面评估决定。

37. 分离牙龈的目的是避免牙钳夹伤牙龈，分离牙龈不单纯以牙体解剖结构为标准，尤其对于牙龈退缩的患牙。因此C为错误答案。

45. 慢性肝炎患者可因维生素K缺乏导致维生素K依赖凝血因子活性低下，导致凝血功能障碍，因此拔牙前需做凝血酶原时间检查，而不是单纯的凝血时间检查。

49. 上颌尖牙、下颌尖牙、上颌第三磨牙、下颌第三磨牙都是容易导致阻生的牙齿，然而发病率相对最高的是下颌第三磨牙，因此答案是 D。

61. 拔牙前准备工作中，辅助检查内容是根据需要进行检查，X 线对于拔牙术前一般常规进行检查评估，然而对于拔牙断根后的残根拔除，可不用重复检查。

72. 拔牙后血液形成血凝块的时间一般为 15 分钟，然而临床部分患者因全身问题、服用药物等因数导致血凝块形成并不是 15 分钟，因此临床中术后医嘱常嘱咐患者咬棉纱球至 30 分钟，这个是充分余留足够的凝血时间给特殊类型患者，而不是常规的凝血时间。因此容易错选 C。

86. 拔牙后出血为常见并发症，处理时应分析出血原因是全身因素还是局部因素，根据出血原因选择针对性的处理方法，对于牙龈撕裂的出血原因，应考虑缝合后局部加压观察的方法，而缝合创面是第一处理原则，局部棉纱球加压为常规辅助止血方法，单纯局部加压并不能解决牙龈撕裂再次出血问题。

92. 对于断根牙应在评估风险的前提下尽可能拔除，尽管对于风险较高的牙根可考虑保留，然而对于具有根尖炎症的牙根，应尽可能拔除。因此，该题具有根尖炎症的折断牙根，尽管风险较高，应尽可能拔除。

94. 患者拔牙前排除全身禁忌证，全身疾病临床表现各有不同，心前区疼痛不是心内膜炎的临床表现，因此，该题错误的叙述选择是 B。

96. 对于拔牙后明确伴有感染的患者，应立即尽可能明确感染源，并彻底清创拔牙窝，消除感染源，并辅助口服抗生素。因此，首选答案 C。

100. 对于判断病灶牙可能位于瘤性病变中间时，应暂缓拔牙，等待瘤性病变手术时一并处理。对于该题患者，牙龈呈菜花状增生，局部骨质虫蚀样破坏，因此考虑肿瘤性病变可能性，因此应在瘤性病变手术时，一并处理病灶牙问题。

104. 妊娠期的第 4 ~ 6 个月为相对手术安全期，如有必须做的处理应该选择在该阶段时间进行，然而亦应交代术前相关风险，并必须征得孕妇本人及其丈夫同意方可干预治疗。

105. 妊娠后期的患者，局麻手术期间容易导致早产等不良事件，首次出现冠周炎的妊娠后期患者，可考虑保守治疗的方法，即答案 A 局部冠周冲洗的方法。

108. 埋伏阻生牙的拔除微创原则是保护邻近组织及重要解剖结构，尽可能少去骨，能通过分牙解决的问题，就不去除局部骨质，因此，拔除埋伏阻生牙时尽量通过反角手机分牙的方法拔除。

109. 牙拔除术过程中的施力都是多种力学原理共同作用的结果，是轮轴力、杠杆力等的共同作用结果。而普通牙拔除过程中主要是通过牙钳摇动力量带动牙松动脱位的过程，因此选择答案 C。

111. 智齿是在人心智比较成熟的阶段，即其余恒牙基本萌出以后才发育萌出的；在此过程中再次建立咬合会导致颞下颌关节紊乱综合征、邻牙龋坏、间隙感染等并发症，同时智齿可能因埋伏较深在，对局部牙神经可能存在一定压迫作用，导致神经痛的可能，因此具有一定临床并发症风险或一定临床症状的智齿常建议拔除。快速进展型牙周炎发病因素与智齿无相关性，因此选择答案 D。

116. 口腔上颌窦交通对于较小的（小于 5 ~ 7 mm）瘘口，可通过使拔牙创充满血块自行修复的方法解决，无须行交通口修补术。

117. 异物进入上颌窦时，切忌盲目探查，应先行影像学检查定位，再判断手术必要性及手术方法设计。

121. 软组织瓣的设计应保证充分视野的前提下，确保组织瓣血供同时尽可能减少组织瓣的大小，而设计阻生牙颊侧瓣时，尽可能不越过前庭沟，防止损伤颊侧重要解剖结构及增加拔牙术后并发症。因此答案选择 B。

124. 拔牙时用力过猛，用力超出控制之外才是导致对殆损伤的主要原因，因此答案选择 E。

133. 微创拔牙时，要尽可能保护邻近重要解剖结构，对于具有近中邻牙阻力时，应通过分冠解除邻牙阻力，其他方法都容易邻牙松动。因此选择答案 D。

134. 微创拔牙是一种理念，不仅仅是一套微创器械，在微创“多分牙，少去骨”概念的指导下，利用反角手机，超声骨刀，以及各类微创拔牙器械，在拔牙过程中尽量减少对牙槽窝的挤压，而通过分牙减少牙齿体积，将牙齿分割取出。

143. 引起亚急性细菌性心内膜炎最常见的致病菌乙型溶血性链球菌，其对青霉素比较敏感。

【填空题】

1. 邻牙　骨　软组织
2. 拔牙术中折断在牙槽窝内
3. 遗留在牙槽窝中时间较久　牙周膜　牙槽骨壁
4. 半小时
5. 48 小时
6. 钳喙　关节　钳柄
7. 挺刃　挺杆　挺柄
8. 直挺　弯挺　三角挺　牙挺　根挺　根尖挺
9. 挺柄　挺杆
10. 清创　隔离外界刺激　促进肉芽组织生长
11. 麻醉　分龈　上牙钳
12. 牙槽窝的局部骨创感染　疼痛　3 ~ 4 天
13. 上颌第一、第二磨牙
14. 8 g/dL
15. 8. 88 mmol/L
16. +20%　100 次/分
17. 4 ~ 6
18. 代偿性
19. 肩部　45　右前
20. 肘关节　水平面　右后　右前
21. 唇　腭
22. 牙弓𬌗平面　最高　牙弓𬌗平面　第二磨牙的牙颈部　最高　第二磨牙的牙颈部
23. 颊侧移位　舌侧移位　正中位
24. 水平　近中　远中　倒置
25. 牙冠部　牙根部　邻牙
26. 15 分钟　24 小时　3 ~ 4 天　3 个月
27. 切割拔牙法　牵引拔牙法　截冠拔牙法

【问答题】

简答题

1. 牙拔除术的适应证是相对的，在决定拔除一颗牙齿前，应当仔细地考虑这颗牙齿的功能和生理意义，因为拔除一个并非必须拔除的牙齿意味着不必要的局部组织毁坏和牙齿功能丧失。常见的拔牙适应证如下。①牙体病：由龋病造成的牙体广泛缺损、残根、残冠，不能再经牙髓治疗修复牙冠缺损者，是牙拔除的主要原因。如牙周病及根周情况良好可考虑保留牙根，做根管治疗。②根尖病：包括不能用根管治疗、根尖切除或牙再植术等保留的根尖病。③晚期牙周病。④外伤：外伤导致根折或冠根斜折而不能用桩冠修复者，应予拔除；前牙外伤而牙根折断部位在牙颈部以下过多或冠根斜折及骨折线上无法保留的牙。⑤错位牙和移位牙：影响功能或引起创伤及疾病的移位错位牙。⑥阻生牙：反复引起冠周炎或引起邻牙龋坏的阻生牙。⑦多生牙：影响美观，位置不正或引起创伤及疾病的多生牙。⑧治疗需要：因正畸需要或义齿修复需要拔除的牙，位于肿瘤放射区为预防发生并发症而需要拔除的牙。⑨乳牙：影响恒牙正常替换的滞留乳牙。⑩病灶牙：当患牙为局部疾病，如间隙感染、骨髓炎、颌骨囊肿等的致病原因时；或疑为某些全身疾病，如风湿病、肾炎、眼病等的致病原因时，可予以拔除。

2. ①急性心肌梗死或近 3 ~6 个月前发生心肌梗死。②近期频繁发生心绞痛。③充血性心力衰竭、心功能Ⅲ ~ Ⅳ级或临床表现有端坐呼吸、发绀、颈静脉怒张、下肢水肿时，应禁忌拔牙。④双束支、三束支阻滞、有Ⅲ度或Ⅱ型房室传导阻滞，应禁忌手术。⑤未控制的心律不齐。预激综合征出现房扑、房颤者，有猝死危险，应禁忌拔牙。⑥病态窦房结综合征，尤其是快慢综合征类型，易出现较长间歇（ >2 秒），有猝死危险，应禁忌拔牙。⑦心脏病合并高血压，血压 >24/13.3 kPa（180/100 mmHg）以上者，应经治疗降压后再拔牙。

3. ①恶性肿瘤范围内及周围邻近的牙齿禁忌拔除，应在肿瘤手术时与肿瘤一起切除。如果单独拔牙易使肿瘤扩散，并导致伤口不愈合。临床上应特别警惕早期牙龈癌，因有时被误认为牙周炎症而将牙拔除。②需放射治疗者，可于 1 ~2 周前拔除患牙及放射野患牙。必要时使用化疗以防扩散，2 周后开始放疗，以免发生放射性骨坏死。③放疗期间不做拔牙，放疗后拔牙，应愈推迟愈好，否则创口不愈，或继发放射性骨髓炎、放射性骨坏死。一般在放疗后 3 ~5 年应禁忌拔牙，必须进行拔牙时，术前后应给以大量抗生素以控制感染，并减少术后创伤，缩短拔牙时间；麻醉药中应不含肾上腺素以免导致血运更差。

4. 急性肝炎期及慢性肝炎活跃期禁忌拔牙。慢性肝炎及肝硬化肝功能有明显受损，患者可因凝血酶原及纤维蛋白原缺乏或肝脏不能利用维生素 K 合成有关凝血因子而导致术后出血。慢性肝炎及肝硬化患者拔牙前应进行血液检查，如出凝血时间正常，可以拔牙；否则应经内科医师治疗或给予维生素 K、维生素 C 及其他保肝药物等治疗，待病情好转后再行血液检查，正常后才能拔牙，术后还应加用止血药物。

对肝炎患者，尤其是乙型肝炎患者，术中应注意防止医源性交叉感染。手术时应严格采用无菌措施，术者应戴用橡胶手套，所用过的器械均应严密消毒。

5. 一般常规拔牙应配备的基本器械与敷料：①麻醉用针筒、针头及麻醉药物，拔牙盘。②口镜、镊子。③拔牙钳、牙挺、牙龈分离器、刮匙。④1% 碘酊及小块纱布或棉卷。

6. 使用牙挺时，牙挺安插位置要妥当，一般牙挺插入点在牙之近中面与颊面交界处，与根面平行，挺刃凹面应紧贴牙根，插入牙周间隙，以牙槽嵴处做支点，牙挺用力要恰当，在用力时应用左手指扶持病牙及邻牙以便可随时觉察牙松动程度，防止牙挺滑脱而刺伤邻近组织，挺动病牙时应有机结合杠杆、轮轴和楔原理，边插入，边转动，边撬动，方能逐渐挺松牙体。

7. 高血压患者，拔牙前应常规测量血压，一般血压在 180/100 mmHg 以下可以拔牙，但亦应参考患者年龄，有无自觉症状，血压是否可靠等。术前最好能服用适量镇静药，术中不用或少用加肾上腺素的麻醉药。尽量减少术中损伤，术后注意局部止血及全身应用降压药等。

8. 临床常见的血液系统性疾病中，包括血友病、血小板减少性紫癜、白血病、再生障碍性贫血等，由于拔牙后均可发生出血不止，故不宜拔牙，或经治疗控制后方可拔牙。对全身因素引起的出血，应以预防为主，对复杂拔牙及怀疑有血液病的患者，术前应做血常规检查。术中应减少创伤，处理好拔牙创，嘱患者术后应注意的事项。

9. ①术前了解患者的精神、心理状态，对有恐惧心理的患者，应做好安慰、解释工作。保证患者安静而不激动、恐惧或紧张。应重视安静、良好的诊室环境，术中应绝对保证镇痛完全，无疼痛刺激。②病情较重者，应先经内科医师适当治疗，最好在心电监护下手术。③局麻药以 2% 利多卡因为宜，因利多卡因（0.1 g 以上）可改善心律，对防治室性期前收缩有益，但对Ⅱ度以上的传导阻滞不宜应用。④轻度冠心病患者术前可含服硝苯地平（硝基吡啶）25 ~50 mg 或消心痛（二硝酸异山梨醇）5 ~10 mg 或硝酸甘油 0.3 ~0.6 mg，或口服 β 阻滞剂（常用阿替洛尔 25 ~50 mg）等扩张冠状动脉药物。⑤对于心瓣膜病（风心病、先天性心脏病）及心瓣膜病术后患者，应预防发生亚急性细菌性心内膜炎。因为心内膜炎的病原菌主要为草绿色链球菌，该菌对青霉素最敏感，故在手术前 5 ~15 分钟，应常规肌内注射青霉素 G（或术前半小时口服青霉素类药物），术后至少用3日。对青霉素过敏者，可用其他合适的抗生素。

10. ①牙折断或牙龈损伤。②邻牙或对合牙折断或损伤。③牙槽骨折断。④上颌结节折断。⑤下颌骨骨折。⑥颞下颌关节脱位或损伤。⑦牙根进入上颌窦或上颌窦穿孔。⑧出血。⑨下唇及颊部损伤。⑩舌及口底损伤。⑪下颌管损伤。⑫颏神经及舌神经损伤。

11. ①操作时，器械向上颌窦方向用力时，阻力突然消失，牙槽窝内不见牙根，窝底明显出血。探查时，器械可毫无阻力地超过正常牙根长度，深入上颌窦内。注意排除推入颊侧沟底黏膜下软组织内，可手扪鉴别。②头低位侧偏，有时可见同侧鼻腔内有少量血性分泌物。③鼻腔鼓气时可见窦底穿孔处冒气，有亮光点闪烁抖动，个别患者可自觉鼓气时齿槽窝该处“漏气”。④如牙根进入窦内，可拍片证实。

12. 微创拔牙（minimally invasive extraction，MIE）：微创拔牙术是引入“标准化的器械，微创化的技术，规范化的操作，人性化的服务”，整个手术过程具有恢复快、切口小、创伤小、痛苦少的特点。

微创拔牙方法分类：①切割拔牙法，主要步骤包括切开、翻瓣、去骨和分牙，减小牙齿体积，减少牙槽窝骨质损伤，将患牙拔除。②牵引拔牙法，通过正畸技术将牵引需要拔除的复杂牙，使其远离可能引起并发症的重要解剖结构，如下牙槽神经管或上颌窦，然后拔除患牙。③截冠拔牙法：为了避免拔牙过程中造成下牙槽神经损伤，仅拔除下颌阻生第三磨牙牙冠，而将牙根保留在颌骨内，不予拔除。仅适用于无根尖炎症或病变的病例，但有二次手术可能。

13. ①干槽症为拔牙常见并发症，其实质为牙槽窝的局部骨创感染。关于病因仍有争论，多认为创伤及感染是主要原因。此外，与拔牙窝大，血供不良，抵抗力下降有关。②主要症状为疼痛，多发生于术后3～4天，疼痛为持续性，可向耳颞部放射。治疗效果不佳者，疼痛可持续1～2周。检查时，腐败型者可见牙槽窝内无血凝块，牙槽骨壁表面有灰白色假膜覆盖，牙槽窝内有腐败坏死组织，有明显臭味，骨壁有明显触痛，牙龈可见红肿，局部淋巴结可有肿大、疼痛，偶有发生张口受限、低热、疲乏等全身表现。③治疗干槽症主要原则为清创、隔离外界刺激和促进肉芽组织生长。

14. 摇动：适用于扁根的下前牙、双尖牙及多根的磨牙。向牙的唇（颊）侧及舌（腭）侧方向缓慢反复摇动，以逐渐扩大牙槽窝并撕裂牙周纤维，直至牙根已在牙槽窝完全松动。摇动开始时切忌过急、幅度过大或使用暴力，否则易于折断。摇动顺序一般应向弹性大、阻力小的方向进行。

扭转：用于圆锥形根的牙，如上颌前牙。沿牙根纵轴方向反复旋转，以撕裂牙周膜纤维并扩大牙槽窝。

牵引：是继上述两种动作之后，最后将牙齿拔出的动作。开始牵引时应与扭转或摇动结合进行。牵引方向应为阻力小的方向，如牙根弯曲，应沿弯曲的弧线进行。牵引时也切忌暴力及过急。

15. 使用时各种牙钳应由右手持握，使用上颌牙钳时，钳喙向上，使用下颌牙钳时，钳喙向下。通常将钳柄置于手掌中，以示指、中指把握一侧钳柄，另一侧钳柄紧贴掌心，拇指按于关节上，无名指与小指伸入二钳柄之间，以便分开钳柄。手持握牙钳的位置应在钳柄的近末端，根据杠杆原理，离关节越远，机械效率越高；离关节越近，机械效率越低。

16. 上颌牙钳：①用于上颌中切牙、侧切牙及尖牙的拔牙钳。②用于上颌双尖牙的拔牙钳。③用于上颌第一、第二磨牙的拔牙钳。④用上颌第三磨牙的拔牙钳。⑤上颌根钳。

下颌牙钳：①用于下颌前牙的拔牙钳。②用于下颌前磨牙的拔牙钳。③用于下颌磨牙的拔牙钳。④用于下颌第三磨牙的拔牙钳。⑤下颌根钳。

儿童牙钳：①上颌乳前牙钳。②上颌乳磨牙钳。③下颌乳前牙钳。④下颌乳磨牙钳。

17. 拔牙的基本步骤包括拔牙前患者心理准备，全身检查评估，禁忌证排除，局部检查，患者手术体位准备，医患沟通，手术器械准备，核对牙位，分离牙龈、挺松患牙、安置牙钳、拔除病牙，检查处理拔牙创，术后医嘱等。

18. 第Ⅰ类：在下颌支前缘和第二磨牙远中面之间，有足够的间隙可以容纳阻生第三磨牙牙冠的近远中径。第Ⅱ类：下颌支前缘和第二磨牙远中面之间的间隙不大，不能容纳阻生第三磨牙牙冠的近远中径。第Ⅲ类：阻生第三磨牙的全部或大部分位于下颌支内。

19. 药物相关性颌骨坏死临床诊断包含三个标准，需同时具备：①曾经或者当前正接受抗骨吸收或者抗血管生成药物的治疗；②颌面部区域的骨质暴露，或者经口内或者口外瘘管可以探查到骨质，并且这种现象持续八周以上；③颌骨区域无放射性治疗史且不存在明显的肿瘤及肿瘤转移性疾病，

20. 药物使用前：完善而详细的口腔检查应成为常规。全面口腔洁治，龋病及根管治疗，所有涉及颌骨的侵袭性治疗，包括但不仅限于牙拔除术、根尖手术及囊肿刮治，均建议在开始药物治疗前完成。药物使用中要定期随访。拔牙手术并不是绝对禁忌证，在拔牙手术前可综合全身情况选择暂停药物使用。

论述题

21. 出血原因绝大多数为局部因素，偶有全身因素引起的手术后出血。异常出血的局部原因有炎症、牙龈撕裂、切口未缝合或缝合不当等。拔牙后患者过分漱口、吸吮拔牙创、过热饮食、过度活动等，亦可引起异常出血。创口感染也可引起的出血，称继发性出血。全身原因常见为高血压，其次为出血素质（检查血常规及出、凝血时间正常，但多次拔牙均有异常出血）或血液病。

处理：对全身因素引起的出血，应以预防为主，对复杂拔牙及怀疑有血液病的患者，术前应做血常规检查。术中应减少创伤，处理好拔牙创，嘱患者术后应注意的事项。处理拔牙创出血，要注意患者的全身情况，询问出血情况，估计出血量，注意脉搏、血压的变化；并应根据情况，输入液体，甚至输血。了解全身情况以后，再进行局部检查，分析出血原因。处理首先应安慰患者，使其克服恐惧心理；然后根据出血原因和情况，给予相应处理。轻微渗血可用纱布卷压迫止血，一般效果较好。如果压迫后出血仍不减慢或停止，应打开切口进行检查。出血较多可填塞明胶海绵，以后可自行吸收；渗血较快或涌血者，需用碘仿纱条填塞，5 ~7 日后去除；切口出血、因黏膜撕裂出血，应缝合止血；拔牙创边缘渗血，可敷止血粉，但不宜在拔牙窝内填放止血粉，因容易污染伤口，且影响拔牙创愈合；血液病引起的出血应对症处理，可给予促止血药物（如凝血质、酚磺乙胺）或维生素 K、维生素 C 等，出血严重者应转专科处理。

22. 药物相关性颌骨坏死的临床分期及治疗原则见表 4–2。

表 4–2　MRONJ 的临床分期及治疗建议

临床分期	临床特点	治疗建议
危险期	无任何主观症状，无骨坏死表现。	无须治疗，口腔卫生宣教。
0	无骨坏死或骨暴露，有非特异性临床症状，可能发生进一步病变。	全身系统治疗，包括镇痛药和抗生素的使用。
Ⅰ	有骨暴露或骨坏死，无临床症状，无感染征兆。	抗菌含漱液，临床定期随访，向患者交代病情。
Ⅱ	骨暴露或骨坏死，伴局灶感染。	抗菌含漱液含漱，全身抗生素治疗，控制疼痛，游离死骨表浅清创，减少软组织刺激。
Ⅲ	骨暴露或骨坏死，伴疼痛感染，同时具有以下一个或多个表现：病理性骨折，口外瘘管，病灶超出牙槽骨范围的颌骨。	抗生素类含漱液，全身抗生素治疗，控制疼痛，选择性局部清创或手术切除。

（潘　剑　刘　显　刘济远　郑晓辉）

第五章 口腔种植外科

一、笔记

1. 知识点

①种植体骨结合理论。②影响种植体骨结合的因素。③口腔种植手术的适应证和禁忌证。④口腔种植手术的基本原则。⑤种植手术的术前准备。⑥口腔种植手术的基本步骤。⑦种植骨增量治疗。⑧种植手术常见并发症。⑨即刻种植。

（1）种植体骨结合理论

骨结合是指种植体与具有活性的骨组织产生持久性的骨性接触，界面无纤维介入。骨结合理论由瑞典学者 Branemark 经过多年研究于 1965 年提出，并在 1982 年加拿大多伦多临床牙医学骨结合国际会议上获得公认。骨结合理论是口腔种植学的基础理论。

（2）影响种植体骨结合的因素

影响种植体骨结合的因素很多，主要有患者的自身条件、器材设备条件和医务人员的技术和操作状况等。患者自身条件包括全身情况和口腔局部情况。一些系统性疾病，比如糖尿病等可能会降低骨结合能力。患者种植区域的骨质骨量、邻牙情况、口腔卫生状况等都是可能的影响因素。种植治疗中种植体材料的生物相容性、种植体的表面处理、种植体的外形设计、骨替代材料等都是骨结合的影响因素。在种植治疗中，医务人员的技术和操作对骨结合影响很大。患者的正确评估、合理种植方案的制定、严格的无菌技术、精确的手术实施、植入种植体的良好的初期稳定性和完善的术后处理等都有助于种植体的骨结合。

（3）口腔种植手术的适应证和禁忌证

在牙列缺失缺损的修复过程中，种植治疗已经是应用普及的治疗方法。判断患者是否适合种植手术在临床上非常重要。与患者的全身情况、意愿、口腔局部的状况、医疗机构的器材装备及医务人员的技术水平等紧密相关。

适应证：①牙列缺损不接受其他修复方法者。②牙列缺失不愿意传统全口义齿修复者。③种植区有适当的骨质骨量等条件者。

禁忌证：①全身情况差，不能承受种植手术者。②有高血压、糖尿病等系统性疾病未良好控制者。③口腔局部有未控制的急慢性炎症者。④口腔局部有未完善治疗的肿瘤者。⑤有用双膦酸盐药物病史者。

（4）口腔种植手术的基本原则

无菌原则是种植外科的基本原则。炎症是种植治疗失败最主要的因素。在种植手术的全过程必须使用消毒合格的器材设备，坚持无菌操作。

微创原则也是种植手术的基本原则。种植窝的骨创伤程度对骨结合有重要的影响。精细和正确的操作可以减少骨的机械性创伤。局部良好的冷却、锋利的钻针、合适的钻速和正确的提拉预备手法可以减少骨的热损伤。

良好初期稳定性原则。种植体的良好的初期稳定性是骨结合的重要影响因素。良好的骨质骨量、合适的种植系统、正确精细的种植窝预备方法等能为获得良好的初期稳定性提供条件。

（5）种植手术的术前准备

1）患者情况评估（方法和内容）。全身情况的评估包括临床检查和血液检查等。系统疾病病史主要用问诊的方法。血液检查包括血常规、出凝血时间、血糖、传染性疾病标志物等。口腔局部评估包括临床检查和放射学检查。口腔检查除了全面检查口腔情况外，重点检查缺牙区的情况，包括缺牙间隙、邻牙、咬合关系等。放射学检查主要有根尖片、曲面断层片和 CBCT 片等检查方法。CBCT 具有信息量大、失真微小等优势，可认为是患者种植区域术前评估的首选方法。

2）制定种植手术方案。根据患者的病情，制定相应的种植治疗方案，与患者充分沟通，在知情同意后做好种植器材的准备。

3）签署种植手术知情同意书。在保障患者的知情权和选择权的前提下，告知患者的病情、种植治疗方案及可能的其他治疗方案、预计的效果、时间、费用、可能的并发症及处理方法，征得同意并且签署种植手术知情同意书。

（6）口腔种植手术的基本步骤

1）一期手术。①术区消毒。包括口内消毒和口周皮肤消毒。口内消毒多采用氯己定漱口液等含漱，口周皮肤消毒多采用碘伏等消毒液擦拭。②麻醉。主要采用阿替卡因肾上腺素注射液局部浸润麻醉，下颌有时需要结合利多卡因阻滞麻醉。③切开翻瓣。一般采用嵴顶正中切口或偏正中切口，切断骨膜，从骨膜下翻起剥离黏骨膜瓣，暴露种植区域。④预备种植窝。是种植体植入术的主要步骤。一般包括定点、定轴向、定深度、逐级预备、攻丝和颈部成形等。术前术区的精确测量评估、术中参照的选择、速度控制等对获得合适的种植窝位置非常重要。外科导板、导航等数字化技术有助于获得好的种植窝位置。⑤植入种植体。用机用和（或）手动方法植入种植体到种植窝，安装覆盖螺丝或者愈合基台。⑥缝合伤口。一般采用间断缝合、褥式缝合方法。注意要减少软组织张力，黏膜对位良好。术后 7～10 天拆线。

2）二期手术。①术区消毒。同一期。②麻醉。麻药和方法同一期，麻醉范围主要局限在嵴顶位置。③切开翻瓣。在种植窝嵴顶切开黏骨膜，暴露并取出封闭螺丝。④安装愈合基台。根据缺牙间隙大小和黏膜厚度，选择合适的愈合基台，旋入种植体内。⑤缝合伤口。根据伤口大小，缝合伤口。7 天左右拆线。

（7）种植骨增量治疗

在种植治疗中，常常遇到骨量不足的情况，需要进行骨增量处理。目前有引导骨再生术、上颌窦底提升术、植骨术、骨劈开术、牵张成骨术等骨增量方法。引导骨再生术和上颌窦底提升术是公认的有较好可预见性的方法。

引导骨再生是根据组织细胞迁移速度不同的特点，用屏障膜在软组织和骨组织间建立屏障，保护血凝块，阻止结缔组织细胞进入骨缺损区的同时，让成骨细胞优先进入而实现骨组织的增加。

上颌窦底提升术是在上颌后牙区骨量不足时，从上颌窦侧壁路径或牙槽嵴顶路径将上颌窦底向上方提起，以增加种植体周围的骨量。常用的方法有侧壁开窗法（外提）和冲顶法（内提）。

（8）种植手术常见并发症

1）术中并发症。除了麻醉并发症外，种植手术常见的局部并发症有神经损伤（常见的是下牙槽神经损伤）、邻牙损伤、上颌窦黏膜穿孔、出血等。下牙槽神经损伤导致口角麻木并且治疗效果不确切，下颌舌侧的血管损伤导致的口底出血可能引起窒息等严重并发症。

2）术后并发症。术后伤口裂开、伤口感染等是常见并发症。

（9）即刻种植

即刻种植是在天然牙拔除的同时立即进行种植体植入术的治疗方法。

2. 重点和难点

（1）重点

1）对骨结合及其影响因素的理解。

基于钛和钛合金的优良的生物相容性，种植体可形成骨结合并保持长久的稳定。骨结合理论是种植学的基石。要形成良好的骨结合涉及很多因素，主要有患者全身情况和局部条件、种植器材特点和医务人员的技术水平。只有充分准确的评估患者的种植条件、发挥种植器材的特点、在遵守种植手术的基本原则的基础上灵活应用种植外科技术才能获得种植治疗的成功，减少可能的并发症。

2）口腔种植的适应证的掌握。

判断患者是否适合于种植治疗，基于对患者全身情况和局部条件的准确评估。另外，医疗机构的器材条件和技术水平、社会因素和宗教也会产生影响。

3）口腔种植手术的基本原则的重要性。

种植手术的基本原则是种植治疗的重要导向。以无菌原则为例，在种植手术的全过程的每一个环节甚至每一个动作都存在无菌控制的问题。而在种植治疗修复完成以前，感染是种植失败最主要的原因。

4）口腔种植手术的基本步骤。

种植手术的每一个操作步骤都有相应的技术特点和要求。

（2）难点

1）种植患者全身情况的评估。高血压、心脏病、糖尿病等很多系统性疾病对种植手术有重要的影响。种植治疗基本都在门诊进行，患者全身情况的评估主要通过口腔医师问诊进行。由于专科知识和设备的限制，准确的评估常常需要医学专科人员的帮助。

2）种植患者局部条件的评估。除了临床检查以外，局部条件尤其是硬组织的评估常常依靠放射学检查。种植医师不仅仅要知道怎么识别正常的解剖结构，更要知道在对不同的部位、不同的手术方案评估时相应的指标。

3）种植手术方案的制定。制定合适的种植手术方案需要种植医师具备种植专科理论知识、一定的临床技能和经验。对初学者是最难掌握的。

4）种植手术植体位置的控制。在制定好手术方案后，在手术中怎么实施并且控制好种植体位置是比较困难的。除了一定的临床实践外，外科导板、导航等数字化技术有助于获得好的种植体位置。

5）种植手术并发症的预防和处理。种植手术并发症是常见的，有些并发症没有什么好的处理方法，比如下牙槽神经损伤，重点应该放在预防。当然预防需要更高的技术水平。

二、考点

1）掌握种植骨结合的定义。

2）掌握影响种植骨结合的影响因素。

3）掌握种植外科的适应证和禁忌证。

4）掌握种植外科的基本原则。

5）熟悉种植手术的基本步骤。

6）熟悉种植手术的常见并发症。

7）了解常用的种植骨增量方法。

三、试题及参考答案

（一）试题

【名词解释】

1. 骨结合
2. 初期稳定性
3. 种植体周生物学宽度
4. 引导骨再生术
5. 冲顶法上颌窦底提升术
6. 即刻种植

【选择题】

A 型题

1. 目前应用最广泛的种植材料是

A. 生物活性陶瓷　B. 生物降解陶瓷　C. 钛及钛合金

D. 复合材料　E. 高分子材料

2. 目前认为，骨结合

A. 是指种植体与骨组织之间仅有薄薄的一层结缔组织

B. 是指种植体与骨组织之间完全没有结缔组织

C. 在生物相容性不良时也能形成

D. 比纤维－骨性结合的种植体成功率要低一些

E. 骨结合的形成与种植体的结构没有关系

3. 下列哪项不会影响骨结合

A. 种植窝用转速 1000 r/min 预备时，不用冲水

B. 患者有高血压病史，长期口服降压药物，血压正常

C. 种植体材料的生物相容性

D. 预备种植窝时，用加热的生理盐水冲洗

E. 种植窝局部经过放射线照射治疗

4. 为了提高种植体的初期稳定性，应

A. 用比种植体直径稍大的钻头预备种植体窝

B. 用比种植体直径稍小的钻头预备种植体窝

C. 骨质疏松时，常规攻丝和颈部成型

D. 通过左右摆动钻头调整种植体窝的方向

E. 以上都不是

5. 以下哪项不是牙种植治疗的适应证

A. 不愿邻牙做基牙者　B. 游离缺失，要求固定修复者　C. 全下颌活动义齿固位差者

D. 严重的牙周病患者　E. 对传统义齿修复不满意者

6. 种植治疗可能出现一些并发症，下列哪项是正确的

A. 伤口裂开后，不用任何处理

B. 术后出血，一般是术后 2 小时出现

C. 下唇麻木是因为损伤了下牙槽神经或颏神经

D. 穿通上颌窦黏膜，一般不用处理，继续窦内植骨，植入种植体

E. 提倡早期热敷，促进伤口愈合

X 型题

7. 种植机主要由以下哪些部分构成

A. 主机　B. 马达　C. 高速涡轮手机

D. 种植专用比例机头　E. 一般低速手机

8. 在下颌后牙区行种植手术时

A. 应注意避开下颌管　B. 应注意避开颏孔

C. 种植体应与邻牙保持一定的距离　D. 一般不会波及舌侧骨性倒凹

E. 冠－种植体比例应争取大于 1∶1

9. 下列哪些是种植治疗的术前准备

A. 全身检查，如血常规、血压、血糖、肝肾功能等

B. 检查咬合关系
C. 种植区域骨质骨量评估
D. 了解种植床邻近的颌骨解剖结构
E. 检查开口度
10. 在种植治疗的一期手术中
A. 应注意消毒，坚持无菌原则
B. 下颌后牙区局部浸润麻醉效果不好，主要采用阻滞麻醉
C. 种植窝预备一般用3000 r/min的速度进行
D. 可间断用生理盐水冲洗降温
E. 球钻常规用来钻透骨皮质
11. 为了避免种植体在术中受到污染，应
A. 坚持无菌原则　B. 防止种植体与唾液、黏膜接触
C. 术中用无水酒精超声清洗种植体　D. 用不锈钢类器械接触种植体
E. 可戴手套接触种植体
12. 解决种植区域骨量不足的方法有
A. 骨移植术　B. 上颌窦底提升术　C. 引导骨再生术
D. 牙槽嵴牵张成骨术　E. 下牙槽神经血管束游离术

【填空题】

1. 口腔种植学是发展快速的新兴学科，主要包括：口腔颌面外科学，________、________、________及________等内容。

2. 口腔种植体是指为了义齿修复的________和________，用外科手段在颌骨内或表面植入人工材料设计的装置。

3. 龈界面是指牙龈软组织与________接触形成的界面。

4. 在上颌骨行种植手术时，应注意的解剖结构有：________、________、________和________。

5. 在下颌骨行种植手术时，应注意的解剖结构有：________、________和________。

【问答题】

简答题
1. 简述影响骨结合的因素。
2. 简述种植手术应该遵循的原则。
3. 简述种植一期手术的基本步骤。
思考题
4. 种植手术常见的局部并发症有哪些？怎样预防？

（二）参考答案

【名词解释】

1. 骨结合：指牙种植体与具有活性的骨组织产生持久的骨性接触，界面无纤维介入。

2. 初期稳定性：指牙种植体植入种植窝时的稳定性。良好的初期稳定性是形成骨结合的重要基础。

3. 种植体周生物学宽度：指从屏障上皮最冠方到牙槽嵴顶之间的长度的总和，为3～4 mm。由屏障上皮和结缔组织附着共同构成。

4. 引导骨再生术：指根据不同组织细胞迁移速度不同的特点，将屏障膜置于软组织和骨缺损区的骨组

织之间，建立生物屏障，阻止结缔组织细胞和上皮细胞进入骨缺损区，允许迁移速度慢的前体成骨细胞进入骨缺损区，实现骨缺损区的骨再生。

5. 冲顶法上颌窦底提升术：采用上颌窦提升器（osteotome）在初步制备种植窝的基础上，敲击冲起上颌窦底骨壁，导致窦底抬起，植入种植体。

6. 即刻种植：拔除天然牙后马上进行牙种植术的治疗方法。

【选择题】

1. C　2. B　3. B　4. B　5. D　6. C　7. ABD. 8. ABC　9. ABCDE　10. AD　11. AB　12. ABCDE

部分易错、易混选择题解析：

4. 影响种植体初期稳定性的因素较多。在预备种植体窝时，应采用逐级扩大的方法精确制备，注意不能左右摆动钻头，在进行最后一级直径的预备时，不要反复提拉钻头。一般情况下，同一级的钻头的直径比种植体的要小一些。骨质疏松时，可不攻丝，可行骨挤压处理。

5. 牙种植治疗有很多优点，如一般不用邻牙作基牙，对游离缺失可行固定修复，能明显改善全下颌活动义齿的固位等。但有些情况不能行种植治疗，如严重的牙周病患者必须在得到妥善的治疗及有效的控制后才能进行种植手术。

10. 一期手术中，无菌原则是必需的；目前主要是用阿替卡因作局部浸润麻醉；种植窝预备速度不能用 3000 r/min，一般在 1000 r/min 以下；常规用生理盐水冲洗降温；小直径球钻主要是用来定点，大直径球钻主要用来修整牙槽嵴顶。

【填空题】

1. 口腔修复学　牙周病学　口腔影像学　口腔材料学
2. 支持　固位
3. 种植体
4. 上颌窦　鼻腔　切牙管　唇侧骨性倒凹
5. 下颌管　颏孔　骨性倒凹

【问答题】

简答题

1. 影响骨结合的因素：①患者全身情况和局部情况；②种植手术使用的器材；③医务人员的手术操作。

2. 种植手术应该遵循的原则：①无菌原则；②微创原则；③良好初期稳定性原则。

3. 种植一期手术的基本步骤：①消毒铺单；②局部麻醉；③切口翻瓣；④种植窝预备；⑤植入种植体；⑥安装覆盖螺丝；⑦缝合伤口。

思考题

4. 种植手术常见的局部并发症及其预防：种植手术可能出现一些并发症，如下唇麻木、伤口裂开、出血等。①下唇麻木：常常是因为预备种植体窝损伤了下颌管或颏孔，也可能是剥离范围过大而损伤了颏神经，而后者支配下唇的感觉。下牙槽神经损伤致同侧下唇麻木，术前应对重要结构有精确评估。②伤口裂开：常是张力过大或缝合不佳。注意伤口减张，缝合时对位良好。③出血：术中明显出血需要及时止血处理，应加强术前评估解剖结构，尤其下颌，避免舌侧血管损伤。④上颌窦黏膜穿孔：术前应精确评估上颌窦的相关解剖指标，术中做上颌窦底提升术时，应仔细操作。⑤种植窝侧壁穿孔：应了解牙槽骨的形态，把握好种植体窝的大小和方向。⑥术后感染：注意无菌操作和适当的抗生素使用。

（汪永跃　潘　剑）

第六章　口腔颌面部感染

一、笔记

1. 知识点

①口腔颌面部特点与感染的关系。②口腔颌面部感染病原菌种类和感染途径。③口腔颌面部感染的抗生素合理使用。④口腔颌面部感染的临床表现、诊断和治疗。⑤智牙冠周炎的病因、临床表现、诊断和治疗。⑥常见间隙感染的病因、临床表现、诊断和治疗。⑦常见颌骨骨髓炎的病因和类型。⑧面颈部淋巴结炎。⑨颌面部疖、痈的处理原则。⑩脓肿切开引流术的目的、指征和技术要求。

（1）口腔颌面部解剖生理特点及其与感染性疾病的关系

1）口腔是细菌最常寄居的部位，易发生各种感染。

2）口腔颌面颈部具有众多互相通连的潜在性筋膜间隙，感染易于扩散和蔓延。

3）颜面部静脉瓣膜稀少或缺如，直接或间接与颅内的海绵窦相通，感染可逆行扩散至颅内。尤以两侧口角至鼻根连线内“危险三角区”的感染为重。

4）牙源性感染是口腔颌面部特有的最多见的感染源。

5）面颈部有丰富的淋巴结，感染可循淋巴管引流途径扩散，导致淋巴结炎。

6）口腔颌面部感染多为需氧菌和厌氧菌混合感染，常见致病菌有金黄色葡萄球菌、溶血性链球菌、大肠杆菌等需氧菌和类杆菌属、梭杆菌属等厌氧菌。以化脓性感染为主，偶见特异性感染。

7）口腔颌面部为身体外露部位，易受各种损伤而继发感染。

（2）口腔颌面部感染病原菌种类和感染途径

目前口腔颌面部最多见的是需氧菌和厌氧菌混合感染，可分为化脓性或特异性两大类，以化脓性细菌感染为主，常见的致病菌主要有金黄色葡萄球菌、溶血性链球菌和大肠杆菌等；少见厌氧性腐败坏死性感染；偶见特异性感染如结核杆菌、梅毒螺旋体及放线菌等感染，其临床过程和治疗均有别于化脓性感染。随着广谱抗生素的广泛使用，耐药菌株引起的感染也日趋增多，如耐甲氧西林金黄色葡萄球菌（MRSA）等。还有些口腔颌面部感染并非细菌性的，可由病毒、真菌等引起，如疱疹性口炎、念珠性口炎及 HIV 引起的口腔表现等。

口腔颌面部感染途径主要有五种。①牙源性感染：病原菌通过病变牙或者是牙周组织进入到体内发生感染者，称为牙源性感染。牙齿解剖结构与颌骨直接相连，牙髓和牙周感染可向根尖、牙槽骨、颌骨及颌面部蜂窝组织间隙扩散。牙源性途径是口腔颌面部感染的主要来源。②腺源性感染：儿童多见。淋巴结也称淋巴腺，面颈部的淋巴结感染，常继发于牙源性、口腔黏膜及上呼吸道感染，结内脓液进一步穿破淋巴结被膜向周围扩散，引起筋膜间隙的蜂窝织炎。③损伤性感染：继发于损伤后的创口感染。④血源性感染：机体其他部位化脓性病灶，脓栓通过血液循环到达口腔颌面部，形成化脓性病变。⑤医源性感染：医护人员行局部麻醉手术或者是穿刺等操作时没有严格遵守无菌技术，从而造成的继发感染，称为医源性感染。

（3）口腔颌面部感染的抗生素合理使用

抗菌药物临床应用是否合理基于以下两方面：一是有无指征应用抗菌药物；二是选用的品种及给药方案是否合理。

口腔颌面外科主要涉及抗菌药物的治疗性和预防性应用。治疗性用药的基本原则：①诊断为细菌感染者；②根据病原菌种类及细菌药物敏感试验结果，选用抗菌药物；③按照药物的抗菌作用特点用药。外科手术的预防性用药，其目的为预防手术后切口感染及可能发生的全身感染。基本原则是根据手术野是否有污染及污染程度，决定是否预防性用抗生素。

（4）口腔颌面部感染的临床表现、诊断和治疗

临床表现：化脓性炎症的急性期，局部表现为红、肿、热、痛和功能障碍、引流区淋巴结肿痛等典型症状，但其程度因发生的部位、深浅、范围大小和病程早晚、感染病原菌类型有差异。全身症状可有或无。

诊断：炎症初期的红、肿、热、痛是主要表现，也是诊断局部感染的基本依据；在炎症局限形成脓肿后，波动感是诊断脓肿的重要特征；对于深部脓肿，为了确定有无脓肿和脓肿的部位可用穿刺法明确诊断，必要时还可以借助 B 超或 CT 进行辅助检查；X 线片和 CBCT 能对颌骨骨髓炎的诊断、病变范围、破坏程度或形成死骨的部位提供可靠的依据。

治疗：采用局部切开引流，配合全身抗感染和支持疗法。①全身治疗：包括全身应用适当抗生素和全身支持。②局部切开引流：穿刺抽得脓液时应及时切开引流，急性感染控制后应彻底清除病灶。

重点掌握：切开引流的目的、指征和基本操作要求。

（5）智牙冠周炎的病因、临床表现、诊断和治疗

病因：阻生智牙及智牙萌出过程中牙冠可全部或部分为龈瓣覆盖，龈瓣与牙冠之间形成较深的盲袋，食物及细菌极易嵌塞于盲袋中，当全身抵抗力下降，局部细菌毒力增强时，可引起冠周炎的急性发作。

临床表现：患者自觉患侧磨牙后区肿胀不适，当进食、咀嚼、吞咽、开口活动时疼痛加重。如病情继续发展，局部可呈自发性跳痛或沿耳颞神经分布产生放射性痛；若炎症累及咀嚼肌时，可引起肌肉反射性痉挛，从而出现不同程度的张口受限；可有不同程度的全身症状。冠周脓液引流不畅会扩散到邻近间隙，引起翼颌间隙和咬肌间隙感染，出现牙关紧闭。

诊断：根据冠周红肿、压痛情况，即可诊断。

治疗：急性期，盲袋过氧化氢、生理盐水冲洗，上碘甘油，配合全身应用抗生素、镇痛。冠周脓肿形成则需要切开引流，当炎症转入慢性期后，则应尽早拔除阻生牙，以防复发。

（6）常见间隙感染的病因、临床表现、诊断和处理原则

口腔颌面部间隙：口腔、颜面、颈部深面的知名解剖结构，均有致密的筋膜包绕。由于感染常沿这些阻力薄弱的结构扩散，故将其视为感染发生和扩散的潜在间隙。在正常解剖结构中并无真性间隙存在，只有当感染发生后，间隙方始出现。颌面部间隙感染：口腔颌面颈部潜在间隙化脓性炎症的总称，口腔颌面部间隙感染多为继发性，常继发于牙源性或腺源性感染扩散。损伤性、医源性、血源性较少见。

临床表现：感染的共同表现红、肿、热、痛和功能障碍，由于间隙和解剖部位各异，表现也各具特征。

口腔颌面部组织疏松、水肿广泛，但肿胀中心才是脓腔位置。脓腔部位具有红、亮、紧张的体征：表面皮肤发红，组织张力大而皮肤皱褶消失、发亮，压痛明显。压痛点是扪压最痛部位，压痛点的定位采用向心性扪诊，从肿胀外围向中心轻轻扪压，最痛点即为压痛点。

各类间隙感染的特征如下。

1）咬肌间隙感染：肿胀中心及压痛点在下颌升支，表现为严重张口受限，牙关紧闭。多系冠周脓肿扩散所致。

2）颊间隙感染：肿胀中心及压痛点在颊部。轻度张口受限。

3）颌下间隙感染：肿胀中心及压痛点在颌下区。

4）口底间隙感染：分左右舌下间隙，起于一侧，常常双侧受累。口底抬高，颌下、颏下肿胀，压痛点在口底。

卢德维咽峡炎（Ludwig's angina）是厌氧菌或者腐败坏死细菌为主引起的腐败坏死性口底蜂窝织炎，感染可迅速扩散至颈部甚至纵隔，容易出现上呼吸道梗阻，宜及早做广泛切开引流。

5）咽旁间隙感染：一侧咽侧壁肿胀，吞咽痛。

6）眶下间隙感染：肿胀中心在眶下区，尖牙或双尖牙龋齿，相应的根尖前庭沟压痛。

7）翼颌间隙感染：深部间隙，肿胀不明显，但有严重张口受限。压痛点在翼下颌韧带区，多系冠周

脓肿扩散所致。

8）颞下间隙感染：深部间隙，肿胀不明显，压痛点在上颌结节前庭沟，多继发于翼颌间隙感染。

9）颞间隙感染：颞部肿胀不明显，仅显颧弓上方丰满，但压痛明显，胀痛明显。多继发于咬肌间隙、翼颌间隙感染。

诊断：仔细询问病史，分析感染来源，结合临床症状和临床压痛点，结合影像学检查及穿刺抽吸脓液等方法，定位感染间隙。

治疗原则如下。

1）局部治疗为主：①切开引流。最关键、最主要的措施。浅表脓肿直接切开，深部脓肿切开皮肤、皮下组织后钝分离达脓腔，多间隙感染应做附加切口，并放置引流条，以保持引流通畅。咬肌间隙、翼颌间隙、颞间隙感染切开后注意探查骨面有无粗糙、死骨块形成。②病灶清除。在急性炎症控制后进行，要彻底控制感染必须清除病灶，如拔除患牙、清除死骨块等。

2）全身治疗为辅：联合运用抗生素；全身支持治疗。

（7）常见颌骨骨髓炎的病因和类型

颌骨骨髓炎的含义并不单纯限于骨髓腔内的炎症，而是指包括骨膜、骨密质、骨髓及骨髓腔内血管神经等整个骨组织成分发生的炎症过程。其常见类型包括：①牙源性感染引起的化脓性颌骨骨髓炎最为多见；②物理因素引起的骨髓炎中，放射性骨坏死基础上发生的颌骨骨髓炎最为常见；③在化学性因素引起的骨坏死并继发骨髓炎中，近年来双膦酸盐导致的化学性骨坏死并发骨髓炎有日益增多的趋势。

（8）面颈部淋巴结炎

面颈部淋巴结炎继发于牙源性及口腔感染最为多见，也可来源于颜面部皮肤的损伤，如疖、痈等；小儿淋巴结炎多数由上呼吸道感染疾病以及扁桃体炎引起，多为化脓性，偶为结核性。小儿颌下肿痛，多系颌下淋巴结炎，或淋巴结内脓液穿破导致颌下间隙感染。

（9）颌面部疖、痈的处理原则

单一毛囊及其附件的急性化脓性炎症称为疖，其病变局限于皮肤浅层组织，脓肿小而浅。相邻多数毛囊及附件同时发生急性化脓性炎症称为痈，其病变波及皮肤深层毛囊间组织时，可顺筋膜浅面扩散波及皮下脂肪层，造成较大范围的炎性浸润或组织坏死，脓肿大而深。

处理原则：高渗抗生素盐水局部湿敷有助于疖痈中心的皮肤软化和脓液渗出。切忌挤压，忌热敷、烧灼，否则易导致细菌逆行进入颅内，造成颅内感染。

（10）脓肿切开引流术的目的、指征和技术要求

目的：①使脓液迅速排出；②解除局部压力，缓解肿胀和疼痛，口底间隙感染切开可避免引起窒息；③颌骨周围间隙脓肿引流，避免并发边缘性颌骨骨髓炎；④预防感染进入血循环引起严重并发症。

指征：①脓肿穿刺有脓液；②肿胀压迫气道，出现呼吸困难，可早期切开减压；③经过抗菌药物治疗控制感染无效，同时出现明显的全身中毒症状；④结核性淋巴结炎，切开引流宜慎重，首选全身和局部抗结核治疗，无效者，皮肤已近自溃的脓肿，可行切开引流。注意：结核性引流口常经久不愈。

技术要求：①切口应在脓肿的低位；②切口尽量选择在愈合后瘢痕隐蔽的位置；③一般切开至黏膜下或者皮下即可，血管钳钝分离扩大创口；④手术操作准确轻柔。

2. 重点和难点

（1）重点

1）口腔颌面部感染的特点：牙源性感染是口腔颌面部特有的感染，包括牙髓、牙周、冠周感染。多为需氧菌和厌氧菌混合感染。常见致病菌有金黄色葡萄球菌、溶血性链球菌、大肠杆菌等。面部“危险三角区”的感染易扩散至颅内。

2）口腔颌面部感染的治疗：口腔颌面部感染的治疗应采用全身抗感染和支持疗法，结合局部治疗。①全身治疗：包括全身应用适量抗生素和全身支持。②局部治疗：重点掌握切开引流的目的、指征和基本

操作要求。多间隙感染应做附加切口，并放置引流条，以保持引流通畅。术中注意探查骨面有无粗糙、死骨块形成。③急性感染控制后应彻底清除病灶。

3）智牙冠周炎的临床表现及治疗。

4）口腔颌面部间隙感染：口腔颌面颈部潜在间隙化脓性炎症的总称。在正常解剖结构中并无真性间隙存在，只有当感染发生后，间隙方始出现。化脓性炎症弥散时称蜂窝织炎（cellalitis），局限时称脓肿（abscess）。

5）口底蜂窝织炎感染的治疗要点：保持呼吸道通畅，必要时做气管切开。局部及时切开引流以减少压迫症状。

6）颌骨骨髓炎。以牙源性化脓性颌骨骨髓炎最多见。下颌骨好发。病因：牙源性感染、损伤性感染、血源性感染。病原菌多为金黄色葡萄球菌、链球菌。

A. 化脓性颌骨骨髓炎：a. 中央性颌骨骨髓炎。始发于急性化脓性根尖周炎或根尖脓肿，脓液沿骨髓腔内扩散，常累及多颗牙。多发生于下颌骨。b. 边缘性颌骨骨髓炎。始发于颌周间隙感染，导致骨膜炎骨外板溶解破坏，多见于下颌升支，其次见于颞骨。临床表现见表6-1。

表6-1　化脓性颌骨骨髓炎的临床表现

类型		临床表现
中央型颌骨骨髓炎	急性期	①患处疼痛波及邻牙，患牙和邻牙多数牙叩痛、松动，龈沟内溢脓。下牙槽神经受累可出现下唇麻木等。 ②形成骨膜下脓肿，面部肿胀，前庭沟丰满消失，感染扩散可伴发颌周多间隙感染。 ③全身症状明显。
	慢性期	①急性起病后2周左右，疼痛减轻。 ②持续排脓，瘘管及死骨块形成。 ③大块死骨块可引起病理性骨折，咬合错乱。 ④出现消耗性体质症状，如低热、贫血、消瘦等。
边缘型颌骨骨髓炎	急性期	一般都与颌周间隙感染表现相似，易被忽略。
	慢性期	①局部肿胀好发于下颌支或下颌角部，明显张口受限。 ②全身症状较轻。 ③溶解型有长期流脓的瘘管，探查骨面粗糙，X线骨质溶解吸收改变。增生型无瘘管，X线骨皮质增生，骨质致密。

B. 放射性颌骨骨髓炎。颌骨照射剂量超过6500 cGy，即有可能发生缺血性的无菌性坏死。在此基础上受创伤和感染，即可导致骨髓炎。放射性颌骨骨髓炎的预防：放疗前选择合适而有效的剂量。处理病灶牙，消除牙源性感染灶。放疗中精确放射野，注意非放射区的防护和口腔清洁。放疗后尽量避免拔牙和损伤。如必须拔牙，应尽量减少创伤，术前术后均应使用足量、有效的抗生素。

C. 药物相关性颌骨坏死。近年来在临床常见，教科书也新增这部分内容。Marx于2003年首次提出“双膦酸盐相关性颌骨坏死（BRONJ）”，AAOMS于2007年对BRONJ进行了定义、分级并颁布治疗指南，并分别于2009年、2014年对其进行了更新。近年来，一些抗血管生成药及其他抑制骨吸收药（如狄诺塞麦）引发的颌骨坏死越来越多，故AAOMS将BRONJ更改为药物相关性颌骨坏死（medication-related osteonecrosis of the jaw，MRONJ），扩大了颌骨坏死（ONJ）的定义范围，但其分级标准与治疗措施并无变化。AAOMS关于药物相关性ONJ的最新定义（2014）：a. 正在使用或曾经接受过抑制骨吸收或抗血管生成类药物治疗；b. 颌面部骨暴露，或可通过口内/口外瘘管探及骨面，持续8周以上；c. 无颌骨放疗史或明显的颌骨转移性肿瘤。美国骨和矿物质研究协会（ASBMR）补充提出：当坏死骨暴露未达8周时，可列为可疑性诊断。临床表现：缺血性坏死的下颌骨或上颌骨疼痛，表面牙龈肿胀，持续流脓，出现口内外相通的瘘管，颌骨长期暴露。追问有双膦酸盐或抗血管生成药用药史。治疗：停药、镇痛、抗感染，切除死骨。

7）颜面部疖、痈的治疗：保守治疗为主，切忌挤压、热敷、烧灼、切忌早期切开引流。全身应用抗生素及支持疗法。局部高渗盐水持续湿敷。

（2）难点

1）智牙冠周炎并发症

冠周炎脓液可直接蔓延扩散到邻近间隙，有以下几种扩散途径（图6–1）。

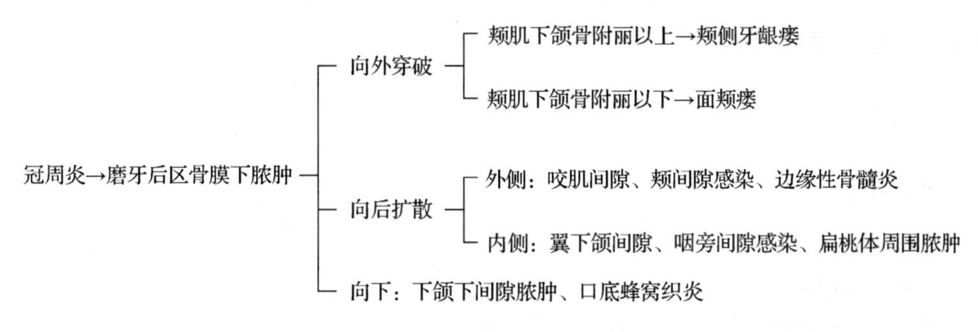

图6–1 冠周炎脓液扩散途径

2）中央性与边缘性颌骨骨髓炎的鉴别要点（表6–2）。

表6–2 中央性与边缘性颌骨骨髓炎的鉴别要点

鉴别要点	中央性颌骨骨髓炎	边缘性颌骨骨髓炎
感染来源	感染来源以龋病、牙周膜炎、根尖感染为主。	感染来源以下颌智牙冠周炎为主。
感染途径	感染途径是先破坏骨髓，后破坏骨皮质；再形成骨膜下脓肿或颌周间隙感染。因此，骨髓质与骨皮质多同时受累。	感染途径是先形成骨膜下脓肿或颌周间隙感染。主要破坏骨皮质，很少破坏骨髓质。
临床表现	临床表现可以是局限型，但以弥散型较多。	临床表现多系局限型，弥散型较少。
有无炎症	骨髓炎病灶区周围牙松动，牙周有明显的炎症。	骨髓炎病灶区周围牙及牙周组织无明显的炎症。
病变	病变多在颌骨体，也可以波及下颌升支。	病变在下颌角及下颌支，很少起于或波及颌骨体。
慢性期X线	慢性期X线所见病变明显。可以有大块死骨块，与周围骨质分界清楚，或伴有病理性骨折。	慢性期X线所见病变多系骨质疏松、脱钙或骨质增生，或有小块死骨，与周围骨质无明显分界。

二、考点

1）口腔颌面部感染的特点有哪些？

2）口腔颌面部感染的主要病原菌种类是什么？

3）口腔颌面部感染的主要途径有哪些？

4）下颌第三磨牙冠周炎的临床表现及治疗。

5）冠周脓肿可向哪些间隙扩散？

6）常见间隙感染（下颌下间隙、口底、颊间隙、眶下间隙、咬肌间隙、翼下颌间隙、咽旁间隙、颞间隙、颞下间隙）的临床表现、诊断和处理原则。

7）口底蜂窝织炎的特点及治疗原则。

8）哪些间隙感染容易引起边缘性颌骨骨髓炎？边缘性颌骨骨髓炎的治疗原则。

9）简述脓肿切开引流术的目的、指征和技术要求。
10）咬肌间隙、颞间隙感染的切开引流的关键技术及注意事项。
11）同时累及下颌下间隙、咬肌间隙、翼下颌间隙、颞间隙的切开引流的关键技术及注意事项。
12）口腔颌面部感染抗菌药物治疗性应用的基本原则。
13）颌面部疖、痈的治疗原则。
14）药物相关性颌骨坏死的临床表现、诊断和治疗原则。
15）放射性颌骨坏死的病因和临床表现和治疗原则。

三、试题及参考答案

（一）试题

【名词解释】

1. 智牙冠周炎（pericoronitis）
2. 面部危险三角区
3. 咬肌间隙（masseteric space）
4. 下颌下间隙（submandibular space）
5. 口底多间隙感染（cellulitis of the floor of the mouth）
6. 颌骨骨髓炎（osteomyelitis of the jaws）
7. 中央性颌骨骨髓炎（central osteomyelitis）
8. 新生儿颌骨骨髓炎（osteomyelitis of the jaw in the neonate）
9. 疖（furuncle）
10. 痈（carbuncle）
11. 放射性颌骨骨髓炎
12. 颌面部间隙感染

【选择题】

A 型题

1. 儿童颌面部感染最常见的是
A. 牙源性感染　B. 腺源性感染　C. 血源性感染
D. 面疖　E. 结核
2. 最易发生腺源性感染的间隙是
A. 颌后间隙　B. 咽旁间隙　C. 下颌下间隙
D. 舌下间隙　E. 颞间隙
3. 面部“危险三角区”指的是
A. 由双侧眼外眦到上唇中点的连线
B. 由双侧眼外眦与颏部正中的连线
C. 由双侧眼内眦与双侧鼻翼基脚的连线
D. 由双侧瞳孔连线的中点与双侧口角的连线
E. 由双侧瞳孔与颏部正中的连线
4. 以下哪一种感染应及早做广泛的切开引流
A. 舌下间隙感染　B. 卢德维咽峡炎　C. 颊间隙感染
D. 眶下间隙感染　E. 翼颌间隙感染

5. 下列哪种情况不是放置引流的适应证
A. 可能发生感染的污染创口　B. 较浅小的无菌创口　C. 留有无效腔的创口
D. 止血不全的创口　E. 脓肿切开的创口
6. 下列颌面部间隙中最容易并发骨髓炎的是
A. 颊间隙　B. 颞下间隙　C. 颞深间隙
D. 颞浅间隙　E. 下颌下间隙
7. 口腔颌面部间隙的正确定义为
A. 正常情况下颌面部各组织之间存在的间隙
B. 颌面部肌肉和涎腺之间存在的间隙
C. 正常情况下，颌面部各组织之间解剖结构上的潜在间隙
D. 颌面部各间隙之间无沟通
E. 颌面部间隙感染不易扩散
8. 面部危险三角区内的感染处理不当可以引起
A. 急性根尖周炎　B. 鼻前庭炎　C. 尖牙凹感染
D. 角膜炎、结膜炎、眼睑炎　E. 海绵窦血栓性静脉炎
9. 导致口腔颌面部间隙感染的腺源性感染一般指
A. 小涎腺的感染　B. 三大唾液腺的感染
C. 淋巴结感染　D. 感染区淋巴结炎突破被膜引发间隙感染
E. 皮脂腺感染
10. 引起化脓性感染的致病菌较多见的是
A. 产气荚膜杆菌　B. 结核杆菌　C. 螺旋体
D. 放线菌　E. 大肠杆菌
11. 颌面部间隙感染最常见的原因是
A. 血源性感染　B. 腺源性感染　C. 外伤性感染
D. 牙源性感染　E. 继发于其他感染
12. 颌面部间隙感染的病原菌
A. 以金黄色葡萄球菌为主　B. 以溶血性链球菌为主　C. 混合性细菌感染为主
D. 厌氧菌感染为主　E. 特异菌感染为主
13. 咬肌间隙感染最具特征的表现为
A. 局部红、肿、热、痛明显　B. 局部软组织广泛性水肿　C. 局部产生皮下气肿，有捻发音
D. 局部凹陷性水肿，有波动感　E. 张口受限、牙关紧咬
14. 切开引流的绝对指征
A. 感染早期即应行切开引流术　B. 局部肿胀、疼痛
C. 有凹陷性水肿，波动感或穿刺有脓　D. 脓肿已穿破，但局部仍有疼痛
E. 牙源性感染 1 周以后
15. 下列间隙感染中何种最易导致呼吸困难
A. 眶下间隙　B. 翼颌间隙　C. 咬肌间隙
D. 下颌下间隙　E. 口底蜂窝织炎
16. 下列何种间隙感染脓肿切开引流切口选在口内
A. 下颌下间隙　B. 口底蜂窝织炎　C. 舌下间隙
D. 咬肌间隙　E. 颞间隙
17. 下列间隙感染首先表现为张口困难的为
A. 翼下颌间隙　B. 眶下间隙　C. 下颌下间隙

D. 口底蜂窝织炎　　E. 舌下间隙

18. 卢德维咽峡炎指

A. 腐败坏死性龈口炎　　B. 化脓性咽峡炎　　C. 腐败坏死性口底蜂窝织炎

D. 化脓性扁桃体炎　　E. 粒细胞缺乏症

19. 下颌智牙冠周炎沿下颌支外侧面向后可导致

A. 翼颌间隙感染　　B. 咽旁间隙感染　　C. 下颌下间隙感染

D. 口底蜂窝织炎　　E. 咬肌间隙感染

20. 唇痈较少出现大块组织坏死，这是因为

A. 唇部组织表浅，易于早期发现病变

B. 唇部血液循环丰富

C. 感染的细菌毒力较低

D. 金黄色葡萄球菌是条件致病菌，其侵袭力弱

E. 唇部运动频繁，细菌不易滞留聚集

21. 颜面部疖痈的治疗主张

A. 早期切开引流　　B. 局部烧灼　　C. 局部热敷

D. 保守治疗　　E. 全身支持疗法

22. 化脓性颌骨骨髓炎根据临床病理特点，病变始于颌骨骨松质和骨髓者，称

A. 边缘性骨髓炎　　B. 放射性骨髓炎　　C. 中央性骨髓炎

D. 婴幼儿上颌骨骨髓炎　　E. 根尖周致密性骨炎

23. 由于下颌骨的特殊解剖特点，下列哪种病变容易通过下颌管扩散，导致急性弥散性中央性颌骨骨髓炎

A. 溶解性边缘性骨髓炎　　B. 根尖周致密性骨炎　　C. 根尖脓肿

D. 黏膜下脓肿　　E. 根尖周囊肿

24. 边缘性骨髓炎好发于

A. 下颌骨升支　　B. 下颌骨体部　　C. 上颌骨体部

D. 下颌骨牙槽突　　E. 下颌骨髁状突

25. 边缘性颌骨骨髓炎死骨刮除术应在急性炎症后

A. 2～4 周　　B. 4～6 周　　C. 6～8 周

D. 2 个月以上　　E. 半年以上

26. 中央性骨髓炎死骨切除术应在急性炎症后

A. 2 周　　B. 3～4 周　　C. 2 个月

D. 3～4 个月　　E. 6 个月以上

27. 放射性颌骨骨髓炎，下列正确的说法为

A. 死骨分离时间较快

B. 病变与正常组织之间无明显界限

C. 患者全身症状明显，伴发热、寒战、白细胞总数升高

D. 一般倾向于积极治疗，早期切除坏死的软、硬组织

E. 无须手术，单纯高压氧治疗效果较佳

28. 婴幼儿化脓性淋巴结炎应与下列哪一疾病鉴别

A. 川崎病　　B. 勒－雪病　　C. 韩－薛－柯病

D. Horner 综合征　　E. Burkitt 瘤

29. 关于婴幼儿的淋巴结，正确的说法为

A. 淋巴结发育完善，淋巴滤泡丰富　　B. 淋巴结被膜厚，淋巴滤泡不成熟

C. 淋巴结发育完善，防御功能佳　　D. 淋巴结发育不完善，淋巴结包膜不成熟
E. 淋巴结细胞增生活跃，滤泡成熟

30. 智牙冠周炎常形成瘘管，其常见部位为
A. 第三磨牙颊部皮肤　　B. 第二磨牙颊部皮肤　　C. 第一磨牙舌侧牙龈
D. 第二磨牙颊侧牙龈　　E. 第一磨牙颊侧牙龈

31. 咬肌间隙感染，若未及时引流或引流不彻底，最常引起的并发症为
A. 败血症　　B. 脓毒血症　　C. 海绵窦血栓性静脉炎
D. 下颌升支边缘性骨髓炎　　E. 下颌升支中央性骨髓炎

32. 下列关于颊间隙感染的描述，正确的是
A. 以腺源性感染多见
B. 因可导致翼下颌间隙、咬肌间隙、眶下间隙等多间隙感染，故应早期切开引流
C. 可由上颌智牙冠周炎导致
D. 为避免面部瘢痕和损伤面神经，只能从口内切开引流
E. 其主要诊断依据是牙关紧闭

33. 不易导致张口困难的间隙感染是
A. 咬肌间隙感染　　B. 颞间隙感染　　C. 舌下间隙感染
D. 翼下颌间隙感染　　E. 颊间隙感染

34. 颞间隙感染
A. 局限于颞肌表面，与周围间隙无通连
B. 因有颞骨屏障，不易侵犯颅内
C. 若怀疑伴有颞骨骨髓炎，可在急性炎症控制、死骨充分分离后，行死骨摘除
D. 可来源于化脓性中耳炎
E. 不引起张口受限

35. 有关颞间隙脓肿切开引流术，正确的是
A. 颞间隙因可导致颞骨骨髓炎，故无论脓肿深浅，均应早期切开引流
B. 为了保护颞肌的附丽，颞深间隙切开引流时应在颞肌表面皮肤做弧形切口
C. 为了保护颞骨，避免颅内感染，切开引流后，不宜轻易探查骨面
D. 颞深间隙感染扪及波动感是切开引流的指征
E. 伴有颞下、翼下颌和下颌下间隙感染时，应做贯通引流

36. 冠周炎的病因是
A. 因智牙萌出最晚　　B. 冠周龈瓣与牙冠之间的盲袋易堆积食物及细菌
C. 颌骨长度不足　　D. 下颌智牙发育异常
E. 邻牙牙周炎

37. 结核性淋巴结炎，正确的是
A. 自行破溃后可形成经久不愈的瘘管
B. 多见于体弱的老年人群
C. 炎症波及周围组织时，可导致表面皮肤的红肿热痛
D. 应早期切开引流
E. 当累及多个淋巴结时，可变硬并伴明显疼痛

38. 下述有关颌骨骨髓炎的论述，正确的是
A. 颌周间隙感染导致的中央性颌骨骨髓炎最为常见
B. 幼儿边缘性骨髓炎死骨刮除时切勿损伤牙胚
C. 急性弥漫性中央性颌骨骨髓炎可导致多数牙松动

D. 慢性颌骨骨髓炎不适于手术治疗，应以保守治疗为主
E. 下唇麻木是边缘性颌骨骨髓炎重要的诊断依据

39. 翼下颌间隙感染向上直接累及的间隙是
A. 颞间隙　　B. 舌下间隙　　C. 下颌下间隙
D. 咽旁间隙　　E. 颞下间隙

40. 关于脓肿切开引流，正确的是
A. 翼下颌间隙切开引流的口内切口位于翼下颌皱襞内侧 2 mm 处
B. 咬肌间隙切开引流时，应同时探查下颌升支表面，以明确有无死骨
C. 下颌下间隙切开引流时，应在口内外同时做切口，以免感染扩散和口底肿胀
D. 眶下间隙的切开引流常导致颅内的逆行感染，故宜保守
E. 唇痈的切开引流是减少颅内和全身并发症的重要方法

41. 下列关于口腔颌面部感染，错误的是
A. 口腔颌面部血运丰富，有利于炎症的吸收和愈合
B. 口腔颌面部血运丰富，感染易向颅内扩散引起严重并发症
C. 口腔颌面部有众多的潜在筋膜间隙，是控制感染发展的有效屏障
D. 口腔颌面部有多数体腔与外界相通，其表面的常驻菌是感染的易发因素
E. 口腔颌面部感染最常见的原因是牙源性感染

42. 化脓性颌骨骨髓炎由下列感染而来，除了
A. 牙源性感染　　B. 损伤性感染　　C. 血行性感染
D. 腺源性感染　　E. 邻近感染直接播散

43. 慢性颌骨骨髓炎常有面部瘘管形成，并长期排脓或排出小块死骨块，例外的有
A. 中央性颌骨骨髓炎　　B. 溶解性边缘性颌骨骨髓炎　　C. 放射性颌骨骨髓炎
D. 增生性边缘性颌骨骨髓炎　　E. 婴幼儿上颌骨骨髓炎

44. 关于口腔颌面部感染的特点，下列说法错误的是
A. 口腔、鼻腔的环境有利于细菌滋生繁殖
B. 牙齿的病变常向颌骨和颌周蔓延
C. 颌面部筋膜间隙内血管丰富，抗病力强
D. 颌面部感染易逆行导致严重并发症
E. 颌面部暴露在外，易受各种损伤，继发感染

45. 不属于口腔颌面部感染常见病原菌的是
A. 金黄色葡萄球菌　　B. 溶血性链球菌　　C. 大肠杆菌
D. 绿脓杆菌　　E. 阿米巴原虫

46. 以下不是智牙冠周炎常见原因的是
A. 牙齿阻生　　B. 牙龈盲袋形成　　C. 机械压力
D. 牙髓炎　　E. 细菌侵入

47. 下列细菌中不引起特异性感染的是
A. 破伤风杆菌　　B. 结核菌　　C. 梅毒螺旋体
D. 放线菌　　E. 大肠杆菌

48. 下列不属于智牙冠周炎症状的有
A. 张口受限　　B. 磨牙后区肿胀　　C. 局部自发性跳痛，伴放射痛
D. 下唇麻木感　　E. 全身不适、发热等

49. 以下不是冠周炎向颌周蔓延的途径为
A. 感染向前方，到达第一磨牙颊侧，形成龈瘘

B. 感染向外前方，形成颊部脓肿
C. 感染向下颌支内后，形成翼下颌间隙感染
D. 感染循下颌支内侧向后，形成咬肌间隙脓肿
E. 感染向下，形成口底蜂窝织炎

50. 不宜在冠周炎急性期进行的治疗是
A. 抗感染　　B. 镇痛　　C. 建立引流
D. 对症处理　　E. 去除病因

51. 间隙感染脓肿形成后，下列间隙均可做下颌下缘下切口，除了
A. 下颌下间隙　　B. 眶下间隙　　C. 翼下颌间隙
D. 口底蜂窝织炎　　E. 咬肌间隙

52. 以下哪个不是脓肿切开引流术目的
A. 排除脓液，减少毒素吸收　　B. 消除病因，使病变彻底治愈
C. 减轻局部肿胀、疼痛、张力　　D. 防止感染向邻近间隙蔓延
E. 防止边缘性骨髓炎

53. 以下哪一项不是切开引流的指征
A. 发病时间　　B. 局部凹陷性水肿，波动感明显
C. 脓肿已穿破但引流不畅　　D. 腐败坏死性感染应早期广泛切开
E. 局部肿胀，压痛点局限

54. 一患者因智牙冠周炎反复发作，伴面颊瘘半年，下列治疗措施不恰当的是
A. 拔除阻生牙　　B. 瘘管刮治术　　C. 抗生素控制感染
D. 加强冲洗换药　　E. 切开引流

55. 下面哪一项临床表现与舌下间隙感染不符合
A. 语言障碍　　B. 声音嘶哑
C. 吞咽疼痛，进食困难　　D. 舌运动受限
E. 口底黏膜充血、水肿，口底抬高

56. 关于眶下间隙感染，下列说法错误的是
A. 眶下间隙内的面前静脉与海绵窦相通
B. 感染来自上颌前牙根尖感染
C. 临床表现以眶下区红肿热痛最明显
D. 可直接扩散蔓延导致下颌下间隙感染
E. 脓肿形成时，应及时切开引流

57. 关于咬肌间隙感染下列说法错误的是
A. 感染多来自下磨牙冠周炎和根尖周炎
B. 临床表现为下颌角区红肿痛
C. 常伴张口困难
D. 脓肿形成后常在下颌升支外侧触及波动感
E. 切开引流时做位于下颌角下缘下 1～2 cm 的弧形切口

58. 关于翼下颌间隙感染下列说法错误的是
A. 感染少数是医源性感染
B. 临床首先表现为张口受限
C. 翼颌间隙周围肌肉多而厚实，感染不易扩散
D. 口内翼下颌皱襞肿胀、压痛
E. 可从口内做切开引流

59. 下列哪项描述不是关于下颌下间隙感染
A. 婴幼儿常继发于化脓性下颌下淋巴结炎
B. 以下颌下区肿胀明显
C. 间隙位于下颌下三角内
D. 感染可扩散蔓延导致口底蜂窝织炎
E. 感染来源以特异性感染为主
60. 下列哪项不是化脓性口底蜂窝织炎的常见临床表现
A. 全身发热、白细胞总数升高
B. 下唇麻木、感觉异常
C. 口底高度肿胀，舌体抬高，影响呼吸
D. 双侧颈上份皮肤肿胀，下颌下缘消失
E. 下颌牙根尖周化脓性炎症
61. 下列哪项不是腐败坏死性口底蜂窝织炎广泛切开引流的目的
A. 消除病灶　B. 预防毒素的进一步吸收　C. 改变厌氧环境
D. 减轻局部压力，预防呼吸困难　E. 充分引流脓液
62. 下列哪项不是增生型边缘性颌骨骨髓炎的病理组织学表现
A. 骨密质增生　B. 骨松质溶解破坏　C. 骨膜反应活跃
D. 少量新骨形成　E. 骨膜下成骨
63. 下列有关颞间隙感染，错误的是
A. 可因化脓性中耳炎或乳突炎等扩散导致
B. 因有坚厚的颞肌阻隔，一般不易导致颞骨骨髓炎
C. 因有坚厚的颞肌被盖，深部间隙不易触及波动感
D. 颞深间隙感染一旦成脓，应及时切开、充分引流
E. 颞间隙感染可向下扩散至颞下间隙和翼下颌间隙
64. 下列有关颊间隙的描述，错误的是
A. 感染来源多为牙源性
B. 通过颊脂垫与咬肌、翼下颌、颞间隙等相通连
C. 脓肿切开引流的部位可在口内，也可在口外
D. 因下颌骨的阻隔，感染不易扩散至下颌下间隙
E. 可导致张口受限
65. 口底腐败坏死性感染治疗中错误的是
A. 早期广泛切开引流　B. 广泛分离每个间隙　C. 3% 过氧化氢液及盐水冲洗
D. 盐水纱条引流　E. 加压包扎，消灭无效腔
66. 下列部位不是细菌常寄居的部位
A. 唇腺　B. 皮脂腺　C. 牙周袋
D. 鼻腔　E. 扁桃体
67. 下列哪一项不是化脓性颌骨骨髓炎的分型
A. 根尖脓肿　B. 急性边缘性颌骨骨髓炎　C. 慢性中央性颌骨骨髓炎
D. 溶解型边缘性颌骨骨髓炎　E. 急性增生型中央性颌骨骨髓炎
68. 不是中央性颌骨骨髓炎临床表现的是
A. 常先有间隙感染的表现　B. 患处多数牙疼痛、松动　C. 下唇麻木和感觉异常
D. 牙周溢脓　E. 下颌下淋巴结肿痛
69. 可引起边缘性颌骨骨髓炎的感染不包括

A. 颞间隙感染　B. 咬肌间隙感染　C. 翼下颌间隙感染
D. 下颌下间隙感染　E. 智牙冠周炎
70. 化脓性颌骨骨髓炎的治疗不包括
A. 脓肿切开引流　B. 死骨摘除术　C. 彻底消除病灶
D. 全身大剂量激素支持治疗　E. 全身应用抗生素
71. 关于婴幼儿化脓性颌骨骨髓炎病因错误的是
A. 脐带感染　B. 人工喂养奶嘴伤及腭黏膜
C. 中耳炎　D. 新生儿肺炎
E. 败血症
72. 婴幼儿化脓性颌骨骨髓炎治疗错误的是
A. 全身抗感染
B. 伴有眶下间隙感染时应及时切开引流
C. 保持乳头和奶嘴、奶瓶的清洁
D. 清除已分离的死骨
E. 清除感染部位的牙胚
73. 关于放射性颌骨骨髓炎病因，下列说法错误的是
A. 受大剂量放射线照射血管内皮损伤
B. 被照射的骨组织处于缺氧状态
C. 肿瘤转移
D. 牙周炎和猖獗性龋
E. 口腔黏膜溃疡、创伤
74. 放射性颌骨骨髓炎以预防为主，下列做法错误的是
A. 精确放射野剂量　B. 严格做好非放射野的防护　C. 放射前拔除病灶牙
D. 放射前治愈牙及牙周疾病　E. 放射前运用高压氧，促使血管增生
75. 有关口腔颌面部特异性感染，错误的是
A. 颌骨结核应首选保守治疗
B. 淋巴结寒性脓肿必要时可切开引流
C. 全身抗感染治疗首选金葡菌敏感的抗生素
D. 包括梅毒感染和放线菌病
E. 不包括溶血性链球菌引起的感染
76. 颜面部疖痈受到不恰当处理常并发下列严重并发症，除了
A. 脓毒血症　B. 脑膜炎　C. 颅内出血
D. 败血症　E. 脑脓肿
77. 毛囊和皮脂腺内寄居的细菌在下列条件下易引发面部疖痈，除了
A. 机体衰弱　B. 营养不良　C. 新陈代谢障碍
D. 毛囊破坏，皮脂腺萎缩　E. 皮肤抵抗力下降
78. 下列治疗颜面部疖痈的方法，错误的是
A. 保守治疗　B. 10% 高渗盐水纱布湿敷　C. 及早切开引流
D. 全身应用大剂量有效抗生素　E. 全身支持治疗
79. 有关婴幼儿淋巴结，下列说法错误的是
A. 淋巴结发育不完善　B. 淋巴滤泡不成熟　C. 淋巴结被膜薄
D. 淋巴结内淋巴细胞为不成熟细胞　E. 淋巴结防御功能较差
80. 化脓性淋巴结炎的治疗，不包括

A. 切开引流　B. 全身支持　C. 局部热敷
D. 全身应用足量抗生素　E. 处理原发病灶

B 型题

81 ~ 85 题共用备选答案
A. 眶下间隙感染
B. 面颊瘘
C. 翼下颌间隙感染
D. 下颌骨边缘性骨髓炎
E. 下颌下间隙感染
81. 下颌智牙冠周炎循下颌支外侧向后扩散可致
82. 下颌智牙冠周炎沿下颌体内侧向后扩散可致
83. 下颌智牙冠周炎沿下颌支内侧往后下可致
84. 下颌智牙冠周炎向外前方扩散可致
85. 下颌智牙冠周炎面颊部红肿消退后仍有中度张口受限应考虑

86 ~ 90 题共用备选答案
A. 眶下区弥漫性水肿
B. 以下颌角为中心的红肿
C. 张口受限
D. 下颌下三角区的红肿
E. 下颌下、口底广泛水肿
86. 咬肌间隙感染肿胀区域主要为
87. 眶下间隙感染主要表现为
88. 口底蜂窝织炎主要表现为
89. 下颌下间隙感染主要表现为
90. 翼下颌间隙感染主要表现为

91 ~ 95 题共用备选答案
A. 眶下间隙
B. 翼下颌间隙
C. 咬肌间隙
D. 下颌下间隙
E. 颞间隙感染
91. 可因下齿槽神经麻醉导致医源性感染的间隙为
92. 上颌尖牙根尖化脓性感染导致的间隙感染为
93. 感染形成脓肿时面部肿胀明显但不易发现波动感的间隙为
94. 最易发生腺源性感染的间隙为
95. 感染易发生骨髓炎甚至直接导致颅内感染的间隙是

96 ~ 100 题共用备选答案
A. 牙源性
B. 血源性
C. 损伤性
D. 腺源性
E. 医源性
96. 口腔颌面部感染最常见的来源是

97. 边缘性颌骨骨髓炎最多见的感染途径是
98. 脐带感染导致婴幼儿上颌骨骨髓炎的感染来源属于
99. 婴幼儿化脓性淋巴结炎常引发什么感染
100. 少数翼下颌间隙感染来源于
101～103 题共用备选答案
A. 急性化脓性骨髓炎
B. 慢性颌骨骨髓炎
C. 放射性骨髓炎
D. 婴儿骨髓炎
E. 亚急性骨髓炎
101. 由急性冠周炎或根尖周炎等原因引起的骨髓炎为
102. 由放射治疗引起的骨髓炎为
103. 有口内或口外或口内外瘘管形成时称
104～107 题共用备选答案
A. 下颌角下 2 cm 绕下颌角弧形切口
B. 口内翼下颌皱襞外侧纵行切口
C. 下颌骨下缘上 2 cm 做平行切口
D. 口内翼下颌皱襞处横行切口
E. 下颌骨下缘下 1～1.5 cm 做平行切口
104. 咬肌间隙脓肿应做
105. 下颌下间隙脓肿应做
106. 翼下颌和颞下间隙脓肿应做
107. 单纯翼下颌间隙感染口内切口是
108～110 题共用备选答案
A. 1～4 天
B. 5～7 天
C. 7～10 天
D. 2～4 周
E. 1～2 个月
108. 牙源性感染形成脓肿一般在发病后
109. 中央性颌骨骨髓炎出现颌骨明显破坏一般在发病后
110. 幼儿骨髓炎开始形成死骨一般在发病后

A2 型题

以下提供若干个案例，每个案例下设若干个考题。请根据各考题题干所提供的信息，在每题下面的 A、B、C、D、E 五个备选答案中选择一个最佳答案。

111～115 题共用题干

患者，女，22 岁，4 天前因劳累出现左侧下后牙龈胀痛，进食吞咽时加重，昨日起出现局部自发性跳痛，面部肿胀，张口受限，伴发热。检查：左侧颊部肿胀，局部皮温增高，压痛明显，局限于咬肌前缘处，并及凹陷性水肿；张口度约二指，左下颌第三磨牙近中低位阻生，牙龈瓣覆盖其上，充血肿胀，并见糜烂，挤压局部少量脓液溢出，同侧第一磨牙前庭沟丰满充血，压痛存在，第一磨牙叩诊（－），无松动，无龋坏，未及牙周袋。

111. 该患者最有可能的诊断是
A. 左侧第三磨牙冠周炎　　B. 左侧第一磨牙牙槽脓肿　　C. 左侧第一磨牙牙周脓肿

D. 左侧第三磨牙牙龈炎　　E. 左下颌磨牙后区牙龈溃烂继发感染

112. 该患者第一磨牙颊侧前庭沟处肿胀原因为

A. 根尖脓肿　　B. 牙周脓肿　　C. 根尖周囊肿继发感染

D. 第三磨牙冠周脓肿扩散引起　　E. 颊间隙感染引起

113. 该患者左颊部皮肤肿胀原因最有可能是

A. 反应性水肿　　B. 颊间隙感染　　C. 颌上淋巴结炎

D. 局部皮肤感染　　E. 咬肌间隙感染

114. 左侧第一磨牙前庭沟肿胀处理方法应为

A. 及时切开引流　　B. 面部切开引流　　C. 拔除左侧下颌第一磨牙

D. 咬肌间隙切开引流　　E. 口服抗生素，局部可不处理

115. 该患者待急性炎症控制后的治疗应以下列哪一项为主

A. 拔除左侧下颌第三磨牙　　B. 下颌骨死骨刮除术

C. 左侧下颌第三磨牙作牙髓治疗　　D. 左侧下颌第三磨牙作牙周治疗

E. 继续抗感染治疗

116～120 题共用题干

患者，男，55 岁，因右上颌牙痛 3 天，右侧眼下、鼻侧肿胀 1 天而就诊。检查：右侧上颌尖牙远中深龋，探（－），叩（＋＋），松动（－），前庭沟肿胀变浅，同侧鼻侧、眶下区肿胀明显，局部皮温增高，压痛和波动感存在，眼裂变小。体温 40 ℃，食欲下降，精神萎靡。

116. 该患者最有可能的诊断为

A. 右上颌骨骨髓炎　　B. 右上颌窦化脓性炎症　　C. 右侧眶下间隙感染

D. 右上颌窦肿瘤继发感染　　E. 右鼻侧皮肤感染

117. 最可能的直接病因为

A. 右上颌尖牙牙周炎　　B. 右上颌尖牙髓炎　　C. 右上颌尖牙根尖周炎

D. 右上颌窦炎　　E. 右眶下间隙感染

118. 该患者此时最适当的治疗方案是

A. 上颌尖牙开髓引流　　B. 局部 10% 高渗盐水持续湿敷

C. 穿刺抽出脓液后以抗生素盐水冲洗　　D. 局部切开引流，配合全身抗感染

E. 全身抗感染，待局部脓肿形成后行切开引流术

119. 该患者外科治疗的切口应选择在

A. 右上颌尖牙前庭沟黏膜转折处　　B. 右上颌中切牙前庭沟黏膜转折处

C. 右侧鼻旁皮肤　　D. 右上颌磨牙区前庭沟黏膜转折处

E. 右侧口内和口外联合切口

120. 该患者感染扩散可能引起的严重并发症为

A. 咬肌间隙感染　　B. 下颌下间隙感染　　C. 翼颌间隙感染

D. 上颌窦炎　　E. 海绵窦血栓性静脉炎

121～123 题共用题干

患者，男，22 岁，因右侧后牙隐痛不适 4 天，右侧面部肿胀 2 天求诊。查体：右侧下颌角处肿胀明显，局部压痛，皮温升高，波动感不显，牙关紧闭，口内右下颌第三磨牙初萌牙尖，牙冠大部分被牙龈覆盖，龈瓣充血水肿，龈瓣下有脓液溢出。

121. 该患者最有可能的诊断为

A. 右下颌第三磨牙冠周炎　　B. 右下颌肿瘤继发感染　　C. 右下颌边缘性骨髓炎

D. 右下颌第三磨牙冠周炎继发咬肌间隙感染　　E. 右侧腮腺炎

122. 此时不宜进行下列哪项操作

A. 血常规检查　　B. 拔除右下颌智牙　　C. X 线检查
D. 口腔冲洗、含漱　　E. 局部穿刺检查

123. 该患者一旦脓肿形成切开引流的切口以何者为佳
A. 下颌下缘下 1 ~ 2 cm，绕下颌角弧形皮肤切口
B. 肿胀最高处沿皮纹皮肤切口
C. 肿胀最低处沿皮纹做皮肤切口
D. 口内下颌升支外侧做长约 3 cm 的纵行黏膜切口
E. 口外下颌升支后缘后 1 ~ 2 cm 皮肤切口

124 ~ 127 题共用题干

患者，男，52 岁，右侧后下牙反复疼痛半年，口服抗感染药后可缓解但反复发作。近一周，疼痛加重，同侧耳颞区放射痛，自觉牙伸长不能咀嚼，右侧下唇发麻，并出现高热、畏寒、食欲差。查体：T 39.2 ℃，P 108 次/分，R 24 次/分，急性病容，右面部轻微肿胀，右下颌第一磨牙残冠，探死髓，右下颌 4567 牙松动Ⅱ ~ Ⅲ度、叩痛，冠周溢脓。白细胞总数为 $10.3 \times 10^9/mm^3$，中性分类为 89%。

124. 该患者最可能的诊断为
A. 根尖周炎伴骨膜下脓肿　　B. 左下颌骨急性中央性骨髓炎　　C. 左下颌牙槽脓肿
D. 下颌骨肿瘤伴感染　　E. 左下颌牙根尖周炎伴咬肌间隙感染

125. 此时该病例颌骨 X 线显示
A. 有明显的骨质破坏　　B. 骨质游散性破坏
C. 骨质未见明显破坏，但病灶牙根尖周病变　　D. 颌骨有明显死骨形成
E. 颌骨形态改变，有新骨形成

126. 该疾病的治疗应以
A. 全身支持疗法 + 小量输血　　B. 全身应用抗生素　　C. 全身应用抗生素 + 拔除患牙
D. 脓肿切开引流术 + 拔除患牙　　E. 牙周治疗 + 开髓引流

127. 若延误治疗可能发展为
A. 慢性中央性颌骨骨髓炎　　B. 慢性边缘性颌骨骨髓炎　　C. 慢性牙周炎
D. 牙槽骨慢性炎症　　E. 下颌慢性根尖周炎

128 ~ 130 题共用题干

患儿，4 岁，10 天前出现感冒发热伴声音嘶哑，经肌注抗生素治疗，症状稍缓解；2 天前，体温再次上升，无声嘶，但出现右侧下颌下肿大疼痛。检查：右侧下颌下淋巴结肿大、压痛，质地中等偏硬，肿胀范围较大约 2 cm × 3 cm，周界不清，患儿体温 40 ℃，白细胞总数 $13.2 \times 10^9/mm^3$，分类中性粒 90%。

128. 该患儿最有可能的诊断为
A. 右下颌下腺化脓性炎症　　B. 右下颌下间隙感染　　C. 右下颌下淋巴结化脓性炎症
D. 右下颌下腺囊肿继发感染　　E. 右下颌下腺肿瘤继发感染

129. 该患儿可能的病因为
A. 右下颌下腺炎　　B. 右舌下腺炎　　C. 上呼吸道感染
D. 牙齿疾病　　E. 右下颌下淋巴结炎

130. 该疾病应与下列哪一疾病相鉴别
A. 淋巴结结核　　B. 右下颌下淋巴结肿瘤　　C. 右下颌下淋巴结炎
D. 右颊间隙感染　　E. 川崎病

【填空题】

1. 口腔颌面部感染的主要来源有________、________、________、________和________。
2. 口腔颌面部感染常见致病菌有________、________、________，目前口腔颌面部感染多见的是

________和________的混合感染。

3. 口腔颌面部脓肿切开引流时，为达到通畅引流容易维持的目的，要求切口位置应在脓腔的________。颜面部脓肿切开时，应尽量减少对容貌的影响，切口应尽量选择在愈合后瘢痕________的位置，且应与皮纹方向________。

4. 冠周炎常指智牙________或________时，________的软组织发生的炎症。

5. 冠周脓肿可沿________向前，在________形成龈瘘。

6. 口腔颌面部主要的筋膜间隙有：________、________、________、________、________、________、________、________、________和________。

7. 眶下间隙的感染可向________内和________内扩散。

8. 颌周间隙的感染常常引起严重的张口受限，这些间隙有：________、________、________、________。

9. 口腔颌面部间隙感染易继发边缘性骨髓炎的间隙有________，________和________。

10. 请列举三个脓肿形成时不易触及波动感的间隙：________、________、________。

11. 化脓性颌骨骨髓炎的主要感染来源有________、________、________。

12. 中央性颌骨骨髓炎先在________内发展，再破坏________和________。而边缘性颌骨骨髓炎则先破坏________，再向________发展。新生儿颌骨骨髓炎的发病部位多见于________。放射性颌骨骨髓炎则见于________患者，其特点是病程发展________。

【问答题】

简答题

1. 口腔颌面部感染的特点是什么？
2. 下颌第三磨牙冠周炎的病因是什么？
3. 什么是口腔颌面部间隙？
4. 简述脓肿切开引流术的指征。
5. 颊间隙感染可向哪些间隙扩散？
6. 简述口底蜂窝织炎的治疗原则。
7. 简述卢德维咽峡炎的临床特征。
8. 如何预防放射性颌骨骨髓炎？
9. 简述疖、痈的定义。
10. 颜面部疖、痈处理不当会引发哪几类严重并发症？
11. 请述咬肌间隙感染的临床特点及其治疗方案。
12. 请述眶下间隙感染的临床特点及其治疗。
13. 请述下颌升支边缘性骨髓炎的临床特点及处理。
14. 请述面部疖、痈的治疗原则。
15. 请述婴幼儿颌骨骨髓炎的病因、临床表现及治疗原则。
16. 请述翼下颌间隙感染的临床特点及治疗措施。
17. 请述急性化脓性冠周炎的临床特点及治疗措施。

论述题

18. 边缘性颌骨骨髓炎和中央性颌骨骨髓炎的鉴别要点。
19. 放射性骨坏死的形成机制、临床表现及治疗原则。
20. 双膦酸盐相关性颌骨坏死可能的发病机制？
21. 双膦酸盐相关性颌骨坏死可能的危险因素。

思考题

22. 一患者右下颌第三磨牙近中阻生，冠周炎反复肿痛，一周前出现右面部肿胀，范围达颞区、咬肌区、颊部及下颌下区，伴严重张口受限，可能有哪些间隙感染？请论述诊断依据及处理原则。

（二）参考答案

【名词解释】

1. 智牙冠周炎（pericoronitis）：是指智牙（第三磨牙）萌出不全或阻生时，牙冠周围软组织发生的炎症。临床上以下颌智牙冠周炎多见。

2. 面部危险三角区：鼻根连线两侧口角形成的三角区称为危险三角区。因颜面部血液循环丰富、鼻唇部静脉又常无瓣膜，致使该区内发生感染易向颅内扩散，而被称为危险三角区。

3. 咬肌间隙（masseteric space）：位于咬肌与下颌支外侧骨壁之间的间隙，称为咬肌间隙。咬肌间隙感染为最常见的颌面间隙感染之一。

4. 下颌下间隙（submandibular space）：位于下颌下腺所在的由二腹肌前、后腹与下颌骨下缘形成的下颌下三角内的间隙，称为下颌下间隙。

5. 口底多间隙感染（cellulitis of the floor of the mouth）：口底多间隙感染指双侧下颌下间隙、舌下间隙及颏下间隙同时发生的广泛感染。

6. 颌骨骨髓炎（osteomyelitis of the jaws）：由细菌感染及物理或化学因素，使颌骨产生的炎性病变，称为颌骨骨髓炎。颌骨骨髓炎包括骨膜、骨密质、骨髓及骨髓腔内的血管、神经等整个骨组织成分发生的炎症过程。

7. 中央性颌骨骨髓炎（central osteomyelitis）：多在急性化脓性根尖周炎及根尖脓肿的基础上发生。炎症现在骨髓腔内发展，再由颌骨中央向外扩散，可累及骨密质和骨膜。

8. 新生儿颌骨骨髓炎（osteomyelitis of the jaw in the neonate）：新生儿颌骨骨髓炎一般指发生在出生后3个月以内的化脓性中央型颌骨骨髓炎，主要发生于上颌骨，下颌骨极为罕见。感染来源多为血源性，以金黄色葡萄球菌、链球菌感染多见。

9. 疖（furuncle）：面颈部单个毛囊及其附件发生的急性化脓性炎症，称为疖。

10. 痈（carbuncle）：相邻多数毛囊及其附件同时发生急性化脓性炎症者称痈，其病变波及皮肤深层毛囊间组织时，可顺筋膜浅表扩散波及皮下脂肪层，造成较大范围的炎性浸润或组织坏死。

11. 放射性颌骨骨髓炎：颌骨照射剂量超过6500 cGy，血管内皮损伤，发生缺血性的无菌性坏死。在此基础上受创伤和感染，导致的骨髓炎，死骨与正常骨组织之间无明显界限，死骨分离晚，易形成瘘管。

12. 颌面部间隙感染：正常颌面部各层组织之间存在潜在的筋膜间隙，当感染侵入这些间隙时，化脓性炎症使疏松结缔组织溶解液化，出现明显的间隙。口腔颌面部间隙感染多为继发性，常继发于牙源性或腺源性感染扩散所致。常表现为急性炎症过程，一般化脓性感染红、肿、热、痛、功能障碍。炎症反应严重者，全身现高热、寒战、脱水、白细胞增高、全身不适等中毒症状。

【选择题】

1. B　2. C　3. D　4. B　5. B　6. C　7. C　8. E　9. D　10. E　11. D　12. C　13. E　14. C　15. E　16. C　17. A　18. C　19. E　20. B　21. D　22. C　23. C　24. A　25. A　26. B　27. B　28. A　29. D　30. E　31. D　32. C　33. C　34. D　35. E　36. B　37. A　38. C　39. E　40. B　41. C　42. D　43. D　44. C　45. E　46. D　47. E　48. D　49. D　50. E　51. B　52. B　53. A　54. E　55. B　56. D　57. D　58. C　59. E　60. B　61. A　62. B　63. B　64. D　65. E　66. A　67. E　68. A　69. D　70. D　71. C　72. E　73. C　74. E　75. C　76. C　77. D　78. C　79. D　80. C　81. D　82. C　83. E　84. B　85. D　86. B　87. A　88. E　89. D　90. C　91. B　92. A　93. C　94. D　95. E　96. A　97. A　98. B　99. D　100. E　101. A　102. C　103. B　104. A　105. C

106. A 107. B 108. A 109. D 110. C 111. A 112. D 113. B 114. A 115. A 116. C 117. C 118. D
119. A 120. E 121. D 122. B 123. A 124. B 125. C 126. C 127. A 128. C 129. C 130. E

部分易错、易混选择题解析：

4. 卢德维咽峡炎是厌氧菌或者腐败坏死细菌为主引起的腐败坏死性口底蜂窝织炎，感染可扩散至颈部甚至纵隔，被认为是一种发展迅速的致死性疾病，应该及早做广泛切开引流。

16. 单纯舌下间隙感染一般在口底肿胀最明显区域切开黏膜，值得注意的是舌下间隙感染易于由下颌舌骨肌后缘进入下颌下间隙。一旦形成下颌下脓肿，仅从口底引流效果不佳，应该及时由下颌下做切开引流。

25. 边缘性颌骨骨髓炎死骨刮除术应在急性炎症控制后尽早进行，一般在 2 ~4 周进行，去除已经形成的死骨和病灶，避免感染灶在深部定殖。

30. 智齿冠周炎常形成瘘管最常见部位为第一磨牙颊侧牙龈，因为炎症常常沿下颌骨外斜线向前波及下颌第一磨牙颊侧黏膜转折处。

33. 舌下间隙感染难以引起开闭口肌群受累。

48. 下唇麻木一般为下牙槽神经受累，智牙冠周炎一般不累及。

54. 智牙冠周炎反复发作伴面颊瘘在慢性期无切开引流指征，应积极去除感染源。

60. 化脓性口底蜂窝织炎一般不累及下牙槽神经。

70. 化脓性颌骨骨髓炎的治疗中除了感染波及会厌可能引起喉痉挛外，严禁全身大剂量激素支持治疗。

75. 口腔颌面部特异性感染的全身抗感染治疗应该谨慎选择病原微生物敏感的药物。

85. 下颌骨边缘性骨髓炎继发于下颌智牙冠周炎可导致升颌肌群炎症出现张口受限。

93. 由于咬肌肥厚坚实，脓肿难以自行破溃，脓肿形成时面部肿胀明显但不易发现波动感。

【填空题】

1. 牙源性　腺源性　血源性　创伤性　医源性
2. 金黄色葡萄球菌　溶血性链球菌　大肠杆菌　需氧菌　厌氧菌
3. 低位　隐蔽　一致
4. 萌出不全　阻生　牙冠周围
5. 下颌骨外斜线　第一磨牙颊侧
6. 眶下间隙　颊间隙　咬肌间隙　颞间隙　颞下间隙　翼下颌间隙　咽旁间隙　下颌下间隙　舌下间隙　颏下间隙
7. 眶　颅
8. 咬肌间隙　翼下颌间隙　颞间隙　颞下间隙
9. 咬肌间隙　颞间隙　翼下颌间隙
10. 咬肌间隙　翼下颌间隙　颞（深）间隙　颞下间隙（任选三个）
11. 牙源性　损伤性　血源性
12. 骨髓腔　骨皮质　骨膜　骨皮质　骨髓腔　上颌骨　曾接受放射治疗　缓慢

【问答题】

简答题

1. 口腔颌面部感染的特点有：

1）口腔颌面部特殊的解剖结构与环境有利于细菌的滋生繁殖，当机体抵抗力下降时，易于发生感染。

2）由于牙的存在并易发生牙体及牙周围支持组织的炎症，易形成特有的牙源性感染。

3）口腔颌面部潜在的筋膜间隙内含有疏松结缔组织，感染可循此途径扩散和蔓延。

4）颌面部血液和淋巴循环丰富，颌面部静脉瓣膜少或缺如，当静脉受压时容易导致血液逆流，而导致严重并发症；顺相应淋巴引流途径扩散而发生区域性淋巴结炎。反之，血循环与淋巴循环丰富有利于炎症的局限和消退。

5）口腔颌面部为暴露部位，易受损伤而继发感染。

2. 由于人类进化，下颌骨体逐渐缩短，致使第三磨牙萌出时缺少足够的空间，不能正常萌出，出现阻生。由于牙冠表面牙龈覆盖，盲袋形成，其内大量细菌繁殖，加上局部软组织受到牙齿萌出时的压力，及咀嚼时遭到对颌牙的咬伤，造成局部血运差，细菌侵入。当机体抵抗力下降，即引起冠周炎的急性发作。

3. 正常情况下，在颌面部各种组织之间，如皮下组织、肌肉、涎腺、颌骨，充填有数量不等疏松的结缔组织或脂肪，有血管、神经、淋巴组织、涎腺导管走行其中。这种结构从生理上具有缓冲运动时产生的拉力、压力作用，从解剖结构上即成为潜在的间隙，而且各间隙之间互相通连。当感染侵入这些潜在间隙内，可引起疏松结缔组织溶解液化，炎性产物充填其中时才出现明显的间隙。

4. 脓肿切开引流的指征有：①牙源性感染发病后 3 ~ 4 天，腺源性感染发病后 5 ~ 7 天；②疼痛加剧，并呈搏动性跳痛；③有明显压痛点、波动感和凹陷性水肿；④穿刺及脓或脓肿已穿破但引流不畅；⑤全身治疗无效，出现明显中毒症状者；⑥颌周蜂窝织炎累及多个间隙，出现呼吸和吞咽困难者；⑦淋巴结结核经抗痨治疗无效，寒性脓肿已近自溃时。

5. 颊间隙感染累及颊脂垫时，可借颊脂垫向颞下间隙、颞间隙、咬肌间隙、翼下颌间隙、眶下间隙等间隙扩散。

6. 首先防治窒息和中毒性休克，可根据患者呼吸困难程度考虑是否做气管切开术；经静脉运用大剂量抗生素控制感染，适量输血以改善全身情况。局部应尽早做切开引流，减轻张力，排出脓液及坏死组织，避免机体吸收毒素而加重病情发展。一般做下颌下缘下弧形切口，有时在颏部可加做一纵向切口，广泛切开，分离脓腔，可用 1% ~ 3% 过氧化氢液及生理盐水冲洗。

7. 口底蜂窝织炎又称腐败坏死性口底蜂窝织炎，为厌氧菌或腐败坏死性细菌为主的感染，多因机体抵抗力低、细菌毒力强，导致弥散性感染。临床表现全身中毒症状严重，而体温不一定高，患者神志淡漠，脉快，呼吸急促，血压下降；血常规中出现大量的幼稚细胞。口底、面颈部广泛副性水肿，剧痛；皮肤紧张红肿，压痛，可触及捻发音。口底肿胀，舌抬高，呼吸困难甚至窒息。切开后为咖啡色、稀薄腐败坏死物，可无明显出血。

8. 以预防为主，放疗前彻底治疗口内病灶牙，去除金属充填物，消除感染源；放射时注意掌握适应证、剂量和防护；放疗后 3 ~ 5 年避免拔牙和其他损伤。

9. 单个毛囊和皮脂腺发生急性化脓性炎症，称为疖。感染累及多个毛囊和皮脂腺引起的化脓性炎症，称为痈。

10. 当颜面部疖痈受到挤压、搔抓或不恰当的治疗，感染可迅速加剧。感染扩散可导致眶周蜂窝织炎、海绵窦血栓性静脉炎、脑膜炎或脑脓肿、脓毒血症或败血症。全身中毒症状加重，休克、昏迷以至死亡。

11. 咬肌间隙位于下颌升支上段外侧与咬肌之间部位。

感染来源：牙源性感染（下颌第三磨牙冠周炎，下磨牙根尖周炎，牙槽脓肿等）。

临床表现：下颌支及下颌角为中心的咬肌区肿胀、压痛和严重张口受限。局部疼痛，凹陷性水肿，但无波动感。

扩散与蔓延途径：①下颌升支边缘性骨髓炎。②颊间隙感染（前）。③翼颌、颞下、颞间隙感染（上）。④腮腺脓肿（后）。

治疗要点：全身抗感染，脓肿成熟后则行切开引流术，术中探查骨面。

切开引流部位：①口内途径：由翼下颌皱襞稍外侧切开，因此临床少用。②口外途径：下颌角下缘下 1 ~ 2 cm，长 5 ~ 7 cm，弧形切口。

12. 眶下间隙位于面前部，眼眶下方，上颌骨前壁与面部表情肌之间。

感染来源：上颌前牙与第一双尖牙的牙源性感染及鼻侧与上唇底部的化脓性感染。

临床表现：眶下区肿胀，根据不同的病源牙，早期肿胀起于上唇底鼻侧或尖牙凹，逐渐发展可引起眼裂变小，鼻唇沟消失，肿胀压迫眶下神经则疼痛加剧。

扩散与蔓延：感染扩散导致眶周蜂窝织炎，向颧颊部扩散形成颜面部弥散性蜂窝织炎，向颅内扩散并发海绵窦血栓性静脉炎。

治疗要点：全身抗感染，脓肿成熟后则行切开引流术。

切开引流部位：①上颌前牙或双尖牙区口腔前庭黏膜皱褶处。②若脓肿穿破表情肌达面部皮下则做眶下缘弧形切口。③弥散时可口内、口外贯通引流。

13. 定义：下颌骨升支边缘性骨髓炎系指继发于骨膜炎或骨膜下脓肿的下颌骨升支骨外板的炎性病变，常在咬肌间隙和翼下颌间隙感染的基础上发生。

感染来源：多来自牙源性感染（智牙冠周炎多见）导致的间隙感染。

急性期临床表现一般都与咬肌间隙或翼下颌间隙间隙感染表现相似，易被忽略。

慢性期表现为：①明显张口受限，甚至牙关紧闭。②全身症状常较轻，炎症加重扩散时可发热、寒战、白细胞计数上升等。③溶解型腮腺咬肌区弥漫性肿胀、局部组织坚硬、轻压痛、无波动感，可有长期流脓的瘘管，症状时好时坏。探查骨面粗糙，X线骨质溶解吸收改变。④增生型咬肌间隙感染导致者腮腺咬肌区肿硬，皮肤无急性炎症表现，压有不适或轻微疼痛，软组织变硬板结，无瘘管。X线骨皮质增生，骨质致密。

治疗：急性期全身抗感染、支持治疗，间隙感染局部切开引流。慢性期死骨刮除（一般在病程2~4周后进行）、全身抗感染。处理病灶（如拔除阻生牙）。

14. 疖：单个毛囊和皮脂腺发生浅层组织的急性化脓性炎症。

痈：多个毛囊和皮脂腺感染所致较深层组织的化脓性炎症。

治疗原则：全身与局部相结合，早期以局部治疗为主，感染扩散后全身抗感染为，局部宜保守、避免不良刺激。

治疗方法：①全身应用抗生素，主要针对金黄色葡萄球菌。全身症状严重时注意支持和防治并发症。②局部治疗宜保守，避免挤压、热敷等不良刺激，尽量制动。疖初期可用2%碘酊涂抹局部；痈可用10%高渗盐水持续湿敷。③重症患者应加强全身支持疗法，包括静卧、加强营养、防止和纠正酸中毒、抗休克、防治颅内感染和肺部感染等。

15. 定义：一般指出生后3个月以内的化脓性颌骨中央性骨髓炎，主要见于上颌骨。

病因：血行播散（败血症，脐带感染）最多见；亦可由于黏膜皮肤的损伤和乳头感染引起；泪囊、中耳的化脓性炎症扩散亦可导致骨髓炎。

病原菌：金黄色葡萄球菌和链球菌为最常见。

临床表现：①起病急，全身中毒症状明显。②眶下、内眦及口内相应区前庭沟和硬腭等部位肿胀。③眶下、鼻腔、口内前庭沟、硬腭等部位溢脓。④慢性期形成瘘管，持续排出脓液、小死骨块和坏死牙胚。⑤探查瘘管可及粗糙骨面及感染牙胚，很少有大块死骨块。

治疗：①急性期：全身抗感染，支持疗法；局部切开引流术。②慢性期：治疗偏于保守；注意避免切除未坏死骨质，保留未感染牙胚。

16. 翼下颌间隙位于下颌支内侧骨壁与翼内肌之间。感染多来源于牙源性感染（下颌第三磨牙冠周炎，下磨牙根尖感染）、医源性感染或邻近间隙感染。

翼下颌间隙位置深在，感染较难早期发现。患者感觉面深部疼痛并向耳颞部放射，下颌角内侧压痛。张口受限。下牙槽神经受累可出现感觉异常，如下唇麻木等。翼下颌皱襞黏膜水肿，而面部肿胀不明显。可向颞下间隙、颞间隙、咽旁间隙、颊间隙、下颌下间隙等多间隙扩散甚至波及颅底导致严重并发症。

治疗上应用全身抗感染，脓肿成熟后行切开引流术。

切开引流的位置：①口内途径：在翼下颌皱襞稍外侧纵行切开2~3 cm，用钝性分离开颊肌后，沿下颌支前缘内侧进入翼下颌间隙。②口外途径：沿下颌下缘下1~2 cm做长5~7 cm的弧形切口，在分离暴露下颌角下缘后，在其内侧切开翼内肌附着及骨膜，剥开翼内肌后，进入间隙。

17. 智牙（第三磨牙）萌出不全或阻生时，牙冠周围软组织发生的炎症，治疗不及时或不妥当时，发展加重形成脓肿，以下颌多见。

临床表现：局部胀痛不适，有自发性跳痛并可放射至耳颞区。全身症状轻重不一，可有发热、畏寒、头痛、食欲减退、白细胞总数升高等。查体见面下分肿胀，伴张口受限。第三磨牙萌出不全或阻生，冠周软组织红肿、糜烂、触痛，盲袋内有脓性分泌物，炎症可波及咽侧和扁桃体，同侧下颌下淋巴结肿大、触痛。

冠周脓肿可局部扩散形成磨牙后区骨膜下脓肿，有以下几种扩散途径：①向外穿破在颊肌下颌骨附丽以上可形成颊侧牙龈瘘；若在颊肌下颌骨附丽以下则形成面颊瘘。严重者可导致颊间隙感染。②向后外沿下颌升支外侧面扩散，可导致咬肌间隙感染和边缘性骨髓炎。③向后沿下颌升支内侧可扩散导致翼下颌间隙和咽旁间隙感染，或扁桃周围脓肿。④向下可导致下颌下间隙脓肿和口底蜂窝织炎。

治疗原则：全身与局部并重。全身应用抗生素，全身症状重者考虑必要的对症和支持治疗。局部应立即切开引流，并以1%~3%过氧化氢溶液和生理盐水反复冲洗；保持口腔卫生，给予漱口剂。急性炎症控制后应及时拔除阻生牙或行龈瓣切除，伴有颊瘘者应同时行瘘管搔刮。

论述题

18. 鉴别要点如下：

中央性颌骨骨髓炎	边缘性颌骨骨髓炎
感染来源以龋病、牙周膜炎、根尖感染为主。	感染来源以下颌智牙冠周炎为主。
感染途径是先破坏骨髓，后破坏骨皮质；再形成骨膜下脓肿或颌周间隙感染。因此，骨髓质与骨皮质多同时受累。	感染途径是先形成骨膜下脓肿或颌周间隙感染。主要破坏骨皮质，很少破坏骨髓质。
临床表现可以是局限型，但以弥散型较多。	临床表现多系局限型，弥散型较少。
骨髓炎病灶区周围牙松动，牙周有明显的炎症。	骨髓炎病灶区周围牙及牙周组织无明显的炎症。
病变多在颌骨体，也可以波及下颌升支。	病变在下颌角及下颌支，很少起于或波及颌骨体。
慢性期X线所见病变明显。可以有大块死骨块，与周围骨质分界清楚，或伴有病理性骨折。	慢性期X线所见病变多系骨质疏松、脱钙或骨质增生，或有小块死骨，与周围骨质无明显分界。

19. 发病机制：放射线能对恶性肿瘤细胞的分裂起到抑制作用，但也能对正常组织起损害作用。首先，放射线可导致颌骨内血管内皮的损伤，继而导致血管腔狭窄和闭塞，而致局部营养障碍。其次，放射线可直接损伤骨细胞，而影响骨质的代谢、再生和抗感染能力。以上两个因素互为因果，相互关联，导致颌骨的无菌性骨坏死。在此基础上受创伤和感染（如牙体、牙周的炎症）影响，即可导致骨髓炎。

临床表现：放射性骨髓炎多在放射治疗结束后数月乃至十余年发生。表现为持续性剧痛、口臭、牙关紧闭，可并发面部溃疡、瘘管和畸形。面部或口内瘘管持续流脓，死骨暴露、呈黑褐色，但不分离。全身呈慢性消耗性症状。X线可见骨质破坏和死骨形成，死骨周界不清。

治疗原则：放射性颌骨骨髓炎应以预防为主：①掌握放疗适应证，精确放射野，选择合适而有效的剂量。放疗前处理病灶牙，消除牙及软组织感染灶。②放疗时注意非放射区的防护和口腔清洁。③放疗后尽量避免拔牙和损伤。如必须拔牙，应尽量减少创伤，术前术后均应使用足量、有效的抗生素。

一旦发生放射性颌骨骨髓炎则应注意全身和局部两个方面的治疗。①全身应用抗生素和并注意支持疗法。②局部治疗：局部引流、冲洗。死骨摘除（切除）手术需在死骨明显分离后进行，手术应彻底。如周围软组织损伤较重亦应一并切除。

20. ①骨更新的抑制：双膦酸盐导致骨质溶解和骨生成之间的平衡调节被破坏，破骨细胞被抑制，骨组织中信号传递障碍，间接抑制了成骨细胞的骨质沉积。②血管生成的抑制：双膦酸盐抑制血管形成相关因子，如血管内皮生长因子、成纤维生长因子及基质金属蛋白酶2。③软组织毒性：骨组织中的双膦酸盐可释放至软组织，并对其直接产生毒性作用，抑制口腔黏膜上皮细胞的增生。④口腔微生物感染：一些细菌会产生脂多糖，刺激局部细胞因子的释放，引起骨吸收。⑤免疫功能异常：双膦酸盐也可作用于非破骨细胞，如免疫调节细胞，导致免疫功能障碍。

21. ①双膦酸盐的效能：含氮类双膦酸盐引起的颌骨坏死率明显高于非含氮类双膦酸盐。②双膦酸盐的给药途径：静脉注射常用于治疗恶性肿瘤的骨转移，双膦酸盐相关性颌骨坏死发生率为0.8%~12%；口服常用于治疗骨质疏松，双膦酸盐相关性颌骨坏死发生率为0.01%~0.04%。③拔牙：在接受双膦酸盐治疗期间拔牙的患者，发生颌骨坏死的概率是未拔牙患者的16~44倍。④不良修复体：不良义齿修复引起黏膜损伤，创口经久不愈，大量口腔细菌侵入暴露的骨面，加快死骨的形成。⑤局部解剖：口腔内黏膜较薄且血运较差的颌骨组织易发生双膦酸盐相关性颌骨坏死。下颌骨（发生率为65%，主要是下颌骨舌面）是上颌骨（26%，主要是腭隆突和牙槽嵴）的2倍，上下颌同时发生率为9%。⑥易感基因：Sarasquete等发现，带有细胞色素氧化酶P450（cytochrome oxidase P450，CyP450）和2C8基因的患者接受双膦酸盐治疗更易患BRONJ。⑦同时接受化疗或头颈部放疗。⑧应用BPs治疗的时间：应用双膦酸盐超过6个月的患者具有更高的潜在危险性。⑨牙体及牙周疾病。⑩系统性危险因素：恶性肿瘤、糖尿病、凝血障碍、甲亢、吸烟、激素治疗、贫血、免疫功能缺陷。

思考题

22. 诊断为右下颌智牙冠周炎伴发多间隙感染，可能发生感染的间隙有咬肌间隙、颞间隙、颞下间隙、翼下颌间隙、颊间隙及下颌下间隙。诊断依据见下表（应稍展开论述）：

可能感染的间隙	诊断依据	
咬肌间隙	牙源性感染（智牙冠周炎）	咬肌区肿胀、张口受限
颞间隙		颞区肿胀、张口受限
翼下颌间隙		张口受限
颞下间隙		翼下颌、咬肌、颞间隙感染多伴有颞下间隙感染
颊间隙		颊部肿胀
下颌下间隙		下颌下区肿胀

处理原则：①全身有效、足量抗生素，必要时做脓培养和药敏试验。②全身支持：患者张口受限，多间隙感染消耗及中毒症状较重，故应注意支持疗法。③局部穿刺，若有脓液则行切开引流。切开引流应行上下贯通引流，即距下颌下缘1.5~2 cm做平行切口，颞部做与颞肌平行之纵切口或沿颞肌附着做弧形切口，分离脓腔、上下贯通后置引流条。④感染控制后拔除阻生智牙。

（华成舸　谢蟪旭）

第七章　口腔颌面部损伤

一、笔记

1. 知识点

①口腔颌面部损伤的流行病学特征；②口腔颌面部损伤患者的急救；③口腔颌面部软组织损伤；④颌骨骨折；⑤颧骨及颧弓骨折；⑥鼻骨、眼眶、全面部骨折；⑦骨折的愈合。

（1）口腔颌面部损伤的流行病学特征

口腔颌面部损伤平时多因交通事故、工伤、运动损伤和生活中的意外伤害所致。交通事故伤是和平时期口腔颌面部损伤的主要原因，所占比例约60%。

口腔颌面部损伤的特点：①口腔颌面部血液循环丰富；②需重视对牙的处理；③易并发颅脑损伤；④有时伴有颈部伤；⑤易发生窒息；⑥影响进食和口腔卫生；⑦伤口容易被污染；⑧常伴有其面神经、腮腺等解剖结构的损伤；⑨常引起面部畸形，影响患者容貌。

（2）口腔颌面部损伤患者的急救

口腔颌面部损伤患者在首诊时可能出现一些危及生命的并发症，如窒息、出血、休克、颅脑损伤、胸腹伤等，应及时抢救。请相关科室协助抢救。

1）窒息的前驱症状为患者烦躁不安、出汗、口唇发绀、鼻翼扇动和呼吸困难。严重者出现“三凹”征，即吸气时出现锁骨上窝、胸骨上窝及肋间隙明显凹陷。

窒息的急救处理：防止窒息的关键在于及早发现和及时处理，根据窒息原因采取相应的急救措施。

2）出血的急救，应根据损伤的部位、出血的来源和程度以及现场条件采取相应的止血方法。①压迫止血：急救时最常用的止血方法，包括指压止血法、包扎止血法、填塞止血法。②结扎止血：是手术室常用而可靠的止血方法。③药物止血：适用于创面渗血和小血管出血。

3）休克主要分为创伤性休克和失血性休克。口腔颌面部损伤并发休克的主要治疗目的是恢复组织灌流量。具体治疗方法应根据不同的休克类型而定。

4）颅脑损伤包括脑震荡、脑挫裂伤、颅内血肿、颅骨及颅底骨折和脑脊液漏等。

（3）口腔颌面部软组织损伤

1）损伤类型：擦伤、挫伤、刺割伤、撕裂或撕脱伤、咬伤。

2）口腔颌面部损伤清创术：清创术是预防创口感染和促进组织愈合的基本方法。一般原则是伤后越早进行清创术效果越好，常规程序有：①冲洗创口。采用机械冲洗的方法清除创口内的细菌，尽量清除创口内的细菌、泥沙、组织碎片和异物。②清理创口。对创口周围皮肤消毒、铺巾，应尽可能去除异物。原则上尽可能保留受伤组织，一般仅去除确定已坏死的组织。③缝合。伤后48小时内，创口无明显化脓感染或组织坏死，在充分清创之后，均可严密缝合；如果估计可能发生感染，可在创口内放置引流物；如果已明显感染，则不应做初期缝合，待感染控制后再行处理。如果创口与腔窦相通，应先关闭腔窦内创口，再关闭肌层，最后关闭皮肤创口。如有组织缺损、移位或因水肿，清创后不能做严密缝合时，可先采用定向拉拢缝合。

3）口腔颌面部各类软组织损伤的处理特点：①舌损伤的处理原则：A. 如舌组织有缺损，应尽量保持舌的长度，将创口将前后纵行方向进行缝合；不应将舌尖向后折转缝合，以避免舌体缩短，影响舌功能。B. 如舌侧面与邻近牙龈或舌腹与口底黏膜都有创面时，应分别缝合各自的创口；如不能封闭所有创面，应先缝合舌的创面。C. 缝合时应采用大针粗线，于创缘较远处进针，缝得深一些，多带一些组织，最好加用褥式缝合，以免创口裂开。②颊部贯通伤的治疗原则是尽量关闭创口和消灭创面。A. 无组织缺损或缺损较少者，应将口腔黏膜、肌层和皮肤分层缝合，缝合的顺序应先口内，再肌层，最后缝合皮肤创口。B. 口腔黏膜无缺损或缺损较少而皮肤缺损较多者，应严密缝合口腔黏膜，关闭穿通创口；皮肤缺损应采用皮瓣转移或游离植皮，或进行定向拉拢缝合，遗留的缺损待后期修复。C. 较大的面颊部全层洞穿性缺损，可直接将创缘的口腔黏膜与皮肤相对缝合，消灭创面。③腭部贯通伤多发生于儿童，其处理原则：A. 如患儿合作，可用局部麻醉；如患儿不合作，应采用全麻。B. 软腭贯通伤应分别缝合鼻腔黏膜、肌层及口腔黏膜。C. 硬腭贯通伤，如无组织缺损，可将黏骨膜单层缝合即可。如有组织缺损，应在邻近转移黏骨膜瓣，封闭瘘口和缺损，或在硬腭两侧做松弛切口，从骨面分离黏骨膜瓣后，将贯通口处拉拢缝合，硬腭骨面裸露处可打包固定，使其自行愈合。④唇、舌、耳、鼻及眼睑断裂伤，如离体组织尚完整，伤后时间不超过 6 小时，应尽量设法缝回原处。

（4）颌骨骨折。

颌骨骨折有一般骨折的共性，如出血、肿胀、疼痛、骨折移位、感觉异常和功能障碍等。

1）下颌骨骨折

特点：下颌骨骨折片的移位主要取决于骨折片上附丽咀嚼肌的牵引力，在不同部位的骨折可以引发不同的骨折片移位。

临床表现：除了骨折的共性临床表现，还常有以下几种表现。①咬合关系错乱：下颌骨骨折后，根据骨折的部位出现牙齿早接触、开𬌗、反𬌗等。②张口受限。③下颌骨运动异常：下颌骨骨折后，下颌骨运动明显受限；下颌骨体部骨折时，还可出现两段骨折片的动度不一致。④下唇麻木。⑤牙龈撕裂。

2）上颌骨骨折。

分类：可分为横断形骨折和纵行骨折，其中横断形骨折根据骨折线的高低可分为 Le Fort Ⅰ、Ⅱ、Ⅲ型骨折。

特点：上颌骨骨折后，骨折片的移位主要取决于骨折的类型和损伤力量的方向和大小。一般骨折片多向后下方向移位。

临床表现：除了骨折的共性临床表现，还常有以下几种表现。①咬合关系错乱：由骨折片移位引起。②张口受限或无法闭口。③眼眶及眶周变化："眼镜症状"。④常伴有颅脑损伤：Le Fort Ⅱ、Ⅲ型上颌骨骨折时常伴发颅脑损伤或前颅底骨折，出现脑脊液漏等。

3）颌骨骨折的治疗原则。

主要有以下几点。①整体与局部的关系：颌骨骨折应尽早进行治疗，但如果患者并发威胁生命安全的急症，应首先处理这些急症，待全身情况稳定和好转后才能进行颌骨骨折的治疗。②骨折治疗原则：为完美恢复患者功能和容貌，颌骨骨折应力争实现解剖复位和功能性固定；复位后的固定应当可靠，能避免骨折愈合过程中的不良应力干扰。如果因陈旧性骨折、严重粉碎性骨折等原因无法实现解剖复位，至少应恢复患者原有的咬合关系。③骨折线上牙的处理：颌骨骨折时，恢复咬合关系是治疗的主要目的，首先应尽量保留骨折线上的牙；但如果牙已松动或已感染，则可予以拔除。④促进骨折愈合的局部与全身治疗。⑤功能锻炼。

（5）颧骨及颧弓骨折

1）颧骨颧弓骨折的临床表现：①颧面部塌陷；②张口受限；③患者后牙咬合无力；④复视；⑤瘀斑；⑥神经症状。

2）颧骨颧弓骨折的治疗：如果骨折后无移位或轻度移位，畸形不明显，无张口受限及复视等功能障碍者，可不进行手术治疗；否则均应进行手术治疗以恢复患者原有面型和功能。

（6）鼻骨、眶骨、全面部骨折

1）鼻骨骨折的临床表现：①移位和畸形；②鼻腔出血；③鼻呼吸障碍；④眼睑部瘀斑；⑤脑脊液鼻漏。

2）鼻骨骨折的治疗：①鼻外复位法，适用于向侧方移位的鼻骨骨折；②鼻内复位法，适用于向内塌陷移位的鼻骨骨折；③切开复位内固定；④二期手术重建鼻部外形。

3）眼眶骨折的临床表现：①骨折移位；②眼球内陷；③复视；④眶周瘀血、肿胀；⑤眶下区麻木。

4）眼眶骨折的治疗：分以下两种情况。①眶底骨折：a. 应及时手术治疗；b. 手术目的是重建眶底，并使嵌顿的眼球下直肌和眶脂肪复位，恢复眶腔容积和眼球活动，改善眼球内陷和复视。②鼻眶筛骨折：a. 应尽早手术复位；b. 手术目的是恢复鼻、眶的骨连续性和外形，重新附丽内眦韧带使内眦距对称，重建筛区（眶内侧壁）骨缺损，恢复眶内容积。

（7）骨折的愈合

1）二期骨愈合：传统的骨折愈合形式，它通常在骨折采用非稳定固定时出现。愈合模式经历4个阶段：①血肿形成期；②血肿机化期；③骨痂形成期；④骨痂改建期。

2）骨折的一期愈合：或称直接骨愈合。

3）牵张成骨的愈合：通过截骨或程序性对截骨区施加机械牵引力，调动并激活了机体自身抗损伤的再生能力，来修复骨缺损或延长骨骼。

2. 重点和难点

（1）重点

1）口腔颌面部损伤有其鲜明特点，口腔颌面部血液循环丰富，上接颅脑，下连颈部，且口腔颌面部腔窦较多，有牙附着于颌骨上，口内外有许多重要的生理解剖结构，应全面掌握口腔颌面部损伤的基本特点及紧急救治处理方法。

2）掌握软组织伤的基本特点、分类和检查方法、处理原则及清创缝合方法。

3）掌握颌骨骨折的基本特点，其中重点掌握上、下颌骨骨折的分类、移位原理、骨折固定方法和选择。

（2）难点

1）口腔颌面部损伤的处理总原则：需注意可能伴发的其他部位损伤和危及生命的并发症，要具有整体观念，对患者做全面检查并做出迅速判断，根据情况的轻重缓急，决定救治的先后顺序。

2）口腔颌面部损伤应争取尽早对局部创口进行外科清创缝合处理，预防创口感染并促进组织愈合。

3）掌握颌骨骨折的诊断及处理原则：了解患者的详细病史，再结合辅助检查手段，做出精确诊断。在患者全身情况允许的条件下，应及早进行治疗，尽早精确复位骨折断端，稳定固定，防止骨折错位愈合。

4）骨折的愈合需要稳定的环境，固定物要能抵消各种不良应力，维持骨折在正确的位置上直到愈合，坚固内固定技术在多数情况下已成为颌骨骨折治疗的首选方法。掌握坚固内固定的定义、优缺点及其适应证。

5）颌骨骨折手术入路的选择：在颌面部选择手术入路要兼顾显露与美观的要求，选择合适的手术入路非常重要。

6）下颌骨髁突骨折治疗是临床难题，应视损伤的具体情况及患者的年龄等因素综合决定。

7）鼻眶筛骨折常与上颌骨 Le fort Ⅱ、Ⅲ型骨折同时发生，是颌面部最难处理的骨折之一。

二、考点

1）掌握口腔颌面部损伤的特点。

2）掌握严重颌面部损伤常见的处理原则。

3）掌握口腔颌面部创伤引起窒息的常见原因、临床表现及处理原则。

4）掌握口腔颌面部软组织清创缝合术的原则、手术步骤及注意事项。

5）掌握上颌骨及下颌骨骨折的临床特点。

6）掌握颌骨骨折的治疗原则。

7）掌握坚强内固定术的基本原则、手术指征和主要技术。

8）掌握下颌骨髁突骨折的分类、临床特点及相应治疗方式。

9）熟悉对儿童颌骨骨折的特点。

10）掌握颧骨及颧弓骨折的临床表现和治疗原则。

11）了解鼻眶筛骨折的治疗。

12）了解骨折的愈合分期及影响因素。

13）了解数字化导航技术在颌面部骨折中的应用。

具体化考点：

1）口腔颌面部损伤的特点有哪些?

2）接诊严重颌面部损伤患者的总原则是什么？舌、颊、腭等部位损伤的处理原则。

3）口腔颌面部发生窒息的原因是什么？窒息的具体临床表现和治疗原则。

4）口腔颌面部清创缝合术的原则、操作步骤及注意事项。

5）颌骨骨折的临床共同表现，上颌骨 Le fort 骨折分型、下颌骨骨折段的移位方向。

6）颌骨骨折的治疗原则，颌骨骨折手术入路的选择，颌骨骨折的复位方法及固定方法。

7）坚强内固定的定义、优缺点及适应证。

8）下颌骨髁状突骨折的治疗原则和常用方法。

9）儿童颌骨骨折的临床特点和治疗时的注意事项。

10）颧骨颧弓骨折的临床表现、治疗原则及手术方法。

11）鼻骨骨折的临床表现、鼻骨骨折的复位方法、眼眶骨折的临床表现、眼眶骨折手术复位的目的及手术方法。

12）骨折的愈合过程，影响骨折愈合的因素。

13）数字外科技术在颌面部骨折诊治中的应用。

三、试题及参考答案

（一）试题

【名词解释】

1. debridement
2. hemostasis
3. intermaxillary fixation
4. 上颌骨 Le FortⅢ型骨折
5. coronary incision
6. 鼻眶筛骨折
7. asphyxia
8. 接骨板
9. panfacial fractures
10. 坚固内固定
11. 间接骨愈合
12. 直接愈合
13. 耳屏前切口入路
14. condylar fracture
15. 挫伤

【选择题】

A 型题

1. 口腔颌面部血循环丰富，受伤后通常不会导致
A. 出血较多，常见发生休克
B. 易形成血肿
C. 组织水肿反应快而重
D. 组织再生修复能力强
E. 组织抗感染力强

2. 治疗颌骨骨折的基本标准是
A. 解剖复位
B. 恢复原有的咬合关系
C. 达到理想的咬合关系
D. 保证良好的咀嚼功能
E. 保证良好的语言功能

3. 下列何种骨折最易伴发颅脑损伤
A. 下颌骨骨折
B. 鼻骨骨折
C. 上颌骨 Le Fort Ⅰ型骨折
D. 颧骨颧弓骨折
E. 上颌骨 Le Fort Ⅲ型骨折

4. 下列何种骨折最易伴发颈部损伤
A. 下颌骨骨折
B. 鼻骨骨折
C. 上颌骨 Le Fort Ⅰ型骨折
D. 颧弓骨折
E. 上颌骨 Le Fort Ⅱ型和Ⅲ型骨折

5. 下列哪项不是口腔颌面部损伤的特点
A. 血循环丰富，易发生组织血肿和水肿
B. 由于污染多，容易感染及组织坏死
C. 易并发颅脑损伤
D. 易发生窒息
E. 常发生面部畸形

6. 口腔颌面部损伤后伤口易受污染的原因是
A. 面部是暴露部位
B. 口腔颌面部腔窦多
C. 口腔内有牙齿，牙齿携带大量细菌
D. 口腔颌面部有口腔、鼻腔等，不能严密包扎敷料
E. 口腔和鼻腔经常活动，不断获得新细菌种植

7. 口腔颌面部创伤后，伤口愈合快，抗感染强是由于
A. 神经分布细密
B. 肌肉的功能活动
C. 血液供应丰富
D. 咀嚼运动的促进作用
E. 伤口暴露容易清洁

8. 颌面部创口初期清创缝合最宽的时间为
A. 6 小时
B. 12 小时
C. 24 小时
D. 48 小时
E. 对于没有明显的化脓创口，在 72 小时以内清创后仍可做初期缝合

9. 颌面部软组织外伤（包括手术损伤）后的水肿，一般在何时表现最为明显？
A. 4 ~ 6 小时
B. 6 ~ 12 小时
C. 12 ~ 24 小时
D. 24 ~ 48 小时
E. 48 ~ 72 小时

10. 异物阻塞咽喉部导致的窒息应当
A. 迅速用手指或器材掏出或用吸引器吸出阻塞物
B. 尽快行环甲膜切开术
C. 尽快行气管切开术
D. 用大针粗线牵出舌
E. 使患者处于头低侧卧位或俯卧位

11. 判断窒息最有力的依据是
A. 烦躁不安　B. 呼吸急促
C. 锁骨上窝、肋间隙、剑突下出现凹陷　D. 出冷汗、脉速
E. 血压下降
12. 下列哪个部位的骨折最易引起呼吸道阻塞
A. 颏部正中骨折　B. 一侧颏孔区骨折　C. 双侧颏孔区骨折
D. 下颌角部骨折　E. 髁状突骨折
13. 由于舌后坠导致的窒息，应当用以下哪种线将舌牵出
A. 1 号线　B. 4 号线　C. 7 号线
D. 0 号线　E. 000 号线
14. 口底血肿舌后移造成窒息的患者急救最合理的处理为
A. 牵舌到口外　B. 安置口咽通气道　C. 血肿切开引流
D. 托下颌角使下颌骨前移　E. 给止血药
15. 患者因舌部受伤，出血明显，你用哪种方法止血？
A. 注射止血针　B. 用纱布块填塞止血　C. 做颈外动脉结扎术
D. 指压患侧颈总动脉　E. 缝合止血
16. 对于颌面部损伤患者若不及时处理，会马上引起生命危险的主要原因是
A. 出血　B. 感染　C. 休克
D. 窒息　E. 弥散性血管内凝血
17. 患者，男，因口腔颌面部创伤致舌体裂伤，出血明显，口底肿胀，来院急诊，首先应采取以下何种止血方法？
A. 注射止血针　B. 指压患侧的颈总动脉　C. 用纱布块填塞止血
D. 行舌裂伤清创缝合术　E. 做颈外动脉结扎术
18. 一患者因车祸致口腔颌面部多处裂伤伴下颌骨多发性骨折，出现神志不清，口唇发绀及三凹征时的紧急处理应是
A. 吸氧　B. 清创缝合　C. 骨折复位
D. 口对口人工呼吸　E. 气管切开
19. 上颌骨骨折块后下移位，预防窒息和急救处理的措施是
A. 紧急从鼻腔插管，保持呼吸道通畅
B. 行紧急气管切开
C. 复位上颌骨折块，利用压舌板等物体颅上颌固定
D. 使用呼吸中枢兴奋剂
E. 维持患者于头低脚高位
20. 上颌骨横断骨折时出现呼吸困难，应当采用筷子、压舌板等横放于下列何种部位，将上颌骨向上提吊
A. 切牙　B. 尖牙　C. 前磨牙
D. 第一磨牙　E. 第二磨牙
21. 对因咽部肿胀压迫呼吸道导致窒息的患者，应当
A. 立即行气管切开术　B. 立即行环甲膜切开术　C. 插入通气导管
D. 向外牵出舌　E. 使患者处于头低侧卧位或俯卧位
22. 吸入性窒息的急救措施主要是
A. 清除口及咽喉部堵塞物　B. 将舌牵出口外　C. 使患者头偏一侧或采取俯卧位
D. 吊起下坠的上颌骨块　E. 立即行气管切开，通过气管导管吸出堵塞物

23. 环甲膜切开术的体位是
A. 头后仰位　B. 仰卧位　C. 侧卧位
D. 俯卧位　E. 坐位
24. 环甲膜切开术的麻醉方法一般为
A. 局部麻醉　B. 静脉麻醉　C. 静脉吸入复合麻醉
D. 局部麻醉加辅助麻醉　E. 不麻醉
25. 气管切开术应切开以下哪些气管环
A. 第 1 ~ 2 气管环　B. 第 2 ~ 3 气管环　C. 第 3 ~ 4 气管环
D. 第 4 ~ 5 气管环　E. 第 5 ~ 6 气管环
26. 以下哪一项是最常用的止血方法？
A. 指压止血法　B. 包扎止血法　C. 填塞止血法
D. 结扎止血法　E. 药物止血法
27. 局部药物止血法最常用于以下何种出血？
A. 组织渗血　B. 小静脉出血　C. 小动脉出血
D. 中等动脉出血　E. 大出血
28. 颈总动脉在哪一平面分为颈外动脉和颈内动脉？
A. 舌骨大角平面　B. 舌骨平面　C. 环状软骨平面
D. 甲状软骨上缘平面　E. 甲状软骨下缘平面
29. 进行颈外动脉结扎术时，颈内动脉与颈外动脉最可靠的区别方法是
A. 颈内动脉较粗　B. 颈内动脉在颈部无分支　C. 颈内动脉在颈外动脉的深面
D. 颈内动脉在颈外动脉的外侧　E. 颈内动脉经颈动脉孔进入颅内
30. 颈外动脉结扎术的主要危险
A. 误认颈内动脉是颈外动脉而加以结扎　B. 意外大出血
C. 损伤舌下神经　D. 颈动脉窦反射
E. 损伤迷走神经
31. 治疗失血性休克的根本措施为
A. 安静　B. 止血　C. 镇痛
D. 升血压药物　E. 补充血容量
32. 一口腔颌面部损伤患者，有昏迷史，清醒一段时间后出现头痛加剧、不安，进而嗜睡，再次进入昏迷，应首先考虑
A. 脑震荡　B. 脑挫裂伤　C. 蛛网膜下血肿
D. 硬脑膜外血肿　E. 脑水肿
33. 颅脑损伤患者如出现头痛加剧、烦躁不安或嗜睡、脉搏变慢、血压上升，应及时进行
A. 抗感染治疗　B. 脱水治疗　C. 补充电解质
D. 补充血容量　E. 输血治疗
34. 颌面部复合伤伴有鼻腔、外耳道出血时应考虑有
A. 鼻腔及外耳道软组织损伤　B. 鼻黏膜撕裂伤　C. 口腔内出血反流至鼻腔
D. 鼻部、耳道骨折　E. 颅底骨折脑脊液漏
35. 临床创口分类中包括
A. 无菌创口、污染创口、感染创口　B. 污染创口、感染创口、化脓创口
C. 感染创口、无菌创口、化脓创口　D. 化脓创口、无菌创口、污染创口
E. 无菌创口、可疑创口、污染创口
36. 口腔颌面部损伤最有效地防止感染的措施是

A. 尽早进行清创缝合术　B. 使用大剂量抗生素　C. 使用大剂量磺胺类药物
D. 包扎伤口，防止细菌继续侵入　E. 及时注射破伤风毒素

37. 运送口腔颌面部损伤患者时，应首先注意
A. 保持呼吸道通畅　B. 保护颈椎　C. 防止头的摆动
D. 随时观察患者伤情变化　E. 及时采用脱水治疗

38. 一外伤昏迷患者准备护送，不应采用的措施是
A. 采取俯卧位
B. 采取侧卧位
C. 额部放低
D. 随时观察伤情变化，防止窒息和休克发生
E. 疑有颈椎损伤的患者，颈下应放置小枕，头部左右两侧用小枕固定

39. 口腔颌面部擦伤不正确的治疗方法为
A. 清洗创面　B. 除去附着的异物　C. 暴露，任其干燥并自行愈合
D. 用无菌凡士林纱布覆盖　E. 涂抹液体石蜡

40. 以下哪一项不是口腔颌面部挫伤的特点
A. 局部皮肤变色　B. 局部肿胀　C. 局部疼痛
D. 局部裂口　E. 局部血肿

41. 口腔颌面部挫伤形成较大血肿时，应进行以下哪一项处理
A. 尽早进行热敷，促进血肿吸收或消散
B. 尽早进行理疗，促进血肿吸收或消散
C. 早期切开，建立引流，应用抗菌药物控制感染
D. 无菌条件下，用粗针头将血液抽出，然后加压包扎，应用抗菌药物
E. 直接加压包扎，然后应用抗菌药物控制感染

42. 以下关于口腔颌面部撕脱伤不正确的是
A. 伤情重、出血多、易发生休克
B. 应及时清创，复位缝合
C. 如撕脱组织有血管可吻合，应即刻行血管吻合组织再植术
D. 如撕脱组织无血管可吻合，因口腔颌面部血供丰富，在伤后 6 小时内，也应尽量复位缝合
E. 如撕脱的组织瓣损伤过重，伤后已超过 6 小时，组织已不能利用，应在清创后进行皮片游离移植，消灭创面

43. 颌面外伤清创时只能清除下述哪种组织
A. 坏死组织　B. 污染组织　C. 多余组织
D. 不整齐组织　E. 可能坏死的组织

44. 不做初期缝合的创口是
A. 无菌创口　B. 污染创口　C. 感染创口
D. 翻瓣去骨法拔牙后的拔牙创口　E. 有组织缺损的无菌创口

45. 口腔颌面部损伤患者，如已发生明确感染，应
A. 用大量过氧化氢溶液和盐水冲洗，再进行缝合
B. 清除所有感染组织后缝合
C. 局部湿敷，待感染控制后再做处理
D. 暴露创面，应用大剂量抗生素控制感染
E. 严格清创后，缝合大部分组织，遗留引流口，并放置引流条

46. 口腔颌面部贯通伤，应先缝合

A. 颈部的创口
B. 皮肤上的创口
C. 面部的创口，以保证美观容貌的恢复
D. 与口、鼻腔及上颌窦相通的创口
E. 肌层，以保证面部肌肉的连续性，恢复表情功能

47. 舌损伤清创缝合中不应有的措施
A. 尽量保持舌的纵长度　　B. 清除已大部分游离的舌体组织
C. 采用较粗的丝线　　D. 进针点应离创缘稍远
E. 进行宜深并做褥式加间断缝合方法

48. 舌损伤伴有组织缺损时，应沿哪一方向缝合
A. 损伤原有方向　　B. 损伤长轴方向　　C. 舌的纵向
D. 舌的横向　　E. 随意缝合均可

49. 口底、下颌内侧牙龈和舌同时发生损伤伴有组织缺损时，不能封闭所有创面，应先关闭何处的创面？
A. 口底　　B. 下颌内侧牙龈　　C. 舌
D. 较小的创面　　E. 较大的创面

50. 颊部贯通伤伴有少量组织缺损时，应当
A. 严密缝合口腔黏膜，关闭贯通创口；面颊部皮肤缺损应立即行皮瓣转移
B. 严密缝合口腔黏膜，关闭贯通创口；面颊部皮肤缺损应立即行游离植皮
C. 将创缘的口腔黏膜与皮肤相对缝合，消灭创面；遗留的洞穿缺损以后再整复治疗
D. 将口腔黏膜、肌肉和皮肤分层拉拢缝合
E. 采用碘仿纱布填塞创面，等肉芽组织生长后再植皮

51. 眼睑撕裂伤伴有小的组织缺损时，应
A. 直接拉拢缝合
B. 大针粗线缝合，缝合的深一些，带的组织多些
C. 褥式缝合加间断缝合，以充分减张
D. 尽量将组织复位，组织缺损处进行游离植皮以关闭创面
E. 组织缺损应当转移邻近皮瓣

52. 耳郭损伤而部分脱落，如离体组织尚完好，可缝回原处的最长时间为
A. 6 小时　　B. 8 小时　　C. 12 小时
D. 24 小时　　E. 48 小时

53. 牙折常发生于下述何种牙位
A. 上前牙　　B. 下前牙　　C. 单尖牙
D. 前磨牙　　E. 磨牙

54. 牙槽突骨折常见于下述何种部位
A. 上颌前部　　B. 下颌前部　　C. 上颌前磨牙区
D. 下颌前磨牙区　　E. 上颌磨牙区

55. 牙槽突骨折，其主要临床特征是
A. 牙龈撕裂　　B. 牙龈出血肿胀　　C. 牙齿脱落
D. 牙冠折断　　E. 摇动一个牙时，邻近数个牙随之移动

56. 上颌骨不与下述何骨骼相连
A. 下颌骨　　B. 颞骨　　C. 颧骨
D. 筛骨　　E. 鼻骨

57. 下颌骨骨折中最常见的部位是
A. 正中联合部　B. 颏孔区　C. 下颌角区
D. 髁状突颈部　E. 牙槽突部
58. 在下颌骨骨折中，影响骨折移位的主要因素是
A. 骨折线走行的方向　B. 咀嚼肌的牵引作用　C. 牙弓上有无牙
D. 暴力作用　E. 骨折的部位
59. 与下颌骨折移位无关的因素是
A. 骨折部位　B. 外力大小和方向　C. 骨折线方向和倾斜度
D. 出血、肿胀　E. 咀嚼肌牵引的力量
60. 最易发生骨折的面骨为
A. 颧骨　B. 颧弓　C. 上颌骨
D. 下颌骨　E. 腭骨
61. 颏部软组织损伤时应注意什么部位骨折
A. 下颌骨颏部　B. 下颌骨体部　C. 下颌骨升支部
D. 下颌骨髁状突　E. 上颌骨牙槽突
62. 颏部双发骨折时，下列何种描述是错误的?
A. 正中骨折端多因降颌肌群的作用而向下后方移位
B. 双侧骨折段多向中线移位
C. 常发生下颌牙弓缩窄
D. 常因伴发牙龈和口底软组织创伤造成口底血肿，引起舌后坠，进而导致呼吸困难和窒息
E. 常引起咬合关系紊乱
63. 髁状突骨折但不发生移位，这种情况多见于
A. 髁状突高位骨折　B. 髁状突中位骨折　C. 髁状突低位骨折
D. 髁状突纵行骨折　E. 髁状突粉碎性骨折
64. 髁状突骨折最常见的原因是
A. 交通事故　B. 工伤　C. 意外坠跌
D. 爆炸　E. 拳击
65. 诊断颌骨骨折的主要依据是
A. 局部肿胀　B. 压痛　C. 牙龈撕裂
D. 咬合关系错乱　E. 牙松动
66. 上颌骨骨折后，骨折片移位，主要取决于
A. 骨折的类型和损伤力量的大小　B. 咀嚼肌肉的牵引作用
C. 骨折片上的牙是否存在　D. 骨折的部位
E. 患者的年龄和性别
67. 上颌骨骨折一般不会出现的临床表现为
A. 骨折块移位　B. 咬合关系错乱
C. 眶周瘀斑或睑结膜、球结膜下出血　D. 复视
E. 下唇麻木
68. 上颌骨骨折诊断时最有决定意义的症状是
A. 几个牙齿折断或错位　B. 鼻孔大出血　C. 面部肿胀
D. 上颌骨出现动度和咬合关系错乱　E. 脑震荡
69. 上颌骨骨折出现脑脊液鼻漏或耳漏时，下列哪种做法是错误的?
A. 用消毒棉球填塞鼻腔和外耳道　B. 姿势引流

C. 用磺胺嘧啶或氯霉素预防感染　D. 耳鼻应该消毒并保持干净
E. 防止咳嗽和打喷嚏

70. 下颌骨骨折的好发部位中不包括
A. 正中联合部　B. 颏孔区　C. 下颌角区
D. 髁突颈部　E. 喙突

71. 颌骨骨折最重要的临床体征是
A. 咬合关系错乱　B. 张口受限　C. 骨折段活动异常
D. 局部肿痛　E. 骨摩擦音

72. 最易并发颅底骨折或颅脑损伤的颌骨骨折是
A. 上颌骨 Le FortⅠ型骨折　B. 上颌骨 Le FortⅡ型骨折　C. 上颌骨 Le FortⅢ型骨折
D. 下颌骨髁状突骨折　E. 下颌骨正中骨折

73. 颌面部损伤患者出现脑脊液耳漏时，对下述哪类颅脑损伤具有诊断意义
A. 脑震荡　B. 脑挫裂伤　C. 硬膜外血肿
D. 颅前窝骨折　E. 颅中窝骨折

74. 颌骨骨折的重要治愈标准是
A. 骨性愈合　B. 纤维性愈合　C. 骨折线上的牙齿不松动
D. 恢复原有咬合关系　E. 无感染发生

75. 颌骨骨折主要治疗目的是
A. 使骨折早期愈合　B. 防止继发感染　C. 恢复正常咬合功能
D. 使面容有最小的畸形　E. 减少患者痛苦

76. 对颌骨骨折患者进行张闭口运动检查不能检查出的是
A. 是否张口受限　B. 是否牙列错乱　C. 咬合关系是否紊乱
D. 有无咬合无力　E. 颌骨有无异常活动

77. 颅颌牵引主要用于下述何种骨折
A. 额骨骨折　B. 上颌骨骨折　C. 颧骨骨折
D. 下颌骨骨折　E. 鼻骨骨折

78. 下述单颌固定方法中固定力最差的是
A. 单颌牙弓夹板固定法　B. 骨钉加金属支架外固定法　C. 骨钉加自凝塑胶外固定法
D. 克氏针骨内固定法　E. 皮质骨螺钉固定法

79. 下述内固定方法中固定力最差的是
A. 金属丝骨间结扎法　B. 小型接骨板单皮质固定法　C. 动力加压板法
D. 拉力螺钉技术　E. 修复重建板

80. 动力加压板用于下颌骨骨折时应置放在
A. 牙槽骨上，但螺钉固定位置应注意避开牙根
B. 下颌骨中份，但螺钉固定位置应注意避开下齿槽神经管
C. 下颌骨下缘
D. 牙槽骨和下颌骨下缘同时放置，以克服下颌骨上缘的牵张力
E. 下颌骨上任何部位，但应注意避开牙根和下齿槽神经管

81. 根据 Champy 理论，下颌骨在功能状态下最强的屈曲力矩在
A. 下颌切牙区　B. 下颌尖牙区　C. 下颌前磨牙区
D. 下颌磨牙区　E. 下颌磨牙后区的外斜嵴

82. 髁状突骨折若移位不明显，最常采用
A. 手法复位后行颌间固定

B. 在患侧磨牙区垫上厚 2 ~ 3 mm 的橡皮垫，用颌间弹性牵引复位固定法牵引下颌骨下降

C. 不做处理

D. 软食或半软食 3 ~ 4 周

E. 尽早行手术切开复位，用小夹板或拉力螺钉技术固定

83. 儿童髁状突骨折应尽量采用保守治疗，其主要原因是

A. 儿童对手术必要性不理解，术前准备和术后治疗常不合作

B. 儿童处于发育期，手术可能破坏髁状突，导致术后患侧下颌支发育障碍或发育迟缓

C. 儿童期髁状突的修复改建能力较强，即使移位的髁状突未能复位，在固定过程中也可通过骨质的吸收和增生，随着功能的需要而自行调整到原来的大致位置

D. 儿童身体尚未完全发育，手术风险大，麻醉和手术容易发生意外

E. 儿童骨质柔软，髁状突骨折一般不严重

84. 在翼外肌附着处上方发生的髁状突骨折，如无明显移位，通常采用

A. 颌间牵引固定

B. 在患侧磨牙区垫上橡皮垫，用颌间弹性牵引复位固定法，使下颌骨下降

C. 吊颌绷带限制下颌活动，保持正常咬合关系即可

D. 在耳屏前做切口，进行手术切开复位内固定

E. 在下颌角前方的下颌骨下缘处做小切口，采用克氏针进行固定

85. 一名青年男性患者，从台阶上摔倒，颏部先着地，检查：颌面部未见创口；左侧颞下颌关节区明显压痛，轻度肿胀；未扪及台阶感；咬合关系未见异常；张口度 2 指，下颌向右侧运动困难。左侧颞下颌关节区穿刺抽出血液，X 线检查报告高位髁状突骨折，移位不明显。应进行以下何种治疗？

A. 手法复位后行颌间固定

B. 用空针抽吸出未凝血液，加压后采用颏顶枕绷带固定，限制张口至肿痛消失，然后进行张口训练

C. 在左侧磨牙区垫上橡皮垫，进行颌间弹性牵引复位固定 4 周

D. 软食或半软食 4 周，然后进行张口训练

E. 在左侧颞下颌关节区进行加压包扎，3 ~ 5 天后进行张口训练

86. 髁状突骨折患者应重视张口训练，其原因是

A. 防止关节内纤维增生，避免以后发生颞下颌关节强直

B. 使髁状突保持在功能位，促进髁状突复位

C. 使髁状突处于功能状态，促进骨折早期愈合

D. 张口时髁状突与下方骨折断端之间的距离增加，避免下颌支向上方移位，导致以后颌骨畸形

E. 张口时髁状突所受应力较小，使骨折免受不良应力干扰

87. 髁状突明显移位的髁状突颈部骨折，应

A. 手法复位后行颌间固定
B. 在患侧磨牙区垫橡皮垫后，行颌间弹性牵引复位固定
C. 吊颌绷带
D. 手术切开复位内固定
E. 手术摘除髁状突

88. 无牙颌骨折多见于

A. 儿童
B. 青少年
C. 中年人
D. 老年人
E. 颌骨有囊肿等病变者

89. 单纯颧骨颧弓骨折不会出现的临床表现是

A. 颧面部塌陷
B. 复视
C. 张口受限
D. 咬合错乱
E. 神经症状

90. 颧弓骨折最重要的临床体征是

A. 眶周瘀斑
B. 局部塌陷
C. 咬合错乱

D. 张口受限　　E. 局部肿痛

91. 颧骨颧弓骨折后骨折块移位方向主要取决于

A. 骨折块上所附着咀嚼肌的牵引　　B. 致伤外力的方向和大小

C. 骨折线的方向和倾斜度　　D. 骨折的部位

E. 重力的影响

92. 颧骨颧弓骨折在伤后早期漏诊的最常见原因是

A. 颧骨颧弓骨折往往不引起功能障碍

B. 创伤局部肿胀常掩盖颧骨颧弓骨折造成的颧面部塌陷

C. 颧骨颧弓骨折一般不发生疼痛和麻木

D. 颧骨颧弓位置在面部不明显

E. 颧骨颧弓骨折的诊断难度很大

93. 颧骨颧弓骨折引起张口受限和张口疼痛的主要原因是

A. 颧骨颧弓骨折常同时伴有上颌骨骨折

B. 颧骨颧弓骨折常同时伴有下颌骨骨折

C. 移位的骨折片压迫颞肌和咬肌，限制喙突的活动

D. 颧骨颧弓骨折常伴有颞下颌关节的创伤

E. 颧弓骨折破坏了颞下颌关节窝的结构

94. 按 Knight 和 North 分类法，巾钳牵拉复位法主要适用于下述何种骨折？

A. Ⅰ型颧骨颧弓骨折　　B. Ⅱ型颧骨颧弓骨折　　C. Ⅲ型颧骨颧弓骨折

D. Ⅳ型和Ⅴ型颧骨颧弓骨折　　E. Ⅵ型颧骨颧弓骨折

95. 颧骨颧弓骨折采用上颌窦填塞法时，碘仿纱条应从何处引出？

A. 口腔前庭　　B. 下鼻道　　C. 中鼻道

D. 上鼻道　　E. 眶下区皮肤

96. 采用头皮冠状切口治疗颧骨颧弓骨折时，切口处应到达哪一层？

A. 头皮下　　B. 头皮浅筋膜下　　C. 帽状筋膜深面

D. 颅骨骨膜深面　　E. 根据患者具体情况而定

97. 骨折后骨痂形成时间是

A. 24～48 小时　　B. 48～72 小时　　C. 3～5 天

D. 5～7 天　　E. 7～14 天

98. 患者，女，18 岁，因车祸颌面外伤 6 小时急诊，患者右面部肿胀，压痛，右眶周瘀血，眶下区皮肤麻木，张口度 1 指，咬合关系正常，应考虑诊断为

A. 右侧下颌骨体部骨折　　B. 右侧下颌骨髁状突颈部骨折　　C. 右侧上颌骨骨折

D. 右侧颧骨颧弓骨折　　E. 右侧上、下颌骨联合骨折

99. 一患者从 2 m 高处跌下 2 天，颏部着地，神志清，无头痛、呕吐史，两侧耳前区压痛明显肿胀，开口轻度受限，前牙开𬌗，应考虑诊断为

A. 眶骨骨折　　B. 颧弓骨折　　C. 双侧下颌骨髁状突部骨折

D. 下颌体部骨折　　E. 下颌骨颏部骨折

100. 颧弓骨折必须复位的指征是

A. 咀嚼无力　　B. 鼻孔出血　　C. 骨折区疼痛

D. 张口受限　　E. 患者要求治疗

101. 鼻骨最常见的骨折是

A. 单侧线性骨折　　B. 单侧粉碎性骨折　　C. 双侧线性骨折

D. 双侧粉碎性骨折　　E. 横断骨折

102. 鼻骨骨折时骨折块移位的方向取决于
A. 暴力的性质、大小和方向　B. 鼻骨骨折块上附着肌肉的牵引作用
C. 骨折线的方向　D. 患者的年龄和性别
E. 患者原有鼻骨的骨质、结构等

103. 鼻骨骨折后出现鞍鼻畸形主要见于
A. 打击力来自侧面且力量较小　B. 打击力来自侧面且力量较大　C. 打击力来自正前方
D. 打击力直接打击在鼻根部　E. 打击力直接打击在鼻底部

104. 下述口腔颌面部骨折检查效果最好的检查手段是
A. 临床检查　B. 颌面部 X 线平片检查　C. 颌面曲面断层片
D. CT　E. 螺旋三维 CT 重建

105. 鼻骨骨折时，鼻外复位法适用于
A. 向侧方移位的鼻骨骨折　B. 向内侧凹陷的鼻骨骨折
C. 同时向侧方和内侧移位的鼻骨骨折　D. 双侧粉碎性鼻骨骨折
E. 横断性鼻骨骨折

106. 某青年男性患者，因交通事故而受伤，诊断为鼻骨骨折伴脑脊液鼻漏，采用鼻外复位法复位鼻骨骨折，保持脑脊液引流畅通，同时采用抗生素预防感染，10 天后脑脊液鼻漏仍未停止，应
A. 继续保持脑脊液引流畅通，同时继续采用抗生素预防感染
B. 继续保持脑脊液引流畅通，停用抗生素
C. 采用前鼻孔填塞法，以促使脑脊液鼻漏停止，同时采用抗生素预防感染
D. 采用后鼻孔填塞法，以促使脑脊液鼻漏停止，同时采用抗生素预防感染
E. 联系神经外科医师，进行硬脑膜裂口修复术

107. 鼻骨骨折、骨折片向内塌陷移位的患者，同时伴有脑脊液鼻漏，应进行以下何种治疗？
A. 鼻外复位术，保持脑脊液引流畅通，应用抗菌药物预防感染
B. 鼻外复位术，采用前鼻腔填塞法促使脑脊液鼻漏停止
C. 鼻内复位法，复位后采用碘仿纱条填塞于鼻内骨折部固定，应用抗菌药物预防感染
D. 鼻内复位法，只采用鼻外夹板固定，应用抗菌药物预防感染
E. 保持脑脊液引流畅通，应用抗菌药物预防感染，待脑脊液鼻瘘停止后再进行鼻骨骨折复位固定

108. 鼻骨骨折在进行鼻内复位术后，采用碘仿纱条填塞于鼻内骨折部，应在何时抽出碘仿纱条？
A. 1 ~ 2 天　B. 3 ~ 4 天　C. 5 ~ 6 天
D. 7 ~ 8 天　E. 2 周后

109. 交通事故引起口腔颌面部损伤，常引起身体其他部分的合并伤，其中最常见的并发症是
A. 颅脑损伤　B. 四肢损伤　C. 眼损伤
D. 躯干部损伤　E. 骨盆伤

110. 下述口腔颌面部损伤中处理难度最大的是
A. 面上份骨折　B. 面中份骨折　C. 面下部骨折
D. 牙槽骨骨折　E. 口腔颌面部软组织撕裂伤

111. 某青年男性患者，被他人拳击眼部 1 天入院，检查发现眶周瘀血、肿胀，眼球内陷，复视和眶下区麻木，下直肌牵拉试验阳性，经 X 线检查和 CT 检查，确诊为眶底骨折、眶内容物移位进入上颌窦，应进行何种治疗？
A. 立即手术治疗，术后采用抗菌药物预防感染
B. 采用抗菌药物预防感染，伤后 1 周再进行手术治疗
C. 采用抗菌药物预防感染，伤后 2 周再进行手术治疗
D. 采用抗菌药物预防感染，密切观察即可，一般均可自行恢复

E. 采用抗菌药物预防感染，密切观察 2 周，如症状不恢复再进行手术治疗

112. 眶底骨折进行手术治疗时最常采用的切口是

A. 颌下切口　　B. 口内前庭切口　　C. 下睑下切口或眶下切口

D. 眉弓外侧切口　　E. 头皮冠状切口

B 型题

113 ~ 115 题共用备选答案

A. 4 周

B. 8 周

C. 3 周

D. 10 周

E. 2 ~ 3 周

113. 下颌骨骨折通常的颌间固定时间

114. 髁状突骨折通常的颌间固定时间

115. 上颌骨骨折通常的颌间固定时间

116 ~ 118 题共用备选答案

A. 颌内动脉

B. 颌外动脉

C. 颞浅动脉

D. 颈总动脉

E. 唇动脉

116. 额部、头顶颞部出血时可压迫

117. 面部出血时可压迫

118. 头面部广泛严重出血时可暂压迫

119 ~ 121 题共用备选答案

A. 开放性损伤

B. 闭合性损伤

C. 复合伤

D. 穿通伤

E. 枪弹伤

119. 皮肤或口腔黏膜完整性受到破坏的损伤称为

120. 除颌面部损伤外，合并有其他部位或器官损伤称为

121. 皮肤或黏膜完整性尚存的损伤称为

122 ~ 125 题共用备选答案

A. 暂时制动

B. 单颌牙弓夹板固定

C. 颌间牵引固定

D. 手术切开复位内固定术

E. 暂不处理，随访

122. 移位明显的颌骨骨折需要

123. 没有移位的单发线性颌骨骨折需要

124. 移位不明显的单发线性颌骨骨折需要

125. 牙槽骨骨折可行

126 ~ 129 题共用备选答案
A. 颅面分离
B. 耳鼻流出血性液体
C. 复视
D. 张口受限
E. 局部水肿
126. 颅底骨折常伴有
127. 眶底骨折常伴有
128. 颧骨颧弓骨折常伴有
129. 上颌骨高位骨折常伴有
X 型题
130. 口腔颌面部骨折容易伴发颈部伤，因此，在处理口腔颌面部损伤时，应注意患者有无
A. 甲状腺损伤　B. 颈椎损伤　C. 高位截瘫
D. 颈部血肿　E. 颈部神经损伤
131. 口腔颌面部损伤时常见的窒息原因有
A. 组织移位　B. 组织肿胀　C. 舌后坠
D. 血凝块和分泌物堵塞气道　E. 气管被压闭
132. 常见的口腔颌面部损伤所伴发的危重并发症有
A. 窒息　B. 严重出血　C. 休克
D. 颅脑损伤　E. 重要脏器损伤
133. 口腔颌面部骨折容易发生窒息的有
A. 双侧上颌骨横断骨折　B. 单侧下颌骨颏孔区粉碎性骨折　C. 下颌骨颏部粉碎性骨折
D. 单侧下颌骨颏孔区骨折　E. 双侧下颌骨颏孔区骨折
134. 窒息的前驱症状包括
A. “三凹”征　B. 患者烦躁不安　C. 出汗
D. 口唇发绀　E. 鼻翼扇动和呼吸困难
135. 如严重窒息未得到及时救治，就会出现
A. 脉弱、脉数　B. 血压下降　C. 瞳孔散大
D. 瞳孔缩小　E. 死亡
136. 口腔颌面部损伤引起的休克主要为
A. 过敏性休克　B. 中毒性休克　C. 创伤性休克
D. 失血性休克　E. 神经源性休克
137. 口腔颌面部损伤患者怀疑有颅脑损伤时，应注意观察
A. 神志　B. 脉搏　C. 呼吸
D. 血压　E. 瞳孔
138. 对一名口腔颌面部损伤患者进行检查时，发现从鼻腔流出血性液体，应
A. 采用鼻前孔填塞法，避免失血
B. 采用鼻后孔填塞法，保证严密止血
C. 不进行填塞，保持鼻腔畅通
D. 告诉患者不进行用力擤鼻涕等动作
E. 采用抗菌药物预防感染
139. 咬伤的处理方法为
A. 尽早注射狂犬病抗毒素

B. 根据伤情，清创后将移位组织复位、缝合

C. 如有组织缺损，应尽量采用邻近皮瓣修复

D. 缺损范围较大者，应采用游离植皮

E. 应用抗菌药物预防感染

140. 口腔颌面部软组织损伤时，如有组织缺损而缝合张力很大时，可采用

A. 缝合更密，以减少张力　　B. 缝合层数增加　　C. 大针粗线褥式缝合

D. 纽扣褥式减张缝合　　E. 金属丝、铅丸定向缝合法

141. 以下腭部损伤的处理方法何者是正确的？

A. 硬腭单纯撕裂伤，复位、缝合即可

B. 软腭贯穿伤，应分别缝合鼻腔黏膜、肌层和口腔黏膜

C. 硬腭损伤已经与上颌窦穿通者，直接填放碘仿纱条，以隔断硬腭与上颌窦的穿通，用大针粗线固定于邻近黏膜上

D. 硬腭损伤已经与鼻腔穿通者，可转移邻近黏骨膜瓣，封闭瘘口和缺损

E. 硬腭损伤已经穿通鼻腔者，可在硬腭两侧做松弛切口，从骨面分离黏骨膜瓣后，将贯通口处拉拢缝合

142. 以下关于牙槽突骨折的描述，何种是正确的？

A. 牙槽突骨折是外力直接作用于牙槽突所致

B. 牙槽突骨折常见于上颌前部

C. 牙槽突骨折常伴有唇和牙龈的肿胀和撕裂伤

D. 牙槽突骨折可引起咬合关系错乱

E. 治疗牙槽突骨折应在局麻下将牙槽突复位，然后固定

143. 下颌骨发生骨折时，影响骨折段移位的主要力量来自

A. 升颌肌群　　B. 降颌肌群　　C. 胸锁乳突肌

D. 前、中、后斜角肌　　E. 表情肌

144. 下列何种下颌骨骨折引起的前牙开𬌗最严重？

A. 双侧下颌角骨折　　B. 单侧髁状突颈部骨折　　C. 颏部粉碎性骨折

D. 单侧颏孔区骨折　　E. 双侧髁状突颈部骨折

145. 下列何种下颌骨骨折一般不会引起骨折段移位？

A. 颏部单发骨折　　B. 颏部双发骨折　　C. 颏孔区单发骨折

D. 双侧颏孔区骨折　　E. 髁状突颈部骨折

146. 下列何种关于下颌骨颏孔区骨折的描述是错误的？

A. 单侧颏孔区骨折时，前骨折端因所附降颌肌群的牵引而向下方移位，并稍偏向内侧

B. 单侧颏孔区骨折时，后骨折端因升颌肌群的牵引，向上前方移位，且稍微向外侧

C. 双侧颏孔区骨折时，后骨折段因升颌肌群牵拉而向前内方移位

D. 双侧颏孔区骨折时，前骨折段因降颌肌群的牵引而向下后方移位

E. 颏孔区骨折一般不会导致呼吸困难和窒息

147. 下列关于下颌角部骨折的描述，何者是错误的？

A. 如骨折线正位于下颌角部，骨折段可不发生移位

B. 如骨折线位于咬肌和翼内肌附着处之前，前骨折段因降颌肌群的牵引而向下内移位

C. 如骨折线位于咬肌和翼内肌附着处之前，后骨折段因升颌肌群的牵引而向上前移位

D. 下颌角部骨折，如骨折线正位于下颌角部，骨折线无移位，且无功能障碍，可考虑进行保守治疗

E. 下颌角部骨折进行骨折切开内固定时，应尽量采用颌下后切口，以达到最佳的美观性

148. 髁状突骨折后，影响其移位的因素有

A. 翼内肌的牵引　B. 翼外肌的牵引　C. 咬肌的牵引
D. 颞肌的牵引　E. 外力撞击的方向及大小

149. 下列关于单侧髁状突骨折的描述正确的是
A. 患者下颌向外、后方移位　B. 患者下颌不能向患侧做侧颌运动
C. 后牙早接触　D. 前牙开殆
E. 对侧牙开殆

150. 下列关于双侧髁状突骨折的临床表现，正确的描述是
A. 下颌不能做前伸运动　B. 下颌侧颌运动受限　C. 后牙早接触
D. 前牙开殆　E. 双侧颞颌关节区压痛

151. 颌骨骨折进行扪诊时，主要检查颌骨有无
A. 咬合错乱　B. 台阶感　C. 压痛
D. 颌骨异常动度　E. 摩擦音

152. 下述关于颌骨骨折治疗原则的描述，不正确的是
A. 在全身情况稳定的前提下，应尽快处理颌骨骨折
B. 如合并软组织伤，在彻底清创的前提下，应先复位和固定骨折段，然后进行软组织缝合
C. 颌骨骨折的复位和固定应以咬合关系的恢复为标准，因此，应保留所有余留牙齿
D. 颌骨骨折后应选用可靠的固定方法，因此，下颌骨进行内固定后应固定 4 周，上颌骨进行内固定后应固定 3 周
E. 可采用促进骨折愈合的局部与全身治疗，如外敷中草药等

153. 对颌骨骨折进行手法复位，应符合以下何种情况
A. 新鲜骨折　B. 陈旧性骨折　C. 骨折移位较轻
D. 线性骨折　E. 粉碎性骨折，但骨折段移位不明显

154. 手术切开复位内固定可用于下述何种骨折
A. 开放性骨折　B. 复杂性骨折　C. 粉碎性骨折
D. 已经错位愈合的骨折　E. 移位较明显的骨折

155. 下列关于颌骨骨折固定方法的描述，何种是正确的?
A. 单颌固定是较少使用的外固定方法
B. 颌间固定是应用最广泛的颌骨骨折外固定方法
C. 颅颌固定主要用于上颌骨骨折
D. 在所有固定方法中，小型接骨板坚固内固定是固定强度最高的
E. 单颌牙弓夹板固定法只能用于移位少的线性骨折

156. 单颌牙弓夹板固定法的适用于
A. 无移位的单线性骨折　B. 移位少的单线性骨折　C. 移位少的多发性骨折
D. 无移位的粉碎性骨折　E. 移位少的粉碎性骨折

157. 下述关于颌间牵引和固定的描述正确的是
A. 适应证选择正确时，可很好地恢复患者原有的咬合关系
B. 操作简单易行，价格低廉
C. 不易保持口腔卫生
D. 常获得解剖复位
E. 适用于各种下颌骨骨折

158. 下述关于髁状突骨折的描述中，正确的是
A. 均有前牙开殆
B. 均有后牙早接触

C. 均应先行保守治疗 1～2 周，观察效果，如无效或效果不佳应尽快行手术切开复位内固定
D. 有时咬合关系正常
E. 如有髁状突明显移位，应尽快切开复位内固定

159. 粉碎性髁状突骨折，应
A. 手法复位后行颌间固定　B. 在患侧磨牙区垫橡皮垫后，行颌间弹性牵引复位固定
C. 吊颌绷带　D. 手术切开复位内固定
E. 若不能复位内固定，则手术摘除髁状突

160. 无牙颌骨折可采用
A. 以原有义齿复位固定　B. 颅颌绷带辅助固定　C. 颌周结扎法固定
D. 切开复位内固定　E. 手法复位后，软食或半软食 4 周

161. 以下关于儿童颌骨骨折的描述，何种是正确的？
A. 骨质软而富于弹性　B. 在复位和固定治疗中，对咬合关系要求不高
C. 骨折段移位一般不严重　D. 较少采用牙间或颌间结扎固定
E. 尽量用保守治疗

162. 颧骨颧弓骨折出现复视的常见原因有
A. 并发眼球损伤　B. 并发动眼神经、外展神经和滑车神经的损伤
C. 骨折片的移位引起眼球的移位　D. 骨折片的移位引起了外展肌渗血和局部水肿
E. 撕裂的眼下斜肌嵌入颧骨骨折线中，限制了眼球的运动

163. 颧骨颧弓骨折患者进行扪诊时，常可在下列哪些部位扪及台阶感？
A. 颧额缝　B. 颧上颌缝　C. 眶下缘
D. 颧弓　E. 颧骨体

164. 下列关于颧骨颧弓骨折的描述哪些是正确的？
A. 颧骨颧弓骨折如仅有轻度移位，无容貌畸形和功能障碍者，可不进行手术治疗
B. 颧骨颧弓骨折凡有张口受限者均应考虑手术治疗
C. 颧骨颧弓骨折虽无功能障碍，但有明显容貌畸形，也可进行手术治疗
D. 颧骨颧弓骨折常无咬合关系错乱
E. 颧骨颧弓骨折大多可采用巾钳牵拉复位法和单齿沟切开复位法获得满意治疗效果

165. 鼻骨骨折常用的 X 片检查方法有
A. 头颅后前位　B. 头颅侧位　C. 颌面全面断层片
D. 鼻骨正位　E. 鼻骨侧位

166. 以下关于鼻骨骨折引起鼻出血的描述中错误的是
A. 出血原因多为鼻腔黏膜的撕裂
B. 均需行前鼻孔填塞法
C. 如伴有中鼻道或上鼻道血管损伤时，也可发生严重的鼻出血
D. 若行前鼻腔填塞无效，应改用后鼻孔填塞法
E. 如后鼻孔填塞仍然无效，应从鼻外部加压以辅助止血

167. 影响骨折愈合的因素有
A. 骨折处骨膜的损伤情况　B. 患者的年龄　C. 骨折的治疗措施
D. 骨折的类型和严重程度　E. 骨折是否合并感染

【填空题】

1. 口腔颌面部损伤时发生窒息一般可分为________和________两类。
2. 吸入性窒息主要见于________患者，是血液、唾液、呕吐物或其他异物被吸入气管、支气管或肺泡

内而引起窒息。

3. 防治窒息的关键在于________。

4. 口腔颌面部损伤的止血方法有________、________和________。

5. 压迫止血可分为________、________和________。

6. 颌外动脉的压迫位置为________，颞浅动脉的压迫位置是________，颈总动脉的压迫方法为________。

7. 发生口腔颌面部损伤时，进行抗休克治疗的目的是________。

8. 创伤性休克的治疗原则为________、________、________、________，必要时可________。

9. 颅脑损伤伤情应从________、________、________三方面判断。

10. 脑震荡的诊断依据为________、________、________。

11. 硬膜外血肿的典型病程是先有________，经过一段________期，再次逐渐进入________。

12. 口腔颌面部损伤急救时，包扎的作用为________、________和________。

13. 口腔颌面部损伤清创术的手术步骤为________、________和________。

14. 颊部贯通伤的治疗原则是________和________。

15. 唇部撕裂伤在进行清创缝合时应注意________，才能保证唇部的外形美观。

16. 牙槽突骨折时，最确切的临床诊断依据是____________________。

17. 下颌骨骨折的好发部位是________、________、________和________。

18. 下颌骨骨折后，影响骨折片移位的因素有________、________、________、________、________。

19. 发生前牙开𬌗症状的常见骨折为________和________。

20. 髁状突骨折多数发生在________。折断的髁状突常由于受________牵引而向________移位。

21. 下颌骨右髁状突颈骨折临床表现为前牙________𬌗，下颌骨及下颌牙中线偏向________侧；右颞下颌关节前脱位的临床表现为前牙________𬌗，下颌骨及下颌牙中线偏向________侧。

22. ________是颌骨骨折最常见的体征。

23. 口腔颌面部损伤时，损伤下齿槽神经会引起________，提示可能有________骨折；损伤眶下神经会引起________，提示可能有________。

24. 上颌骨横断骨折多随________的方向而发生移位，一般常出现向________移位。

25. 发生口腔颌面部骨折时，检查是否存在咬合无力最常用的检查是________。

26. 口腔颌面部骨折的复位方法可分为________、________和________。

27. 颌骨骨折的牵引复位方法可分为________和________。

28. 拉力或定向螺钉固定技术适用于________和________。

29. 现在口腔颌面部骨折进行切开复位内固定采用的小型或微型接骨板多采用________材料制作。

30. 面中份骨折进行切开复位内固定术最常用的切口为________、________和________。

31. 颧弓骨折的常见类型有________和________。

32. 颧骨上颌突部骨折可能损伤________导致眶下区麻木感，颧骨颧弓骨折损伤了________就会发生眼睑闭合不全。

33. 颧骨颧弓骨折复位的临床标准是________和________。

34. 上颌窦填塞法适用于________骨折。

35. 面中份骨折进行治疗时，为了保证面型的恢复，重点应注意恢复面中份的________、________和________。

36. 鼻 - 眶 - 筛骨折的主要治疗目的是________________，________________，以________________。

37. 眶底骨折的主要手术目的是________、________和________。

38. 眶底骨折进行手术治疗时，应特别注意保护________。

39. 骨折的二期愈合可分为四个阶段：________、________、________、________。

40. 下颌骨骨折发生临床愈合的时间为________。
41. 颌面部骨折的组织学骨性愈合一般发生在伤后________。

【问答题】

简答题

1. 简述口腔颌面部损伤的特点。
2. 简述口腔颌面部发生窒息的原因、临床表现及急救处理方法。
3. 简述口腔颌面部损伤并发休克的临床表现及治疗原则。
4. 简述常见的口腔颌面部损伤所并发颅脑损伤的临床表现及诊治要点。
5. 简述口腔颌面部损伤应从哪几个方面来防治感染。
6. 简述各类型口腔颌面软组织损伤的特点及其处理方法。
7. 简述口腔颌面部损伤清创术的原则、手术步骤及注意事项。
8. 简述口腔颌面部舌、颊、腭损伤的处理原则及特点。
9. 简述颌骨骨折的共同临床表现。
10. 简述下颌骨骨折的特点及临床表现。
11. 简述上颌骨骨折的特点及临床表现。
12. 简述髁状突发生骨折时，骨折段移位的方向是什么?
13. 试述下颌骨骨折的常见部位和引发这些部位骨折的外力特点。
14. 下颌骨颏部发生骨折时，骨折段移位的方向是什么?
15. 试述左颏孔区单纯性骨折的临床表现及诊断方法。
16. 试述下颌骨双侧髁状突颈部骨折的临床表现。
17. 怎样区别单侧髁状突颈骨折和单侧髁状突前脱位?
18. 试述颌骨骨折常用的复位方法及其适用范围。

论述题

19. 试述颌骨骨折的诊断程序。

20. 一患者因车祸伤1周后入院，检查：自动体位，生命体征平稳，左眼复视，颧面部塌陷，张口一横指；口内见：后牙早接触，前牙反粉，开粉，试做出诊断，可能有哪些骨折，并说明诊断依据及治疗方案。

21. 下颌骨骨折半年，现咬合紊乱，下牙弓缩窄，X片显示颏孔区牙槽骨角形缺失，请列出治疗方案，术后应观察哪些项目?

22. 试述上颌骨 Le Fort 骨折的分型及其相应的临床表现特点、治疗原则。
23. 试述髁状突骨折的治疗原则和常用方法。
24. 简述上、下颌骨联合骨折的治疗原则。
25. 简述无牙颌骨折的临床特点和治疗原则。
26. 试述儿童颌骨骨折的临床特点和治疗特点。
27. 试述颧骨颧弓骨折的临床表现、治疗原则及手术方法。

28. 一个2岁孩子跌伤2小时急诊入院，查颏部皮肤皮下开裂，裂口长约1.5 cm，深约1 cm。请问现还需了解哪些方面的情况，做哪些检查，采用哪些治疗措施，术后医嘱包括哪些?

29. 试述眶底骨折的临床表现及治疗。
30. 试述面中份骨折患者出现复视的原因和诊断方法。
31. 骨折愈合的影响因素有哪些?

思考题：

32. 试述口腔颌面部骨折发生错位愈合及不愈合相应的原因、防治原则。

33. 口腔颌面部损伤引起骨缺损的修复方法有哪些，其优缺点有哪些？
34. 试述数字化技术在颧眶上颌骨骨折治疗中的应用。
35. 试述鼻眶筛骨折的治疗。
36. 请分析坚固内固定的优缺点。
37. 请分析下颌骨髁突骨折的手术指征及手术入路的选择。
38. 试述被狗咬伤的治疗原则和注意事项。
39. 试述导航技术在口腔颌面部异物取出的应用。
40. 试述感染性下颌骨骨折的手术治疗。

（二）参考答案

【名词解释】

1. debridement：清创术，是预防创口感染和促进组织愈合的基本方法，一般原则是伤后越早进行越好，主要分为三个步骤：冲洗创口、清理创口、缝合。

2. hemostasis：止血，止血方法应根据出血部位、出血来源和程度以及现场条件采用相应的止血方法，包括压迫止血、结扎止血、药物止血。

3. intermaxillary fixation：颌间固定，指利用牙弓夹板将上、下颌单颌固定在一起的方法。是颌面外科最常使用的固定方法。单纯使用该方法治疗骨折，下颌骨一般固定4～6周，上颌骨3～4周。

4. 上颌骨 Le FortⅢ型骨折：又称上颌骨高位骨折或颅面分离骨折。骨折线自鼻额缝向两侧横过鼻梁、眶部，经颧额缝向后达翼突，形成颅面分离，常导致面中部拉长和凹陷。此型骨折多伴有颅底骨折或颅脑损伤，出现耳鼻出血或脑脊液漏。

5. coronary incision：冠状切口入路，该切口大部分隐匿在头皮的发际内，主要用于面上部和面中部骨折的显露。切口自一侧耳屏前向上，经颞部转向额部发际线后2～3 cm至对侧耳屏前。该切口可充分显露面中上部及额部骨折线。

6. 鼻眶筛骨折：发生于鼻骨－眶－筛骨区域的骨折，这一区域骨骼较为薄弱，受到致伤外力后常发生包括鼻骨、眶内壁及眶下壁、筛骨在内的多发性粉碎性骨折。

7. 接骨板：指用于骨折手术中复位后固定骨折断端的板型内固定材料，可分为不可吸收和可吸收性接骨板，不可吸收型接骨板多采用纯钛或钛合金制作，具有良好的延展性和可塑性，有多种形态和厚度，分别适用于不同部位的骨折，其中小型钛板一般用于下颌骨骨折固定，微型钛板多用于面中部和面上部骨折固定；可吸收性接骨板多采用聚乳酸和聚乙醇酸制作，主要用面中部非承力区或弱承力区骨折。

8. asphyxia：窒息，指由于各种原因导致患者不能呼吸。可分为阻塞性窒息和吸入性窒息两类。窒息的前驱症状为患者烦躁不安、出汗、口唇发绀、鼻翼扇动和呼吸困难。严重者出现“三凹”征，即吸气时出现锁骨上窝、胸骨上窝及肋间隙明显凹陷。

9. panfacial fractures：全面部骨折，指面中1/3与面下1/3骨骼同时发生的骨折。多由于严重的交通事故、高空坠落和严重的暴力损伤造成。

10. 坚固内固定：坚固内固定指采用接骨板、拉力螺钉等器材和方法进行骨折内固定，固定后能保证骨折片在功能状态下保持在复位后的正常位置，不会再移位，能初步发挥其功能，又称为功能性固定，目前已成为颌骨骨折治疗的首选方法。

11. 间接骨愈合：又称二期愈合，即传统的骨折愈合方式，通常在骨折采用非稳定性固定时出现。其愈合模式经历4个阶段：血肿形成、血肿机化、骨痂形成和骨痂改建。

12. 直接骨愈合：又称一期骨愈合。当骨折达到解剖复位，骨折固定稳定，或在骨折间施加一定的轴向压力，使骨折线对合紧密时，骨折断端可发生直接愈合，无须骨痂形成和改建。

13. 耳屏前切口入路：一种手术入路，起于耳屏前皮肤褶皱，可根据显露部位向下延长甚至绕过耳垂或向上延伸至发际内。能显露颧弓根、髁突、乙状切迹和喙突，多用于颞下颌关节、髁突头和颧弓根部手术。

14. condylar fracture：髁突骨折，指发生在髁突的骨折，可分为髁突头部骨折、髁突颈部骨折和髁突基部骨折。

15. 挫伤：多由钝性打击导致，指皮下及深部组织遭受损伤而无开放创口，局部常见瘀斑及血肿。主要特点是局部皮肤变色、肿胀和疼痛。其治疗主要是止血，镇痛，预防感染，促进血肿吸收和恢复功能。

【选择题】

1. A　2. B　3. E　4. A　5. B　6. B　7. C　8. E　9. D　10. A　11. C　12. C　13. C　14. A　15. E　16. D　17. D　18. E　19. C　20. C　21. C　22. E　23. A　24. E　25. C　26. D　27. A　28. D　29. B　30. A　31. E　32. D　33. B　34. E　35. A　36. A　37. A　38. C　39. E　40. D　41. D　42. D　43. A　44. C　45. C　46. D　47. B　48. C　49. C　50. D　51. D　52. A　53. A　54. A　55. E　56. A　57. D　58. B　59. D　60. D　61. D　62. D　63. A　64. C　65. D　66. A　67. E　68. D　69. A　70. E　71. A　72. C　73. E　74. D　75. C　76. D　77. B　78. A　79. A　80. C　81. E　82. B　83. C　84. C　85. B　86. A　87. D　88. D　89. D　90. B　91. B　92. B　93. C　94. B　95. B　96. C　97. E　98. D　99. C　100. D　101. D　102. A　103. C　104. E　105. A　106. E　107. D　108. C　109. A　110. B　111. B　112. C　113. A　114. E　115. C　116. C　117. B　118. D　119. A　120. C　121. B　122. D　123. A　124. C　125. B　126. B　127. C　128. D　129. A　130. BCD　131. ABCD　132. ABCDE　133. ACE　134. BCDE　135. ABCE　136. CD　137. ABCDE　138. CDE　139. BCDE　140. CDE　141. ABDE　142. ABCDE　143. AB　144. E　145. A　146. ABCE　147. E　148. BE　149. ACDE　150. ABCDE　151. BCDE　152. BCD　153. ACD　154. ABCDE　155. BCE　156. AB　157. ABC　158. DE　159. DE　160. ABCD　161. ABCDE　162. CDE　163. ABCD　164. ABCD　165. DE　166. BE　167. ABCDE

部分易错、易混选择题解析：

1. 口腔颌面部损伤出血较多，但由于口腔颌面部是暴露部位，多可得到及时的处理。因此，口腔颌面部损伤时休克的发生并不常见。

3. 上颌骨 Le FortⅢ型骨折的骨折线位于上颌骨的上薄弱线，与颅骨关系密切，伴发颅脑损伤和颅底骨折的概率最大。

5. 口腔颌面部由于腔窦多，容易被污染，但同时由于其血循环丰富，抗感染力强，因此并不容易被感染和出现组织坏死。

18. 患者目前已经出现窒息的典型临床表现，此时，应首先治疗窒息，再行处理软组织伤及骨折。

24. 环甲膜切开术是一种紧急手术，因时间紧张，一般不用麻醉。

33. 该患者所出现症状是典型的颅内压增高表现，因此应尽快开始脱水治疗，同进行 CT 检查，如证实硬脑膜外血肿，应及时请神经外科医师会诊，进行手术。

40. 口腔颌面部挫伤是封闭性损伤，在皮肤上没有裂口。

41. 较大的血肿采用热敷和理疗等方法均难以奏效，应及时抽出血液，并加压包扎，以防止继续出血形成血肿。

42. 口腔颌面部撕脱伤，在 6 小时内如不能进行血管吻合，应将撕脱组织制成皮片，进行植皮术，不宜直接复位、缝合。

47. 舌部血供丰富，即使是已经大部分游离的组织，复位缝合后多数也可成活，因此应尽量予以保留而不是清除。

51. 眼睑撕裂伤时，如有组织缺损，不应采用拉拢缝合等方法，应采用植皮等方法修复组织缺损，否则在术后可引起瘢痕挛缩，造成眼睑外翻畸形。

62. 颏部双发骨折易引发窒息的主要原因是降颌肌群牵引前骨折段向下后方移位，导致舌后坠并压迫呼吸道；口底血肿并非颏部双发骨折引起窒息的主要原因。

76. 咬合无力通常需要压舌板试验才能查出结果，张闭口运动检查不能查出。

147. 下颌角骨折如欲获得最佳的美观效果，应考虑从口内切口进路，必要时可采用侧壁螺丝刀或穿颊器进行固定。

155. 单颌固定不仅包括外固定方法，也包括单颌的内固定方法。在固定方法中，小型接骨板的固定强度并非最高，拉力螺钉、动力加压板、修复重建板的固定强度均高于小型接骨板。

166. 鼻骨骨折引发的鼻出血一般不严重，多可自行停止，可先观察，如不能止血再填塞前鼻孔。鼻出血时不能从鼻外部加压，此法非但无效，还可加重骨折片移位，增加鼻内损伤和畸形。

【填空题】

1. 阻塞性　吸入性
2. 昏迷
3. 及早发现和及时处理
4. 压迫止血　结扎止血　药物止血
5. 指压止血法　包扎止血法　填塞止血法
6. 咬肌止端前缘的下颌骨面上　耳屏前　用拇指在胸锁乳突肌前缘、环状软骨平面将搏动的颈总动脉压迫在第 6 颈椎横突上
7. 恢复组织灌流量
8. 安静　镇痛　止血　补液　用药物协助恢复和维持血压
9. 意识状态　生命体征　神经系统检查
10. 创伤史　伤后短暂昏迷史或逆行性遗忘　神经系统检查正常
11. 昏迷期　中间清醒　昏迷
12. 压迫止血　暂时性固定　保护并缩小创面
13. 冲洗创口　清理创口　缝合
14. 尽量关闭创口　消灭创面
15. 保证唇红缘的连续性
16. 摇动骨折区某一牙时，邻近数牙及骨折片随之移动
17. 正中联合部　颏孔区　下颌角区　髁状突颈部
18. 骨折的部位　外力的大小和方向　骨折线的方向和倾斜度　骨折段是否有牙　附着肌肉的牵拉
19. 下颌髁状突颈部骨折　上颌骨横断性骨折
20. 髁状突颈部　翼外肌　前、内
21. 开　右　开　左
22. 咬合关系错乱
23. 下唇麻木　下颌骨　眶下区麻木　上颌骨骨折
24. 外力　后、下方
25. 压舌板试验
26. 手法复位　牵引复位　手术切开复位
27. 颌间牵引　颅颌牵引
28. 明显的斜形骨折　下颌支的矢状骨折或矢状截骨术
29. 钛及钛合金
30. 头皮冠状切口　上颌前庭沟切口　面部小切口
31. 三线骨折　两线骨折
32. 眶下神经　面神经颧支
33. 患者不再有张口受限　恢复患者颧面部正常外形

34. 眶底粉碎性
35. 高度　宽度　前后径
36. 恢复正常的鼻泪器和眼的功能　将鼻骨和内眦韧带复位到适当的位置　确保正常的外形
37. 使嵌顿的眼球下直肌和脂肪复位　恢复眶腔容积和眼球活动　改善眼球陷没和复视
38. 眶下神经
39. 血肿形成期　血肿机化期　骨痂形成期　骨痂改建期
40. 6 ~8 周
41. 5 ~6 个月

【问答题】

简答题

1. ①口腔颌面部血液循环丰富；②牙齿的影响：牙齿可能造成二次伤；咬合关系情况是颌骨骨折的重要诊断依据，也是治疗颌骨骨折的主要标准；③易并发颅脑损伤；④有时伴有颈部伤；⑤易发生窒息；⑥影响进食和口腔卫生；⑦易发生创口污染；⑧颌面部特殊组织器官损伤；⑨面部畸形。

2. 窒息按其原因可分为阻塞性窒息和吸入性窒息；窒息的前驱症状为患者烦躁不安、出汗、口唇发绀、鼻翼扇动和呼吸困难。严重者出现“三凹”征。如此时仍未及时处理，则可出现脉弱、脉数、血压下降和瞳孔散大等危象。

窒息的处理原则为及早发现，并根据病因进行相应处理。A. 阻塞性窒息：a. 异物阻塞咽喉部，应迅速用手指或器材取出堵塞物。b. 组织移位，如为上颌骨横断性骨折，应将上颌骨向上提吊；如为下颌骨颏部粉碎性骨折或颏部双骨折引起，应将舌拉出口外。c. 组织肿胀，应尽快经口或鼻插入通气导管。B. 吸入性窒息，应立即行气管切开术。

3. 口腔颌面部损伤并发休克的临床表现主要有以下情况。①意识与表情：在休克早期，患者多表现为烦躁、焦虑或激动；当休克加重，患者出现表情淡漠或意识模糊，神志昏迷。②皮肤：皮肤苍白、口唇发绀、四肢皮肤湿冷。③甲皱微循环不良：可用手指轻压患者指甲的远端，随即松开，若甲床不能迅速地由苍白转为充血则为循环不良。④脉搏：休克早期，脉搏细而快；在休克晚期，脉搏变为慢而细。⑤呼吸：呼吸困难和口唇发绀。⑥尿量 <25 mL/h。

口腔颌面部损伤并发休克的主要治疗目的是恢复组织灌流量。创伤性休克治疗原则为安静、镇痛、止血和补液，可用药物协助恢复和维持血压。失血性休克治疗原则为快速补充血容量，必要时可输血。

4. 口腔颌面部损伤所并发颅脑损伤的临床表现主要有以下情况。①脑震荡：伤后意识障碍，轻微而短暂，一般不超过 30 分钟；常发生逆行性遗忘；一般仅需卧床休息，对症治疗，多可自愈。②脑挫裂伤：程度不等的意识障碍，患者多有头痛、恶心、呕吐等颅内压增高症状。治疗原则为镇静、脱水、止血及防治感染。③硬膜外血肿：出现不同程度的昏迷，然后逐渐恢复，经过一段中间清醒期后，患者感到头痛、呕吐、躁动、不安或嗜睡，再次进入昏迷状态；应立即转神经外科进行手术治疗。④脑脊液漏：颅前窝骨折常出现脑脊液鼻漏，颅中窝骨折常出现脑脊液耳漏。不可用液体清洗，不可用棉球栓塞，应保证其引流通畅，同时采用抗菌药物预防感染。

5. ①口腔颌面部清创术是预防感染最重要的方法。②如估计创口有可能发生感染，施行清创术时不应严密缝合，应放置引流。③如创口已经发生感染，应进行湿敷等处理后，以后再行处理，不应缝合伤口。④处理贯通伤时，因先缝合腔窦内侧的创口，然后充分冲洗后，再缝合肌层和皮肤创面。⑤如伤后没有清创条件，应早期包扎创口。⑥伤后应尽早应用抗菌药物进行治疗。⑦清创术后应保持创口清洁。⑧常规肌注破伤风抗毒素 1500 U。

6. ①擦伤：皮肤表层破损，少量出血，创面常附着泥沙等异物。治疗主要是清洗创面，除去异物，无菌凡士林纱布覆盖创面或暴露创面。②挫伤：局部皮肤变色、肿胀和疼痛，其治疗主要是止血、镇痛、预防感染、促进血肿吸收和恢复功能。③挫裂伤：皮肤和软组织有裂口，创缘不整齐，常呈锯齿状，可伴发开放性骨折；其治疗主要为及时进行清创术，修整创缘，彻底止血缝合。④刺伤：创口小而伤道深，多为非贯通伤，进行清创术时应彻底清除异物和止血，术后应用抗菌药物预防感染。⑤切割伤：创缘整齐，其治疗主要为尽早进行清创缝合术，如有神经或腮腺损伤应及时处理。⑥撕裂或撕脱伤：伤情重，出血多，疼痛剧烈，易发生休克。治疗时应尽快手术，及时清创、复位缝合。⑦咬伤：组织撕裂、撕脱或缺损。治疗时应尽快彻底清创，必要时可用邻近皮瓣或游离植皮修复组织缺损；如为犬咬伤，应注射狂犬病疫苗。

7. ①细菌在进入创口 6～12 小时内，尚未大量繁殖，此时进行清创术应进行严密的对位缝合。由于口腔颌面部血运丰富，组织抗感染力强，上述时间在口腔颌面部可延长到 48 小时，甚至超过 48 小时，只要创口无明显感染或组织坏死，在充分清创后，仍可严密缝合。②如果患者就诊时间超过 48 小时，或创口组织坏死情况较严重，估计可能发生感染，在施行清创术时不应严密缝合，应放置引流物。③如创口已发生明显感染，创口不应进行缝合，可采用局部湿敷，待感染控制后，再行处理。

清创术步骤：①冲洗创口；②清理创口；③缝合。

8. 1）舌损伤：①舌组织清创处理中一般不做组织切除。②缝合时应采用大针粗线，于创缘较远处进针，缝得深一些，多带一些组织，最好加用褥式缝合。③尽量保持舌的长度，将创口沿前后纵行方向进行缝合。④如舌侧面与邻近牙龈或舌腹与口底黏膜都有创面时，应分别缝合各部的创口；如不能封闭所有创面，应先缝合舌的创面。

2）颊部贯通伤的治疗原则是尽量关闭创口和消灭创面：①无组织缺损或缺损较少者，应将口腔黏膜、肌层和皮肤分层缝合。②口腔黏膜无缺损或缺损较少而皮肤缺损较多者，应严密缝合口腔黏膜，关闭穿通创口；皮肤缺损应采用皮瓣转移或游离植皮，或进行定向拉拢缝合。③较大的颊部全层洞穿性缺损，可直接将创缘的口腔黏膜与皮肤相对缝合，消灭创面。

3）腭部贯通伤：①软腭贯通伤应分别缝合鼻腔黏膜、肌层及口腔黏膜。②硬腭贯通伤，如无组织缺损，可将黏骨膜瓣单层缝合即可。如有组织缺损，应在邻近转移黏骨膜瓣，封闭瘘口和缺损。

9. ①肿胀：出现程度不等的肿胀并逐渐加重，一般在伤后 48 小时达到高峰。②疼痛：当进行开闭口运动时则更加明显。③麻木：颌骨骨折损伤到神经时，可发生麻木；损伤眶下神经，引起眶下区麻木；下颌骨骨折则可伴发下齿槽神经损伤，引起患侧下唇麻木。④出血及瘀斑。⑤牙及牙龈的损伤。⑥流涎。⑦影响呼吸、咀嚼和吞咽功能。⑧张口受限。

10. 特点：①下颌骨在颌面部发生骨折的概率最高。②下颌骨骨折多由于过度屈曲、小范围的移动及挤压的外力打击而引起。③下颌骨骨折片的移位方向主要取决于骨折片上所附着咀嚼肌的牵引作用。④下颌骨发生骨折后常出现牙列变形和咬合关系紊乱。咬合关系不但是下颌骨骨折的重要诊断依据，而且是下颌骨进行复位固定的重要参照标准和治疗目的。⑤下颌骨的正中联合、颏孔区、下颌角和髁状突颈部四个解剖区域骨质较薄弱，因此下颌骨骨折多发生于此四个解剖区域。⑥下颌骨与其他骨的连接少，且是活动骨，发生骨折后常发生下颌运动异常。

临床表现：①肿胀、疼痛、出血、瘀斑等临床表现，相应部位扪诊可能扪及台阶感及压痛，由于骨折影响，患者可能出现牙龈撕裂、牙脱位或脱落、流涎、影响呼吸和咀嚼等生理功能、张口受限、下唇麻木等临床表现。②骨折片移位。③运动异常。④咬合关系错乱。

11. 特点：①上颌骨与额骨、颧骨、蝶骨等诸多骨以骨缝的方式紧密相连，这些骨缝是上颌骨的骨折好发部位。②常形成上颌骨横断性骨折。③上颌骨更容易发生粉碎性骨折。④骨折后出血较之下颌骨骨折多，但组织愈合也较快，颌间固定的时间比下颌骨短。⑤上颌骨骨折片移动方向主要取决于骨折的类型和损伤力量的大小和方向，常向后下方移位。⑥咬合关系紊乱：常出现后牙早接触，前牙开殆。⑦上颌骨骨折时常伴发颅脑损伤或颅底骨折，出现脑脊液漏；形成眶周瘀斑、睑、球结膜下出血，或眼球移位而出现复视。⑧力学支柱：上颌骨在行使功能时，主要通过三条纵向支柱（鼻上颌支柱、颧上颌支柱和翼上颌支柱）和三条横向支柱（额支柱、颧骨支柱和上颌骨支柱），进行上颌复位固定时，应重点恢复这些支柱的连续性和解剖外形。

临床表现：①共同临床表现，如肿胀、疼痛、麻木、出血、瘀斑等，相应部位扪诊可能扪及台阶感及压痛，患者可能出现牙龈撕裂、牙脱位或脱落、流涎、影响呼吸和咀嚼等生理功能、张口受限等临床表现。②骨折片移位。③咬合关系错乱。④眶部及眶周变化。⑤颅脑损伤。⑥皮下气肿。

12. ①高位髁状突骨折：髁突多向前、下、内移位，可脱出关节囊，下颌升支残端多向上移位，如伴有体部骨折，有时会上外上方移位，严重者可穿破关节囊，与颧弓相接触。②髁状突颈部骨折：如果关节囊未破裂，折断的髁状突由于受翼外肌牵引而向前内方移位，仍位于关节囊内；如果关节囊破裂，髁状突可从关节窝内脱位而向前内移位，少数情况下发生向外或向后外移位。个别情况下，髁状突可被击入颅中窝。如为单侧髁状突颈部骨折，下颌支残端多向患侧、后方和上方移位；如为双侧髁状突颈部骨折，下颌支残端多向后上方移位。③髁突基部骨折：多数情况下髁突仍位于关节窝内，骨折断端多向外移位，少数会向内移位；下颌升支残端多数轻度向上移位，形成骨段重叠或交叉状态。

13. ①髁状突颈部：多是前方或前侧方（如从正中联合部、颏孔区等）传来的突然外力引起的间接性骨折。②颏孔区：多由于侧方来的直接打击引起，也可由下颌体双侧不同部位受到外力打击而引起。③下颌角：多由于侧方或侧下方来的直接打击，也可由对侧的外力打击导致下颌骨屈曲而导致间接骨折。④正中联合部：多为前方来的直接打击而引起，也可由下颌骨两侧相同部位同时受到外力打击，引起下颌骨体大范围屈曲而导致。

14. ①单发的正中骨折：由于骨折线两侧肌肉牵引量相等，常无明显移位；如为斜形骨折，一侧有颏棘，一侧无，也可能导致双侧骨折片向内侧移位，发生骨折片重叠及下颌弓缩窄。②颏部双骨折：正中骨折片因颏结节区所附着肌肉牵引，向下后方移位，双侧骨折片则向内移位。③粉碎性骨折或有组织骨质缺损：两侧的骨折片由于下颌舌骨肌的牵引向中线移位，使下颌牙弓变窄。

15. ①颌骨骨折共同临床表现：可出现左侧颏孔区肿胀、疼痛、瘀斑，患者可出现流涎、咀嚼困难和张口受限。②骨折片移位：前骨折段因所附降颌肌群的牵引而向下方移位，并稍偏向外侧；后骨折段因升颌肌群的牵引，向上前方移位，且稍偏向内侧。③口内检查：可见咬合关系错乱，左侧磨牙有早接触，前牙有轻度开㕭，下颌中线常向左侧移位；多伴有左侧下颌双尖牙区牙龈撕裂伤，有时可伴有左侧下颌双尖牙的脱位或牙折，多可查见骨折断端两侧的两颗牙的邻接关系改变；偶尔可见左侧下颌双尖区双重牙列。④下颌运动异常：下颌运动受限，进行开闭口运动时，有时可见到前后两段骨折片的动度不一致。⑤触诊及负荷试验：触诊时多可扪到台阶感和压痛；采用颏部和下颌角外侧负荷试验时，患者可指出左侧颏孔区疼痛加重；可让患者用力咬压舌板，患者多咬之无力或根本就咬不住。⑥辅助检查：可进行X线检查，特别是颌面部曲面断层片，可清晰地看到左侧颏孔区骨折。

16. ①双侧颞下颌关节区的肿胀、疼痛、瘀斑、皮下血肿，患者可出现流涎、咀嚼困难和张口受限。②骨折片移位：双侧髁状突将由于翼外肌的牵引向前内方移位；双侧下颌支向后上移位。③咬合关系：双侧后牙早接触，前牙明显开㕭。④下颌运动异常：下颌侧向运动受限。⑤触诊及负荷试验：触诊时多可扪到双侧颞下颌关节区空虚感、髁状突颈部压痛。⑥有时可伴发不同程度的脑震荡。⑦辅助检查：可进行X线检查，特别是颌面部曲面断层片和双侧许勒位；必要时可进行CT及螺旋CT三维重建检查。

17. 如果患者没有创伤史，则不难鉴别。如果患者有创伤史，应根据以下几点来鉴别：①单侧髁状突颈部骨折下颌中线偏向患侧，而单侧髁状突前脱位下颌中线偏向健侧。②单侧髁状突颈部骨折在髁状突颈部有明显压痛或皮下血肿和瘀斑，而单侧髁状突前脱位在髁状突颈部压痛不明显，皮下血肿少见。③X线检查可进行准确鉴别。

18. ①手法复位：适用于无骨折移位或骨折轻微移位的早期简单性颌骨骨折病例。②牵引复位：适用于手法复位不满意或已有纤维性愈合的简单性颌骨骨折病例；牵引复位可分为颌间牵引和口外牵引两种。③手术切开复位：该方法适用于开放性骨折、不能用手法和牵引复位的复杂性骨折或已发生错位愈合的颌骨骨折病例。

论述题

19. 诊断程序如下。1）问诊：了解受伤的原因、部位和伤后临床表现。

2）全身检查：全面检查患者的生命体征、意识状态及全身是否受伤及损伤状态。

3）局部检查：①望诊：是否有创口、肿胀或瘀斑。②张闭口运动检查：是否张口受限、牙列及咬合错乱及颌骨异常活动等。③压舌板测验：患者是否存在咬合无力。④扪诊：是否有压痛、台阶感，有无颌骨反常活动及摩擦音等。

4）辅助检查：①常规实验室检查；②X 线平片检查；③颌面曲面断层片；④CT 及三维重建。

20. 1）诊断：可能有左颧骨颧弓骨折、上颌骨横断骨折。

2）诊断依据：左眼复视常见于左侧上颌骨骨折、左侧颧骨颧弓骨折、眶部骨折等；颧面部塌陷是颧骨骨折的重要诊断依据；张口度受限多出现于颧骨颧弓骨折和上、下颌骨骨折；后牙早接触，前牙反𬌗，开𬌗等咬合关系错乱说明可见于上颌骨横断骨折和双侧髁状突颈部骨折；综合以上临床表现，可诊断为左侧颧骨颧弓骨折和上颌骨横断骨折，具体骨折线还应进行 X 线检查或 CT 检查以明确。

3）治疗方案：考虑到骨折程度较严重，骨折移位较明显，功能障碍较明显，应予进行手术切开复位内固定。治疗方案如下：①术前准备：对患者进行 X 线或 CT 检查以明确诊断及了解骨折细节；对患者进行详细全身检查，以排除手术禁忌证；进行带钩牙弓夹板拴丝，为术中对准咬合关系做准备；对患者和家属进行充分交谈和沟通，获得患者及其家属对手术的理解和同意。②手术治疗：最好采用头皮冠状切口和口内前庭切口联合使用，保留骨折处后，进行骨折复位，进行颌间拴丝，证明咬合关系已恢复后，采用小型接骨板等技术进行骨折内固定，分层关闭切口。③术后治疗：采用抗菌药物预防感染，观察患者生命体征、咬合关系、切口情况等，进行对症支持治疗。④功能锻炼：术后 1 周开始进行张口训练，直至患者张口度和咀嚼功能恢复为止。

21. 1）治疗方案：具体有以下步骤。①术前准备：进行血常规、小便常规、肝肾功能、电解质、血糖、血型等术前检查，明确患者有无手术禁忌证；向患者解释手术的必要性、预期效果、风险和可能的并发症，以获得患者及其家属对手术的理解和同意；在术前进行备皮、洁牙、术前栓结带钩牙弓夹板、术前用药等准备工作。②手术治疗：确定无手术禁忌证的基础上，进行手术切开复位内固定术；根据术前测量了解缺损范围，如果缺损不大，不超过 1 cm，可不进行植骨，术中拉开的骨缺损可自行愈合，如缺损较大，应采用植骨或牵张成骨等方式修复骨缺损。③术后治疗：采用抗菌药物预防感染；进行对症支持治疗及其他治疗。④功能锻炼：术后 1 周开始进行张口训练。

2）术后应观察的项目：具体分两个阶段。①围手术期：主要观察患者的生命指征，如心律、血压、心电图、血氧饱和度，以及切口是否出血和肿胀情况等。②围手术期后：观察患者的咬合关系恢复情况，如果恢复不理想，及时采用颌间牵引等手段矫正；观察切口情况，是否有出血、肿胀及感染等情况；继续观察全身情况。

22. 1）上颌骨 Le Fort Ⅰ型骨折：又称上颌骨低位骨折，即从梨状孔下部开始，在牙槽突底部及上颌结节的上方，水平向后延伸至翼突上颌缝。主要表现为多伴有牙槽突及牙的损伤，一般不发生复视和眶周变化；由于与牙齿的关系密切，一般均有咬合关系错乱。手术中一般仅需采用上颌前庭切口就能达到满意的显露和治疗效果。

2）上颌骨 Le Fort Ⅱ型骨折：又称上颌骨中位骨折、锥型骨折或颧弓下骨折，从鼻额缝向两侧横过鼻梁，沿眶内侧壁向下到眶底，然后通过颧上颌缝，到蝶骨翼突。多有鼻及眶下缘的变形，常伴有鼻腔侧壁和上颌窦的损伤，扪诊多可扪及眶下缘台阶感和压痛，常伴有颧骨颧弓骨折；损伤有时可以波及筛窦，出现脑脊液鼻漏。手术多采用上颌前庭切口，有时需联合采用头皮冠状切口，如眶底骨折严重，有时还须辅加眶下或下睑下切口。

3）上颌骨 Le Fort Ⅲ型骨折：又称为上颌骨高位骨折或颧弓上骨折，从鼻额缝向两侧横过鼻梁、眶部，再经过颧额缝向后到翼突。将形成完全的颅面分离，使面中部凹陷、变长，严重影响面型；多伴有颅脑损伤和颅底骨折，出现脑脊液漏等；眶部及眶周变化明显，常出现眼睑结膜下出血，眼球下移，眼镜状眶周瘀斑等。手术应根据具体情况采用上颌前庭切口和（或）头皮冠状切口，必要时可辅加眉弓外侧切口。

23. ①如骨折无移位或轻微移位且患者咬合关系正常，可不作颌间固定，采用颅颌弹性绷带限制下颌运动，保持正常咬合关系，进软食或半软食 2～3 周，尽早行功能锻炼。②如骨折轻微移位，咬合关系轻微错乱，可进行颌间牵引，一般牵引2～3周，然后进行张口训练；也可在患侧磨牙垫一厚2～3 mm的橡皮垫，用颌间弹性牵引复位固定法，使下颌骨下降，髁状突复位，恢复咬合关系。③如果移位明显，或下颌升支向外上方脱位与颧弓接触，或下颌升支高度显著下降，或经MRI证实关节盘移位，或陈旧性髁状突骨折，或经保守治疗无效，均应采用手术治疗，施行切开复位内固定术。④如果是粉碎性髁状突骨折，或陈旧性骨折致髁状突难以复位，或髁突移位进入颅中窝无法复位，也可行髁状突摘除术并同期行髁突重建。

24. ①上下颌骨联合骨折是口腔颌面部的一种严重损伤，不但多伴有软组织损伤，还常伴有颅脑损伤或其他部位损伤，在急救时应特别注意有无伴随伤。②由于骨折复杂，一般均采用手术切开复位内固定法进行治疗。③在进行颌骨骨折复位固定时，应根据“从活动到固定，从简单到复杂”的原则进行固定。④尽量实现解剖复位和功能性内固定，如不能实现解剖复位，则应将咬合关系恢复作为治疗的基本目的，保证咬合关系恢复到原有情况。

25. 1）临床特点：无牙颌骨折多见于老年人，常发生于下颌骨；常为单发性骨折；发生在颏孔区和下颌角部者较多见。

2）治疗原则：①对于闭合性骨折，骨折片移位不大时，可在手法复位后利用义齿采用颌周结扎法固定；如患者未装配义齿，可选用印模胶或快速制作塑料夹板作颌周结扎法固定。②如果骨折断端重叠，不能用手法复位，或粉碎性骨折，应采用手术切开复位内固定法进行复位固定；如患者装配有义齿，也可利用义齿在术中确定颌骨位置。

26. 1）临床特点：①儿童骨折多系跌倒、碰撞、交通事故等原因引起。②骨折常为青枝骨折。③不易行牙间或颌间固定。④儿童期组织代谢旺盛，生长力强，组织愈合快。⑤儿童期间恒牙在萌出过程中可做一定的位置调整。

2）治疗特点：①一般不采用手术方法。②对咬合关系的恢复要求不严格。③儿童颌骨骨折应尽早复位。④针对其心理特点进行一定疏导工作。

27. 1）临床表现：①颧面部塌陷；②张口受限；③复视；④瘀斑；⑤神经症状。

2）治疗原则：颧骨颧弓骨折的治疗，主要是正确复位。如果骨折后无移位或轻度移位，畸形不明显，无张口受限及复视等功能障碍者，可不进行手术治疗；凡有张口受限的患者均应进行手术；如果无功能障碍，但畸形严重，也应考虑进行手术治疗。

3）手术方法：①切开复位内固定术（经口内切口、头皮冠状切口或局部小切口）；②口内切开复位术；③巾钳牵拉复位法；④颧弓部单齿钩切开复位法。⑤上颌窦填塞法。

28. 1）检查：具体有以下几种方法。①全身检查：检查患者的生命指征、呼吸情况等，以排除窒息、休克及颅脑损伤等急症，并进行详细全身检查，以了解患者是否有其他重要脏器损伤。②局部检查：是否有颌面部骨折，特别是有无髁突骨折，除颏部皮肤裂伤外，其他部位是否有肿胀及瘀斑，是否有张口受限和颌骨异常活动等，扪诊了解是否有台阶感、压痛，进行口内检查了解是否有咬合关系错乱等。③辅助检查：进行X线检查以确定患者有无颌骨骨折。

2）治疗措施：经过上述检查后，确认患者无其他损伤，应当进行以下治疗。①颏部裂伤清创缝合术。②术后给予抗菌药物预防感染。

3）术后医嘱：①应注意保护创口处，避免被水打湿，适当减少活动。②密切观察患者全身和创口情况，必要时复诊。③术后5～7天拆线。

29. 1）临床表现：①眶周瘀血、肿胀；②眶下缘压痛和台阶感；③眼球内陷；④复视；⑤眶下区麻木；⑥眼球运动受限；⑦视力下降或失明。

2）治疗：①应及时手术治疗；②手术的目的是重建眶底，并使嵌顿的眼球下直肌和脂肪复位，恢复眶腔容积和眼球活动，改善眼球内陷和复视。

3）手术方法：采用下睑下、眶下和睑结膜切口，显露眶底骨折处，注意保护眶下神经，将下直肌、眶内容物从嵌顿处解脱出来，纳回至眶内。如伴有眶下缘骨折，应进行复位内固定。如眶底破碎严重或有骨质缺损，应采用钛网、羟基磷灰石板或自体骨重建眶底。

30. 1）复视原因：①发生眶底爆裂骨折时，眶腔可与上颌窦穿通，眼球、眼下直肌、下斜肌和眶壁骨膜均向下移位，使眼外肌出现垂直方向受限而产生复视。②眶底骨折时如损伤动眼神经，也可引起眼球运动障碍产生复视。③颧骨构成大部分眶外下壁，颧骨骨折时，由于颧骨骨折片移位，眼球等眶内容物向外下方移位，导致撕裂的眼下斜肌嵌入骨折线中，使眼球运动受限。④致伤外力伤及眶内容物软组织，如外展肌等，导致眶内容物水肿或血肿。

2）诊断方法：①临床检查，应注意有无眼球内陷，检查患者眼球运动功能，判断眼球运动受限主要方向和程度。可进行下直肌腱牵拉试验以确定下直肌有无下陷。②辅助检查：进行 X 片检查了解骨折及骨折片移位情况；CT 对明确诊断有重要意义，不但可明确骨折情况；而且如果为眶底粉碎性骨折导致眶内容物下陷进入上颌窦而引起复视时，冠状 CT 检查常可发现上颌窦内有下陷的眶内容物而确诊。

31. ①骨膜的损伤情况：如果骨膜损伤较重，则骨折愈合将明显减慢。②患者的年龄：年轻者骨折比年长者骨折愈合快。③创伤严重程度：创伤越重，局部骨质和软组织破坏就越重，骨折愈合就越慢。④骨折是否合并感染：若骨折合并感染，将使骨折处骨质及软组织遭受进一步破坏，且严重妨碍局部组织再生，从而明显降低骨折的愈合速度，严重者甚至造成骨折延期愈合或不愈合。⑤骨折的部位：上颌骨由于血供较下颌骨好，骨折愈合速度也比下颌骨块。⑥骨折处理措施：如能及时复位、固定，并施加正确的治疗，将保证骨折如期愈合。

思考题

32. 1）错位愈合的原因及防治原则：①骨折如未及时正确复位，由于口腔颌面部血供丰富，组织愈合快，容易发生错位愈合。②预防错位愈合，应在骨折后早期进行正确复位、固定。③颌面部骨折发生错位愈合后，如无功能障碍和面型畸形，可不进行治疗；如果发生功能障碍或面型畸形，应尽快手术治疗，术中应重新凿断错位愈合处，重新复位后固定；如果骨折错位愈合严重且时间较久，并伴发严重咬合关系错乱，应按照正颌外科原则和技术，进行矫治。

2）不愈合的原因及防治原则：①口腔颌面部血供丰富，一般不发生不愈合；但如伴有较大骨缺损（超过 1.5 cm）时，在治疗中未植骨，术后就可能发生不愈合。②预防原则：在清创术时应尽量保存骨组织，减少骨缺损，不应分离与骨膜相连的骨折片；术后应用抗菌药物，促进骨折愈合；如果发现骨缺损超过 1.5 cm，应及时植骨。③治疗原则：应手术截除两断端。

33. ①自体植骨：血管化植骨术或游离植骨术，常采用肋骨、髂骨、血管化腓骨等。自体植骨效果良好，成活率高，是目前临床上应用最广泛的骨缺损修复方法。但该方法需开辟第二术区，引起供区创伤，操作复杂，手术时间长；如骨缺损过大，有时供源有限，不能提供足够的骨源。②生物材料：羟基磷灰石、珊瑚等多种生物材料，生物材料可成批生产，消毒、包装方便，供骨量不受限制，多具备良好的生物相容性，具有突出的应用前景。但应用于较大的骨缺损时，仍存在成骨活性不足、机械强度不够等缺点。③异体植骨：分为同种异体植骨和异种植骨，术后可引发一定的免疫排斥反应，且可能引发一些潜在的传染病，现在已基本上不再应用。④牵张成骨技术：该技术不需供区骨，具有良好的成骨效果，但治疗耗时长，费用较高。⑤组织工程：在体外制成具有生物活性的人工骨，再植入体内修复骨缺损，该方法是一种最理想的骨缺损修复方法，有望彻底解决骨缺损的治疗问题；但迄今仍有许多问题有待解决，仍不能临床化。

34. ①患者术前 CT 结合三维建模软件，行颧眶上颌骨三维数字模型重建，通过 3D 打印头颅的等比例模型，可全方位显示颧眶上颌骨骨折情况、精确地显示解剖结构的三维空间关系，可进行骨折区域的观测分析、手术设计、手术方案制定、手术预演及钛板、植入物的预制。②利用软件通过镜像翻转获得伤侧的正常图像，并在欲行手术复位的相应区域设计数字化复位导板，最后通过计算机辅助制作技术制成数字化复位导板，以复位导板为参照将骨折片进行复位并行坚固内固定。也可采用手术导航或增强现实等技术引导骨折复位及固定。

35. 手术治疗目的：恢复鼻眶的骨连续性和外形；重新附丽内眦韧带使内眦距对称；重建筛区（眶内侧壁）骨缺损，恢复眶容积。治疗首先应恢复正常面宽和面部侧方前突度，以及面高和咬合关系，之后再复位和固定。其中重要的步骤依先后顺序进行：充分暴露骨折、确定内眦韧带的损伤情况、骨折复位和固定、眶壁缺损重建、内眦韧带悬吊和复位、鼻成形。另外，还应关注泪道系统和额窦骨折的情况，必要时给予相应的处理。

36. 1）优点：①固定强度高，能保证骨折片保持在复位后的正常位置，发生再移位可能性低。②能承担骨折处全部或大部分应力，避免骨折断端受到不良应力干扰而影响骨折愈合。③术后患者可早期张口进食，避免颌间固定等引起的营养不良等问题。④口腔卫生好，且易于维持。⑤患者可早期进行功能锻炼，避免了颞下颌关节强直和肌肉失用性颌骨骨质疏松。患者术后可早期恢复正常生活和社会工作。⑥适用范围广，可用于复杂性骨折、无牙颌骨折或儿童的无牙颌骨折。

2）缺点：①有并发症风险。②相对于保守固定方法而言，操作复杂，对设备和器材要求高。③患者的花费比采用保守治疗高。

37. 1）手术指征：对髁突明显移位，成角畸形大于45°，下颌支高度明显变短（超过5 mm），闭合复位不能获得良好的咬合关系，髁突骨折片向颅中窝移位，髁突向外移位并突破关节囊，关节盘发生移位或破裂。

2）手术入路的选择：①耳前入路：治疗髁突头骨折、髁突颈高位骨折的首选手术入路。②颌后入路：适用于除囊内骨折的各类髁突骨折。③下颌骨下缘入路：适用于髁突基底部或髁突颈部的骨折。④除皱手术入路：瘢痕隐蔽，适用于下颌升支、髁突颈部的骨折。⑤小切口腮腺前入路：有效避免了面神经损伤及涎瘘等并发症，提供了清晰的术野，便于复位固定骨折断端。⑥口内切口：术后瘢痕隐蔽，适用于骨折错位不明显的低位髁突骨折。⑦内镜辅助下入路：可用于髁突低位骨折或移位不明显的髁突骨折。

38. ①对于面部犬咬伤应积极清创缝合处理。颌面部的伤口，血运较丰富，抗感染能力较强，如无明显感染迹象可直接进行清创缝合术。②犬咬伤常有撕裂或撕脱，常伴有神经、血管的损伤，犬牙上下咬合的过程中会造成皮肤的撕裂或撕脱，而且会造成口小洞大的撕脱伤。对于这类伤口清创时应该充分清洗，注意各个方向的查探，通常应用眼科镊的尾端予以探查，防止残腔遗留，造成细菌或病毒的残留，引起感染的发生。③对于多处伤口患者，一定注意伤口是否相通，尤其需注意相通伤口下方的潜行撕脱，处理伤口时应该充分清洗，应用过氧化氢溶液、碘伏浸泡，生理盐水反复清洗伤口。④对于已经失活的组织予以清除，直至创面有血渗出。皮肤创缘用尖刀或锐利的眼科剪去除边缘部分，防止细菌及病毒的残留造成感染，保证创缘的整齐，减少术后瘢痕形成，达到良好的美容效果。⑤常规预防应用破伤风抗毒素，预防破伤风。

39. 导航技术是将空间立体导航技术、计算机图像处理及可视化技术与临床手术结合起来，应用数字化导航软件进行数据分析、三维重建及术前设计和术中导航的技术。根据异物在颌面部与骨组织的位置关系分为三类：骨内异物、骨旁异物、软组织异物。术中根据疾病具体类型、病程及异物的位置设计不同的切口和手术入路。应用导航系统术前对异物检测和定位，明确异物的位置、数目及与神经血管的关系，术中实时观察及引导手术操作，提高口腔颌面部异物取出的精确性、有效性、微创性及安全性，降低了患者术后并发症，在口腔颌面部异物取出手术中具有重要的临床应用价值。

40. 1）治疗原则：感染性下颌骨骨折临床上多倾向于清创同期行坚固内固定，特别强调固定的稳定性。在处理感染性下颌骨骨折的骨髓炎时，必须彻底行骨折断端的清创，去除感染骨质。当骨折断端的清创范围超过整个骨折区域，则应考虑骨折移植。

2）治疗要求：①局部彻底清除骨折区域的炎性肉芽组织，去除炎性骨质。搔刮骨折断端的骨质，以确保骨折愈合过程的血管生长。②拔除致病牙。③固位螺钉应远离感染区，固定在非感染区。④口内软组织的严密封闭。⑤同期骨移植术。⑥合理应用抗生素。

（刘　磊　李　蕙）

第八章　口腔颌面部肿瘤

一、笔记

1. 知识点

①口腔颌面部肿瘤的流行病学；②口腔颌面部良性肿瘤的临床表现；③口腔颌面部恶性肿瘤的临床表现；④口腔颌面部良、恶性肿瘤的鉴别；⑤口腔颌面部肿瘤的临床分期（TNM 分类法）；⑥口腔颌面部肿瘤的预防；⑦口腔颌面部恶性肿瘤的综合序列治疗；⑧口腔颌面部软组织囊肿的分类、临床特点；⑨颌骨囊肿的分类、临床特点和诊断要点；⑩良性肿瘤及瘤样病变的分类、临床表现和诊断要点、鉴别诊断；⑪良性肿瘤的生物学行为与临床表现；⑫恶性肿瘤的生物学行为与临床表现。

（1）口腔颌面部肿瘤的流行病学

发病率：不同的国家、不同的肿瘤，发病率有很大差别。

构成比：口腔颌面部肿瘤包括囊肿、瘤样病变在内，一般以良性居多。

组织来源：口腔颌面部良性肿瘤以牙源性及上皮源性肿瘤为多见，口腔颌面部恶性肿瘤以上皮组织来源最多，尤其是鳞状上皮细胞癌最为常见，约占口腔颌面部恶性肿瘤的 80%。

好发部位：口腔颌面部良性肿瘤多发生于颌骨及颜面部。恶性肿瘤按发病率高低依次为舌癌、颊黏膜癌、牙龈癌、腭癌、上颌窦癌，颜面部皮肤癌少见。

病因和发病条件：口腔颌面部肿瘤的致病因素和发病条件比较复杂，是多种病因和发病条件的综合作用。

（2）口腔颌面部良性肿瘤的临床表现

良性肿瘤一般生长缓慢，有的可呈间断性生长。良性肿瘤的生长方式多为膨胀性生长，可压迫和挤开周围组织。外形多为球形，也可受压呈扁圆形或椭圆形，也可呈分叶状。良性肿瘤有包膜，与周围组织分界清楚，一般多能移动。除骨性肿瘤性质较硬外，一般质地中等，如有坏死、液化则质地较软。

良性肿瘤一般无自觉症状，但压迫邻近神经，继发感染或恶变时，则发生疼痛。不发生转移。

（3）口腔颌面部恶性肿瘤的临床表现

恶性肿瘤大都生长较快。癌最初局限于黏膜内，称为原位癌。恶性肿瘤一般呈侵袭性生长，无包膜，边界不清，肿块固定，与周围组织粘连而不能移动。口腔癌在临床上可以表现为浸润型、外生型（乳头状型或疣状型）及溃疡型三种。浸润型肿瘤发展较快，早期向深部与周围组织生长，侵入黏膜下颌肌组织，表面稍隆起而粗糙不平，深部可扪及不易移动的硬块；外生型肿瘤迅速向表面增生，呈菜花样，常合并感染、坏死；溃疡型多发生于皮肤或黏膜浅部，表面坏死脱落并向周围扩展，形成中间凹陷、边缘隆起的火山口状溃疡。

肉瘤多起于深部组织，早期即呈边界不清、质地较硬、不能移动的肿块。

恶性肿瘤生长快，常发生表面坏死，溃疡出血，并有恶臭、疼痛。周围组织器官可受累而发生功能障碍。随着肿瘤不断增大，癌细胞可侵入附近的淋巴管和血管，形成淋巴结转移和远处转移。肿瘤迅速生长破坏产生有毒物质，可引起代谢紊乱，加上出血、感染、疼痛、饥饿等使机体不断消耗，恶性肿瘤发展到晚期，患者多出现消瘦、贫血、机体衰竭等症状，称为“恶病质”。

（4）口腔颌面部良、恶性肿瘤的鉴别（表 8–1）

表 8–1　良性肿瘤与恶性肿瘤的鉴别

鉴别要点	良性肿瘤	恶性肿瘤
发病年龄	可发生于任何年龄	癌多见于老年人，肉瘤多见于青壮年
生长速度	缓慢，或可呈间断性生长	一般快
生长方式	膨胀性生长	浸润性生长
形状	球形，可受压变形，分叶状	
质地	中等，除骨肿瘤较硬	较硬
与周围组织的关系	有包膜 不侵犯周围组织，界限清楚 多可移动	侵犯 破坏周围组织，界限不清 活动受限
症状	一般无自觉症状，压迫周围组织出现相应症状	常有局部疼痛、麻木、头痛、张口受限、面瘫、出血等症状
转移	无	常发生转移
对机体的影响	一般对机体无影响，如生长在要害部位或发生并发症时，也可危及生命	对机体影响大，常因迅速发展，转移和侵及重要脏器及发生恶病质而死亡
组织学结构	细胞分化良好，细胞形态和结构与正常组织相似	细胞分化差，细胞形态和结构呈异型性，有异常核分裂

（5）口腔颌面部肿瘤的临床分期（TNM 分类法）（表 8–2 ~ 表 8–4）

表 8–2　临床分类（cTNM）

T：原发肿瘤	N：区域淋巴结	M：远处转移
T_x——原发肿瘤无法评估 T_0——无原发肿瘤的证据 Tis——原位癌 T_1——肿瘤最大径≤2 cm，无腺体实质外侵犯 T_2——肿瘤最大径 >2 cm，但≤4 cm，无腺体实质外侵犯 T_3——肿瘤最大径 >4 cm，和（或）有腺体实质外侵犯 T_4——（唇）肿瘤侵犯穿破骨皮质、下牙槽神经、口底或面部皮肤，即颏或鼻 T_{4a}——局部中度浸润的疾病 （唇）肿瘤侵犯骨皮质、下牙槽神经、口底，或颏部及鼻部皮肤 （口腔）肿瘤穿透下颌骨骨皮质或侵犯上颌窦，或侵犯面部皮肤 T_{4b}——局部非常广泛浸润的疾病 肿瘤侵犯咀嚼肌间隙、翼板或颅底，和（或）包绕颈内动脉 注：牙龈原发肿瘤仅浅表地侵蚀骨或牙槽突，不归纳为 T_{4a}	N_x——不能评估有无区域淋巴结转移 N_0——无区域淋巴结转移 N_1——同侧单个淋巴结转移，最大径≤3 cm，且 ENE（ – ） N_2——淋巴结转移 N_{2a}——同侧单个淋巴结转移，3 cm < 最大径≤6 cm，且 ENE（ – ） N_{2b}——同侧多个淋巴结转移，最大径≤6 cm，且 ENE（ – ） N_{2c}——双侧或对侧淋巴结转移，最大径≤6 cm，且 ENE（ – ） N_{3a}——转移淋巴结最大径 >6 cm，且 ENE（ – ） N_{3b}——单个或多个淋巴结转移，且 ENE（ + ） 注：淋巴结外侵犯（ENE）是指转移淋巴结累及表面皮肤，或累及软组织伴有深部肌肉或邻近结构的粘连及固定，或出现神经受累的临床表现；中线部位转移淋巴结应列为同侧转移。	M_X——远处转移无法评估 M_0——无远处转移 cM_1——有远处转移

表 8-3　病理分类（pTNM）

T：原发肿瘤	pN：区域淋巴结	M：远处转移
pT 分类与临床分类一致	pN_x——不能评估有无区域淋巴结转移 pN_0——无区域淋巴结转移 pN_1——同侧单个淋巴结转移，最大径≤3 cm，且 ENE（－） pN_2——淋巴结转移 pN_{2a}——同侧单个淋巴结转移，最大径≤3 cm，且 ENE（＋）；或 3 cm < 最大径≤6 cm，且 ENE（－） pN_{2b}——同侧多个淋巴结转移，最大径≤6 cm，且 ENE（－） pN_{2c}——双侧或对侧淋巴结转移，最大径≤6 cm，且 ENE（－） pN_{3a}——转移淋巴结最大径 >6 cm，且 ENE（－） pN_{3b}——同侧单个淋巴结转移，且最大直径 >3 cm，且 ENE（＋）；或同侧、对侧或双侧多个淋巴结转移，且任意 1 个 ENE（＋） 选择性颈淋巴清扫的组织标本检查通常包括 10 个或更多的淋巴结；根治性或改良根治性颈淋巴结清扫的组织标本通常包括 15 个或更多的淋巴结	pM 分类与临床分类一致

表 8-4　临床分期

0 期	Tis	N_0	M_0
Ⅰ期	T_1	N_0	M_0
Ⅱ期	T_2	N_0	M_0
Ⅲ期	T_3	N_0	M_0
	T_1，T_2，T_3	N_1	M_0
ⅣA 期	T_{4a}	N_0，N_1，N_2	M_0
	T_1，T_2，T_3	N_2	M_0
ⅣB 期	任何 T	N_3	M_0
	T_{4b}	任何 N	M_0
ⅣC 期	任何 T	任何 N	M_1

（6）口腔颌面部肿瘤的预防

1）消除或减少致癌因素。

2）及时处理癌前病损。

3）加强防癌宣传。

4）开展防癌普查或易感人群的检测。

（7）口腔颌面部恶性肿瘤的综合序列治疗

目前对口腔颌面部恶性肿瘤强调以手术治疗为主的综合治疗，特别是三联疗法，即化疗＋手术＋放疗。综合治疗不是硬凑，其目的是提高疗效。根据患者的全身情况，针对不同性质的肿瘤和发展的不同阶段，有计划和合理地利用现有的治疗手段，因人而异地制订一个合理的个体化治疗方案；其特点不但是个体的、综合的，而且还应当是治疗方法排列有序的。

（8）口腔颌面部软组织囊肿的分类（图 8-1）、临床特点

1）皮脂腺囊肿。由于皮脂腺排泄管阻塞，皮脂腺分泌物排出受阻，使皮脂腺囊状膨胀，而形成的潴留性囊肿，中医称为“粉瘤”。临床特点和诊断要点：①多发生于青壮年男性；②囊肿位于皮肤内，界限

清楚，质地软，无压痛，可活动，与表面部分皮肤粘连，中央可有一小色素点；③囊肿内容物呈白色凝乳状；④可继发感染。治疗原则：手术完整切除囊肿及粘连的皮肤。

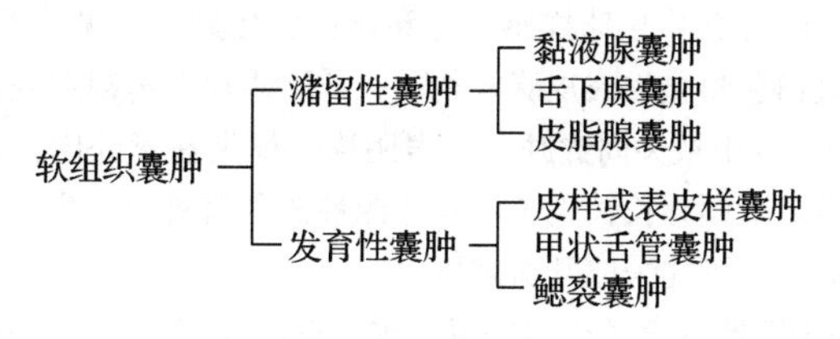

图 8-1 软组织囊肿分类

2）皮样囊肿或表皮样囊肿。一般认为发生于胚胎发育性上皮细胞剩余，或者外伤植入的上皮细胞。临床表现和诊断要点：①多见于儿童和青年；②界限清楚，触诊有面团样感觉，无压痛，可活动；③穿刺抽出乳白色豆渣样分泌物；④病理检查见皮样囊肿囊壁内含有皮肤附件结构，如毛发、毛囊、皮脂腺、汗腺等结构，而表皮样囊肿的囊壁无皮肤附件。治疗原则：手术完整切除囊肿。

3）甲状舌管囊肿。是由于在胚胎发育中，甲状舌管没有完全消失，其残存上皮分泌物聚集而形成。临床特点和诊断要点：①多见于 1～10 岁儿童，可继发感染；②绝大多数位于颈部正中，从舌盲孔至胸骨切迹的任何部位，但以舌骨上下部最为常见；位于舌骨以下的囊肿，舌骨体与囊肿之间可扪及坚韧的索条与舌骨粘连，随吞咽和伸舌等动作而上下移动，无压痛；③穿刺抽出透明、微混浊的黄色稀薄或黏稠性液体；④囊肿感染破溃或切开引流后，形成甲状舌管瘘。治疗原则：手术彻底切除囊肿和瘘管，并将粘连的舌骨中段一并切除。

4）鳃裂囊肿。一般认为来源于鳃裂或咽囊残余组织。临床特点和诊断要点：①常见于 20～40 岁成年人。②位于面颈部侧方，少数双侧颈部同时发生，界限清楚，无压痛，可活动，质地柔软，第一鳃裂囊肿位于下颌角以上及腮腺区；第二鳃裂囊肿多位于颈上部的舌骨水平，胸锁乳突肌上 1/3 前缘；第三、第四鳃裂囊肿多位于颈根部、锁骨上区；其中第二鳃裂囊肿最为多见。③穿刺抽出黄绿色或棕色清亮液体，或含浓稠胶样、黏液样物，含或不含胆固醇结晶。④继发感染后，囊肿可骤然增大，疼痛；鳃裂囊肿破溃后，可形成鳃裂瘘。⑤原发性鳃裂瘘指先天未闭合者，可同时有内外两个瘘口：第一鳃裂瘘的外口在耳垂至下颌角之间，内口在外耳道，瘘管也可向前至口角方向；第二鳃裂瘘外口位于颈部中上 1/3 的胸锁乳突肌前缘，内口通向咽侧扁桃体窝；第三、第四鳃裂瘘的内口则通向梨状隐窝或食管上段（编者按：对第一、第二、第三、第四鳃裂囊肿，依据从上至下的位置，方便理解记忆）。治疗原则：手术彻底切除囊肿和瘘管。

（9）颌骨囊肿的分类（图 8-2）、临床特点和诊断要点

颌骨囊肿根据组织来源分为：牙源性囊肿、非牙源性囊肿及假性颌骨囊肿。

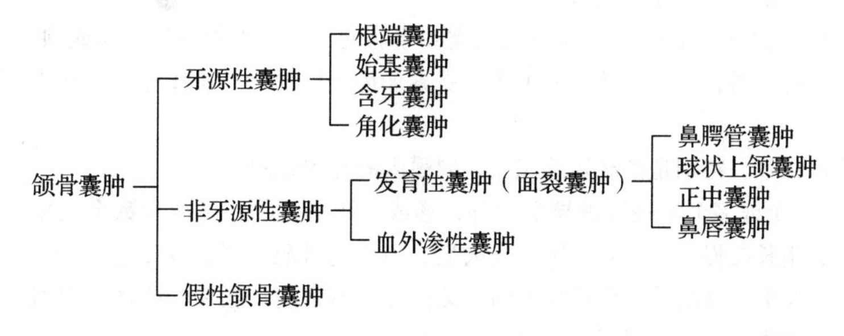

图 8-2 颌骨囊肿分类

1）牙源性囊肿。根据产生原因分为感染性（根端囊肿）和发育性（含牙囊肿、牙源性角化囊肿）。根端囊肿由牙齿龋坏致根尖肉芽肿演变而形成；含牙囊肿，又称滤泡囊肿，为牙冠和牙根形成之后，在缩余釉上皮和牙冠面之间出现液体渗出而形成；角化囊肿源于原始的牙胚或牙板残余。临床特点和诊断要点：

①根端囊肿多发生于前牙，含牙囊肿好发于下颌第三磨牙和上颌尖牙区，牙源性角化囊肿好发于下颌第三磨牙和下颌支部；②根端囊肿在口腔内可发现深龋、残根或死髓牙；其他牙源性囊肿可能伴缺牙；③囊肿较大时，骨质受压变薄，触诊时可有乒乓球样感；④穿刺：含牙囊肿可见草黄色液体，内含胆固醇结晶；而牙源性角化囊肿内容物为乳白色角化物或皮脂样物质；⑤X线片显示圆形或卵圆形透光阴影，周围可有一白色骨质反应线（骨白线），其中根尖周囊肿为单房阴影，根尖在囊腔内；含牙囊肿含有牙齿，牙冠在囊腔内；牙源性角化囊肿，常沿下颌骨长轴生长；⑥牙源性角化囊肿易复发。治疗原则：外科手术，刮除囊肿。对大范围牙源性角化囊肿，可先采取开窗减压术。

2）非牙源性囊肿。来源于胚胎发育过程中残留上皮，按所在部位命名：球状上颌囊肿、鼻腭管囊肿、正中囊肿、鼻唇囊肿。临床特点和诊断要点：①多见于青少年，生长缓慢，一般无临床症状，多在口腔其他治疗时拍摄X线片偶然发现或生长过大局部膨隆就诊；②不同部位的囊肿有相似的表现，除了鼻唇囊肿，X线片上见圆形囊性阴影，边界清楚，与牙无关。治疗原则：外科手术，刮除囊肿。儿童期间的巨大囊肿应先开窗减压，待囊腔缩小后再行刮治术。

3）假性颌骨囊肿。为颌骨的囊性改变，但不是真性囊肿，囊壁为无上皮衬里，包括单纯性骨囊肿、静止性骨囊肿，X线片表现为边缘致密的卵圆形囊肿阴影。治疗原则：观察为主。还有一类由颌骨内肿瘤引起的囊性改变，X线大多有特殊表现，如颌骨动脉瘤性囊性改变的X线大多表现为蜂窝状或肥皂泡样透光阴影。治疗原则：外科切除肿瘤。

（10）良性肿瘤及瘤样病变的分类、临床表现和诊断要点、鉴别诊断

良性肿瘤及瘤样病变几乎在任何组织都可能发生。表皮的色素细胞形成色素痣，真皮的纤维形成乳头状瘤，牙龈形成牙龈瘤，深层的纤维组织形成纤维瘤，还有头颈部好发的血管瘤、脉管畸形。牙齿是钙化组织，不发生肿瘤，但牙胚发育早期有牙源性上皮和牙源性间叶组织，常在发育过程中残留在深部，形成成釉细胞瘤、牙骨质瘤、牙瘤、牙源性黏液瘤，等等。

各种良性肿瘤的生物学行为相似，但不同组织的肿瘤有其特殊性，治疗方案也有所不同。

1）色素痣：呈淡棕色或深棕色斑疹、丘疹或结节，表面光滑，平坦或略高于表皮。部分有毛。口腔黏膜色素斑，为单一、界限清楚的灰黑色、蓝黑色或棕黑色斑块，不高出黏膜。要警惕色素痣和黑色素斑的恶变：①局部出现痒刺、灼热或疼痛等自觉症状；②病变迅速增大；③颜色加深或改变，特别是见有淡蓝色出现；④发生脱毛、脱痂；⑤表面自发破溃、出血；⑥周围出现卫星小色素斑点、放射黑线、黑色素环等界限不清改变；⑦恶变多来自交界痣。

治疗原则：有恶变征象者尽快手术切除，但绝大多数黑色素斑或痣不需要治疗。

2）乳头状瘤：一种外生性结节状、乳头状或疣状的良性上皮性肿瘤，可能与人类乳头状瘤病毒相关，单发或多发，可有蒂，或无蒂，表面为正常皮肤或有白色角化物（疣状增生）。

治疗原则：手术、激光、冷冻完整切除。

3）牙龈瘤：泛指发生在牙龈上的一组肿瘤或类肿瘤病变，组织来源是牙周膜或颌骨牙槽突结缔组织。最常见牙龈乳头处，可有蒂，一般无蒂，易出血，受累牙齿可能松动，X线片可见牙周膜增宽、骨质吸收的阴影。

治疗原则：手术切除，特别是彻底切除深入牙周膜内的肿瘤组织。

4）牙瘤：源于一个或多个牙胚组织异常发育，形成一团钙化物，可能含数个或数十个畸形小牙。一般无任何自觉症状，生长缓慢有自限性；肿瘤长大后，可引起骨质膨隆，或压迫神经产生疼痛。常伴有乳牙滞留或缺牙；X线片中见有很多大小形状不同、类似发育不全的牙影像，或透射度似牙组织的阻射团影像；病损外周有一条清晰的阴影，系牙瘤被膜。

治疗原则：手术摘除。

5）成釉细胞瘤：约占牙源性肿瘤的60%以上，属于临界瘤，生物学行为介于良、恶性之间。临床特点和诊断要点：①多发于青壮年，好发于下颌骨。②缓慢膨胀性生长，逐渐使颌骨膨大。③也有侵袭性生长特点，如牙根吸收、牙松动；颌骨外板吸收，侵入软组织；颌周肌肉受累时影响下颌骨运动；患侧下唇

麻木感。④肿瘤大多为实质性，如囊性成分较多，称为囊性（壁性）成釉细胞瘤，生物学行为类似颌骨囊肿，穿刺可抽出褐色液体；实质成分越多，侵袭性生长特点越明显。⑤X 线表现大小不一的多房性透光阴影，分隔彼此交错，牙槽间隔骨吸收，肿瘤内牙齿的牙根成锯齿状或截根状吸收。

鉴别诊断：牙源性颌骨囊肿，X 线表现膨胀性生长，椭圆形，囊壁骨白线明显，囊肿内的牙根无吸收。无侵袭性生长的症状及表现。

治疗原则：手术完整切除，传统的观点是需将肿瘤周围的骨质至少在 0.5 cm 处切除，目前有一些改良，但仍然应该注意避免复发。其中，对下颌骨肿瘤，行下颌骨边缘性切除或病变颌骨节段性切除，应保持下颌骨的连续性；上下颌骨肿瘤切除后，可立即植骨，以便咬合恢复；囊性（壁性）成釉细胞瘤可采用开窗减压术，定期随访。

6）血管瘤与脉管畸形：血管瘤和脉管畸形，统称为脉管性疾病，头颈部是好发部位，约占全身的 60%。

命名和分类：①血管瘤：是婴幼儿最常见的血管源性良性肿瘤，颌面部血管瘤占全身的 60%；②脉管畸形：分为微静脉畸形或毛细血管畸形、静脉畸形、动静脉畸形、淋巴管畸形（包括微囊型和大囊型）、混合畸形（前面类型混合表现）。

临床特点和诊断要点如下。

血管瘤：①发病时间，多在婴儿出生时（约 1/3）或在出生后 1 个月内出现有色包块，女多于男。②根据病变部位，可分为表浅型、深部型和复合型；③表浅型在面部皮肤、口腔黏膜，单一或多发的红色或暗红色包块，界限清楚，形态不规则，压迫试验见压迫出现褪色、去压后颜色恢复；深部型位于组织深部，呈青紫色，局部膨隆，质地软；④具有自然消退的生物学行为，完全消退率为 90%。病程分为增生期、消退期和消退完成期 3 个时期，也可分为新生、早期增生、晚期增生、平台、消退和终止 6 个阶段。

脉管畸形：属于先天性脉管畸形，出生即有，不发生自然消退。受累的脉管不同，表现及体征有很大差异。

A. 微静脉畸形：又称毛细血管畸形，俗称胎记、鲜红斑痣或葡萄酒色斑。a. 多见于颜面部皮肤，口腔黏膜少见；b. 为鲜红或紫红色斑块，边界清楚，外形不规则；c. 压迫试验见压迫时病变表面的颜色变浅，而去除压力后病变恢复原来的色泽；d. 随着血管扩张的加重，可分为 4 级，从皮肤单纯红斑发展为鹅卵石样结节。

B. 静脉畸形：又称低流速脉管畸形。a. 多见于舌、颊、唇、腮腺嚼肌区、颈部；b. 位置深浅不一，较表浅病变呈蓝色或紫色，而位置深在者皮肤或黏膜颜色正常；c. 界限不清楚，柔软，用手压迫，病变缩小，可扪及质地硬的静脉石；d. 体位移动试验：低头时，病变充血膨大，有发胀感，即体位试验阳性；e. 创伤、感染、出血、激素水平变化（妊娠或青春期），可导致病变突然增大；f. 引起局部畸形及吞咽、语言、呼吸功能障碍，并有出血危险；g. 穿刺可抽出可以凝结的血液。

C. 动静脉畸形：a. 在脉管畸形中约占 1.5%，多位于唇、颊、颞部、耳部，少见于颌骨；b. 局部组织膨隆，病变可呈念珠状高起，表面皮温高于正常皮肤；c. 患者可自感有搏动，触及震颤感，听诊有吹风样杂音；d. 可能发生活动性大出血，危及生命。

D. 淋巴管畸形：淋巴系统的发育畸形。a. 微囊型淋巴管畸形：①多发生在舌部，黏膜局部膨隆，可造成巨舌症，长期发生慢性炎症，可致舌体变硬；②在黏膜表面可见多发性散在的淡黄色小圆形结节状突起，类似蛙卵状；出现黄、红色突起时，为淋巴管－微静脉畸形。b. 大囊型淋巴管畸形（囊状水瘤）：①多发生在颈部；②柔软的大包块，表面皮肤色泽正常，扪诊，有波动感；③体位移动试验阴性；④穿刺抽出草黄色清亮液体，在显微镜下可以查见淋巴细胞；⑤继发感染常常导致包块快速长大，体积过大可引起呼吸障碍。

E. 混合型脉管畸形：上述类型在不同或相同部位混合表现。内有透明、淡黄色水样液体。

治疗原则：①血管瘤：结合患儿的病变部位、所处阶段，选择恰当的治疗方法，如随访观察（40% 可自然消退），使用 β 受体阻断剂、手术、激光等。②脉管畸形：微静脉畸形——激光治疗；静脉畸形——

硬化治疗（为主要方法）、激光治疗、手术治疗；动静脉畸形——经导管动脉栓塞术、手术切除；淋巴管畸形——硬化治疗（为主要方法）、手术治疗和激光治疗。

7）神经源性肿瘤：神经鞘瘤是来源于神经鞘膜的良性肿瘤，又称施万瘤。

①好发于颈部及舌部；②为圆形或卵圆形肿块，生长缓慢；③活动度与神经干方向有关，一般肿瘤只能侧向移动而不能沿神经轴上下移动；④肿块坚韧，长大可发生黏液性变而质地如囊肿，穿刺抽出不凝结的褐色血样液体；⑤临床症状与神经来源关系密切，来自感觉神经者，可有疼痛；来自迷走神经者，偶可有声嘶；来自面神经者，可有面肌抽搐。

治疗原则：手术摘除，注意重要神经干的保护。

8）神经纤维瘤：分单发性和多发性，多发性神经纤维瘤又称神经纤维瘤病，有家族史，为染色体显性遗传。临床特点：①常为单发性；②口腔内较少见，且多位于舌体，发生在颜面部的肿瘤，表现为皮肤大小不一的棕色斑；③多发性肿瘤结节质地中硬，呈念珠状或丛状，如果来源于感觉神经可有明显触痛；④肿瘤质地柔软，血供丰富，但不能压缩；⑤随病程发展，皮肤松弛呈悬垂样下垂，造成面部畸形。

治疗原则：手术切除，肿瘤巨大时出血较多，应做好充分准备。

9）嗜酸性淋巴肉芽肿：又称嗜伊红淋巴肉芽肿，主要为淋巴结肿大，淋巴细胞增生及嗜酸性粒细胞浸润；可侵犯淋巴结外的软组织，呈肉芽肿病变。病因不清楚。临床特点：①多见于20～40岁男性，好发于腮腺、眶部、颧颊部及下颌下区；②主要表现为软组织肿块，生长缓慢，可有时大时小病史；③肿块界限不清，无疼痛及压痛，质地软，有时变硬韧；④肿块区的皮肤可有增厚和色素沉着，也可伴有瘙痒感；⑤嗜酸性粒细胞计数常明显增高，达60%～70%，淋巴细胞也相应增多。

治疗原则：采用放射治疗、激素治疗或手术治疗。

10）骨源性肿瘤：主要有以下几种。

A. 骨化性纤维瘤：颌面骨比较常见。临床特点：①常见于青年人，女性多于男性，多为单发；②生长缓慢，常造成颌骨膨隆，引起面部畸形；③有时可继发感染伴骨髓炎。

鉴别诊断：难与骨纤维异常增生症（或称骨纤维结构不良）鉴别，须结合临床、X线表现和病理检查确诊。

治疗原则：手术切除。

B. 骨巨细胞瘤：又名破骨细胞瘤，病理学上根据巨细胞数及分化程度分为：一级（良性）、二级（潜在恶性）、三级（恶性）。临床特点：①多发生于20～40岁成年人；②发生在颌骨中央者，称为中央性巨细胞瘤，生长缓慢，可引起局部间歇性隐痛；③可造成颌骨膨隆；④X线片可见呈肥皂泡沫状或蜂房状囊性阴影，伴骨质膨胀，肿瘤周围骨壁界限清楚，但无骨白线。

鉴别诊断：须与巨细胞修复性肉芽肿、甲状旁腺功能亢进、中央性颌骨血管瘤鉴别。

治疗原则：手术切除。

11）良性肿瘤的生物学行为与临床表现如图8-3所示。

12）恶性肿瘤的生物学行为与临床表现如图8-4所示。

2. 重点和难点

（1）重点

1）口腔颌面部肿瘤的临床流行病学特点。

良性肿瘤以牙源性及上皮源性肿瘤多见，软组织囊肿、颌骨囊肿多见，颌骨成釉细胞瘤占牙源性肿瘤的60%以上。血管瘤与脉管畸形，头颈部是好发部位，约占全身血管瘤和脉管畸形的60%。

恶性肿瘤以鳞状上皮细胞癌最为常见，约占80%；其次是腺源性上皮癌及未分化癌。恶性淋巴瘤也常首发于面颈部淋巴结。

2）树立颌面部肿瘤综合治疗的概念。

对晚期的肿瘤宜综合治疗，可以取长补短，提高疗效，减轻不良反应。

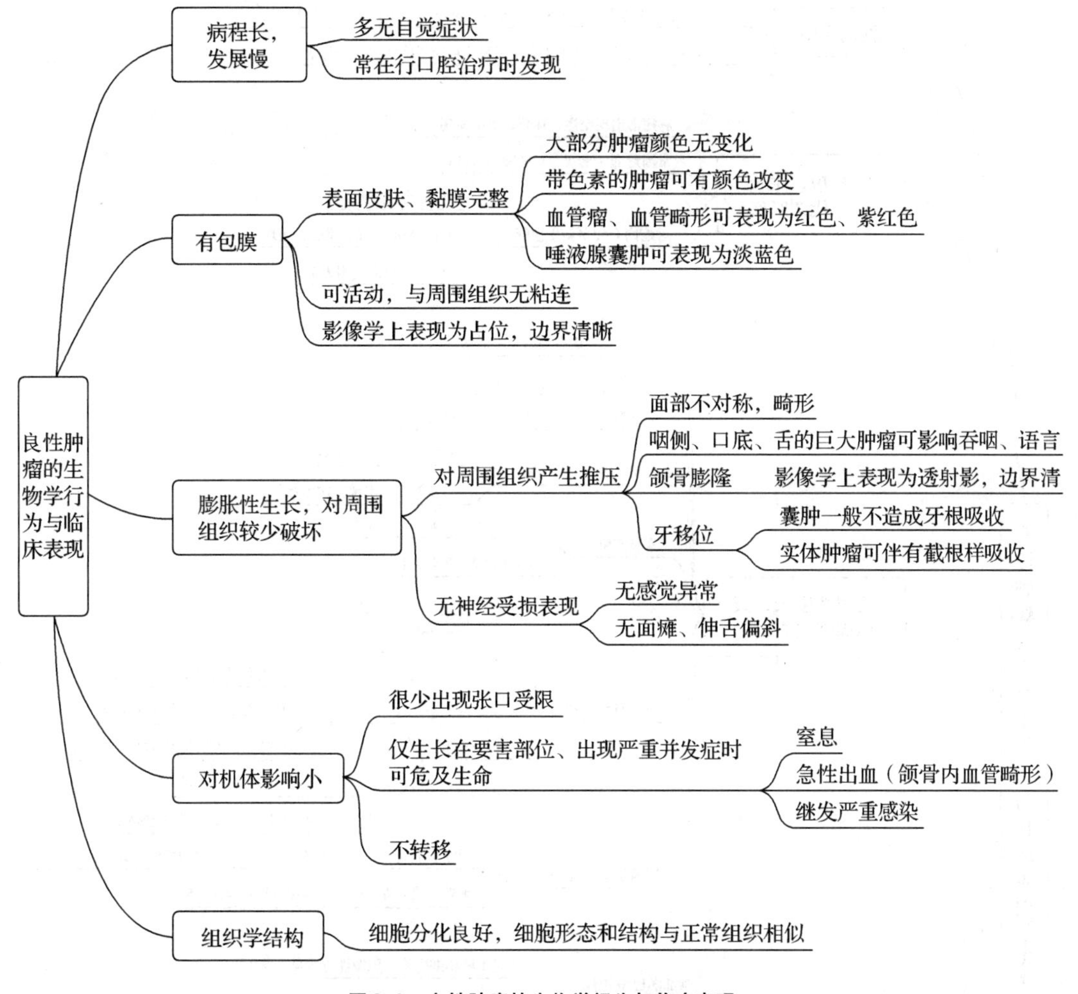

图 8-3　良性肿瘤的生物学行为与临床表现

3）常见良、恶性肿瘤的临床表现和诊断要点、鉴别诊断。

相关内容见知识点。

4）口腔颌面部良性肿瘤的治疗原则。

一般以外科治疗为主。如为临界瘤，应扩大切除肿瘤周围部分正常组织，将切除组织做冷冻切片病理检查；如有恶变时，则应进一步扩大切除范围。

5）口腔颌面部恶性肿瘤的治疗原则。

应根据肿瘤的组织来源、生长部位、分化程度、发展速度、临床分期、患者的身体状况等选择适当的个性化治疗方法。

组织来源：淋巴造血组织来源——多发，放疗、化疗和中草药治疗为主的综合治疗；骨肉瘤、纤维肉瘤、肌肉瘤、神经系统等中胚层来源的恶性肿瘤和恶性黑色素瘤——放疗不敏感，手术治疗为主，术后化疗；鳞癌和基底细胞癌等上皮来源的恶性肿瘤——放射线中等敏感，采用手术、放疗、化疗或综合治疗。

细胞分化程度：分化较好的——放射线不敏感，手术为主；分化较差的——放射较敏感，放疗与化疗结合。

肿瘤生长速度：处于迅速发展阶段，广泛侵袭时——术前放疗或化疗缩小肿瘤。

肿瘤生长部位：表浅如唇癌或面部皮肤癌——手术，深在的肿瘤——化疗或放疗，颌骨肿瘤以手术治

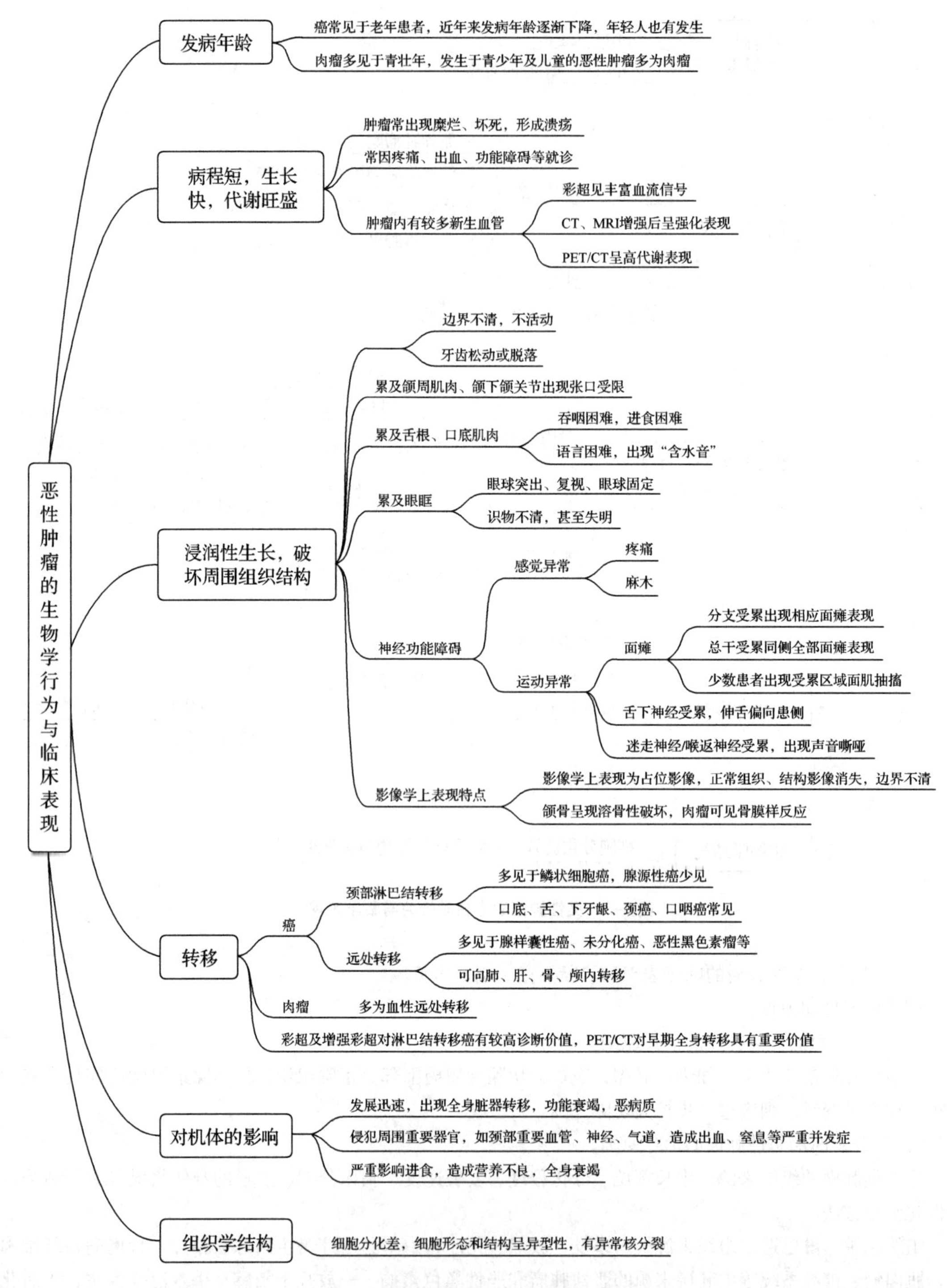

图 8-4　恶性肿瘤的生物学行为与临床表现

疗为主。

临床分期：TNM 分类法作为选择治疗计划的参考，作为预后估计的参考。

6）口腔颌面部软组织囊肿的分类、临床特点。

7）颌骨囊肿的分类、临床特点及鉴别诊断。

根据颌骨囊肿的病变位置，是否伴有根尖病变或牙齿缺失、牙与囊肿的位置关系，囊肿内容物，X线片表现，是否容易复发等情况进行诊断和鉴别诊断。

8）成釉细胞瘤的临床表现、诊断要点和治疗原则。

9）血管瘤和脉管畸形的分类、临床表现、治疗原则。

10）口腔颌面部常见的癌、肉瘤、恶性淋巴瘤等各类恶性肿瘤的临床表现、诊断要点及治疗原则。

（2）难点

1）对颌面部肿瘤生物学行为与临床表现多样性的理解。

肿瘤按其生物学特性和对机体的危害程度可分为良性与恶性两大类。

生物学行为介于良性与恶性之间的肿瘤，称为"临界瘤"（border tumour），如唾液腺多形性腺瘤、成釉细胞瘤等。有些良性肿瘤可以转变成恶性肿瘤，如乳头状瘤。口腔癌：口腔癌表现为溃疡型、外生型（乳头状型或疣状型）及浸润型三种。口腔癌的基底部扪诊均为不可移动的硬块，不同于普通溃疡。肉瘤：肉瘤多起自深部组织。恶性度低者早期可为活动肿块。肿瘤表面黏膜或皮肤完整。恶性度高者为边界不清、质地较硬、不能移动的肿块。肿瘤生长较快时可伴以皮下或黏膜下血管扩张、充血。由于生长过快，会因局部营养缺乏或继发感染而溃破，可以破坏邻近组织器官而发生功能障碍。

2）良性及恶性颌面部肿瘤的共同临床特点及良、恶性肿瘤的生物学特征。

良性肿瘤呈膨胀性生长，使邻近组织推移，一般不影响邻近组织的功能，不转移；恶性肿瘤最主要的生物学特征是转移（邻近的淋巴转移和远处的肝、肺转移）和侵袭性（破坏性）生长，造成邻近组织的功能障碍（如面瘫、下唇麻木）。

3）口腔颌面部肿瘤的早期诊断及常用诊断手段的合理选择。

X线检查：可以了解骨组织肿瘤的性质及其侵犯范围，如是原发灶还是继发灶，是良性还是恶性。某些肿瘤在X线片上有其特征，如成釉细胞瘤多表现为大小不等的多房型病损。对恶性肿瘤还应常规行胸部X线片检查肺部有无转移。

造影检查也可以协助诊断，如颈动脉造影、DSA等可以协助决定血管来源肿瘤的性质、范围及为治疗提供参考。

CT具有图像清晰、层面连续，便于判断病损的部位、范围、破坏性质等，此外，还可以借助造影剂，拍摄增强片显示某些软组织结构（肌肉、血管等）所出现的不同密度变化，以判断病变累及范围、大小、性质。对怀疑恶性肿瘤患者，增强CT摄片应作为常规检查。

MRI检查：对软组织或血管的病变显示特别好；能充分显示病变的全貌及立体定位。与CT比较，可更好地显示肿瘤的浸润范围及肌肉、血管等，且无电离辐射，对人体无害。

UT：对口腔颌面部囊性肿瘤和软组织肿瘤，如原发于腮腺、下颌下腺、颈部的肿瘤的诊断有帮助，能准确提示有无肿块及其大小，亦可提供判断肿块良恶性的证据，对颈部淋巴结的敏感性和特异度也较高。

放射性核素检查：给患者服用或注射放射性核素后，可应用扫描或计数以测定放射性物质的分布情况来进行诊断和鉴别诊断。其优点是灵敏度和分辨率都显著提高，图片清晰，扫描时间短。甲状腺癌口内异位甲状腺可用^{131}1或^{125}I诊断。诊断颌骨恶性肿瘤主要用^{99m}Tc。PET对肿瘤有无远处转移，特别是骨、肺等显示良好。

穿刺及细胞学检查：触诊时有波动感或非实质性含有液体的肿瘤，可行穿刺检查。如囊肿穿刺可吸出液体，涂片发现胆固醇晶体；深部血管畸形可抽出血液；囊性淋巴管畸形可抽出淋巴液。对唾液腺或某些深部肿瘤可采用细针吸取活检，准确率约为95%。

活体组织检查：是肿瘤诊断的金标准。

肿瘤标志物检查：肿瘤标志物不仅可以用于了解患者全身情况，辅助疾病诊断，还可以应用于对疗效和预后的评估。

4）使用TNM分类得出临床分期。

5）牙源性颌骨囊肿的鉴别诊断。

6）成釉细胞瘤的临床表现、诊断和鉴别诊断。

7）血管瘤和脉管畸形的诊断和鉴别诊断。

血管瘤和脉管畸形的分类，目前在临床工作中仍然较混乱，与《口腔组织病理学》中分类也不完全一致。WHO 发布的分类把脉管肿瘤分为良性、中间性和恶性三类。①良性，包括血管瘤、血管瘤病和淋巴管瘤；②中间性（局部侵袭性），包括局部侵袭性的卡波西样血管内皮瘤和偶见转移性的网状血管内皮瘤等；③恶性，包括上皮样血管内皮瘤和软组织血管肉瘤。但是，目前逐渐被临床接受并应用的分类是由国际脉管性疾病研究学会（International Society for the Study of Vascular Anomalies，ISSVA）提出的分类。ISSVA 成立于 1992 年，吸纳了整形外科、介入放射科、血管外科、儿童外科、耳鼻咽喉头颈外科、口腔颌面外科、皮肤科、遗传学、病理学等多个学科的专家。该学会没有完全赞同 WHO 的分类，于 1996 年发布了脉管性疾病的新分类，把脉管性疾病分为血管肿瘤（良性、局部浸润性或交界性、恶性三类）和脉管畸形两大类。简单来说，把传统的“血管瘤”分成为血管瘤和血管畸形，而淋巴管瘤应该命名为淋巴管畸形；血管畸形和淋巴管畸形均属于脉管畸形。国际脉管性疾病研究学会于 2014 年和 2018 年进一步更新。《口腔颌面外科学》中接受了该学会的分类，不过，临床较常见的分叶状毛细血管瘤（化脓性肉芽肿），在教材中未提及。

8）位于上颌窦、颞下窝、颌骨内侧等深部位置的肿瘤的临床表现，早期诊断和鉴别诊断。

9）根据肿瘤的生物学行为、组织类型、发病部位及其患者的体质等多种因素，制订个体化的治疗方案。

二、考点

1）口腔颌面部恶性肿瘤最常见的类型。

2）口腔颌面部良性肿瘤和恶性肿瘤的临床病理表现类型。

3）掌握口腔颌面部良恶性肿瘤的鉴别。

4）掌握临床检查方法的选择要点。

5）口腔颌面部肿瘤的治疗原则。

6）口腔颌面部恶性肿瘤的治疗方法。

7）口腔颌面部肿瘤的预防措施。

8）活体组织检查的选择原则。

9）TNM 分类方法。

10）口腔颌面部恶性肿瘤手术治疗的无瘤原则。

11）口腔颌面部恶性肿瘤的综合序列治疗。

12）癌前病损的定义。

13）口腔颌面部最常见的癌前病损。

14）颈淋巴清扫的选择。

15）皮脂腺囊肿、皮样或表皮样囊肿、甲状舌管囊肿、鳃裂囊肿的临床特点和内容物是什么？

16）第一、第二、第三、第四鳃裂囊肿的位置，以及原发性鳃裂瘘的瘘口位置。

17）颌骨囊肿的临床特征与鉴别诊断。

18）痣样基底细胞癌综合征或多发性基底细胞痣综合征的临床表现。

19）球上颌囊肿、鼻腭囊肿、正中囊肿、鼻唇囊肿的发生部位。

20）成釉细胞瘤的临床表现、诊断要点、鉴别诊断。

21）血管瘤和脉管畸形的分类、临床特点、相应的常用治疗方法。

22）血管瘤的发展阶段和病程分期。

23）神经鞘瘤和神经纤维瘤的临床表现、治疗原则。

24）色素痣、牙龈瘤的分类。
25）牙源性黏液瘤、骨化性纤维瘤的临床表现是什么？

三、试题及参考答案

（一）试题

【名词解释】

1. 癌瘤病因综合作用
2. 活体组织检查
3. TNM 分类
4. 保存性功能外科
5. 重建性功能外科
6. 救治性手术
7. 诱导化疗
8. 恶病质
9. 高温治疗
10. 综合序列治疗
11. 癌前病损
12. 多发性基底细胞痣综合征
13. Sturge-Weber 综合征
14. 原位癌

【选择题】

A 型题

1. 下列情况哪一种临床表现是皮脂腺囊肿所特有的
A. 常见于面部　　B. 发生缓慢
C. 囊壁与皮肤粘连，中央可有一色素点　　D. 质地软，无压痛
E. 边界清楚，可活动
2. 皮样囊肿与表皮样囊肿的主要区别是
A. 皮样囊肿的囊壁中无皮肤附件结构　　B. 表皮样囊肿的囊壁中无皮肤附件结构
C. 表皮样囊肿的囊壁中有皮肤附件结构　　D. 皮样囊肿不含有角化物
E. 表皮样性囊肿不含有角化物
3. 囊腔内含有皮肤附件可能是
A. 皮脂腺囊肿　　B. 始基囊肿　　C. 皮样囊肿
D. 甲状舌管囊肿　　E. 表皮样囊肿
4. 皮样囊肿是由
A. 肿瘤细胞增生分裂形成
B. 胚胎发育时遗留于组织中的上皮细胞发展而形成
C. 胚胎发育时内胚叶细胞遗留发展而形成
D. 皮脂腺囊肿扩展形成
E. 胚胎发育时皮脂腺、汗腺异常发育而成
5. 以下哪一项是皮样、表皮样囊肿所独有的特征

A. 生长缓慢　B. 多见于儿童、青年
C. 触诊坚韧而有弹性，似面团样　D. 界限清楚
E. 一般无自觉症状

6. 甲状舌管囊肿好发部位是颈中线的
A. 舌根部　B. 舌骨下部　C. 舌骨上、下部
D. 舌骨上部　E. 胸骨切迹上

7. 关于甲状舌管囊肿，哪一项是不正确的
A. 发生于颈前正中线上任何部位
B. 囊肿与舌盲孔通连
C. 囊肿随吞咽上下移动
D. 手术治疗应包括切除部分甲状软骨
E. 可与异位甲状腺同时存在

8. 为防止甲状舌管囊肿或瘘的术后复发，手术应
A. 完整摘除囊肿　B. 追踪瘘管到舌骨表面结扎　C. 囊肿在舌骨表面剥离干净
D. 切除囊肿及舌骨中段，并妥善处理舌骨以上部分　E. 以上都不对

9. 第二腮裂囊肿多位于
A. 乳突附近　B. 下颌角附近　C. 颈前正中
D. 舌骨水平，胸锁乳突肌上 1/3 前缘附近　E. 颈根部

10. 第二鳃裂瘘的外口常见于
A. 耳垂周围　B. 下颌角处
C. 颈中下 1/3、胸锁乳突肌前缘处　D. 颈中上 1/3、胸锁乳突肌前缘处
E. 胸锁乳突肌前缘下 1/3 处

11. 临床上最多见的鳃裂囊肿来源于
A. 第一鳃裂　B. 第二鳃裂　C. 第三鳃裂
D. 第四鳃裂　E. 胸腺咽管

12. 属于牙源性囊肿的是
A. 球上颌囊肿　B. 根端囊肿　C. 鼻唇囊肿
D. 上颌正中囊肿　E. 鳃裂囊肿

13. 牙源性角化囊肿属于
A. 发育性颌骨囊肿　B. 假性颌骨囊肿　C. 牙源性颌骨囊肿
D. 胚胎性颌骨囊肿　E. 炎症性颌骨囊肿

14. 口腔颌面部因炎症而引起的囊肿主要是
A. 根端囊肿　B. 黏液囊肿　C. 舌下腺囊肿
D. 甲状舌管囊肿　E. 皮脂腺囊肿

15. 常含有角化物的囊肿可能是
A. 鳃裂囊肿　B. 甲状舌管囊肿　C. 面裂囊肿
D. 皮样和表皮样囊肿　E. 黏液囊肿

16. 以下哪项不是多发性基底细胞痣综合征的表现
A. 多发性颌骨牙源性角化囊肿　B. 皮肤基底细胞痣　C. 分叉肋
D. 大脑镰钙化　E. 多发的颌骨骨纤维异常增生

17. 哪个属于口腔颌面部潴留性囊肿
A. 皮样囊肿　B. 甲状舌管囊肿　C. 皮脂腺囊肿
D. 鳃裂囊肿　E. 外渗性囊肿

18. 成釉细胞瘤的好发部位是

A. 下颌前牙区　　B. 上颌后牙区　　C. 上颌前牙区

D. 下颌体及下颌角部　　E. 下颌骨升支部

19. 成釉细胞瘤的 X 线表现为

A. 有骨质的破坏和骨膜反应

B. 房隔不清，边缘无切迹，牙根移位

C. 多房，分房大小不均，瘤内牙根吸收，边缘有切迹，房隔清楚

D. 分房不清，房隔粗大，有骨化现象

E. 分房大小均匀

20. 下述哪种囊肿发生呼吸道感染后囊腔可以迅速增大

A. 皮样囊肿　　B. 舌下腺囊肿　　C. 鳃裂囊肿

D. 鼻腭囊肿　　E. 甲状舌管囊肿

21. 最易发生恶变的色素痣是

A. 雀斑样色素痣　　B. 复合痣　　C. 交界痣

D. 皮内痣　　E. 毛痣

22. 牙龈瘤的组织来源

A. 牙龈上皮　　B. 牙周膜　　C. 颌骨骨皮质

D. 牙槽骨　　E. 牙周膜及颌骨牙槽突的结缔组织

23. 病变边界不清楚，无压缩性，呈局部膨隆；累及口腔黏膜时，在黏膜表面可见多发性散在的淡黄色小圆形结节状突起，常发生于舌背者，可诊断为

A. 大囊型淋巴管畸形　　B. 微静脉畸形　　C. 淋巴血管畸形

D. 微囊型淋巴管畸形　　E. 混合型淋巴管畸形

24. 哪种脉管畸形听诊有吹风样杂音

A. 微静脉畸形　　B. 静脉畸形　　C. 动静脉畸形

D. 微囊型淋巴管畸形　　E. 大囊型淋巴管畸形

25. 以下哪一项不符合静脉畸形的症状

A. 由大小形状不一的血窦组成　　B. 肿瘤边界不清　　C. 有钙化结石

D. 呈杨梅样突出于皮肤　　E. 体位移动试验阳性

26. 下列肿瘤哪一个的体位移动试验是阳性

A. 大囊型淋巴管瘤　　B. 静脉畸形　　C. 鳃裂囊肿

D. 微静脉畸形　　E. 舌下腺囊肿

27. 做检查时，可于病变区触及结石的病变是

A. 微静脉畸形　　B. 静脉畸形　　C. 淋巴管畸形

D. 动静脉畸形　　E. 神经鞘瘤

28. 易复发，可恶变的颌骨囊肿是

A. 根端囊肿　　B. 鼻腭囊肿　　C. 含牙囊肿

D. 牙源性角化囊肿　　E. 正中囊肿

29. 通常不会发生恶变的是

A. 大囊型淋巴管畸形　　B. 鳃裂囊肿　　C. 皮脂腺囊肿

D. 甲状舌管瘘　　E. 牙源性角化囊肿

30. 以下哪种肿瘤最好发于颌骨

A. 成釉细胞瘤　　B. 巨细胞瘤　　C. 骨化性纤维瘤

D. 骨瘤　　E. 以上均不是

31. 以下关于成釉细胞瘤的叙述哪项是错误的
A. 以下颌骨体及下颌角部为常见
B. 可使牙齿松动、移位或脱落
C. 多呈多房性，并有一定程度的局部浸润性
D. 不会造成下唇及颏部麻木
E. 可造成下颌骨病理性骨折

32. 颌骨良性肿瘤的主要 X 线表现为
A. 骨质破坏
B. 有骨膜反应
C. 边界清晰
D. 有空腔形成
E. 有虫蚀样破坏

33. 以下关于静脉畸形的常见临床体征描述，哪项是错误的
A. 表浅肿瘤呈现蓝色或紫色
B. 扪之柔软，可被压缩
C. 有时可扪到静脉石
D. 扪诊有震颤感，听诊有吹风样杂音
E. 体位移动试验阳性

34. 以下关于大囊型淋巴管畸形的常见临床体征描述，哪项是错误的
A. 表面皮肤色泽正常
B. 扪之柔软，有波动感
C. 体位移动试验阳性
D. 有时需做穿刺检查以明确诊断
E. 可与微囊型淋巴管畸形同时存在

35. 巨舌症是指累及整个舌体的
A. 静脉 - 微静脉畸形
B. 静脉畸形
C. 微静脉畸形
D. 血管瘤
E. 微囊型淋巴管畸形

36. 行单纯刮治术后易复发的颌骨囊肿是
A. 根端囊肿
B. 牙源性角化囊肿
C. 鼻腭囊肿
D. 含牙囊肿
E. 正中囊肿

37. 皮脂腺囊肿的最佳治疗方法是
A. 手术切除
B. 囊内硬化剂注射
C. 切开引流
D. 冷冻治疗
E. 激光治疗

38. 以下关于良性肿瘤特点的叙述，哪项是错误的
A. 永不威胁生命
B. 细胞分化程度高
C. 多呈膨胀性生长，不发生转移
D. 有包膜，界限清，少数可恶变
E. 肿瘤细胞与来源组织细胞相似

39. 如已确诊为下颌骨成釉细胞瘤，其治疗原则为
A. 放射治疗
B. 手术彻底刮除肿瘤
C. 下颌骨切除加颈淋巴清扫术
D. 下颌骨边缘性切除或病变颌骨节段性切除
E. 以上均不正确

40. 目前，治疗增生期血管瘤的一线口服药物是
A. 皮质类固醇激素
B. 普萘洛尔
C. 多西环素
D. 平阳霉素
E. 聚多卡醇

41. 下列哪一种综合征可能引起青光眼
A. 痣样基底细胞癌综合征
B. Sturge-Weber 综合征
C. 角化囊肿综合征
D. 舍格伦综合征
E. 腭 - 心 - 面综合征

42. 某患者一侧下颌骨磨牙区、下颌角及升支部渐进性膨大，按之有乒乓球感。X 线片示透明囊性阴影，呈多房性，房室大小极不一致，阴影边缘呈切迹状。最可能的诊断是
A. 牙源性角化囊肿
B. 成釉细胞瘤
C. 牙源性黏液瘤
D. 牙源性钙化囊肿
E. 牙源性纤维瘤

43. 患者，女，16 岁，发现右下颌骨逐渐膨大 8 年，近来增大速度减慢。检查见下颌骨体部弥散性膨大，但以颊侧更明显，质硬。X 线片示右下颌骨体部呈磨砂玻璃样，与骨皮质相移行。术后标本病理检查发现纤维组织代替正常骨组织，其中有较多的纤细小梁。诊断为
A. 化牙骨质纤维瘤
B. 骨化性纤维瘤
C. 骨纤维异样增生症

D. 巨颌症　　E. 纤维骨瘤

44. 患者，女，40 岁，发现右上颈部肿物 5 年，增长不明显。近 3 天发生上呼吸道感染，肿物突然增大，伴疼痛。检查见肿物位于胸锁乳突肌上 1/3 前缘，质软，有波动感，无搏动，体位移动试验阴性。最可能的诊断是

A. 静脉畸形　　B. 神经鞘瘤　　C. 囊性水瘤
D. 鳃裂囊肿　　E. 甲状舌管囊肿

45. 下面因素中，不是口腔癌常见致病危险因素的是

A. 吸烟　　B. 饮酒　　C. 饮茶
D. 咀嚼槟榔　　E. 不良修复体

46. 常见的口腔癌前病变有

A. 白斑　　B. 红斑　　C. 扁平苔藓
D. 黏膜下纤维组织增生　　E. 以上都是

47. 根据 1997 年上海市统计资料，口腔颌面部癌的标化发病率为

A. 8.7/100 000（男）　　B. 6.0/100 000（女）　　C. 12.7/100 000（男）
D. 1.8/100 000（女）　　E. 3.8/100 000（男）

48. 口腔恶性肿瘤在全身恶性肿瘤中占

A. 1% 以下　　B. 5%～10%　　C. 10%～20%
D. 20%～30%　　E. 40% 以上

49. 口腔颌面部恶性肿瘤较常发于年龄段为

A. 20～30 岁　　B. 30～40 岁　　C. 40～60 岁
D. 60 岁以上　　E. 以上都不对

50. 口腔颌面部恶性肿瘤的组织来源较多的依次是

A. 上皮源性→腺源性→间叶源性　　B. 腺源性→上皮源性→间叶源性
C. 间叶源性→腺源性→上皮源性　　D. 上皮源性→间叶源性→腺源性
E. 以上都不对

51. “原位癌”是指

A. 癌变局限于原发灶，无颈淋巴转移
B. 癌变局限于原发灶，无血行播散致远处转移
C. 原发灶仅累及一个解剖区域，未累及邻近其他解剖区域
D. 癌变局于黏膜内或表层之中，未突破基底膜
E. 癌变局于黏膜及黏膜下层，未侵及深部的肌肉或骨组织

52. 对造血系统有明显抑制作用的化疗药是

A. MTX　　B. CTX　　C. VCR
D. PYM　　E. CDP

53. 环磷酰胺细胞类可引起明显的骨髓抑制，应定期复查血象，当白细胞降到下列水平时，应停药

A. $1.0\times10^9/L$　　B. $2.0\times10^9/L$　　C. $3.0\times10^9/L$
D. $4.0\times10^9/L$　　E. $5.0\times10^9/L$

54. 化疗过程中应定期复查血常规，当血小板下降到下列水平时应立即停药

A. $1\times10^9/L$　　B. $3\times10^9/L$　　C. $5\times10^9/L$
D. $8\times10^9/L$　　E. $10\times10^9/L$

55. 目前，口腔颌面部鳞癌的 5 年生存率大约为

A. 30%　　B. 40%　　C. 50%
D. 60%　　E. 70%

56. 以下关于颊癌的描述，哪个是错误的
A. 多为低度分化的鳞癌
B. 小的鳞癌可选用放疗
C. 晚期侵入颌骨，并有颈淋巴结转移时，才行颊、颌、颈联合根治
D. 术后颊部创面应立即整复
E. 切除术后的洞穿性缺损待肿瘤控制后整复
57. 以下关于腭癌的描述，哪个是错误的
A. 唇腭癌来自唾液腺为多，鳞癌少见
B. 癌细胞多高度分化
C. 经血行播散远处转移较多见
D. 颈淋巴结有转移时，才同期行颈淋巴清扫术
E. 腭部切除后的缺损用赝复体修复
58. 以下关于口底癌的描述，哪个是错误的
A. 长于口底前部者，恶性程度较后部者低
B. 常早期颈淋巴结转移
C. 常发生双侧转移
D. 一般先转移到颌下淋巴结，再转移到颈深淋巴结
E. 颈淋巴转移率在各部位口腔癌中最高
59. 以下关于唇癌，错误的描述是
A. 唇癌是指仅限于唇红黏膜原发的癌
B. 早期临床表现为疱疹状结痂肿块
C. 唇癌的转移较其他口腔癌少见，后转移晚
D. 上唇癌的淋巴结转移较下唇晚，后较少见
E. 早期无论采用手术切除，放射治疗，激光治疗，均有良好的疗效
B 型题
60 ~ 61 题共用备选答案
A. 根尖周骨质未见破坏
B. 根尖周骨质不规则破坏
C. 根尖周骨质有破坏，但界限清楚
D. 根尖周骨质有破坏，周围有致密骨线
E. 根尖周骨质有破坏，牙槽突有吸收
60. 根尖肉芽肿的 X 线表现为
61. 根尖囊肿的 X 线表现为
62. 急性根尖周炎早期 X 线表现为
63 ~ 66 题共用备选答案
A. 下颌骨体有大小不等的多房阴影
B. 下颌骨内有单房阴影，四周有白色骨质线
C. 颌骨内虫蚀状骨质破坏区，牙周骨质可有破坏
D. 下颌角见骨质疏松脱钙，并有骨增生
E. 下颌骨体有骨质破坏，并有死骨形成
63. 成釉细胞瘤 X 线表现为
64. 颌骨囊肿 X 线表现为
65. 颌骨中央性癌 X 线表现为
66. 中央性颌骨骨髓炎 X 线表现为
67 ~ 70 题共用备选答案

A. 囊肿位于根尖周围
B. 囊肿可含有牙冠
C. 囊肿位于切牙管内
D. 囊肿位于颈部正中线上
E. 囊肿常无上皮衬里
67. 黏液囊肿
68. 鼻腭囊肿
69. 含牙囊肿
70. 甲状舌管囊肿
71 ~ 75 题共用备选答案
A. 红褐色血样液体，经久不凝
B. 微混浊的黄色黏稠性液体
C. 淡黄色清亮液体，含淋巴细胞
D. 黄色或棕色清亮液体，含胆固醇结晶
E. 乳白色豆渣样分泌物
71. 鳃裂囊肿穿刺液多为
72. 囊性水瘤穿刺液多为
73. 神经鞘瘤穿刺液多为
74. 甲状舌管囊肿穿刺液可为
75. 皮样囊肿穿刺物为
76 ~ 79 题共用备选答案
A. 颞支损伤
B. 颧支损伤
C. 颊支损伤
D. 下颌缘支损伤
E. 颈支损伤
面神经各支损伤的临床表现相对应的是
76. 同侧眼睑不能闭合完全
77. 下唇向健侧偏斜，鼓腮漏气
78. 同侧额纹消失，眉毛下垂
79. 同侧鼻唇沟变浅
80 ~ 84 题共用备选答案
A. 细胞毒素法
B. 抗代谢药
C. 抗生素类
D. 激素类
E. 植物类
80. PYM
81. CTX
82. VCR
83. 5-FU
84. MTX
85 ~ 89 题共用备选答案

A. 非增生期
B. 有丝分裂期
C. DNA 合成前期
D. DNA 合成后期
E. DNA 合成期
上述各期与下列各期相对应的是
85. G_1 期
86. S 期
87. G_2 期
88. M 期
89. G_0 期
90～95 题共用备选答案
A. 上颌窦下壁
B. 上颌窦内壁
C. 上颌窦后壁
D. 上颌窦上壁
E. 上颌窦外壁
下列症状提示上颌窦癌累及的部位分别是
90. 鼻阻塞、鼻出血
91. 流泪
92. 突眼、复视
93. 张口受限
94. 牙痛、牙松动
95. 面颊部麻木
X 型题
96. 下列哪些描述是皮样囊肿的临床表现
A. 生长缓慢，呈圆形
B. 可与皮肤紧密粘连，中央可有一小色素点
C. 触诊时囊肿坚韧而有弹性，似面团样
D. 穿刺抽出乳白色豆渣样分泌物
E. 可扪及坚韧的索条与舌骨体粘连
97. 下列哪些囊肿属于牙源性颌骨囊肿
A. 根端囊肿 B. 含牙囊肿 C. 鼻腭囊肿
D. 牙源性角化囊肿 E. 正中囊肿
98. 下列哪些囊肿属于非牙源性颌骨囊肿
A. 球上颌囊肿 B. 黏液囊肿 C. 鼻腭囊肿
D. 鼻唇囊肿 E. 正中囊肿
99. 静脉畸形的常用治疗方法有
A. 激素治疗 B. 激光治疗 C. 硬化治疗
D. 手术治疗 E. 放射治疗
100. 角化囊肿综合征不包括下列哪些表现
A. 多发性牙源性角化囊肿 B. 皮肤基底细胞痣 C. 分叉肋
D. 颅骨异常 E. 大脑镰钙化

101. 现代医学认为，绝大多数肿恶性肿瘤的发生与环境因素有关。物理因素包括
A. 长期慢性刺激，如残根、锐利的牙尖、不良修复体对舌、颊黏膜的刺激
B. 过量紫外线辐射
C. X线放射
D. 恶性肿瘤综合治疗中的放疗
E. 热灼伤
102. 外在环境因素在致癌中有不可忽视的作用，以下哪些提法是正确的
A. 大量吸烟及饮酒者口腔癌的发生率比不吸烟者高
B. 大量吸烟及饮酒者口腔癌的死亡率比不吸烟者高
C. 烟油中含苯芘、N－亚硝基胍啶等致癌物质
D. 酒与烟草致癌有协同作用
E. 颌骨损伤可能增加颌骨骨肉瘤的发生机会
103. 某些恶性肿瘤的发生与某些外在因素密切相关，以下观点哪些是正确的
A. 人乳头瘤病毒与口腔黏膜鳞癌有关
B. 恶性淋巴瘤与EB病毒有关
C. 恶性淋巴瘤与T淋巴细胞病毒有关
D. 维生素A缺乏与口腔癌发生有关
E. 维生素C缺乏与口腔癌发生有关
104. 恶性肿瘤的发生与机体内环境因素有密切关系，下列提法正确的是
A. 乳腺癌患者与雌激素水平变化密切相关，其继发口腔癌的机会也会大大增加
B. 患唾液腺癌的女性患者，再发生乳腺癌的机会也高于正常人
C. 口腔恶性肿瘤病员的免疫功能无论在早期或晚期均有下降
D. 头颈部肿瘤患者的淋巴结呈刺激型者，比衰竭型者的预后好
E. 机体的抗癌免疫反应是通过以细胞免疫为主的免疫监视来实现
105. 以下关于恶性肿瘤的病因研究，哪些是正确的
A. 癌症患者可有家族史
B. 癌症的遗传规律是以“易感性”方式表达出来
C. 新代遗传的不是癌症本身，而是一种容易患癌的体质
D. 人类染色体内存在着癌基因
E. 人体内有癌基因，并不意味着一定会发肿瘤
106. 下列肿瘤中，哪些属于“临界瘤”
A. 口底中线上的鳞状细胞癌
B. 舌根部同时累及舌、口底、咽部的低分化癌
C. 颌骨内的成釉细胞瘤
D. 腮腺多形性腺瘤
E. 毛细管型的静脉－淋巴管混合畸形
107. 下列肿瘤中，对放疗较敏感者有
A. 鳞状细胞癌
B. 基底细胞癌
C. 恶性黑色素瘤
D. 骨肉瘤
E. 胚胎性横纹肌肉瘤
108. 以下关于口腔癌的TNM分类的描述，哪些是正确的
A. T是指原发肿瘤
B. T是临床分期
C. N是指区域性淋巴结
D. M是指有无远处转移
E. 该分类将口腔癌分为0～Ⅳ期
109. 以下关于口腔癌TNM分类，哪些是正确的
A. T_{is}是指原位癌
B. T_2是指肿瘤最大直径小于2 cm

C. N_{2a}是指同侧单个淋巴结转移，直径>3 cm，≤6 cm
D. N_{2a}是指双侧淋巴结转移，其中最大直径≤6 cm
E. M_X 是指不能评价有无远处转移
110. 对放射线敏感的肿瘤有
A. 恶性淋巴瘤　B. 浆细胞瘤　C. 淋巴上皮癌
D. 尤文肉瘤　E. 恶性黑色素瘤
111. 对放射线较敏感的是
A. 腺癌　B. 鳞状细胞癌　C. 基底细胞癌
D. 低分化癌　E. 淋巴上皮癌
112. 对放射线不敏感的肿瘤有
A. 骨肉瘤　B. 纤维肉瘤　C. 脂肪肉瘤
D. 胚胎性横纹肌肉瘤　E. 恶性黑色素瘤
113. 细胞周期非特异性药物，主要包括
A. 细胞毒素类　B. 抗生素类　C. 激素类
D. 抗代谢类　E. 植物类
114. 细胞周期特异性药物，主要包括
A. 细胞毒素类　B. 抗生素类　C. 抗代谢类
D. 激素类　E. 植物类
115. 以下对化疗中冲击疗法的描述，哪些是正确的
A. 大剂量一次给药　B. 给药间隔在 4 周以上　C. 疗效比每月小剂量好
D. 毒性比小剂量小　E. 年老、体弱者慎用
116. 恶性肿瘤的生物治疗有望在不久的将来，成为继手术化疗、放疗之后的第四种疗法。从广义上讲，它包括
A. 细胞因子治疗　B. 基因治疗　C. 免疫治疗
D. 热疗　E. 激光治疗
117. 以下关于热疗的描述，哪些是正确的
A. 热疗与化疗联合应用，可起到同步化增效作用
B. 微波热疗是目前最常用的加热技术
C. 微波热疗加热均匀，升温迅速，可选择性地加热肿瘤
D. 微波频率越低，透热深度越深
E. 浅表肿瘤以 2450 Hz 微波较适合
118. 口腔颌面部常见的癌前病损有
A. 口腔黏膜白斑　B. 口腔黏膜红斑　C. 口腔扁平苔藓
D. 盘状红斑狼疮　E. 上皮过角化
119. 口腔颌面部常见的癌前状态有
A. 口腔黏膜白斑　B. 口腔黏膜红斑　C. 口腔扁平苔藓
D. 盘状红斑狼疮　E. 上皮过角化
120. 以下关于舌癌的描述哪些是正确的
A. 一般恶性程度较高，生长快，浸润性强
B. 因血循环丰富，加之舌肌活动，也容易血行转移
C. 因淋巴管丰富，加之舌肌活动，容易向颈淋巴结转移
D. 舌癌的颈淋巴转移，常先转移到颈深上、中群
E. 舌癌的颈淋巴转移，常先转移到颈浅淋巴结，然后再汇入颈深淋巴结

121. 以下关于舌癌的描述，哪些是错误的
A. 舌癌的颈淋巴转移率较高，且转移早，应常规行颈淋巴清扫术
B. 如果扪不到肿大的颈淋巴结，也应行选择性颈淋巴清扫术
C. 治疗性的颈淋巴清扫术比选择性颈淋巴清扫术的治愈率高
D. 对舌尖、舌背、舌前2/3边缘的小而分化良好的肿瘤，可只做局部扩大切除
E. 对位于舌腹中线的舌癌，应做双侧同期选择性颈淋巴清扫术
122. 以下关于牙龈癌的描述，哪些是正确的
A. 多为分化较高的鳞癌
B. 下牙龈癌比上牙龈癌淋巴转移早且多见
C. 上牙龈癌因颌骨血供丰富，远处转移较多见
D. 下牙龈癌先转移到患侧下颌及颏下，再到颈深淋巴结
E. 一般不适于放疗
123. 以下关于牙龈癌的描述，哪些是错误的
A. 下牙龈癌仅波及牙槽突时，仅做原发灶及下颌骨方块切除
B. 下牙龈癌（$T_2N_0M_0$）一般应同期行选择性颈淋巴清扫术
C. 上牙龈癌（$T_2N_0M_0$）一般应同期行选择性颈淋巴清扫术
D. 下牙龈癌累及颌骨较广时，应行一侧下颌骨切除，骨断端用钛板固定，以免下颌骨偏位而发生咬合紊乱
E. 下牙龈癌行下颌骨切除术后，也可行同期植骨整复，以保持下颌骨的连续性
124. 基底细胞癌的临床特征
A. 在颜面部皮肤癌中发病率仅次于鳞状细胞癌
B. 生长缓慢，长时期内无自觉症状
C. 初起时出现灰黑色斑或棕黄色斑
D. 中央部分潮湿、糜烂、表面结痂或出血
E. 边缘呈匍行状或鼠咬状或高起外翻
125. 以下关于基底细胞癌的描述，哪些是正确的
A. 一般不发生区域性淋巴结转移
B. 病损中央糜烂面可自行愈合，形成瘢痕
C. 色素性基底癌易于恶性黑色素瘤混淆，前者无卫星结节
D. 对放疗的敏感性较差
E. 恶性程度较鳞状细胞癌高
126. 关于上颌窦癌的诊治，正确的是
A. 以上皮来源的鳞状细胞癌最常见
B. 早期易与牙周病、根尖病、上颌窦炎混淆
C. CT片有助于早期明确诊断
D. 最好采用综合治疗
E. 肿瘤局限于上颌窦内未穿破窦壁者，行上颌骨全切术
127. 中央性颌骨癌的临床及病理特征
A. 组织来源于牙胚成釉上皮
B. 好发于下颌磨牙区
C. 常以牙痛为初期症状
D. 持续下唇麻木是该病最具诊断意义的症状
E. 至少应行半侧下颌骨切除
128. 以下关于颌面部软组织肉瘤的描述，正确的是
A. 呈实质性进行性肿大

B. 恶性程度高，易发生淋巴转移，预后差
C. 基本治疗方法为根治性广泛切除
D. 对局部复发率高的肉瘤，术后应以放疗及化疗
E. 对高度恶性及手术边缘阳性者，均应追加放疗
129. 以下关于颌面部骨源性肉瘤的描述，正确的是
A. 青年及儿童多见
B. 呈进行性骨膨胀性生长
C. 骨肉瘤常转移至肺、脑等部位
D. 骨肉瘤虽然易发生远处转移，但与长骨骨内瘤相比，相对少见
E. 应采取以器官切除的根治性切除并配合术前、术后化疗
130. 恶性淋巴瘤，可发生在
A. 颌骨　　B. 牙龈　　C. 腭
D. 颊　　E. 颈淋巴结内
131. 恶性淋巴瘤的临床特征
A. 以非霍奇金淋巴瘤多见
B. 以儿童、青壮年多见
C. 以弥散型多见
D. 弥散型的表现呈炎症、坏死、面颈部肿大等多种特异性表现
E. 结内型表现为颈部、腋下、腹股沟等多处淋巴结肿大，活动，无压痛
132. 恶性淋巴瘤的治疗
A. 非霍奇金淋巴瘤以化疗为主，放疗为辅
B. 伴心脏疾病患者首选 CHOP 方案
C. 对放疗、化疗均较敏感
D. 对不同的组织类型，对治疗的敏感性相差悬殊，5 年生存率为 25%～95%
E. 非霍奇金淋巴瘤的疗效比霍奇金淋巴瘤差
133. 浆细胞肉瘤的临床特征为
A. 以 30 岁以内的年轻患者多见
B. 以胸骨、椎骨、肋骨、盆骨、颌骨等骨多见，常多处受累
C. 确诊靠骨髓穿刺涂片
D. 常表现为局部剧烈疼痛
E. 一般采用放射治疗
134. 以下关于“中线致死性肉芽肿”的叙述，错误的是
A. 是一种恶性淋巴瘤
B. 又称为“外周性中线 NK/T 细胞淋巴瘤”
C. 又称为“Wegener 肉芽肿”
D. 好发于面中线的口腔、鼻腔
E. 主要表现为炎性溃疡、糜烂、坏死，但无骨质破坏
135. 恶性黑色素瘤的临床及病理特征，叙述正确的是
A. 早期为口腔内黏膜黑斑或皮肤色素痣
B. 恶变时色素增多，沉着加剧，呈墨浸状改变
C. 常发生早期区域淋巴结转移
D. 常发生肺、肝、骨、脑等远处转移
E. 靠术前活检明确诊断

136. 恶性黑色素瘤的治疗

A. 放射治疗为主

B. 化疗为主，特效药为二甲三氮锑唑酰胺

C. 手术为主，但必须作广泛、彻底切除

D. 原发灶可行低温冷冻治疗

E. DTIC 与卡介苗联合的化疗免疫疗法，可作为术后辅助治疗

【填空题】

1. ________是确定巨细胞瘤中巨细胞性质的主要依据。

2. 关于口腔颌面部软组织囊肿的穿刺物，皮脂腺囊肿为________，皮样或表皮样囊肿为________，甲状舌管囊肿为________，鳃裂囊肿为________。

3. 脉管性疾病按国际脉管性疾病研究协会推荐的分类命名，分为________和________。

4. 脉管畸形按国际脉管性疾病研究协会推荐的分类命名，分为________、________、________、________和________。

5. 静脉畸形的穿刺物为________，囊状水瘤的穿刺物为________，神经鞘瘤的穿刺物为________。

6. 血管瘤具有独特的生物学行为，其发展经历________、________、________、________和________及________6 个阶段；病程可分为________、________、________三期。

7. 肿瘤是人体组织细胞由于________和________致病因素，长时间作用，使细胞的________产生突变，细胞的生长和分裂失去控制而发生异常增生和功能失调所致。

8. 口腔癌可有________型、________型、________型三种临床表现。

9. 时相特异性药物，主要是对________期或对________期的增生细胞敏感，而对增生细胞间歇的________期、________期和非增生细胞的________期不敏感。

10. 晚期口腔颌面部恶性肿瘤，先用化疗，使肿瘤缩小后再手术，以期增加治愈机会。此称之为________或________或________。

11. 化疗中的序贯疗法，是指先用大剂量的________药物杀伤大量肿瘤细胞，使________期的癌细胞总数减少，促使________期的癌细胞进入________期，再用________药物杀伤增生细胞。

12. 热疗的体外实验发现：加热到________℃可使肿瘤细胞的 DNA 合成延迟，________℃则完全抑制 DNA、RNA 的蛋白质合成。

【问答题】

简答题

1. 活体组织检查选择原则。

2. 口腔颌面部恶性肿瘤治疗原则。

3. 口腔颌面部良恶性肿瘤的鉴别要点。

4. 口腔颌面部恶性肿瘤的无瘤手术原则。

5. 口腔颌面部恶性肿瘤的三级预防。

6. 简述甲状舌管囊肿的临床表现和治疗原则。

7. 简述鳃裂囊肿的几种来源及每种鳃裂囊肿的解剖位置。

8. 简述各种牙源性颌骨囊肿的组织来源和形成机制。

9. 简述成釉细胞瘤与牙源性颌骨囊肿的临床鉴别诊断要点。

10. 简述恶性肿瘤的生物学行为及临床特征。

11. 简述口腔颌面部恶性肿瘤手术的“无瘤”操作。

12. 简述口腔颌面部肿瘤手术治疗中的“保存性功能性外科”“重建性功能外科”和“救治性手术”

的概念。

论述题

13. 简述成釉细胞瘤的临床表现及其手术治疗要点。

思考题

14. 与颌面外科相关的常见颈部软组织包块的鉴别。

（二）参考答案

【名词解释】

1. 癌瘤病因综合作用：和全身肿瘤一样，口腔颌面肿瘤的致病因素与发病条件至今被认为是一个较复杂的问题。可能的病因很多，但只有病因没有发病条件，也还不能形成肿瘤。多种病因与发病条件又常常是相互作用的。

2. 活体组织检查：简称“活检”，即从病变部位取一小片组织制成切片，在显微镜下观察细胞的形态和结构，以确定病变性质，肿瘤的类型及分化程度等。这是目前比较准确可靠的，也是结论性的诊断方法。

3. TNM 分类：TNM 分类中，T 是指原发肿瘤，N 是指区域性淋巴结，M 是有无远处转移。根据原发肿瘤的大小、浸润深度、波及范围可将 T 分为若干等级；根据淋巴结的大小、质地、是否粘连、有无包膜外侵犯等也可将 N 分为若干等级；远处转移则是利用各种临床检查的结果，也可将 M 分为若干等级。

4. 保存性功能外科：随着肿瘤生物学和免疫学等的发展和综合治疗手段的进步，多趋向于在保证根治力度的前体下，保存机体的功能，保护劳动力，提高生活质量。

5. 重建性功能外科：在口腔颌面肿瘤手术后缺损同期修复，使患者获得功能和外形的较大恢复。

6. 救治性手术：对常规条件下不宜手术的晚期患者，仍需打破常规进行手术。同时，采用姑息性手术以解除并发症。

7. 诱导化疗：晚期口腔颌面部的恶性肿瘤，先采用化学药物治疗，使肿瘤缩小后再手术，以期增加治愈的机会，称为术前辅助化疗或新辅助化疗或诱导化疗。

8. 恶病质：由于肿瘤的迅速生长而产生的毒性物质，可引起代谢紊乱，加上出血、感染、疼痛、饥饿等使机体不断消耗，因此，恶性肿瘤发展到晚期，患者多出现消瘦、贫血、机体衰竭等症状，称为“恶病质”。

9. 高温治疗：亦称加热治疗，简称热疗，可分为全身加热和局部加热两类。

全身热疗适用于全身病变、多发性转移灶和亚临床病灶，骨髓瘤、恶性淋巴瘤等。缺点是需要在全身麻醉下进行，并发症多，患者难以忍受。局部热疗对肿瘤的选择性和针对性强，配合放疗或化疗效果好，患者痛苦少，易于接受，并发症少，容易防护和处理。

10. 综合序列治疗：为了提高肿瘤的治疗效果，对晚期肿瘤目前多倾向于综合治疗，或多学科治疗。因为任何一种治疗都有两面性，综合治疗可以取长补短，互相补充，获得最好的治疗效果。目前对口腔颌面部恶性肿瘤强调以手术治疗为主的综合治疗，特别是三联疗法，即化疗 + 手术 + 放疗。综合治疗不是硬凑，其目的是提高疗效。

11. 癌前病损：一种已有形态学上改变的组织，它较其外观相应正常的组织具有更大的发癌可能。癌前病损分为超癌前病（原位癌、上皮内癌）、真性癌前病（包括间变性损伤与增生性损伤）和潜在性癌前病（尚为良性组织学改变，但可能发生癌变）三类。

12. 多发性基底细胞痣综合征：为多发性牙源性角化囊肿同时伴发皮肤基底细胞痣、分叉肋、眶距增宽、颅骨异常、大脑镰钙化等症状，有时有阳性家族史，常染色体 9q22. 3 位点突变。

13. Sturge-Weber 综合征，即面部和软脑膜微静脉（毛细血管）畸形，面部毛细血管畸形沿三叉神经一个分支以上分布，可能伴有局部骨和软组织的过度生长，并可能出现癫痫、智力障碍症状；累及眼部时，出现青光眼。

14. 原位癌：癌变局限于黏膜内或表层之中，未突破基底膜，没有发生浸润和远处转移的状态。

第八章　口腔颌面部肿瘤

【选择题】

1. C　2. B　3. C　4. B　5. C　6. C　7. D　8. D　9. D　10. D　11. B　12. B　13. C　14. A　15. D　16. E　17. C　18. D　19. C　20. C　21. C　22. E　23. D　24. C　25. D　26. B　27. B　28. D　29. A　30. A　31. D　32. C　33. D　34. C　35. E　36. B　37. A　38. A　39. D　40. B　41. B　42. B　43. C　44. D　45. C　46. E　47. D　48. B　49. C　50. A　51. D　52. B　53. C　54. D　55. D　56. A　57. C　58. E　59. D　60. C　61. D　62. A　63. A　64. B　65. C　66. E　67. E　68. C　69. B　70. D　71. D　72. C　73. A　74. B　75. E　76. B　77. D　78. A　79. C　80. C　81. A　82. E　83. B　84. B　85. C　86. E　87. D　88. B　89. A　90. B　91. B　92. D　93. C　94. A　95. E　96. ACD　97. ABD　98. ACDE　99. BCD　100. BCDE　101. ABCDE　102. ABCDE　103. ABCD　104. ABCDE　105. ABCDE　106. CD　107. ABE　108. ACDE　109. ACE　110. ABCD　111. BC　112. ABCE　113. AB　114. CE　115. ACDE　116. ABC　117. ABCDE　118. AB　119. CDE　120. ACD　121. CE　122. ABDE　123. C　124. BCDE　125. ABCD　126. ABCDE　127. ABCDE　128. ACDE　129. ABCDE　130. ABCDE　131. ABCDE　132. ACDE　133. BCD　134. CE　135. ABCD　136. CDE

部分易错、易混选择题解析：

7. 对甲状舌管囊肿，为了达到手术彻底切除，防止术后复发的目的，应该将粘连的舌骨中份一并切除，而不是甲状软骨，故选D手术治疗应包括切除部分甲状软骨。

15. 不同囊肿的内容物，分别是：鳃裂囊肿——黄绿色或棕色清亮液体，或含浓稠胶样、黏液样物，含或不含胆固醇结晶；甲状舌管囊肿——透明、微混浊的黄色稀薄或黏稠性液体；面裂囊肿——液体；皮样和表皮样囊肿——乳白色豆渣样分泌物；黏液囊肿——黏稠唾液。故选D皮样和表皮样囊肿。

16. 多发性基底细胞痣综合征，是指多发性牙源性角化囊肿同时伴发皮肤基底细胞痣、分叉肋、眶距增宽、颅骨异常、大脑镰钙化等症状，故选E多发的颌骨骨纤维异常增生。

17. 皮样囊肿、甲状舌管囊肿、鳃裂囊肿被认为发育性囊肿；而皮脂腺囊肿是由于皮脂腺排泄管阻塞，皮脂腺分泌物排出受阻，使皮脂腺囊状膨胀，而形成的潴留性囊肿。故选C皮脂腺囊肿。

20. 皮样囊肿、舌下腺囊肿、鼻腭囊肿的大小变化与呼吸道感染的关系不大，甲状舌管囊肿可继发感染，但一般不引起体积的迅速增大；而鳃裂囊肿继发感染后，囊肿可骤然增大。故选择C鳃裂囊肿。

30. 成釉细胞瘤属于牙源性肿瘤，有极少数异位的报道，可以说几乎仅发生于颌骨，故选A成釉细胞瘤。

41. Sturge-Weber综合征中，微静脉畸形累及眼球时，可能导致青光眼，故选B Sturge-Weber综合征。

45. 口腔癌的常见病因见知识点，不包括饮茶，故选C。

57. 腭癌的概念按照UICC的分类应仅限于硬腭的原发性癌肿，以来自唾液腺者为多，鳞状细胞癌少见，转移通过淋巴系统常见，主要是向颈深上淋巴结转移。

100、角化囊肿综合征，指临床上仅有多发性角化囊肿，但无基底细胞痣（癌）等症状，故选BCDE。

【填空题】

1. 梭形或圆形的间质细胞的形态、分布和排列

2. 白色凝乳状皮脂腺分泌物　乳白色豆渣样分泌物　透明、微混浊的黄色稀薄或黏稠性液体　黄色或棕色的、清亮的、含或不含胆固醇的液体

3. 血管瘤　脉管畸形

4. 微静脉畸形　静脉畸形　动静脉畸形　淋巴管畸形　混合畸形

5. 可凝结血液　淡黄、色透明水样液体　不凝结褐色血样液体

6. 新生　早期增生　晚期增生　平台　消退　终止　增生期　消退期　消退完成期

7. 内在　外界　遗传物质

8. 溃疡　外生　浸润

9. M　S　G_1　G_2　G_3
10. 术前辅助治疗　新辅助化疗　诱导化疗
11. 细胞周期非特异性　增生　休止　增生　细胞周期特异性
12. 41　45

【问答题】

简答题

1. 活体组织检查选择原则。

应争取诊断和治疗一期完成；必须先行活检明确诊断，活检时间和治疗时间应尽可能接近。切取活检时最好在肿瘤边缘与正常组织交界处切取一块0.5~1 cm楔状组织。切除活检时，边界应包括病变周围一定的正常组织。

2. 口腔颌面部恶性肿瘤治疗原则。

根据肿瘤的组织来源、生长部位、分化程度、发展速度、临床分期、患者的机体状况等全面的研究后再选择适当的治疗方法。

1）组织来源：淋巴造血组织来源——多发且有转移倾向——放疗、化疗和中草药治疗为主的综合治疗；骨肉瘤、纤维肉瘤、肌肉瘤、恶性黑色素瘤和神经系统的恶性肿瘤——放疗不敏感，手术治疗为主，术后化疗；鳞癌和基底细胞癌——放射线中等敏感，结合患者的全身情况，肿瘤生长部位采用手术、放疗、化疗或综合治疗。

2）细胞分化程度：分化较好的——放射线不敏感，手术为主；分化较差的——放射较敏感，放疗与化疗结合。

3）肿瘤生长速度：处于迅速发展阶段，广泛侵袭时——术前放疗或化疗缩小肿瘤。

4）肿瘤生长及侵及部位：表浅如唇癌或面部皮肤癌手术，深在的化疗或放疗，颌骨肿瘤以手术治疗为主。

5）临床分期：TNM分类法作为选择治疗计划的参考，作为预后估计的参考。

3. 口腔颌面部良恶性肿瘤的鉴别要点：

鉴别要点	良性肿瘤	恶性肿瘤
发病年龄	可发生于任何年龄	癌多见于老年人，肉瘤多见于青壮年
生长速度	缓慢，或可呈间断性生长	一般快
生长方式	膨胀性生长	浸润性生长
形状	球形，可受压变形，分叶状	
质地	中等，除骨肿瘤较硬	较硬
与周围组织的关系	有包膜 不侵犯周围组织，界限清楚 多可移动	侵犯 破坏周围组织，界限不清 活动受限
症状	一般无自觉症状，压迫周围组织出现相应症状	常有局部疼痛、麻木、头痛、张口受限、面瘫、出血等症状
转移	无	常发生转移
对机体的影响	一般对机体无影响，如生长在要害部位或发生并发症时，也可危及生命	对机体影响大，常因迅速发展，转移和侵及重要脏器及发生恶病质而死亡
组织学结构	细胞分化良好，细胞形态和结构与正常组织相似	细胞分化差，细胞形态和结构呈异型性，有异常核分裂

4. 口腔颌面部恶性肿瘤的无瘤手术原则。

①保证切除手术在正常组织内进行。②避免切破肿瘤，污染手术野。③防止挤压瘤体，以免播散。④应行整体切除不宜分块挖出。⑤对肿瘤外露部分应以纱布覆盖、缝包。⑥表面有溃疡者，可采用点灼或化学药物处理，避免手术过程中污染种植。⑦缝合前应用大量低渗盐水作冲洗湿敷。⑧创口缝合时必须更换手套及器械。⑨对可疑肿瘤残存组织或未切除的肿瘤，可辅助电灼、冷冻、激光、局部注射抗癌药物或放射等治疗。

5. 口腔颌面部恶性肿瘤的三级预防。

Ⅰ级预防：病因学预防，是降低发病率的最根本措施——加强防癌宣传；消除或减少致癌因素；及时处理癌前病损（白斑5%、红斑80%或红白斑），癌前状态——扁平苔藓、黏膜下纤维化、盘状红斑狼疮；开展防癌普查及易感人群监测。

Ⅱ级预防：早发现、早诊断、早治疗。

Ⅲ级预防：处理和治疗患者。

6. 简述甲状舌管囊肿的临床表现和治疗原则。

①多见于1～10岁儿童，也可见于成年人，囊肿生长缓慢；②绝大多数位于颈部正中，从舌盲孔至胸骨切迹的任何部位，但以舌骨上下部最为常见，呈圆形、质软、光滑、周界清楚；③位于舌骨以下的囊肿，可扪及与舌骨粘连的坚韧索条，囊肿随吞咽和伸舌等动作而上下移动；④穿刺抽出透明、微混浊的黄色稀薄或黏稠性液体；⑤囊肿感染破溃或切开引流后，形成甲状舌管瘘。

治疗原则：手术彻底切除囊肿和瘘管，并将粘连的舌骨中份一并切除。

7. 简述鳃裂囊肿的几种来源及每种鳃裂囊肿的解剖位置。

有第一、二、三、四鳃裂四种来源。第一鳃裂囊肿位于下颌角以上及腮腺区；第二鳃裂囊肿多位于颈上部的舌骨水平，胸锁乳突肌上1/3前缘；第三、四鳃裂囊肿多位于颈根部、锁骨上区。

8. 简述各种牙源性颌骨囊肿的组织来源和形成机制。

①根端囊肿：是由于根尖肉芽肿，慢性炎症的刺激，引起牙周膜内的上皮残余增生。增生的上皮团中央发生变性与液化，周围组织液不断渗出而逐渐形成囊肿。

②含牙囊肿：发生于牙冠或牙根形成之后，在缩余釉上皮与牙冠之间出现液体渗出而形成。

③角化囊肿：来源于原始的牙胚或牙板残余。

9. 简述成釉细胞瘤与牙源性颌骨囊肿的临床鉴别诊断要点。

成釉细胞瘤：肿瘤为实性，可有囊性变，穿刺出褐色液体；X线表现为多房性，边缘呈切迹状，受累牙根呈截断样或锯齿状吸收。

颌骨囊肿：肿瘤为囊性，穿刺出草黄色液体，可带胆固醇，角化囊肿可为皮脂样物；X线表现单房多见，也可为多房，边缘为密度增高的骨反应线，邻牙压迫移位，沿下颌骨中轴呈轴向生长。

10. 简述恶性肿瘤的生物学行为及临床特征。

恶性肿瘤生长快，病程短；呈浸润性生长；肿瘤细胞直接侵入周围组织，无包膜，边界不清，不活动，与周围组织粘连；常伴疼痛及受累组织的功能障碍，如下唇麻木，面瘫，张口受限等。常因发展迅速，转移和侵及重要器官及继发恶病质而死亡。组织学观察见细胞形态和结构呈异型性，有异常核分裂。

11. 简述口腔颌面部恶性肿瘤手术的“无瘤”操作。

①切除在正常组织内进行；②避免切破肿瘤，污染术区；③避免挤压瘤体，减少扩散机会；④创口缝合时须更换手套及器械；⑤用大量低渗盐水冲洗创面，并可用化疗药物冲洗湿敷，或术区的区域性静脉或动脉灌注化疗药物。

12. 简述口腔颌面部肿瘤手术治疗中的“保存性功能性外科”、“重建性功能外科”和“救治性手术”的概念。

①保存性功能外科是适当限制肿瘤根治的范围，注意保存一些重要的组织器官，如面神经、下颌骨等，以保存机体功能，提高生活质量；②重建性功能性外科是在彻底切除肿瘤后，立即整复根治肿瘤遗留的严

重颌面畸形，使患者在肿瘤切除术后即可获得外形与功能的极大恢复；③对晚期肿瘤失去根治条件，但有一些危及生命的并发症，如肿瘤压迫，阻塞性呼吸困难，肿瘤侵蚀头颈部大血管随时有大出血的危险等，也可采用姑息性手术治疗，以消除并发症，抢救患者的生命。这种不以根治肿瘤为目的而以抢救生命为目的的手术称为“救治性手术”。

论述题

13. 简述成釉细胞瘤的临床表现及其手术治疗要点。

临床表现：①多发生于青壮年，无明显性别差异，好发于下颌骨。②生长缓慢，初期无自觉症状，逐渐发展使颌骨膨大，后期可导致面部畸形。③肿瘤侵犯，可引起相应功能障碍，如牙松动、移位、脱落；颌骨外板变薄、吸收，侵入软组织；影响下颌骨运动，甚至可发生吞咽、咀嚼、语言和呼吸障碍；患侧下唇麻木感、咬合错乱、病理性骨折；肿瘤表面被对颌牙造成压痕，发生溃疡，继发感染；上颌骨肿瘤可能累及鼻腔、眼眶而引起相应症状。④肿瘤大多为实质性，如囊性成分较多，穿刺抽出褐色液体。⑤X 线表现大小不一的多房性透光阴影，分隔彼此交错，牙槽间隔骨吸收，肿瘤内牙齿的牙根成锯齿状或截根状吸收。

治疗：手术完整切除，传统的观点是需将肿瘤周围的骨质至少在 0.5 cm 处切除，目前有一些改良，但仍然应该注意避免复发。其中，对下颌骨肿瘤，行下颌骨边缘性切除或病变颌骨节段性切除，应保持下颌骨的连续性；上下颌骨肿瘤切除后，可立即植骨，以便咬合恢复；囊性（壁性）成釉细胞瘤可采用开窗减压术，定期随访。

思考题

14. 与颌面外科相关的常见颈部软组织包块的鉴别。

可以根据软组织包块的组织来源、发病时间、病程、包块的质地、界限、活动度、穿刺等进行分析。

（1）炎性包块：急性淋巴结炎、慢性淋巴结炎、结核性淋巴结炎。

（2）囊性病变：舌下腺囊肿颌下型、皮脂腺囊肿、皮样或表皮样囊肿、甲状舌管囊肿、鳃裂囊肿。

（3）良性肿瘤和瘤样病变：纤维瘤、血管瘤和脉管畸形（静脉畸形、动静脉畸形、大囊型淋巴管畸形）、神经纤维瘤、神经鞘瘤。

（4）恶性肿瘤：软组织肉瘤、淋巴结的恶性肿瘤转移、恶性淋巴瘤。

（5）其他：颌下腺良性肥大。

（王晓毅　高庆红　谢蟪旭）

第九章　唾液腺疾病

一、笔记

1. 知识点

①急、慢性腮腺炎症的临床表现与治疗原则。②唾液腺结石病和下颌下腺炎的病因及临床表现、治疗原则。③多形性腺瘤和沃辛瘤的临床表现与治疗原则。④唾液腺瘤样病变和肿瘤的生物学特点及临床表现、治疗原则。⑤唾液腺恶性肿瘤的临床特点与治疗原则。⑥涎瘘的临床表现及治疗方法。⑦舍格伦综合征的临床表现与诊断。⑧唾液腺疾病与其他颌面部疾病的鉴别诊断。

（1）急、慢性腮腺炎症的临床表现及治疗原则

1）急性化脓性腮腺炎（acute suppurative parotitis）：过去常见于腹部大手术后，现多为慢性腮腺炎基础上的急性发作或邻近组织急性炎症的扩散。临床表现如下。①炎症早期：常为单侧腮腺受累，起初症状轻微或不明显，逐渐出现腮腺区轻微疼痛、肿大、压痛，导管口轻度红肿、疼痛。②炎症发展：进入化脓、腺组织坏死期。此时疼痛加剧，呈持续性疼痛或跳痛，腮腺区以耳垂为中心肿胀更为明显，耳垂上抬。③炎症进一步发展：炎症扩散到腮腺组织周围，伴发蜂窝组织炎。皮肤发红、水肿，呈硬性浸润，触痛明显，可出现轻度张口受限。腮腺导管口明显红肿，轻轻按摩腺体可见脓液自导管口溢出，有时甚至可见脓栓堵塞于导管口。全身中毒症状明显，体温可高达 40 ℃以上，脉搏、呼吸增快，白细胞总数增加，中性粒细胞比例明显上升，核左移，可出现中毒颗粒。④炎症扩散：脓肿可经外耳道的软骨与骨交角处，即 santorini 裂，进入外耳道。经翼上颌裂可进入翼腭窝。腮腺深面的包膜薄弱，脓肿穿破后可进入咽旁或咽后间隙，或沿着颈部间隙往下扩散到纵隔，向上可通过颅底扩散到颅内。一旦发生，则病情严重而危险。⑤面瘫：面神经对炎症过程有较强的抵抗力，一般不会发生面瘫。但有时由于肿胀压迫，可能发生暂时性面瘫，炎症消退后可复原。

治疗原则如下。预防：对接受腹部大手术及患严重全身性疾病的患者，应加强护理，保持体液平衡，加强营养及抗感染，同时应加强口腔卫生。治疗：立即采取积极的治疗措施，包括全身支持治疗，选用有效抗菌药物；当急性化脓性腮腺炎已发展至化脓及出现脓腔时，必须切开引流。

2）慢性复发性腮腺炎（chronic recurrent parotitis）：以前统称为慢性化脓性腮腺炎（其中包括慢性阻塞性腮腺炎），临床上较常见，儿童和成人转归很不相同。临床表现如下。①儿童发病年龄从婴幼儿至 15 岁均可发生，以 5 岁左右最为常见。男性稍多，可突发也可逐渐发生。②腮腺区反复肿胀，伴不适，仅有轻度水肿，或伴皮肤潮红。静止期多无不适，病程大多数持续 1 周左右。个别患者仅表现为腮腺肿块。③挤压腺体可见导管口脓液或胶冻状液体溢出，少数有脓肿形成。④数周或数月发作一次，年龄越小间隔时间越短；随年龄增长，间歇时间延长，持续时间缩短。

治疗原则：慢性复发性腮腺炎具有自愈性，因此，以增强抵抗力、防止继发感染，减少发作为原则。患者多饮水，保持口腔卫生。可咀嚼无糖口香糖刺激唾液分泌，同时反复按摩腺体排空滞留分泌物。若有急性炎症表现，可给予抗生素。复发频繁者，可肌内注射胸腺肽等调节免疫功能。

3）慢行阻塞性腮腺炎（chronic obstructive parotitis）：又称腮腺管炎。临床表现：①男性略多，大多发生于中年。单侧多见，也可为双侧。②腮腺反复肿胀，约半数腮腺肿胀与进食有关，发作时伴有轻微痛感；有些患者晨起感腮腺区肿胀，自己稍加按摩后即有“咸味”液体自导管口流出，随之局部感到松快。③发作次数变异较大，多者每次进食后都有肿胀，少者 1 年内很少发作，大多平均每月发作 1 次以上。④临床

检查腮腺稍增大，能扪到肿大的腮腺轮廓，中等硬度，轻微压痛。导管口轻微红肿，挤压腮腺可从导管口流出混浊的“雪花样”或黏稠的蛋清样唾液，有时可见黏液栓子。病程较长者，可在颊黏膜下扪及粗硬、索条状的腮腺导管。

治疗原则：慢行阻塞性腮腺炎多由局部原因引起，故以去除病因为主。①有唾液腺结石者：先去除结石。②扩张导管口：先用较细的钝头针头，再用较粗的探针逐步扩张导管口；也可向导管内注入药物，如碘化油、抗生素等。③其他治疗：包括按摩腮腺，刺激唾液分泌，保持口腔卫生。④唾液腺内镜：不仅可以直视下观察导管病变，而且可以冲洗及扩张导管、灌注药物等，效果良好。⑤若病变严重，经上述治疗无效者，可考虑手术切除腮腺组织，手术方式为保存面神经等腮腺腺叶切除术。手术中应尽可能摘除腺叶及导管，保存面神经。

（2）唾液腺结石病及下颌下腺炎的病因、临床表现、治疗原则

唾液腺结石病（silithiasis）是在腺体或导管内发生钙化性团块而引起的一系列病变。85%左右发生于下颌下腺，其次是腮腺，偶见于上唇及颊部的小唾液腺，舌下腺很少见。唾液腺结石常使唾液排出受阻，并继发感染，造成腺体急性或反复发作的炎症。

病因：唾液腺结石形成的原因还不十分清楚，一般认为与某些局部因素有关，如异物、炎症、各种原因造成的唾液滞留等，也可能与机体无机盐新陈代谢紊乱有关，部分唾液腺结石病患者可合并全身其他部位结石。

临床表现：唾液腺结石病可见于任何年龄，但以20～40岁青、中年多见，无性别差异。病程一般数日至数月，偶见数年至数十年。唾液腺结石较小时一般无任何阻塞症状，较大时可出现以下一系列阻塞症状及体征，包括：①进食时，腺体肿大，患者自觉胀感及疼痛；有时疼痛剧烈，呈针刺样，称为“涎绞痛”。可伴同侧舌或舌尖痛，并放射至耳颞部或颈部。停止进食后约半小时，腺体自行复原，疼痛亦随之消失。但有些阻塞严重的病例，腺体肿胀可持续数小时、数天，甚至不能完全消退。②导管口黏膜红肿，挤压腺体可见少许脓性分泌物溢出。③导管内结石，口底双合诊可触及硬块，并有压痛。④唾液腺结石可引起腺体继发感染，出现反复肿胀、疼痛。⑤由于下颌下腺包膜不完整，组织疏松，炎症可扩散到邻近组织，导致下颌下间隙感染。偶见导管阻塞症状不明显者，一开始即表现为下颌下区或舌下区的急性炎症。⑥慢性下颌下腺炎可表现为进食时的反复肿胀，疼痛症状并不重。检查腺体呈硬结性肿块，导管口可有脓性或黏液脓性唾液流出。

治疗原则：下颌下腺唾液腺结石病的治疗目的是去除结石，消除阻塞因素，尽最大可能地保留下颌下腺这一功能器官。但当腺体功能丧失或腺体功能不可能逆转时，则应将病灶清除。①保守治疗：很小的唾液腺结石可用保守治疗，嘱患者进食酸性食物，促使唾液分泌，有望自行排出。②取石术：适用于无下颌下腺反复感染史，腺体尚未纤维化，腺体功能存在者。对于体积较大的下颌下腺导管结石，宜行导管再通术，使唾液从正常导管口排出，有利于术后下颌下腺功能的恢复。术后可采用催唾剂，促进唾液分泌及导管系统的通畅，避免导管的再次阻塞。a. 切开取石术：适用于可扪及相当于下颌第二磨牙以前部位的唾液腺结石。b. 唾液腺内镜取石术：唾液腺内镜通过导管口进入下颌下腺导管，可以在明确诊断唾液腺结石及其位置的同时手术治疗，采用钳子或套石篮取出结石，适用于位于下颌下腺导管、腺门及部分腺内导管、体积不很大及多发性结石。c. 唾液腺内镜辅助下切开取石术：适用于导管后段及腺门部的大结石。③碎石术：体外冲击波碎石术、唾液腺内镜下导管内激光碎石术、电动碎石术、气压碎石术，适用于唾液腺内镜下无法取出的大结石。④腺体切除术：适用于以上方法无法取出的唾液腺结石及下颌下腺反复感染或继发慢性硬化性下颌下腺炎、腺体萎缩，已失去摄取及分泌功能者。

（3）舍格伦综合征的临床表现与诊断

舍格伦综合征（Sjogren syndrome，SS）又称干燥综合征，是一种自身免疫性疾病，其特征表现为外分泌腺的进行性破坏，导致口腔黏膜及结膜干燥，并伴有各种自身免疫性病症。病变限于外分泌腺本身者称为原发性舍格伦综合征（primary SS，PSS），而伴发类风湿性关节炎、系统性硬皮病、系统性红斑狼疮等其他自身免疫病者称为继发性舍格伦综合征（secondary SS，SSS）。

临床表现：舍格伦综合征多见于中年以上女性，出现症状至就诊时间长短不一。患者的主要症状有眼干、口干、唾液腺及泪腺肿大，严重者出现肺间质纤维化、肾小管酸中毒、肝损伤及中枢神经系统受累等严重内脏病变。①眼部表现：由于泪腺受侵，泪液分泌停止或减少，角膜及球结膜上皮破坏，引起干燥性角膜炎、结膜炎。患者眼有异物感、摩擦感或烧灼感，畏光、疼痛、视物疲劳。情绪激动或受到刺激时少泪或无泪。在下穹隆部结膜常存在稠厚的黏液状胶样分泌物，可用细小的镊子夹持而拉成细条。泪腺肿大可致睁眼困难，睑裂缩小，特别是外侧部分肿大明显，因而呈三角眼。肿大严重时，可阻挡视线。②口腔表现：由于唾液腺腺泡细胞萎缩，唾液分泌减少，出现口干，轻者无明显自觉症状；较重者感舌、颊及咽喉部灼热，口腔发黏，味觉异常；严重者言语、咀嚼及吞咽均困难。干性食物不易咽下，进食时需饮水。说话久时，舌运动不灵活。如患者戴有全口义齿时，常影响其就位。口腔检查可见口腔黏膜干燥，口镜与口腔黏膜黏着而不能滑动；口底唾液池消失。唇舌黏膜发红，舌表面干燥并出现裂纹，舌背丝状乳头萎缩，舌表面光滑潮红呈“镜面舌”。易罹患白色念珠菌感染。由于失去唾液的清洁、稀释及缓冲作用，龋病的发生率明显增加，且常为猖獗性龋。③唾液腺肿大：以腮腺为最常见，也可伴下颌下腺、舌下腺及小唾液腺肿大。多为双侧，也可单侧发生。腮腺呈弥漫性肿大，边界不明显，表面光滑，与周围组织无粘连。无继发感染时，触诊韧实感而无压痛，挤压腺体，导管口唾液分泌很少或无分泌。由于唾液减少，可引起继发性逆行感染。腮腺反复肿胀，微有压痛。挤压腺体，有混浊的雪花样唾液或脓液流出。少数病例在腺体内可触及结节状肿块，一个或多个，或呈单个较大肿块、质地中等偏软，界限常不甚清楚，无压痛，此为结节型舍格伦综合征。④其他外分泌腺受累的表现：除唾液腺和泪腺外，尚可有上、下呼吸道分泌腺及皮肤外分泌腺受累。鼻腔黏膜干燥、结痂，甚至出现鼻中隔穿孔。喉及支气管干燥，出现声音嘶哑及慢性干咳。汗腺及皮脂腺受累则出现皮肤干燥或萎缩。⑤结缔组织疾病：约 50% 患者伴有类风湿性关节炎，约 10% 患者伴系统性红斑狼疮。此外，尚可有硬皮病、多发性肌炎等。⑥其他并发症：肾间质淋巴细胞浸润可致肾小管功能不全，尿浓缩能力降低，产生低渗尿。肌酐清除率降低，发生肾小管酸中毒，但极少出现慢性肾衰竭。耳咽管阻塞可引起中耳炎，病变也可累及神经、肌及血管，出现感觉神经的末梢神经炎，表现为麻木、麻刺感或感觉过敏，肌病变表现为多发性肌炎或重症肌无力。血管病变有小动脉炎、手足发绀、雷诺现象等。甲状腺也可出现桥本甲状腺炎。

诊断：除询问病史及一般体检外，可做下列检查以帮助诊断。①施墨试验：用于检测泪腺分泌功能。用 5 mm × 35 mm 的滤纸两条，置于睑裂内 1/3 和中 1/3 交界处，闭眼将其夹住，5 分钟后检查滤纸湿润长度，低于 5 mm 则表明泪液分泌减少。②四碘四氯荧光素染色：用一滴 1% 四碘四氯荧光素滴入眼结膜囊内，随即以生理盐水冲洗，可在暴露的睑裂角膜部位发现不同程度的荧光着色，系角膜上皮干燥所致。③唾液流量测定：唾液分泌受诸多因素的影响，方法及标准不一样。可用收集器专门收集腮腺唾液或静态全唾液流量。刺激性唾液流量测定方法为，取 5 g 白蜡请患者咀嚼 3 分钟，全唾液量低于 3 mL 为分泌减少。静态全唾液流量收集方法要求患者采取坐姿，弯腰低头，使唾液沿下唇逐渐滴入容器中，并在结束时将口内剩余唾液全部吐入容器，一般收集 10 分钟，< 1 mL/min 为分泌减少。④唾液腺造影或磁共振唾液腺造影片为舍格伦综合征主要诊断方法之一。常规拍摄充盈期侧位片及 5 分钟功能片。主要表现为唾液腺末梢导管扩张，排空功能减退。⑤放射性核素功能测定：病变较轻时，放射性核素摄取功能无明显改变，只有分泌功能迟缓。病变较重时，摄取和分泌功能均低下。⑥实验室检查：可有血沉加快，血浆球蛋白主要是 γ 球蛋白增高，血清 IgG 明显增高，IgM 和 IgA 可能增高。自身抗体，如类风湿因子、抗核抗体、抗 SS-A、SS-B 抗体、抗 α－胞衬蛋白多肽抗体等可能阳性。⑦唇腺活检：主要表现为腺小叶内淋巴、浆细胞浸润、腺实质萎缩、导管扩张、导管细胞化生。与大唾液腺不同的是，肌上皮岛少见。需要注意的是，唇腺也是除舍格伦综合征以外免疫性疾病的靶组织之一，故在类风湿性关节炎、系统性红斑狼疮时，亦可出现类似表现，诊断时应紧密结合临床。

舍格伦综合征的诊断多采用综合诊断的方法，各国陆续提出过多套诊断标准，目前国际上应用较多的是 2002 年国际分类（诊断）标准（表 9-1）。

表 9-1　2002 年国际分类（诊断）标准

舍格伦综合征国际分类标准（2002）
（一）口腔症状：3 项中有 1 项或 1 项以上：
1. 持续性口干 3 个月以上
2. 成人后腮腺反复或持续肿大
3. 吞咽干性食物时需用水帮助
（二）眼部症状：3 项中有 1 项或 1 项以上：
1. 每日感到不能忍受的眼干持续 3 个月以上
2. 反复感到的沙子进眼或沙砾感
3. 每日需用人工泪液 3 次或 3 次以上
（三）眼部体征：下述任何 1 项或 1 项以上阳性：
1. 施墨试验（<5 mm/5 min）
2. 角膜荧光染色（+）（>4 van Bijsterveld 记分法）
（四）组织学检查：唇腺淋巴细胞浸润灶 >1
（五）唾液腺受损：下述任何 1 项或 1 项以上阳性：
1. 未刺激唾液流率（<1.5 mL/5 min）
2. 腮腺造影阳性
3. 放射性核素检查阳性
（六）抗 SSA、SSB 抗体阳性（双扩散法）

舍格伦综合征在无任何潜在疾病的情况下，有下述 2 条即可诊断：①符合上述分类标准项目中的 4 条或 4 条以上，但必须含有第 4 条（组织学检查）和（或）第 6 条（自身抗体）；②第 3、4、5、6 条中任 3 条阳性。

继发性舍格伦综合征患者有潜在的疾病（如任何一种结缔组织病），而符合上述分类标准项目中的第 1、2 条中的任何 1 条，同时符合第 3、4、5 条中的任何 2 条。

（4）唾液腺瘤样病变的生物学特点及临床表现，治疗原则

唾液腺瘤样病变包括唾液腺黏液囊肿及唾液腺良性肥大。

1）唾液腺黏液囊肿（mucocele）根据其病因及病理表现的不同，可分为外渗性黏液囊肿（extravasation mucocele）及潴留性黏液囊肿（retention mucocele）。外渗性黏液囊肿：占黏液囊肿的 80% 以上，组织学表现为黏液性肉芽肿或充满黏液的假囊，无上皮衬里。多由局部创伤引起。潴留性黏液囊肿：远不如外渗性黏液囊肿常见。组织学表现有三个特点：有上皮衬里、潴留的黏液团块及结缔组织被膜。潴留性黏液囊肿的发病原因主要是导管系统的部分阻塞，可由微小唾液腺石、分泌物浓缩或导管系统弯曲等原因所致。

临床表现：①黏液囊肿：a. 常见于小唾液腺瘤样病变，好发于下唇及舌尖腹侧。b. 囊肿位于黏膜下，表面仅覆盖一薄层黏膜，呈半透明、浅蓝色的小泡，状似水泡。c. 囊肿易被咬破，流出蛋清样黏稠液体，囊肿消失。破裂处愈合后再次被黏液充满，形成囊肿。d. 囊肿反复破损后不再有囊肿的特点，表现为较厚的白色瘢痕状突起，囊肿透明度减低。②舌下腺囊肿：a. 单纯型：典型舌下腺囊肿表现，占舌下腺囊肿大多数。ⅰ. 囊肿位于下颌舌骨肌以上的舌下区，由于囊壁菲薄并紧贴口底黏膜，囊肿呈浅紫蓝色，扪之柔软有波动感。ⅱ. 常位于口底一侧，有时可扩展至对侧，较大的囊肿可将舌抬起，状似"重舌"。ⅲ. 囊肿因创伤破裂后，流出黏稠而略带黄色或蛋清样液体，囊肿暂时消失。数日后创口愈合，囊肿有长大如前。ⅳ. 囊肿发展很大时，可引起吞咽、语言及呼吸困难。b. 口外型：又称潜突型（plunge ranula）。ⅰ. 囊肿表现为下颌下区肿物，而口底囊肿表现不明显。ⅱ. 触诊柔软，与皮肤无粘连，不可压缩，低头时因重力关系，肿物稍有增大。穿刺可抽出蛋清样黏稠液体。c. 哑铃型：为上述两种类型的混合，即口内舌下区及口外下颌下区均可见囊性肿物。

治疗原则：①小唾液腺黏液囊肿：可在抽尽囊液后，向囊腔内注入2%碘酊0.2～0.5 mL，停留2～3分钟，再将碘酊抽出；也可注射20%氯化钠。也有利用激光和微波热凝术治疗，但最常用方法为手术切除。②舌下腺囊肿：根治舌下腺囊肿的方法是切除舌下腺，残留部分囊壁不致造成复发。对于口外型舌下腺囊肿，可全部切除舌下腺后，将囊腔内的囊液吸净，在下颌下区加压包扎，而不必在下颌下区做切口摘除囊肿。③对全身情况不能耐受的患者及婴幼儿，可做袋形缝合术，待全身情况好转或婴儿4～5岁后再行舌下腺切除。

2）唾液腺良性肥大：又称唾液腺肿大症（sialadenosis）或唾液腺退行性肿大，是一种非肿瘤、非炎症性、慢性、复发性、无痛性肿大的唾液腺疾病。

临床特点：①绝大多数罹患腮腺，少数罹患下颌下腺。②多为双侧，偶见单侧。③多见于中老年。④可持续多年，肿胀反复发作而无痛，有时大时小的病史。⑤腺体弥漫性肿大，触诊柔软并一致。⑥治疗原则为尚无特殊治疗。对于有全身性疾病患者可系统治疗全身性疾病，有肿胀症状患者可通过按摩等方式帮助腺体分泌或排空。

（5）常见唾液腺肿瘤的特点与治疗原则

1）唾液腺肿瘤：为唾液腺组织中最常见疾病，其中绝大多数系上皮性肿瘤，间叶组织来源的肿瘤较少见。唾液腺上皮性肿瘤（salivary tumors of epithelial origin）的病理类型十分复杂，不同类型的肿瘤在临床表现、影像学表现、治疗和预后等方面均不相同。

临床特点：①不同国家唾液腺肿瘤的发病率有明显差异，文献报告为0.15～1.6/100 000。②腮腺发病率最高，约占80%。下颌下腺肿瘤占10%，舌下腺肿瘤占1%，小唾液腺肿瘤占9%。在小唾液腺肿瘤中，最常见于腭腺，约占50%。③恶性肿瘤与良性肿瘤的比例，在不同的腺体中，发生率不同。大唾液腺肿瘤中，腺体越小，恶性肿瘤的可能性越大（腮腺25%，下颌下腺40%，舌下腺90%）。小唾液腺肿瘤中，恶性肿瘤约占60%。④任何年龄均可发生唾液腺肿瘤，成人唾液腺肿瘤良性多于恶性，但儿童唾液腺肿瘤恶性多于良性。⑤良性肿瘤多为生长缓慢的无痛性肿块，常系无意中发现，活动，无粘连，无功能障碍，表面光滑或呈结节状。⑥恶性肿瘤多有疼痛症状，生长较快，呈浸润性生长，与周围组织有粘连，甚至浸润神经组织并导致神经功能障碍。⑦有些低度恶性肿瘤在早期也可呈良性表现，且病程较长，易与良性肿瘤相混淆。

治疗原则：手术为主。多数肿瘤，即使为良性肿瘤，包膜不完整，采用单纯沿包膜剥离的方法，常有复发，故手术原则应从包膜外正常组织进行，同时切除部分或整个腺体。

2）多形性腺瘤（pleomorphic adenoma）又名混合瘤（mixed tumor），是唾液腺肿瘤中最常见者。

临床特点：①多形性腺瘤由肿瘤性上皮组织和黏液样或软骨样间质所组成，根据其成分比例，可分为细胞丰富型及间质丰富型。一般认为，细胞丰富型相对较易恶变，间质丰富型相对较易复发。②易复发，造成复发的原因与肿瘤的病理性质有关：a. 包膜常不完整，或在包膜中有瘤细胞，甚至在包膜以外的腺体组织中也可有瘤细胞存在；b. 肿瘤的包膜与瘤体之间黏着性较差，容易与瘤体相分离，如采用剜除术，则包膜很容易残留。③在大唾液腺中，最常见于腮腺，其次为下颌下腺，舌下腺极少见。发生于小唾液腺者，以腭部为最常见。任何年龄均可发生，但以30～50岁为多见，女性多于男性。④多形性腺瘤生长缓慢，常无自觉症状，病史较长。肿瘤界限清楚，质地中等，扪诊呈结节状，高起处常较软，可有囊性变，低凹处较硬，多为实质性组织。一般可活动，但位于硬腭部或下颌后区者可固定而不活动。⑤肿瘤长大后除表现畸形外，一般不引起功能障碍。⑥当肿瘤在缓慢生长一段时期以后，突然出现生长加速，并伴有疼痛、面神经麻痹等症状时，应考虑恶变可能。

治疗：手术切除。不能做单纯肿瘤摘除即剜除术，而应做肿瘤包膜外正常组织处切除。腮腺浅叶肿瘤体积较小者，可做部分腮腺切除术。在可能的情况下，术中保留腮腺咬肌筋膜、腮腺主导管及耳大神经，可减少手术并发症。下颌下腺肿瘤切除应包括下颌下腺一并切除。

3）沃辛瘤（Warthin tumor）又名腺淋巴瘤（adenolymphoma）或乳头状淋巴囊腺瘤（paillary cytadenoma lymphomatosum）。在修订后的WHO组织学分类中，建议用“沃辛瘤”这一命名。

临床特点：①多见于男性，男女比例约为6∶1；②好发于40～70岁中老年；③患者常有吸烟史，其发病可能与吸烟有关；④可有消长史，这是因为沃辛瘤由肿瘤性上皮和大量淋巴样间质所组成，淋巴样间质很容易发生炎症反应；⑤绝大多数肿瘤位于腮腺后下极，可能系该部位分布的淋巴结较多所致；⑥扪诊肿瘤呈圆形或卵圆形，表面光滑，质地较软，有时有弹性感；⑦肿瘤常呈多发性，约有12%患者为双侧腮腺肿瘤，也可以在一侧腮腺出现多个肿瘤，有些患者术后又出现肿瘤，不是复发而是多发；⑧术中可见肿瘤呈紫褐色，剖面可见囊腔形成，内含干酪样或黏稠液体，易被误诊为结核或囊肿；⑨^{99m}Tc核素显像呈“热”结节，具有特征性。

治疗：手术切除。由于肿瘤常位于腮腺后下极，可做连同肿瘤及周围0.5 cm以上正常腮腺切除的部分腮腺切除术；术中应切除腮腺后下部及其周围淋巴结，以免出现新的肿瘤。

4）黏液表皮样癌（mucoepidermoid carcinoma）是唾液腺恶性肿瘤中最常见者。

临床特点：①黏液表皮样癌根据黏液细胞的比例、细胞分化、有丝分裂像的多少及肿瘤的生长方式，分为高分化和低分化两类。②女性发病率高于男性，腮腺发生最多，其次是腭部和下颌下腺，也可发生于磨牙后腺。③高分化黏液表皮样癌临床表现与多形性腺瘤相似，为无痛性肿块、生长缓慢；肿瘤体积大小不等，边界清或不清，质地中等偏硬，表面可呈结节状；位于腭部及磨牙后区者有时可呈囊性，表面黏膜为浅蓝色；肿瘤常无包膜或包膜不完整，与周围腺体组织无明显界限，较少出现面瘫症状；肿瘤如切除不彻底容易复发，但很少发生淋巴结和血行转移，患者术后生存率高，预后较好。④低分化黏液表皮样癌生长快，可伴有疼痛，边界不清，与周围组织粘连，发生于腮腺者常累及面神经，淋巴结转移率较高，也出现血行转移，术后易复发，预后较差。

治疗：①治疗以手术为主。②高分化者尽量保留面神经；高分化者术中不必做选择性颈淋巴清扫术，如手术切除彻底可不加术后放疗。③低分化者可考虑术中一并行选择性颈淋巴清扫术，术后宜加术后放疗。

5）腺样囊性癌（adenoid cystic carcinoma），是常见的唾液腺恶性肿瘤之一。

临床特点：①根据组织学形态，腺样囊性癌可分为腺样、管状型及实性型，前者分化较好，后者分化差。②常见于腭部小唾液腺及腮腺，其次为下颌下腺。③发生于舌下腺的肿瘤多为腺样囊性癌。

治疗：①肿瘤易沿神经扩散，因此常有神经症状，手术应沿神经走行设计手术方案。②肿瘤浸润性极强，与周围组织无明显界限，术中难以确定边界，除手术设计需常规扩大手术外，术中宜借助冰冻切片检查确定边界。③肿瘤容易侵入血管，血行转移率高达40%，以肺部转移最常见，术后应行放疗预防血行性转移。④颈淋巴结转移少，一般不做选择性颈淋巴结清除术，但位于舌根部肿瘤淋巴结转移率高，可考虑行选择性颈淋巴结清扫术。⑤腺样囊性癌手术切除不易切净，为降低术后复发率，术后常需配合放疗。⑥腺样囊性癌除实性型外一般生长缓慢，肺部转移灶也生长慢，患者可长期带瘤生存，因此如果原发灶得到根治，肺部转移灶可考虑放疗。

（6）唾液腺恶性肿瘤的临床特点与处理原则

临床特点：①腮腺恶性肿瘤可出现不同程度面瘫症状，有的患者以面瘫作为主诉就诊。有的侵及皮肤，出现表面破溃。侵犯咬肌时可发生张口受限。少数病例出现淋巴结肿大。②下颌下腺恶性肿瘤侵犯舌神经时出现舌痛及麻木，舌下神经受累时出现舌运动受限，伸舌时歪向患侧，也可出现舌肌萎缩及舌肌震颤。肿瘤侵及下颌骨骨膜时，与下颌骨体融合一体而不能活动。侵及皮肤者，呈板样硬。部分肿瘤患者出现淋巴结肿大。③舌下腺肿瘤由于位置关系，不易被患者察觉。部分恶性肿瘤患者可自觉一侧舌痛、舌麻木或舌运动受限，影响说话及吞咽。④小唾液腺肿瘤以腭部为最常见，一般发生于一侧腭后部及软硬腭交界区，而不发生于中线及硬腭前部。肿瘤常固定而不活动，恶性肿瘤可伴有疼痛及烧灼感，顺腭大神经向上累及眶下神经，除腭部麻木不适外，常伴患侧眶下区上唇麻木。当肿瘤侵及翼肌时，常致张口困难。向口内突出生长者，肿物可充满口腔，造成进食障碍。恶性肿瘤同时可对骨质呈侵蚀性破坏。⑤磨牙后腺肿瘤以黏液表皮样癌为多见，因肿瘤含黏液性分泌物，易被误诊为黏液囊肿，或伴发炎症而误诊为冠周炎或骨髓炎。⑥舌腺肿瘤多位于舌根部，以恶性肿瘤多见。主要症状为疼痛、异物感及吞咽障碍。表面黏膜完整。特点包括：a. 病变位于黏膜下，位置较靠后，临床不易发现，早期无自觉症状，因而被发现时肿瘤常较大。

b. 舌部血液及淋巴循环丰富，且局部运动频繁，易发生淋巴结和远处转移。⑦唇腺恶性肿瘤少见。

处理原则：①腮腺和下颌下腺肿瘤禁忌活检。②治疗手术为主。对腮腺恶性肿瘤手术中应尽量保留面神经。对于高度恶性肿瘤或面神经穿过瘤体的患者应牺牲面神经后行面神经修复术。③唾液腺恶性肿瘤淋巴结转移率不高，故对于低度恶性肿瘤，临床上出现肿大淋巴结，并怀疑有淋巴结转移者，才选择治疗性颈淋巴结清扫术；当颈部未触及肿大淋巴结或不怀疑有转移者，原则上不做选择性颈淋巴结清扫术，但对高度恶性肿瘤患者应考虑选择性颈淋巴结清扫术。④唾液腺肿瘤对放射线不敏感，单纯放疗很难达到根治效果。可作为手术治疗的辅助治疗，以降低术后复发率。放射治疗的方式可以是外照射，也可用^{125}I组织内照射。⑤唾液腺恶性肿瘤有可能有远处转移，术后需配合化学药物治疗加以预防，但目前尚未发现非常有效的化疗药物。⑥唾液腺癌患者治疗后近期生存率很高，但远期生存率持续下降，3年、5年、10年及15年生存率呈明显递减。故唾液腺癌患者的预后观察宜在10年以上。

（7）唾液腺瘘的临床表现及治疗方法

唾液腺瘘（salivary fistula）又称涎瘘，是指唾液不经导管系统排入口腔而流向面颊皮肤表面。腮腺是最常见部位，外伤时是主要原因。

临床表现：①腺体瘘：腺体区皮肤有小的点状瘘孔，其周围有瘢痕，瘘管的腺端通向一个或多个腺小叶的分泌管。从瘘口经常有少量的清亮唾液流出，很少是混浊的。进食、咀嚼、嗅到或想到美味食品时，唾液的流出量显著增加。口腔内由导管口流出的唾液尚正常。②导管瘘：发生于腮腺导管段的涎瘘。根据导管裂的情况，可分为完全瘘和不完全瘘。前者指唾液经由瘘口全部流向面部，口腔内导管口无唾液分泌；后者指导管虽破裂，但未完全断离，仍有部分唾液流入口腔内。由瘘口周围流出的唾液清凉，并发感染者为浑浊液体。完全瘘每日流出的唾液量可达2000 mL以上，瘘口周围皮肤被唾液激惹而表现为潮红、糜烂或伴发湿疹。

治疗方法：①腺体瘘唾液分泌量少者，新鲜创口直接加压包扎。②陈旧腺体瘘用电凝固器烧灼瘘管及瘘口，破坏上皮，加压包扎，同时用副交感神经抑制剂阿托品，限制唾液分泌，避免进食酸性或刺激性食物，大多可愈合，若失败，则行瘘管封闭术。③新鲜的腮腺导管断裂伤，有条件时可做导管端－端吻合术。如断裂处接近口腔，则可行导管改道术，即游离导管后将其开口置于口腔内，变外瘘为内瘘。④陈旧性导管损伤已形成导管瘘者，由于纤维性瘢痕粘连，很难做导管吻合。如瘘口接近口腔，可行导管改道术。如瘘口靠近腺门且为不完全瘘者，可做瘘管封闭术。⑤腮腺导管完全瘘且缺损较多，残留导管较短，既不能做导管吻合，又不能做导管改道者，可利用口腔黏膜行导管再造术。如同时伴有局部广泛而深的瘢痕组织，可在控制炎症后做腮腺导管结扎，使腺体自行萎缩。若腺体有慢性炎症，其他手术方法失败，则可考虑行腮腺切除术。

（8）唾液腺疾病与其他颌面部疾病的鉴别诊断（表9-2，表9-3）

表9-2　唾液腺炎症及涎石病相关鉴别诊断

病名	临床检查	腮腺造影	影像学检查
急性化脓性腮腺炎	随炎症进展红肿痛症状逐渐加重，多见于全身情况衰弱或腹部外科手术后患者	不推荐	
流行性腮腺炎	常双侧同时发生，伴发热，肿胀明显，腮腺导管口分泌正常，罹患后终生免疫，无反复肿胀史		
咬肌间隙感染	受累区红肿痛，可出现开口受限、语言及吞咽障碍。常来自智齿冠周炎		
腮腺淋巴结炎（假性腮腺炎）	局部触痛，发热，可触及淋巴结肿大		

续表

病名	临床检查	腮腺造影	影像学检查
慢性复发性腮腺炎	反复发作腮腺区肿胀不适，随年龄增长发作次数减少	末梢导管呈点状、球状扩张，排空迟缓，主导管及腺内导管无明显异常	
慢性阻塞性腮腺炎	进食肿胀史，挤压腺体可从导管口流出混浊液体。有时颊部可触及索条状导管	主导管、叶间、小叶间导管部分狭窄、部分扩张，呈腊肠样改变。部分伴“点状扩张”	
唾液腺结石病	进食时下颌下腺肿胀伴发疼痛，导管口溢脓并扪及导管结石	数字减影造影较常规 X 线造影减少了周围骨组织干扰，对阴性结石的诊断敏感性可达 95% 以上。不适用于伴发急性炎症期间	可见高密度影，多发性结石沿导管排列
舌下腺肿瘤	无导管阻塞症状		无结石
下颌下腺肿瘤	呈进行性肿大，无进食肿胀或下颌下腺炎症发作史		
慢性硬化性下颌下腺炎（Kuttner 瘤）	下颌下腺的硬结性肿块，不能自行消退。肿块虽硬但一般不大，无进行性增大的表现		
下颌下淋巴结炎	反复肿大，与进食无关，下颌下腺分泌正常，下颌下淋巴结易扪及并有触痛		
下颌下间隙感染	有牙痛史并可查见病灶牙，下颌下区肿胀呈硬性浸润，皮肤潮红并可出现凹陷性水肿。下颌下导管分泌量可能减少但唾液正常，无唾液腺结石阻塞症状		
口底静脉畸形伴静脉石	口底区静脉畸形伴有口底黏膜下独立或散在的质软紫蓝色肿物		可见导管内高密度影像，多为不规则分布
舍格伦综合征	外分泌腺进行性破坏，口腔黏膜及结膜干燥，可伴发自身免疫性病症		

表 9-3　唾液腺瘤样变及肿瘤相关鉴别诊断

病名	临床检查	辅助检查
唾液腺黏液囊肿	根据分型可表现为口底舌下区和（或）下颌下区肿胀，内含略带黄色蛋清样液体	
口底皮样囊肿	口底正中，呈圆形或卵圆形，边界清楚，表面黏膜及囊壁厚，内含半固体状皮脂性分泌物，门诊面团样感	
下颌下区囊性水瘤	常见于婴幼儿，穿刺查见囊腔内容物稀薄，无黏液，淡黄清亮，涂片可见淋巴细胞	

续表

病名	临床检查	辅助检查
唾液腺良性肿大	逐渐长大，肿胀可反复发作而无痛。触诊柔软并均匀一致	B超显示为回声均匀的增大腺体而无占位性病变
沃辛瘤	多位于腮腺后下极，扪诊呈圆形或卵圆形，表面光滑，质地较软	^{99m}Tc呈“热结节”
多形性腺瘤	生长缓慢，肿瘤界限清楚，质地中等，扪诊呈结节状。一般可活动，位于硬腭部或下颌后区可固定而不活动	
黏液表皮样癌	高分化黏液表皮样癌呈无痛性肿块、生长缓慢，瘤体大小不等，边界可清或不清，质地中等偏硬，表面可呈结节状； 低分化黏液表皮样癌生长较快，可有疼痛，边界不清，与周围组织粘连，可出现血行性转移	
腺样囊性癌	多发于腭部小唾液腺及腮腺，肿瘤易沿神经扩散，常有神经症状，如疼痛、面瘫、舌麻木或舌下神经麻痹；与周围组织无界限	

2. 重点和难点

（1）重点

1）急慢性唾液腺炎症的临床表现及治疗方法。

2）唾液腺结石病的病因及临床表现、治疗原则。

3）舍格伦综合征的临床表现与诊断。

4）涎瘘的临床表现及治疗方法。

5）黏液腺囊肿、舌下腺囊肿的生物学特点及临床表现、治疗原则。

6）混合瘤与腺淋巴瘤的特点与治疗原则。

7）黏液表皮样癌、腺样囊性癌的特点与处理原则。

（2）难点

1）急慢性唾液腺炎症的临床表现及治疗方法。

2）舍格伦综合征的临床表现与诊断。

3）舌下腺囊肿的生物学特点及临床表现、治疗原则。

4）多形性腺瘤与沃辛瘤的特点与治疗原则。

5）黏液表皮样癌、腺样囊性癌的特点与处理原则。

二、考点

1）急、慢性唾液腺炎的病因、临床表现及治疗原则。

2）唾液腺结石病的临床表现及治疗原则。

3）舍格伦综合征的临床表现、诊断指标。

4）唾液腺良性肿瘤包括沃辛瘤及多形性腺瘤的发病特点。

5）唾液腺恶性肿瘤的处理原则。

6）腺样囊性癌及黏液表皮样癌的临床表现及治疗。

三、试题及参考答案

（一）试题

【名词解释】

1. 腮腺管炎
2. 潴留性黏液囊肿
3. 腮腺腺体瘘
4. Schirmer 试验
5. 舍格伦综合征
6. 唾液腺体结石病

【选择题】

A 型题

1. 舌下腺腺泡由
A. 浆液性腺泡为主构成　B. 单纯浆液性腺泡构成　C. 黏液性腺泡为主构成
D. 单纯黏液性腺泡构成　E. 混合性腺泡构成
2. 腮腺腺泡由
A. 黏液性腺泡为主构成　B. 浆液性腺泡为主构成　C. 单纯黏液性腺泡构成
D. 单纯浆液性腺泡构成　E. 混合性腺泡构成
3. 舌神经在口底与颌下腺导管的关系
A. 平行　B. 横过导管走向外侧　C. 内下方
D. 外下方　E. 横过导管下方，走向内侧
4. 涎石病的典型症状是
A. 炎症症状　B. 阻塞症状　C. 神经症状
D. 全身症状　E. 口干症状
5. 临床上涎石病最常见于
A. 颌下腺腺体　B. 腮腺导管　C. 颌下腺导管
D. 腮腺腺体与导管交界　E. 颌下腺腺体与导管交界处
6. 单纯涎石摘除术适用于
A. 涎石发生在导管内　B. 涎石发生在导管与腺体交界处
C. 涎石发生在腺体内　D. 涎石发生在导管内，腺体尚未纤维化者
E. 涎石发生在导管内，腺体已纤维化者
7. 唾液腺炎最主要的感染途径是
A. 血源性　B. 逆行性　C. 淋巴源性
D. 损伤　E. 邻近组织炎症波及
8. 颌下腺炎长期反复发作，保守治疗无效，颌下能触及硬块，导管及腺体交界处证明有结石，应采取
A. 结石摘除　B. 颌下腺摘除　C. 全身抗生素应用
D. 拔除邻近龋坏牙及松动牙　E. 物理疗法
9. 治疗慢性颌下腺炎可采用
A. 药物治疗　B. 导管冲洗　C. 导管扩张
D. 导管结扎　E. 颌下腺摘除

10. 慢性化脓性腮腺炎多数是由哪种感染途径引起的
A. 牙源性　B. 血源性　C. 逆行性
D. 外伤性　E. 医源性
11. 慢性腮腺炎行导管扩张术的主要适应证是
A. 有涎石者　B. 导管或管口狭窄者　C. 腮腺不肿大者
D. 无明显炎症者　E. 有阻塞症状者
12. 急性腮腺炎最常见的病原菌是
A. 金黄色葡萄球菌　B. 链球菌　C. 肺炎球菌
D. 文森螺旋体　E. 厌氧菌
13. 腮腺淋巴结炎与慢性化脓性腮腺炎的主要鉴别诊断是
A. 体温升高　B. 腮腺区肿大　C. 有明显压痛
D. 唾液腺分泌正常　E. 口干
14. 腮腺区肿胀、压痛，导管口正常，抗感染治疗有效，分泌物清亮、通畅，应初步考虑为
A. 流行性腮腺炎　B. 假性腮腺炎　C. 良性腮腺肥大
D. 急性化脓性腮腺炎　E. 腮腺良性肿瘤
15. 流行性腮腺炎的好发年龄
A. 婴儿期　B. 5～15 岁　C. 中年人
D. 老年人　E. 无明显年龄差异
16. 最容易发生囊肿的唾液腺是
A. 腮腺　B. 颌下腺　C. 舌下腺
D. 唇腺　E. 腭腺
17. 舌下腺囊肿的内容物是哪种性质的
A. 白色凝乳状物质　B. 灰白色角化物质　C. 无色透明黏稠液体
D. 豆腐渣样物质　E. 淡黄色含胆固醇结晶液体
18. 含有淀粉酶的囊肿是
A. 口底皮样囊肿　B. 腮裂囊肿　C. 舌下腺囊肿
D. 甲状舌管囊肿　E. 角化囊肿
19. 俗语称“蛤蟆肿”是指
A. 黏液腺囊肿　B. 舌下腺囊肿　C. 皮样囊肿
D. 表皮样囊肿　E. 甲状舌管囊肿
20. 关于舌下腺囊肿的处理，目前常用
A. 袋形缝合　B. 尽可能摘除囊肿　C. 完整摘除囊肿
D. 摘除舌下腺　E. 引流囊液
21. 小唾液腺肿瘤发生最多的部位是
A. 唇部　B. 颊部　C. 舌部
D. 口底　E. 腭部
22. 多形性腺瘤的好发部位依次是
A. 腭腺、腮腺、舌下腺、颌下腺　B. 腮腺、腭腺、颌下腺、舌下腺　C. 腮腺、颌下腺、唇腺、腭腺
D. 颌下腺、腭腺、腮腺、唇腺　E. 腮腺、舌下腺、颌下腺、腭腺
23. 治疗腮腺浅叶混合瘤应采用
A. 肿瘤剜出术　B. 保留面神经、腮腺浅叶摘除术　C. 腮腺全切术
D. 放射治疗　E. 化学治疗
24. 治疗腮腺深叶混合瘤最适合的方案是

A. 化疗　　B. 放疗　　C. 肿瘤摘除术
D. 肿瘤及浅叶切除术　　E. 肿瘤及腮腺全叶切除术

25. 味觉出汗综合征是
A. 舌下腺手术后并发症　　B. 颌下腺手术后并发症　　C. 小唾液腺手术后并发症
D. 腮腺手术后并发症　　E. 与唾液腺手术无关

26. 腮腺手术中不慎切断面神经，其修复方法应为
A. 舌下神经转移吻合术　　B. 腓肠神经移植术　　C. 神经端端吻合术
D. 耳大神经转移吻合　　E. 颞肌瓣转移

27. 唾液腺恶性肿瘤发生率相对较高的是
A. 腭腺　　B. 舌下腺　　C. 颌下腺
D. 腮腺　　E. 唇腺

28. 易发生面瘫的肿瘤主要是
A. 混合瘤　　B. 黏液表皮样癌　　C. 腺泡细胞癌
D. 腺样囊性癌　　E. 腺淋巴瘤

29. 黏液表皮样癌发生部位最多的是
A. 舌下腺　　B. 颌下腺　　C. 腮腺
D. 腭腺　　E. 磨牙后腺

30. 早期腮腺黏液表皮样癌的治疗方法宜选用
A. 包膜外摘除肿瘤　　B. 放疗
C. 肿瘤及腮腺摘除，保留面神经　　D. 化疗加放疗
E. 肿瘤及腮腺摘除，不保留面神经

31. 腺样囊性癌常沿什么途径扩散
A. 沿神经扩散　　B. 沿淋巴结扩散　　C. 沿血循环扩散
D. 沿骨膜扩散　　E. 沿筋膜扩散

32. 腭部的腺样囊性癌应做
A. 肿瘤摘除　　B. 上颌骨切除　　C. 单独放疗
D. 单独化疗　　E. 手术加放疗

33. 腺泡细胞癌主要发生在
A. 腭腺　　B. 舌下腺　　C. 颌下腺
D. 腮腺　　E. 颊腺

34. 一般恶性混合瘤的治疗手段以
A. 化学治疗为主　　B. 放射治疗为主　　C. 手术治疗为主
D. 免疫治疗为主　　E. 冷冻治疗为主

35. 乳头状囊腺癌在唾液腺癌中的特殊表现有
A. 生长速度快　　B. 呈结节状　　C. 与周围组织粘连
D. 肿瘤较软的部分能抽出血性囊液　　E. 能破坏邻近骨质

36. 单侧腮腺无痛性进行性肿大，有类风湿性关节炎史，γ球蛋白升高。下唇腺活检有大量淋巴细胞，应诊断为
A. 慢性化脓性腮腺炎　　B. 舍格伦综合征　　C. 腮腺混合瘤
D. 腮腺淋巴结核　　E. 腺淋巴瘤

37. 唾液腺造影的禁忌证是
A. 肿瘤　　B. 慢性炎症　　C. 涎瘘
D. 急性化脓性腮腺炎　　E. 口干

38. X线造影导管呈现腊肠状，主要是

A. 急性腮腺炎的表现　B. 慢性腮腺炎的表现　C. 淋巴上皮病的表现

D. 腮腺肥大的表现　E. 腮腺肿瘤的表现

39. 唾液腺良性肿瘤在唾液腺造影中的特征性表现是

A. 导管粗细不均呈腊肠状　B. 导管移位呈抱球状　C. 造影剂外溢呈点状或片状

D. 导管变细　E. 腺泡充盈缺损

40. 腺淋巴瘤的临床特点是

A. 多见于40岁以上女性　B. 最多见于腮腺的后下极部位　C. 肿瘤质地硬

D. 一般为单侧单发　E. 无消长史

41. 下列哪项不是急性化脓性腮腺炎的切开引流指征

A. 局部有跳痛及压痛　B. 局部有明显的凹陷性水肿　C. 腮腺导管口有脓液排出

D. 穿刺抽出脓液　E. 腮腺区红肿发热

42. 多形性腺瘤最常见于

A. 腭腺　B. 下颌下腺　C. 腮腺

D. 舌下腺　E. 唇腺

43. 怀疑下颌下腺导管较前部的涎石，应该首选以下哪种检查方法？

A. CT　B. B超　C. 下颌横断颌片

D. 下颌全景片　E. 下颌下腺侧位片

44. Kuttner瘤是指

A. 腮腺腺淋巴瘤　B. 慢性硬化性下颌下腺炎　C. 多型性腺瘤

D. 良性腮腺肥大　E. 黏液瘤

45. 可用于显像测定大唾液腺功能的是

A. ^{60}Co　B. ^{131}I　C. ^{99m}Tc

D. X射线　E. 以上均不是

46. 唾液腺放线菌病，首选抗生素为

A. 青霉素　B. 磺胺　C. 甲硝唑

D. 庆大霉素　E. 制霉菌素

47. 大唾液腺，混合腺，以浆液性腺泡为主的是

A. 腮腺　B. 下颌下腺　C. 舌下腺

D. 唇腺　E. 腭腺

48. 几乎仅发生于腮腺的是

A. 腺样囊性癌　B. 黏液表皮样癌　C. 多形性低度恶性腺瘤

D. 腺泡细胞癌　E. 沃辛瘤

X型题

49. 下列选项中不是纯浆液性腺泡的大唾液腺的是

A. 腮腺　B. 下颌下腺　C. 舌下腺

D. 唇腺　E. 腭腺

50. 下列选项中属于小唾液腺的是

A. 腮腺　B. 下颌下腺　C. 舌下腺

D. 唇腺　E. 腭腺

51. 下列唾液腺疾病中，多发生在腮腺的是

A. 腺样囊性癌　B. 黏液表皮样癌　C. 多形性低度恶性腺瘤

D. 腺泡细胞癌　E. 沃辛瘤

52. 腺样囊性癌好发于

A. 腮腺　　B. 腭部小唾液腺　　C. 舌下腺

D. 下颌下腺　　E. 舌腺

53. 涎石病多发生于下颌下腺的原因

A. 下颌下腺分泌量小

B. 下颌下腺分泌的唾液较腮腺分泌液黏滞

C. 分泌液钙的含量高，钙盐容易沉积

D. 下颌下腺导管自下向上走行，腺体分泌逆重力方向流动

E. 导管长，全程较曲折

【填空题】

1. 唾液腺包括________、________及________三对大唾液腺，以及位于口腔、________、鼻腔及上颌窦黏膜下层的小唾液腺。

2. 根据感染性质，唾液腺炎症分为________、________、________三类，此外，尚可有放射性、过敏性及退行性唾液腺炎，发病部位以________为最常见，其次为________，而舌下腺和小唾液腺极少见。

3. 复发性腮腺炎具有自愈性，因此，以________、________、________作为治疗原则。

4. 慢性阻塞性腮腺炎患者挤压腮腺导管口从导管口流出________或________，病程较长者可在颊黏膜下扪及腮腺导管，腮腺造影呈________样改变。

5. 唾液腺结石病是在腺体或导管内发生钙化团块而引起的一系列病变，85% 左右发生于________，其次是________，偶见于上唇及唇颊部的小唾液腺，________很少见。

6. 根据进食时下颌下腺肿胀及伴发疼痛的特点，导管口溢脓及双手触诊可扪及导管内结石等，临床可诊断________并发________。

7. 舍格伦综合征的组织病理表现为：________，________，________。

8. 舌下腺囊肿可分为________、________、________三种类型。

9. 原发性唾液腺肿瘤部位以________为常见。病理类型以________为多，其次为________。

【问答题】

简答题

1. 简述急性化脓性腮腺炎的临床表现。

2. 如何鉴别诊断急性化脓性腮腺炎与流行性腮腺炎？

3. 涎石病的治疗原则是什么？

4. 试述黏液表皮样癌的临床表现及治疗原则。

5. 简述腮腺腺淋巴瘤的特点？

6. 腮腺多形性腺瘤和腺淋巴瘤的临床鉴别诊断要点。

论述题

7. 急性化脓性腮腺炎切开引流的指征是什么？怎样进行切开引流？

8. 舌下腺囊肿的分类及其临床特点，治疗原则是什么？

思考题

9. 唾液腺结石病为什么多发生于下颌下腺？

10. 多形性腺瘤为什么属于临界瘤？

（二）参考答案

【名词解释】

1. 腮腺管炎：慢性阻塞性腮腺炎又称腮腺管炎，大多数为局部原因所致，中年人发病率高，多为单侧受累，临床主要表现为阻塞症状和腮腺反复肿胀。

2. 潴留性黏液囊肿：不如外渗性黏液囊肿常见。组织学表现有三个特点：有上皮衬里、潴留的黏液团块及结缔组织被膜。潴留性黏液囊肿的发病原因主要是导管系统的部分阻塞，可由微小唾液腺石、分泌物浓缩或导管系统弯曲等原因所致。

3. 腮腺腺体瘘：腺体区皮肤有小的点状瘘孔，其周围有瘢痕，瘘管的腺端通向一个或多个腺小叶的分泌管。从瘘口经常有少量的清亮唾液流出，很少是混浊的。进食、咀嚼、嗅到或想到美味食品时，唾液的流出量显著增加。口腔内由导管口流出的唾液尚正常。

4. Schirmer 试验：用于检测泪腺分泌功能。用 5 mm×35 mm 的滤纸两条，置于睑裂内 1/3 和中 1/3 交界处，闭眼将其夹住，5 分钟后检查滤纸湿润长度，低于 5 mm 则表明泪液分泌减少。

5. 舍格伦综合征：又称干燥综合征，是一种自身免疫性疾病，其特征表现为外分泌腺的进行性破坏，导致口腔黏膜及结膜干燥，并伴有各种自身免疫性病征。病变限于外分泌腺本身者称为原发性舍格伦综合征（primary SS，PSS）；而伴发类风湿性关节炎、系统性硬皮病、系统性红斑狼疮等其他自身免疫病者称为继发性舍格伦综合征（secondary SS，SSS）。

6. 唾液腺体结石病：是在腺体或导管内发生钙化性团块而引起的一系列病变。85% 左右发生于下颌下腺，其次是腮腺，偶见于上唇及颊部的小唾液腺，舌下腺很少见。一般认为与某些局部因素有关，如异物、炎症、各种原因造成的唾液滞留等。

【选择题】

1. C　2. D　3. E　4. B　5. C　6. D　7. B　8. B　9. E　10. C　11. B　12. A　13. D　14. B　15. B　16. D　17. C　18. C　19. B　20. D　21. E　22. B　23. B　24. E　25. D　26. C　27. B　28. D　29. C　30. C　31. A　32. E　33. D　34. C　35. D　36. B　37. D　38. B　39. B　40. B　41. E　42. C　43. C　44. B　45. C　46. A　47. B　48. E　49. BC　50. DE　51. ABCDE　52. AB　53. BCDE

部分易错、易混选择题解析：

4. 唾液腺结石较小时一般无任何阻塞症状，较大时可出现一系列阻塞症状及体征，进一步进展可能伴发炎症。

6. 取石术适用于无下颌下腺反复感染史，腺体尚未纤维化，^{99m}Tc 功能测定腺体功能存在者。

11. 慢性阻塞性腮腺炎多由局部原因引起，故以去除病因为主。有唾液腺结石者，先去除结石。对导管口狭窄的患者应扩张导管口：先用较细的钝头针头，再用较粗的探针逐步扩张导管口。也可向导管内注入药物，如碘化油、抗生素等，具有一定的抑菌或抗菌作用。

16. 唇腺位置表浅，且易受牙齿损伤刺激。

23. 唾液腺肿瘤以手术治疗为主，在术中应尽量保留面神经。

27. 大唾液腺肿瘤中，腺体越小，恶性肿瘤的可能性越大（腮腺 25%，下颌下腺 40%，舌下腺 90%）。小唾液腺肿瘤中，恶性肿瘤约占 60%。

31. 腺样囊性癌早期易沿神经扩散，因此常有神经症状，后期易侵入血管造成血行性转移，转移率高达 40%，转移部位常见为肺。

37. 急性化脓性腮腺炎不宜做腮腺造影，因造影剂可通过薄弱的导管壁，进入导管周围组织，使炎症扩散。

43. 下颌横断𬌗片适用于下颌下腺导管较前部的结石，下颌下腺侧位片适用于下颌下腺导管后部及腺体内的导管结石。X 片诊断偶有假阴性，超声和 CT 对各个位置的结石均有较高的诊断率。

【填空题】

1. 腮腺　下颌下腺　舌下腺　咽部
2. 化脓性　病毒性　特异性感染　腮腺　下颌下腺
3. 增强抵抗力　防止继发感染　减少发作
4. 混浊“雪花样”　黏稠蛋清样唾液　“腊肠样”
5. 下颌下腺　腮腺　舌下腺
6. 下颌下腺结石　下颌下腺炎
7. 腺实质萎缩　淋巴细胞浸润　肌上皮岛形成
8. 单纯型　口外型　哑铃型
9. 腮腺　沃辛瘤　多形性腺瘤

【问答题】

简答题

1. 急性化脓性腮腺炎常为单侧受累，早期症状轻微或不明显，腮腺区轻微疼痛、肿大、压痛。导管口轻度红肿、疼痛。进一步发展，则可使腺组织化脓、坏死，轻轻按摩腺体可见脓液自导管口溢出。腮腺炎形成的脓肿多为散在的多发性脓肿，分散在小叶内，不易扪及波动感而呈硬性浸润块。

2. 急性化脓性腮腺炎多系慢性腮腺炎急性发作或邻近组织急性炎症的扩散所致，病原菌是葡萄球菌。腮腺区轻微疼痛、肿大、压痛。导管口轻度红肿、疼痛。轻轻按摩腺体可见脓液自导管口溢出，有时甚至可见脓栓堵塞于导管口。患者全身中毒症状明显，体温可高达 40 ℃以上，脉搏、呼吸加快，白细胞总数增加，中性粒细胞比例明显上升，核左移。流行性腮腺炎，大多发生于儿童，有传染病接触史，病原为副黏液病毒。常双侧腮腺同时或先后发病，一般一次感染后可终身免疫。腮腺肿大、充血、疼痛，但腮腺导管口无红肿，唾液分泌清亮无脓液。血液中白细胞计数正常，分类中淋巴细胞比例增高，急性期血液及尿淀粉酶可能升高。

3. 很小的涎石可用保守治疗，嘱患者口含蘸有柠檬酸的棉签或维生素 C 片，也可进食酸性水果或其他食物，促使唾液分泌，有望自行排出，能扪及相当于下颌第二磨牙以前部位的涎石，可采用口内导管切开取石术。位于下颌下腺内或颌下腺导管后部、腺门部的涎石，下颌下腺反复感染或继发慢性硬化性下颌下腺炎、腺体萎缩，已失去摄取及分泌功能者，可采用下颌下腺切除术。

4. 本病女性多于男性，发生于腮腺者居多，其次是腭部和下颌下腺，高分化者常呈无痛性肿块，生长缓慢。肿瘤体积大小不等，边界可清楚或不清楚，质地中等偏硬，表面可呈结节状。腮腺肿瘤侵犯面神经时，可出现面瘫症状。术后可以复发，但颈部淋巴结转移率低，血道转移更为少见。低分化黏液表皮样癌生长较快，可有疼痛，边界不清，与周围组织粘连。腮腺肿瘤常累及面神经，颈淋巴结转移率高，且可出现血道转移，术后易于复发。治疗以手术为主，高分化者应尽量保留面神经，而低分者宜加用术后放疗。高分化者不必做选择性颈淋巴结清扫术，低分化者则应考虑行选择性颈淋巴结清扫术。

5. 腮腺腺淋巴瘤是一种来源于唾液腺上皮组织的腺瘤，其间质中有密集的淋巴样组织，绝大多数肿瘤位于腮腺后下极。扪诊肿瘤呈圆形或卵圆形，表面光滑，质地软，有时有囊性感；肿瘤常呈多发性，约有 2% 患者为双侧腮腺肿瘤，也可以在一侧腮腺出现多个肿瘤。

6. ①病史：前者多见于中老年，女性略多于男性，生长缓慢；后者多见于中年以上男性，多有吸烟史，可有消长史。②临床检查：前者多为一侧腮腺发病，为结节状，质地较硬。后者可发生于双侧腮腺，可呈多发性，多位于腮腺后下级，圆形或椭圆形，质地中等。③辅助检查：前者彩超检查边界清楚，其内实质不均匀，可见血流信号；CT 有时可见其内钙化斑片。后者往往实质较均匀，彩超可见低回声液体。^{99m}Tc 检查表现为核素呈浓聚。

论述题

7. 切开引流指征：局部有明显的凹陷性水肿，局部有跳痛并有局限性压痛点，穿刺抽出脓液，腮腺导管口有脓液排出，全身感染中毒症状明显。切开引流的方法：局部浸润麻醉。耳前及下颌支后缘处从耳屏往下至下颌角做切口，切开皮肤、皮下组织及腮腺咬肌筋膜。脓液积聚于筋膜下者即可得到引流。如无脓液溢出，可用弯血管钳插入腮腺实质的脓腔中引流脓液。因常伴有多发性脓肿，应注意向不同方向分离，分开各个腺小叶的脓腔。冲洗后置橡皮引流条，以后每日用生理盐水冲洗，更换引流条。

8. 舌下腺囊肿可分为三类。①单纯型：占大多数，囊肿位于舌下区，呈浅紫蓝色，扪之柔软有波动感。常位于口底一侧。较大的囊肿可将舌抬起，状似“重舌”。②口外型：又称潜突型，主要表现为颌下区肿物，而口底囊肿表现不明显。触诊柔软，与皮肤无粘连，不可压缩。③哑铃型：为上述两型的混合，即在中内舌下区及口外颌下区均可见囊性肿物。

思考题

9. 唾液腺结石病多发生于下颌下腺，与下列因素有关：①颌下腺为混合性腺，分泌的唾液富含黏蛋白，较腮腺分泌液黏滞，钙含量也高出 2 倍，钙盐容易沉积；②颌下腺导管自下向上走行，腺体分泌逆重力方向流动；导管长，在口底后部有一弯曲部，导管全程较曲折，这些解剖结构均使唾液易于淤滞，导致涎石形成。

10. 多形性腺瘤又名混合瘤，其生物学特性不同于一般良性肿瘤。包膜常不完整，在包膜中有瘤细胞，甚至包膜以外的腺体组织中也可有瘤细胞存在，如采用剜除术或手术中肿瘤破裂，极易造成种植性复发。部分病例可发生恶变，因此该瘤属“临界瘤”。

（潘　剑　王　了）

第十章　颞下颌关节疾病

一、笔记

1. 知识点

①掌握颞下颌关节紊乱病（disturbance syndrome of temporomandibular joint，TMD）的新概念和主要分类、症状、诊断及治疗原则。②掌握不同类型TMD的治疗要点。③掌握颞下颌关节脱位的分类、临床表现和治疗原则。④掌握颞下颌关节强直的分类、临床表现和治疗原则。⑤了解颞下颌关节囊肿的分类、病理和临床表现。⑥了解颞下颌关节肿瘤性疾病。

（1）颞下颌关节紊乱病的主要分类、症状、诊断和治疗原则

1）国外TMD分类和诊断（图10-1）。

颞下颌关节紊乱病分类很多，最有影响力的标准为：颞下颌关节紊乱病研究诊断标准（research diagnostic criteria for temporomandibular disorders，RDC/TMD，1992年），以及由RDC/TMD改良发展而来的颞下

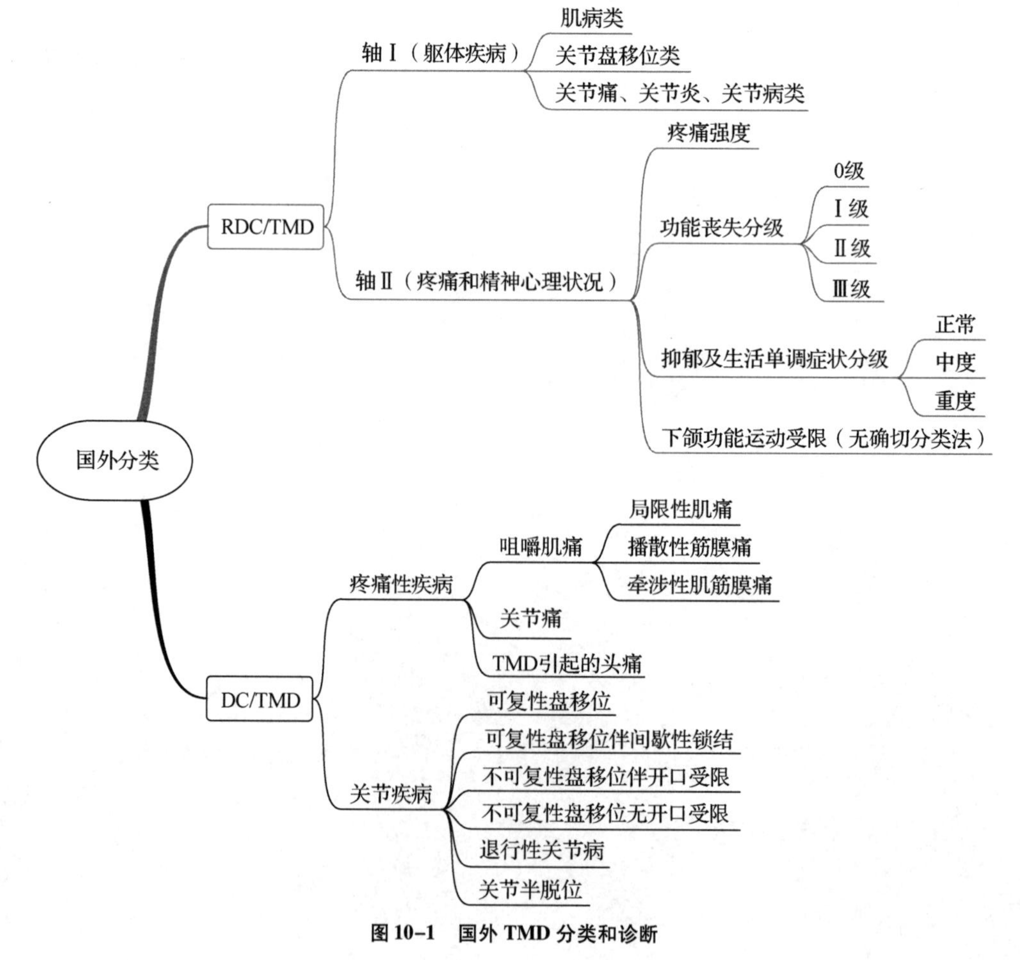

图10-1　国外TMD分类和诊断

颌关节紊乱病诊断标准（diagnostic criteria for temporomandibular disorders，DC/TMD，2014 年）。

分类标准：RDC/TMD 从躯体疾病和疼痛、精神心理状况两个轴向对 TMD 进行评估。

诊断标准：DC/TMD 将躯体性疾病分为两类：疼痛性疾病和关节疾病。

2）国内 TMD 的分类（与 RDC/TMD 对照）如下（图 10-2）。

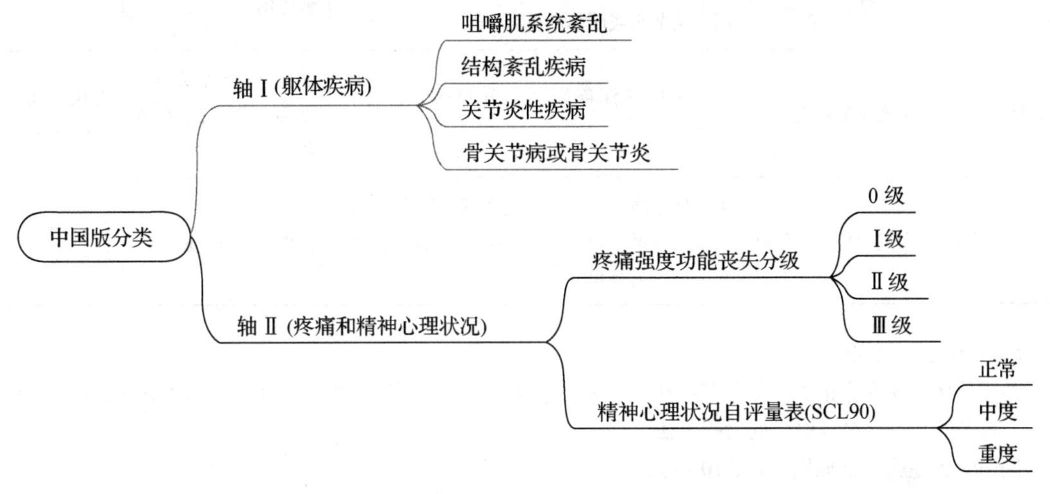

图 10-2　国内 TMD 分类

3）TMD 临床表现如下（图 10-3）。

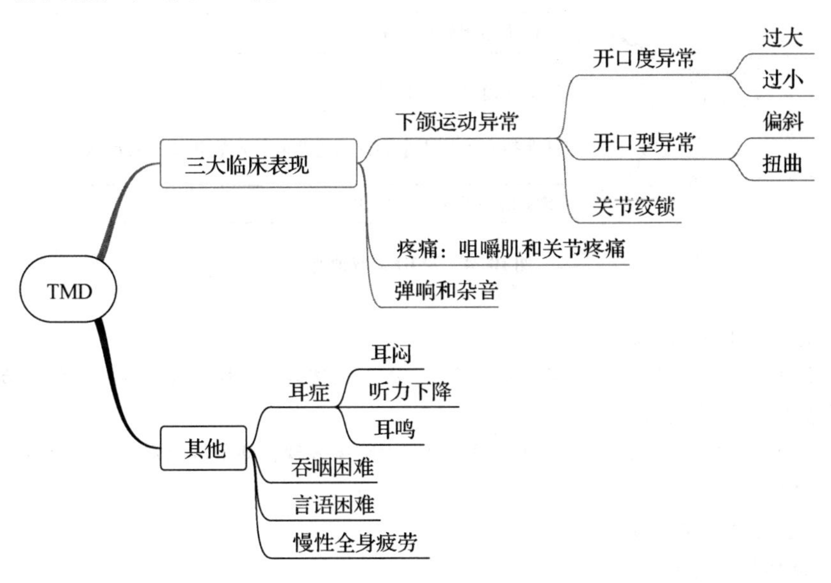

图 10-3　TMD 临床表现

4）鉴别诊断：TMD 需与化脓性关节炎、创伤性关节炎、类风湿性关节炎累及 TMJ 相鉴别（表 10-1）。

表 10-1　TMD 的鉴别诊断

疾病	病史病程	关节症状	全身表现	关节外检查
TMD	病程长，有反复，自限性	开口、咀嚼时关节区或周围肌群疼痛，弹响或杂音，开口度、开口型异常等典型 TMD 症状	可伴慢性的全身疲劳	无特殊

续表

疾病	病史病程	关节症状	全身表现	关节外检查
创伤性关节炎	创伤史（急性、慢性）	急性（肿胀、疼痛、张口受限） 慢性（咀嚼肌酸痛、关节内杂音、开口受限、关节区或面部疼痛）	创伤后可有心理、情感变化	无特殊
类风湿性关节炎	类风湿病史	关节疼痛（深部钝痛）开口受限，咬合改变	累及全身多个关节的疼痛，指、趾关节多见	类风湿相关生化指标
化脓性关节炎	发病急，病程短	关节区疼痛、肿胀、压痛明显，后牙开颌，关节腔内可穿刺出脓性积液，许勒位闭口位片上显示关节间隙明显增宽	发热、全身不适	血常规等感染指标

5）TMD 治疗原则

某国外牙科研究会指出，除非有特殊的、无可非议的、与此相反的指征，强烈推荐 TMD 的治疗应用保守的、可逆的、符合循证医学的治疗方法。

国内学者主张“五原则”（图 10-4）：

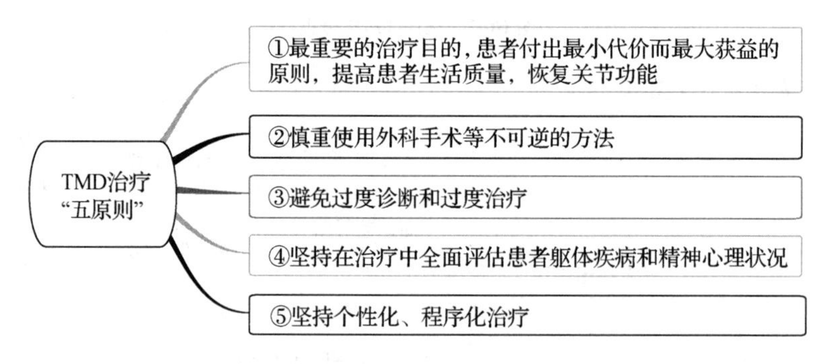

图 10-4　TMD 治疗原则

（2）不同类型 TMD 的治疗要点

按照国内 TMD 的“四分类”，从咀嚼肌紊乱疾病、关节结构紊乱疾病、炎性疾病、骨关节病四个方面阐述了各自的诊断要点和治疗要点。

1）咀嚼肌紊乱疾病：诊断要点还是根据 TMD 的三大临床表现，即下颌运动异常、疼痛、弹响杂音进行概括（图 10-5）。

2）关节结构紊乱疾病诊断要点（图 10-6）。

3）炎性疾病诊断要点（图 10-7）。

4）骨关节病诊断要点（图 10-8）。

（3）颞下颌关节脱位的分类、临床表现和治疗原则（图 10-9）

（4）颞下颌关节强直的分类、临床表现和治疗原则

颞下颌关节强直概念：由于损伤、炎症或外科手术等导致的关节运动功能丧失。

1）分类、病因、病理（图 10-10）。

2）颞下颌关节强直的诊断与治疗（图 10-11，图 10-12）。

（5）颞下颌关节囊肿的分类、病理和临床表现（图 10-13）

（6）颞下颌关节肿瘤性疾病的分类、病理、临床表现及治疗（图 10-14）

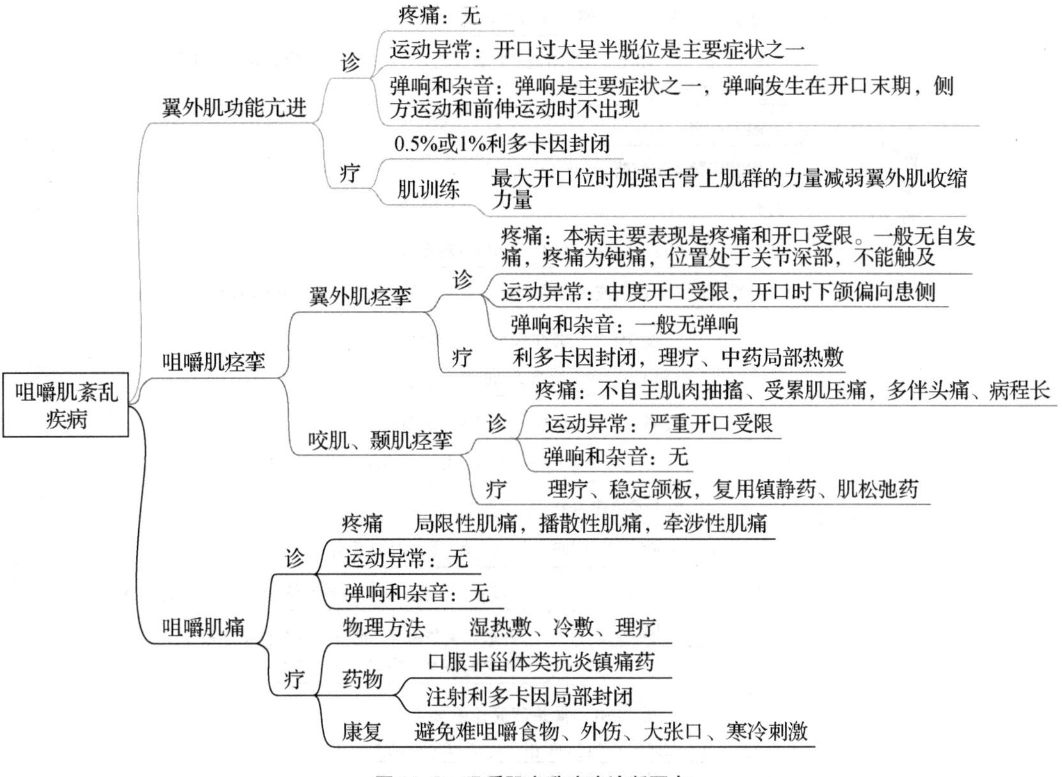

图 10-5　咀嚼肌紊乱疾病诊断要点

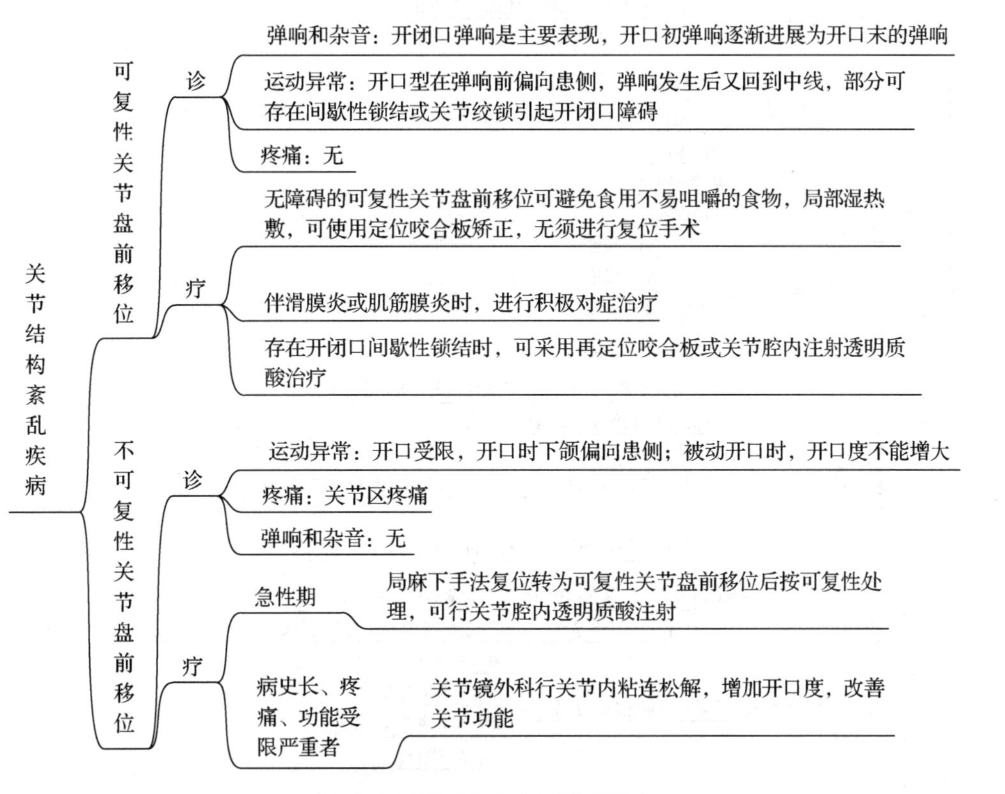

图 10-6　关节结构紊乱疾病诊断要点

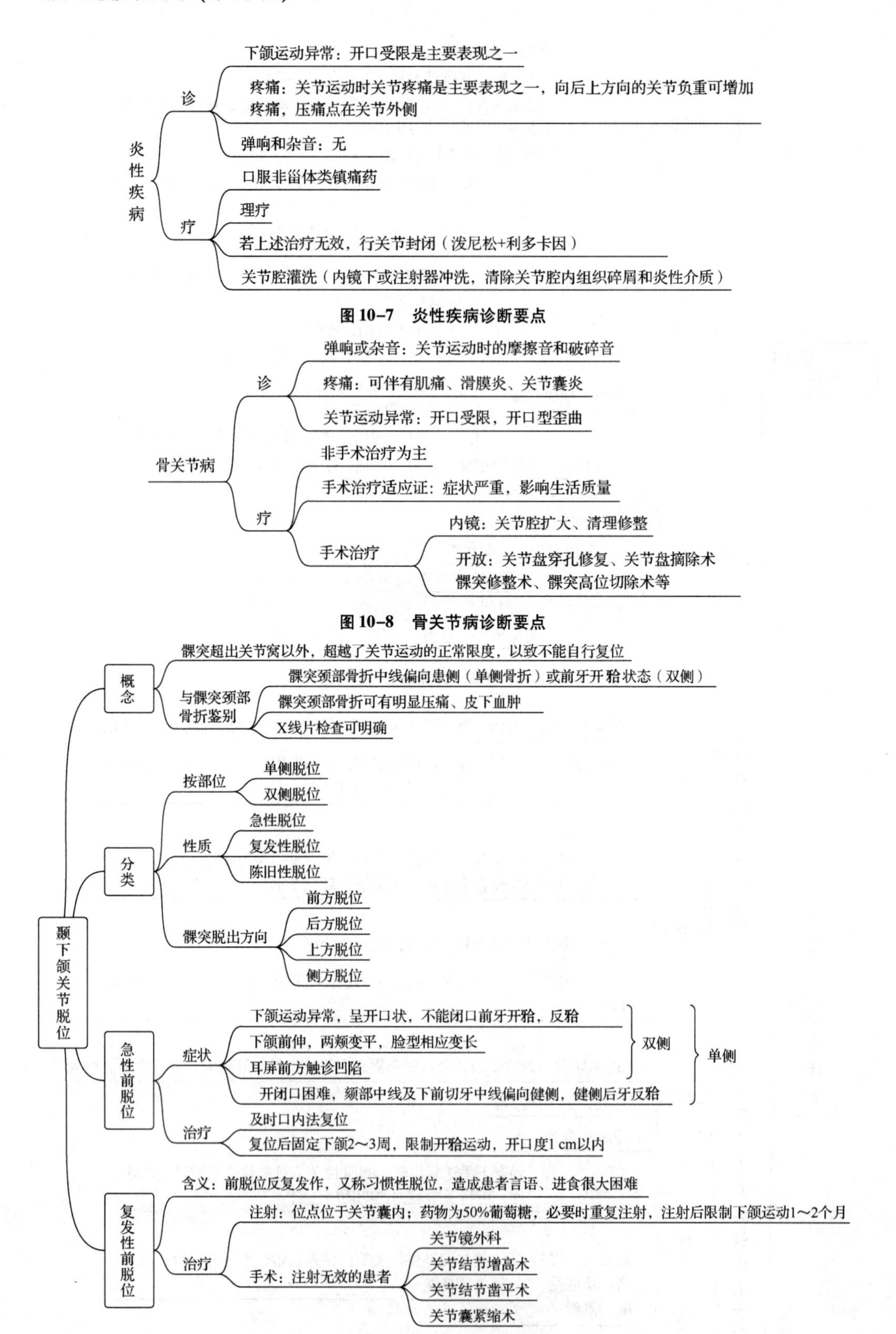

图 10-7　炎性疾病诊断要点

图 10-8　骨关节病诊断要点

图 10-9　颞下颌关节脱位的分类、临床表现和治疗原则

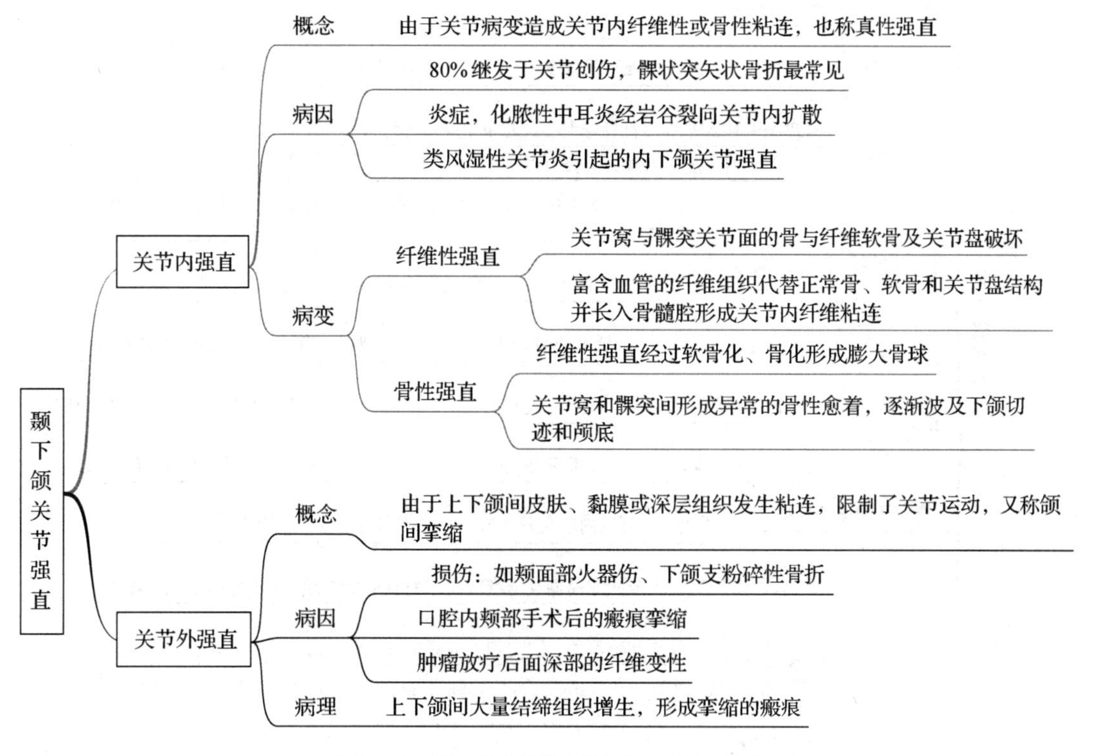

图 10-10 颞下颌关节强直的分类、病因、病理

2. 重点和难点

(1) 重点

1）颞下颌关节紊乱病的概念、主要分类、主要症状、诊断和治疗原则。

2）颞下颌关节强直的分类、临床表现和治疗原则。

3）颞下颌关节前脱位的诊断和处理。

(2) 难点

1）颞下颌关节紊乱病中具体临床分类、分型，疾病的临床表现。

2）颞下颌关节紊乱病、颞下颌关节强直手术治疗方法，如颞下颌关节成形术、髁突高位切除术等。

二、考点

1）掌握国外、国内 TMD 分类方法。

2）掌握 TMD 临床症状。

3）掌握 TMD 化脓性关节炎、创伤性关节炎、累及 TMJ 的类风湿性关节炎鉴别诊断。

4）掌握 TMD 治疗的总体原则。

5）掌握咀嚼肌紊乱疾病、关节结构紊乱疾病、炎性疾病、骨关节病的诊断要点和治疗要点。

6）掌握颞下颌关节脱位的分类、临床表现和治疗原则。

7）掌握颞下颌关节强直的分类、临床表现和治疗原则。

8）了解颞下颌关节囊肿的分类、病理和临床表现。

9）了解颞下颌关节肿瘤性疾病的分类、病理与临床表现。

具体化考点：

1）国外、国内 TMD 如何分类？

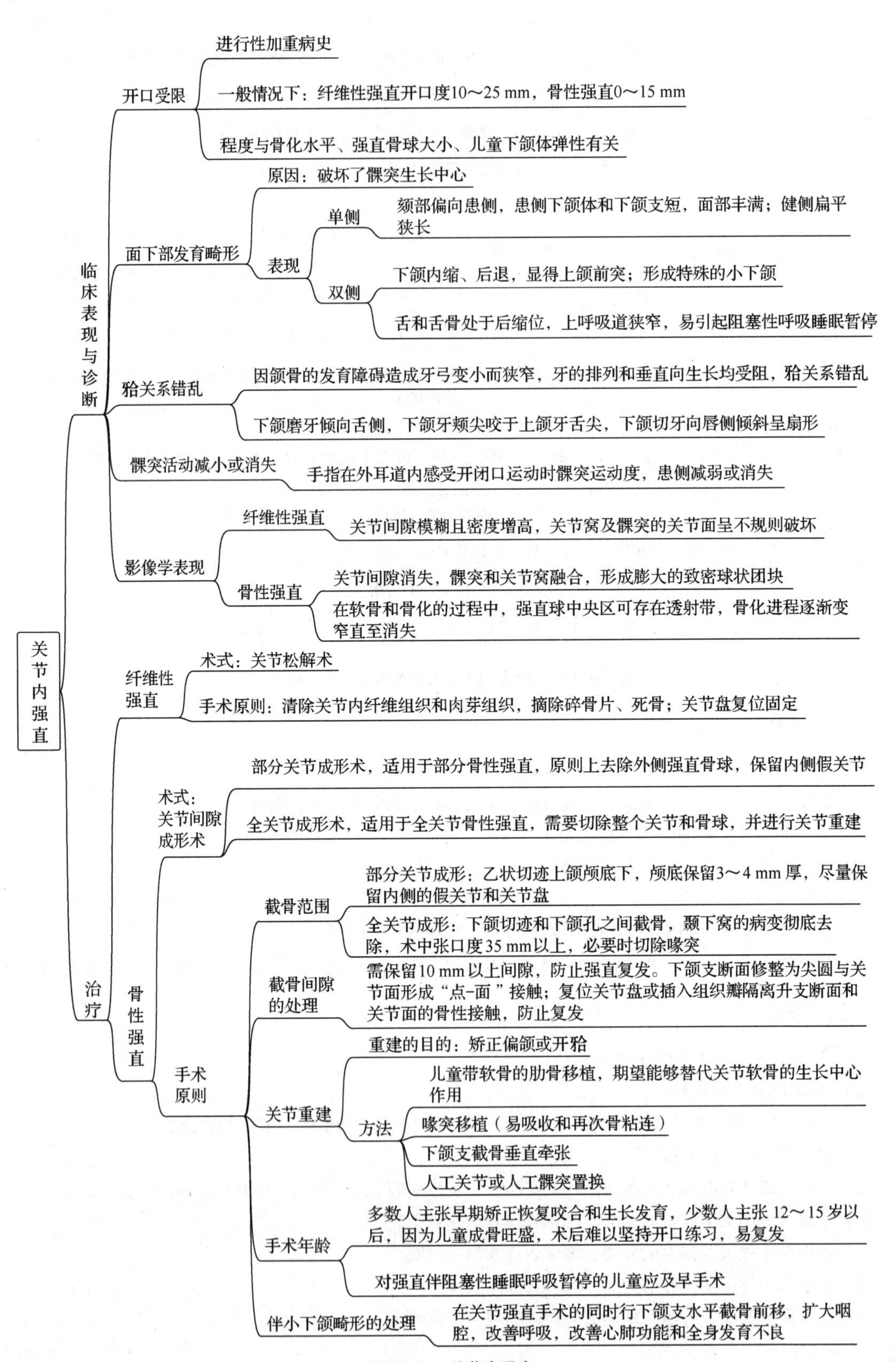
关节内强直
临床表现与诊断
开口受限
进行性加重病史
一般情况下：纤维性强直开口度10～25 mm，骨性强直0～15 mm
程度与骨化水平、强直骨球大小、儿童下颌体弹性有关
面下部发育畸形
原因：破坏了髁突生长中心
表现
单侧
颏部偏向患侧，患侧下颌体和下颌支短，面部丰满；健侧扁平狭长
双侧
下颌内缩、后退，显得上颌前突；形成特殊的小下颌
舌和舌骨处于后缩位，上呼吸道狭窄，易引起阻塞性呼吸睡眠暂停
𬌗关系错乱
因颌骨的发育障碍造成牙弓变小而狭窄，牙的排列和垂直向生长均受阻，𬌗关系错乱
下颌磨牙倾向舌侧，下颌牙颊尖咬于上颌牙舌尖，下颌切牙向唇侧倾斜呈扇形
髁突活动减小或消失
手指在外耳道内感受开闭口运动时髁突运动度，患侧减弱或消失
影像学表现
纤维性强直
关节间隙模糊且密度增高，关节窝及髁突的关节面呈不规则破坏
骨性强直
关节间隙消失，髁突和关节窝融合，形成膨大的致密球状团块
在软骨和骨化的过程中，强直球中央区可存在透射带，骨化进程逐渐变窄直至消失
治疗
纤维性强直
术式：关节松解术
手术原则：清除关节内纤维组织和肉芽组织，摘除碎骨片、死骨；关节盘复位固定
骨性强直
术式：关节间隙成形术
部分关节成形术，适用于部分骨性强直，原则上去除外侧强直骨球，保留内侧假关节
全关节成形术，适用于全关节骨性强直，需要切除整个关节和骨球，并进行关节重建
手术原则
截骨范围
部分关节成形：乙状切迹上颌颅底下，颅底保留3～4 mm厚，尽量保留内侧的假关节和关节盘
全关节成形：下颌切迹和下颌孔之间截骨，颞下窝的病变彻底去除，术中张口度35 mm以上，必要时切除喙突
截骨间隙的处理
需保留10 mm以上间隙，防止强直复发。下颌支断面修整为尖圆与关节面形成"点-面"接触；复位关节盘或插入组织瓣隔离升支断面和关节面的骨性接触，防止复发
关节重建
重建的目的：矫正偏颌或开𬌗
方法
儿童带软骨的肋骨移植，期望能够替代关节软骨的生长中心作用
喙突移植（易吸收和再次骨粘连）
下颌支截骨垂直牵张
人工关节或人工髁突置换
手术年龄
多数人主张早期矫正恢复咬合和生长发育，少数人主张12～15岁以后，因为儿童成骨旺盛，术后难以坚持开口练习，易复发
对强直伴阻塞性睡眠呼吸暂停的儿童应及早手术
伴小下颌畸形的处理
在关节强直手术的同时行下颌支水平截骨前移，扩大咽腔，改善呼吸，改善心肺功能和全身发育不良

图10-11　关节内强直

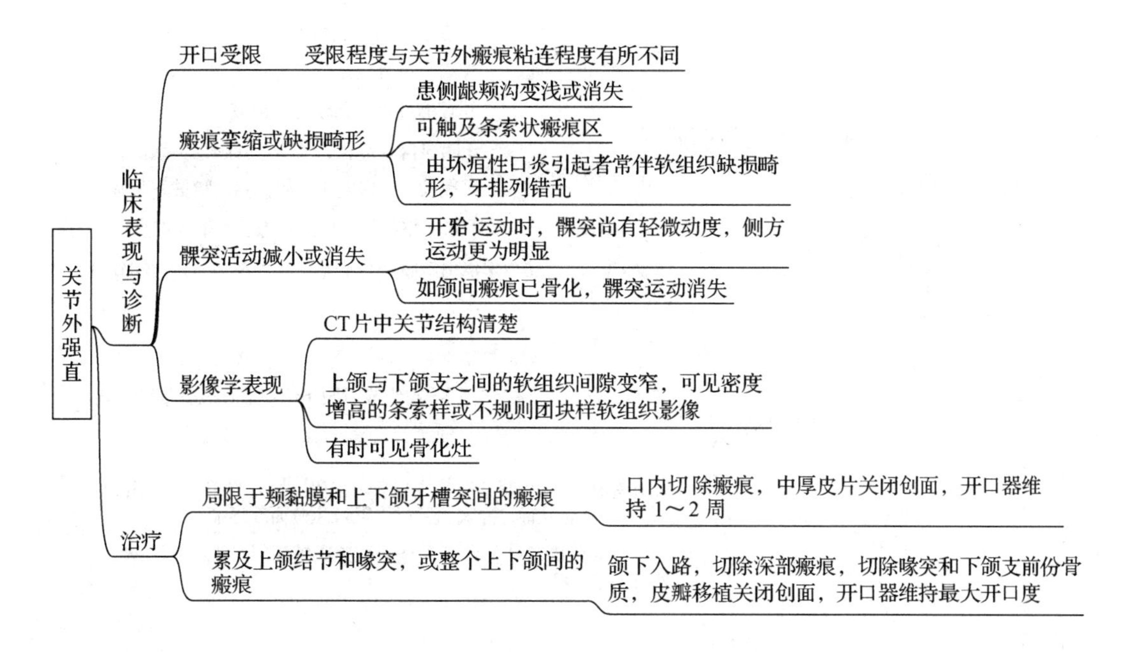

图 10-12　关节外强直

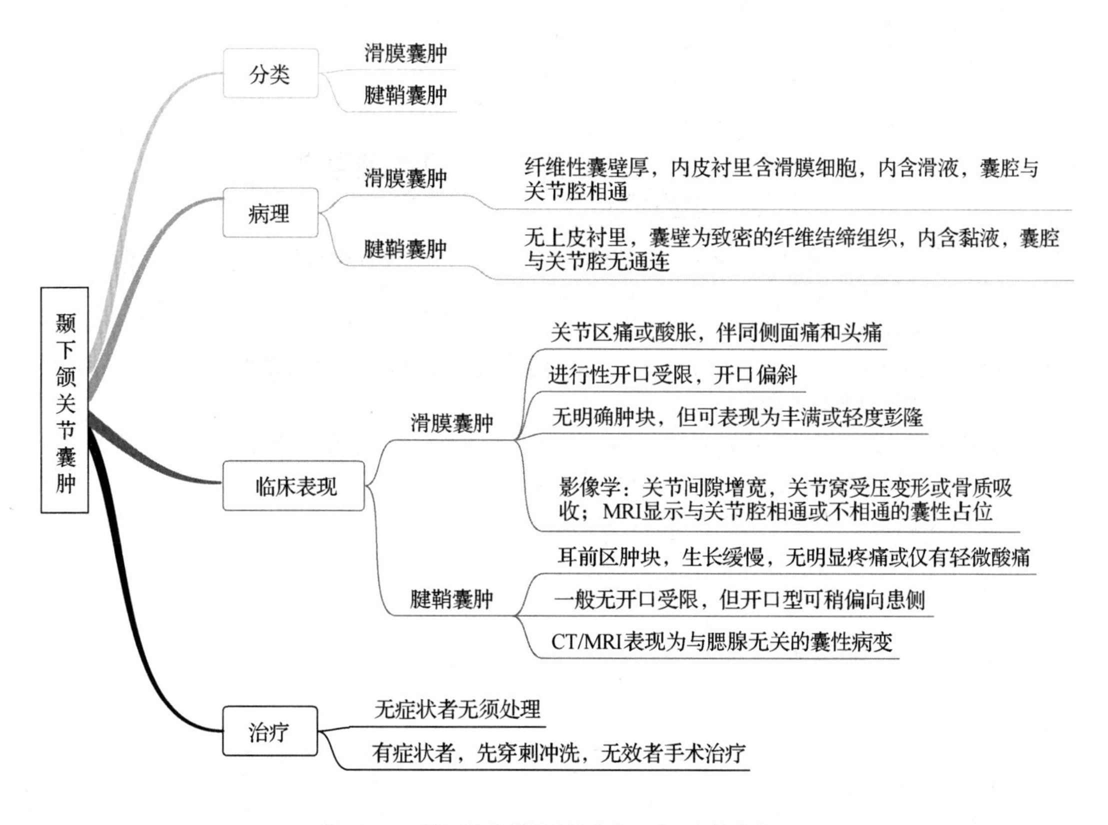

图 10-13　颞下颌关节囊肿的分类、病理和临床表现

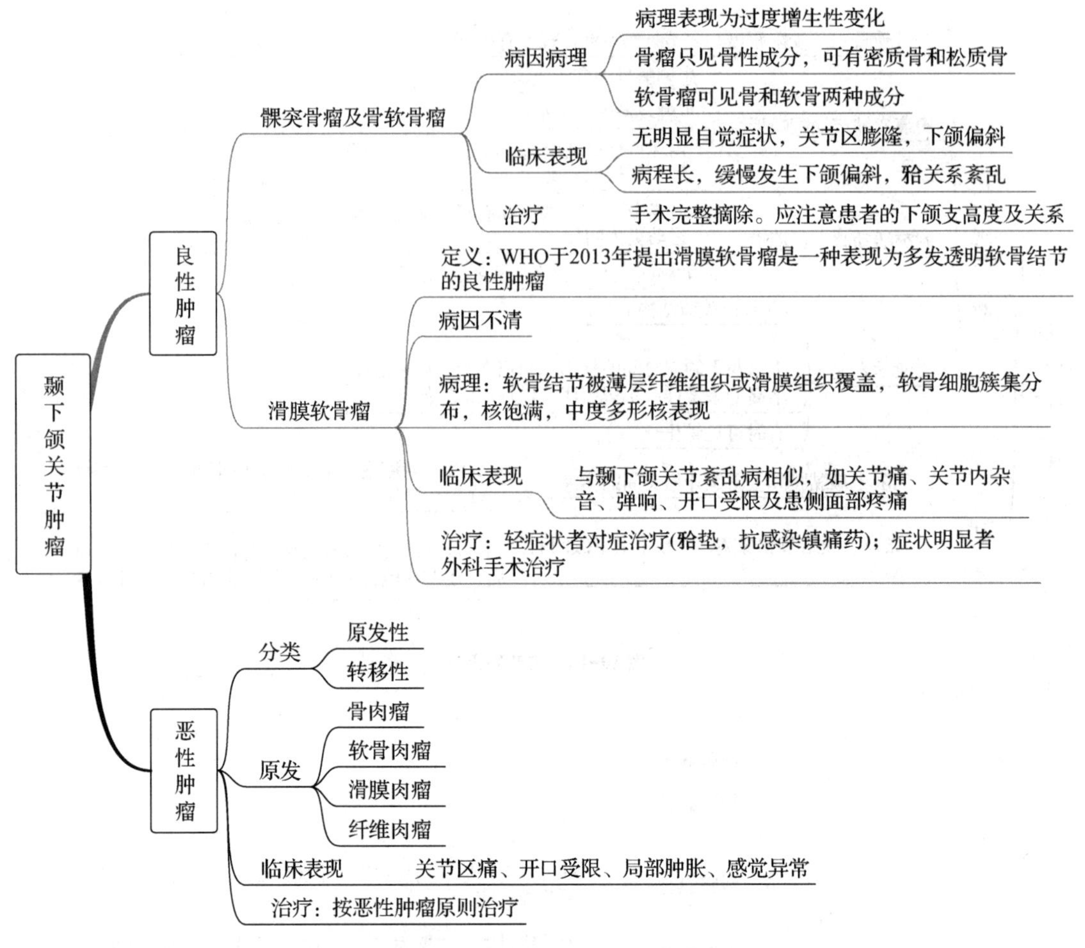

图 10-14　颞下颌关节肿瘤的分类、病理、临床表现及治疗

2）TMD 典型临床症状有哪些？

3）TMD 与化脓性关节炎、创伤性关节炎、累及 TMJ 的类风湿性关节炎如何鉴别？

4）TMD 治疗的总体原则有哪些？

5）咀嚼肌紊乱疾病、关节结构紊乱疾病、炎性疾病、骨关节病的诊断要点和治疗要点是什么？

6）颞下颌关节脱位的分类、临床表现和治疗原则是什么？

7）颞下颌关节强直的分类、临床表现和治疗原则是什么？

8）颞下颌关节囊肿的分类、病理和临床表现有哪些？

9）颞下颌关节肿瘤性疾病的分类、病理和临床表现有哪些？

三、试题及参考答案

【名词解释】

1. 颞下颌关节紊乱病
2. 翼外肌功能亢进
3. 不可复性关节盘前移位
4. 颞下颌关节脱位

5. 颞下颌关节强直
6. 纤维性颞下颌关节强直
7. 骨性强直
8. 关节外强直
9. 关节内强直

【选择题】

A 型题

1. 关于颞下颌关节紊乱病描述不正确的是
A. 并非指单一个疾病，而是指一组关节疾病的总称
B. 是一组发病原因已完全阐明的关节疾病
C. 一般有颞下颌关节区及相应的软组织疼痛、下颌运动异常和伴有功能障碍，以及关节弹响、破碎音及杂音等三大症状
D. 一般都有自限性
E. 多数为功能紊乱，也可为关节结构紊乱甚至器质性破坏

2. 颞下颌关节紊乱病患病率、就诊率最高的年龄段是
A. 20～30 岁　　B. 10～19 岁　　C. 41～60 岁
D. 31～40 岁　　E. 61～75 岁

3. 颞下颌关节紊乱病的发病原因目前尚未完全阐明，但多数学者根据实验和临床研究提出多因素理论，以下关于颞下颌关节紊乱病多因素理论不正确的是
A. 颞下颌关节紊乱病的发病过程有心理、社会因素参与，有的患者可以明显地存在精神情绪因素与发病之间的因果关系
B. 对颞下颌关节紊乱病患者的临床检查常常发现有明显的𬌗关系紊乱
C. 外伤或疾病等原因可使关节软骨中封闭的抗原暴露，引起自身免疫反应
D. 人类颞下颌关节的解剖结构与颞下颌关节紊乱病无关
E. 单侧咀嚼，夜间磨牙、经常吃硬食和白天紧咬牙，由于外伤、手术及两侧下颌发育不对称引起两侧关节不对称，这些因素均可引起关节负荷过重

4. 颞下颌关节紊乱病三大主要症状不包括
A. 开口度和开口型异常
B. 如症状呈进行性加重，最终发展为关节强直、骨关节炎
C. 开口运动中常有异常音，如弹响音、破碎音和摩擦音
D. 下颌运动时关节区或关节周围肌群疼痛
E. 开闭口运动出现关节绞锁

5. 下列关于颞下颌关节紊乱病临床表现描述不正确的是
A. 具有下颌运动异常、疼痛、弹响和杂音三大主要症状
B. 仅有下颌运动异常、疼痛、弹响和杂音三大症状
C. 常伴有头痛的症状
D. 常可伴有各种耳症、各种眼症及吞咽困难、语言困难、慢性疲劳等症状
E. 摩擦音可出现于骨关节病

6. 下列不属于颞下颌关节紊乱病下颌运动异常的是
A. 开口度过大或过小　　B. 开闭运动出现关节绞锁
C. 开口困难或牙关紧闭，暗示疗法可减轻　　D. 开口型偏斜
E. 开口型歪曲

7. 当有开口困难及脑神经症状时，最不可能的诊断是

A. 关节区良恶性肿瘤　B. 鼻咽癌　C. 翼腭窝上颌窦后壁肿瘤

D. 癔症性牙关紧闭　E. 腮腺恶性肿瘤

8. 诊断颞下颌关节紊乱病的主要依据为

A. 关节许勒位　B. 髁突经咽侧位　C. 关节造影

D. 病史和临床检查　E. 关节内镜检查

9. 颞下颌关节紊乱病与耳源性疾病鉴别的主要依据是

A. 耳源性疾病不会引起颞下颌关节区疼痛

B. 一些耳源性疾病常可放射到关节区疼痛，但不影响开口和咀嚼

C. 一些耳源性疾病常可放射到关节区疼痛并影响开口和咀嚼

D. 耳科检查可鉴别

E. 颞下颌关节紊乱病不会出现耳闷、听力下降、耳鸣等耳症状

10. 以下哪项颞下颌关节紊乱病防治原则是不正确的

A. 近年来发展起来的微创关节镜外科，由于具有微创、直视等优点，因此关节镜外科手术常作为治疗颞下颌关节紊乱病的首选方法

B. 治疗关节局部症状的同时改进全身状况和精神状态

C. 以保守治疗为主

D. 遵循一个合理的合乎逻辑的治疗程序

E. 自我保护关节和改变不良生活行为

11. 关于颞下颌关节紊乱病防治原则，哪一种说法是错误的

A. 治疗关节局部症状的同时改进全身状况和精神状态

B. 应对患者进行医疗知识教育，以便患者进行自我治疗、自我保护、改变不良生活行为

C. 以保守治疗为主，采用对症治疗和消除或减弱致病因素相结合的综合治疗

D. 遵循一个合理的合乎逻辑的治疗程序。根据病情轻重，分别选用可逆性保守治疗、不可逆性保守治疗和选用关节镜外科和各种手术治疗

E. 如有明显手术适应证者，也可先采用手术疗法

12. 关于颞下颌关节紊乱病叙述错误的是

A. 是一组疾病的总称，多发于20～30岁青壮年

B. 多因素理论被多数学者认同

C. 临床上三大主要症状为下颌运动异常、自发性疼痛、弹响和杂音

D. 本病有自限性，一般不发生关节强直

E. 以保守治疗为主，遵循一个合理的合乎逻辑的治疗程序

13. 关于咀嚼肌紊乱疾病类颞下颌关节紊乱病，不正确的是哪一项

A. 是关节外疾病　B. 关节运动时无弹响、破碎音和摩擦音

C. 关节结构和组织正常　D. 以开口度和开口型异常以及受累肌疼痛为主要临床表现

E. X线检查无骨质改变

14. 颞下颌关节紊乱病的炎性疾病类的主要症状和翼外肌痉挛相似，唯一不同点是

A. 炎性疾病类可发生弹响　B. 炎性疾病类开口型不偏　C. 炎性疾病类开口度正常

D. 炎性疾病类无开口咀嚼痛　E. 炎性疾病类疼痛位于髁突后方，该处有明显压痛，但不红肿

15. 不可复性关节盘前移位的症状类似翼外肌痉挛，不同点是

A. 不可复性关节盘前移位开口初期有弹响

B. 不可复性关节盘前移位测被动张口度时开口度不能增大

C. 不可复性关节盘前移位开口型偏向健侧

D. 不可复性关节盘前移位无张口受限

E. 不可复性关节盘前移位无疼痛

16. 翼外肌功能亢进的主要症状是

A. 疼痛和张口受限　B. 弹响和开口过大，呈半脱位　C. 疼痛可有扳机点

D. 开口初期有弹响　E. 开闭、前伸、侧方运动的任何阶段有多声破碎音，开口型歪曲

17. 翼外肌功能痉挛的主要症状是

A. 疼痛和张口受限　B. 弹响和开口过大呈半脱位　C. 疼痛可有扳机点

D. 开口初期有弹响　E. 开闭、前伸、侧方运动的任何阶段有多声破碎音，开口型歪曲

18. 可复性关节盘前移位的主要症状是

A. 疼痛和张口受限　B. 弹响和开口过大呈半脱位　C. 疼痛可有扳机点

D. 开口初期有弹响　E. 开闭、前伸、侧方运动的任何阶段有多声破碎音，开口型歪曲

19. 关于骨关节病描述不正确的是

A. 只能由关节结构紊乱疾病类发展而来

B. 开口运动中有连续的摩擦音，有的似捻发音，有的似揉玻璃纸音

C. 骨关节病如伴随颞下颌关节紊乱病的其他各型，则兼有相应的临床症状

D. X线检查可见关节骨硬化、破坏、囊样变、骨质增生、骨赘等

E. 不少患者的症状长期保持稳定，关节功能代偿良好

20. 关于关节结构紊乱疾病类下列哪一项是错误的

A. 并不一定会进一步发展成关节器质性改变

B. 在四大类颞下颌关节紊乱病中患病率最高

C. 发病机制为关节盘、髁突和关节窝之间的正常结构紊乱，尤其是关节盘-髁突这一有机复合体出现结构关系的异常改变

D. X线检查一般有关节间隙异常和骨质改变

E. 颞下颌关节急性前脱位后也可造成关节结构紊乱病

21. 一患者张口、咀嚼食物时，右侧关节区深部疼痛，口内上颌结节后上方有压痛；张口中度受限，被动张口度可大于自然开口度；张口型偏向右侧。最可能的诊断是

A. 右侧翼外肌亢进　B. 右侧颞下颌关节紊乱病的炎性疾病类

C. 右侧不可复性关节盘前移位　D. 右侧翼外肌痉挛

E. 左侧翼外肌亢进

22. 一患者以左侧颞下颌关节开口末、闭口初期弹响就诊。关节检查发现张口度达5.5 cm，开口型偏向右侧。X线检查开口位时髁突超过关节结节，关节造影检查未见关节囊、关节盘的改变。你认为此患者最有可能的诊断是

A. 右侧翼外肌亢进　B. 左侧可复性关节盘前移位

C. 左侧关节囊扩张伴关节盘附着松弛　D. 左侧翼外肌亢进

E. 右侧可复性关节盘前移位

23. 右侧颞下颌关节开口初发出单音清脆弹响，开口型先偏向右侧，弹响发生后又回到中线，关节检查关节区压痛，张口度为3.5 cm。X线见关节后间隙变窄，前间隙变宽。那么此患者的诊断应该是

A. 右侧可复性关节盘前移位　B. 右侧滑膜炎　C. 右侧翼外肌痉挛

D. 左侧翼外肌功能亢进　E. 右侧关节盘穿孔

24. 患者颞下颌关节先有弹响症状，近日弹响消失，而发生疼痛，开口轻度受限，关节造影，开口可见造影存留前束内，可能的诊断是

A. 可复性关节盘前移位　B. 不可复性关节盘前移位　C. 翼外肌痉挛

D. 关节膜滑炎　E. 关节盘穿孔

25. 关于可复性盘前移位治疗描述不正确的是
A. 可戴用复位𬌗板矫正髁突-关节盘的关系
B. 弹响发生在开口初期可戴用𬌗板治疗，𬌗板无法治疗者则可行关节镜外科复位治疗，必要时可行开放性关节盘复位术。
C. 可戴用枢轴𬌗板矫正髁突-关节盘的关系
D. 可采用关节镜外科复位治疗
E. 如伴有翼外肌痉挛或关节滑膜炎则应兼用此两种疾病的治疗方法
26. 不可复性盘前移位治疗原则是
A. 调节翼外肌功能
B. 先使不可复性盘前移位变为可复性盘前移位，再按可复性盘前移位的治疗原则治疗
C. 解除肌痉挛
D. 解除肌痉挛和配合镇痛治疗
E. 摘除关节盘
27. 关于关节盘穿孔、破裂治疗，下列哪一项不正确
A. 应以关节盘修复术为主
B. 对关节盘穿孔可以修复者，则不宜行关节盘摘除术
C. 如穿孔部位在关节盘本体部位不能修复者，可摘除关节盘
D. 应以保守治疗为主的综合治疗
E. 因穿孔部位常发生在双板区，故可用关节盘修复术
28. 髁突高位切除术，可用于下列哪一类型颞下颌关节紊乱病的治疗
A. 可复性关节盘前移位　B. 不可复性关节盘前移位　C. 髁突骨折
D. 骨关节病　E. 关节盘穿孔
29. 急性颞下颌关节前脱位复位后要固定下颌
A. 7 天　B. 10 天　C. 15 天
D. 20 天　E. 30 天
30. 急性颞下颌关节前脱位复位后开口度不宜超过
A. 0.1 cm　B. 0.5 cm　C. 1.0 cm
D. 1.5 cm　E. 2.0 cm
31. 关于一侧急性颞下颌关节前脱位临床表现描述正确的是
A. 耳屏前、颧弓下不能触及髁突　B. 下颌中线偏向患侧
C. 下颌中线偏向健侧　D. 下颌中线不偏
E. 双侧后牙早接触
32. 临床最常见的颞下颌关节脱位的类型为
A. 侧方脱位　B. 急性前脱位　C. 复发性脱位
D. 陈旧性脱位　E. 急性后脱位
33. 颞下颌关节前脱位最常用的治疗方法是
A. 颌间牵引复位　B. 全麻下手法复位　C. 口内法手法复位
D. 口外法手法复位　E. 手术复位
34. 以下关于双侧颞下颌关节急性前脱位的描述不正确的是
A. 下颌前伸，两颊变平　B. 耳屏前仍可触及髁突　C. 不能闭口，流涎
D. 前牙开𬌗、反𬌗，部分后牙接触　E. X 线检查可排除髁突骨折
35. 颞下颌关节复发性脱位的治疗方法不包括
A. 关节结节增高术　B. 关节结节凿平术　C. 关节囊紧缩术

D. 髁突切除术　　E. 硬化剂注射

36. 关于颞下颌关节强直描述错误的是

A. 关节内强直指关节内骨性粘连的强直

B. 关节内强直简称关节强直

C. 关节内强直也称为真性关节强直

D. 关节外强直也称为假性关节强直

E. 关节外强直也可有上下颌骨的骨性粘连

37. 真性颞下颌关节强直诊断的主要依据是

A. 髁突的动度减弱或消失

B. 开口困难

C. 关节邻近区域炎症史

D. X 线检查正常关节解剖结构消失，如关节间隙消失，关节区融合成致密团块影

E. 小下颌畸形、殆关系错乱

38. 假性颞下颌关节强直诊断的主要依据是

A. 颌间瘢痕或缺损畸形　　B. 开口困难　　C. 髁突的动度减弱或消失

D. 小下颌畸形、殆关系错乱　　E. 走马疳病史

39. 下列关于颞下颌关节关节内强直描述不正确的是

A. 是阻塞性睡眠呼吸暂停综合征的病因之一

B. 可有骨性强直和纤维强直

C. 对比双侧髁突活动度，患侧没有或极小，而健侧则明显

D. 发生关节内强直均可导致严重的面下部发育障碍和殆关系错乱

E. 发生骨性强直，有时下颌骨仍可有数毫米的动度

40. 儿童期颏部对冲伤致单侧颞下颌关节强直，关于其伴发面下部发育畸形描述不正确的是

A. 健侧下颌相对较长　　B. 颏点偏向患侧　　C. 患侧下颌体及升支短小

D. 患侧面部扁平　　E. 患侧角前切迹加深

41. 关节内强直行颞下颌关节成形术时，其截骨假关节形成原则为

A. 应尽可能在下颌支的高位截骨，假关节形成

B. 应尽可能在下颌支的低位截骨，假关节形成

C. 应在髁突颈部截骨，假关节形成

D. 应在下颌切迹以下，下颌孔以上截骨，假关节形成

E. 应在下颌孔以下截骨，假关节形成

42. 颞下颌关节关节内强直，X 线检查骨粘连局限于髁突，下颌切迹尚存在，最适宜选择下列哪种截骨手术方式

A. 在髁突顶截骨 0.5 cm

B. 在髁突颈平面以上截骨 1～1.5 cm

C. 在下颌切迹以下，下颌孔平面以上截骨 1～1.5 cm

D. 在下颌孔平面以下截骨 1～1.5 cm

E. 在下颌角处截骨 1～1.5 cm

43. 颞下颌关节关节内强直，X 线检查骨粘连范围较广，下颌切迹变得狭小或已消失，最适宜选择下列哪种截骨手术方式

A. 髁突顶截骨 0.5 cm

B. 在髁突颈平面以上截骨 1～1.5 cm

C. 在下颌切迹以下，下颌孔平面以上截骨 1～1.5 cm

D. 在下颌孔平面以下截骨 1～1.5 cm

E. 在下颌角处截骨 1～1.5 cm

44. 一般认为颞下颌关节关节内强直切骨范围应在

A. 0.5～1 cm　　B. 2.0 cm　　C. 1～1.5 cm

D. 1.5 cm　　E. 1.5～2 cm

45. 颞下颌关节关节内强直术后开口练习应在

A. 1 个月以上　　B. 2 个月以上　　C. 3 个月以上

D. 6 个月以上　　E. 1 年以上

B 型题

46～49 题共用备选答案

A. 弹响音

B. 破碎音

C. 一般无弹响和杂音

D. 有的似捻发音，有的似揉玻璃纸样摩擦音

E. 哨鸣音

46. 可复性关节盘前移位可出现的异常声音有

47. 关节盘穿孔、破裂或移位可出现的异常声音有

48. 骨关节病可出现的异常声音有

49. 翼外肌痉挛可出现的异常声音有

50～52 题共用备选答案

A. 颞下颌关节区及其周围疼痛，一般非剧痛

B. 关节区可见红肿，压痛明显，后牙上下不能对䶩，稍用力即可引起关节区剧痛

C. 颞下颌关节区及其周围疼痛，常伴有全身游走性、多发性关节炎，晚期可发生关节强直

D. 吞咽时咽部疼痛和感觉异常

E. 阵发性点击样剧烈疼痛

50. 颞下颌关节紊乱病可出现

51. 急性化脓性颞下颌关节炎可出现

52. 类风湿性颞下颌关节炎可出现

53～57 题共用备选答案

A. 开口初期有弹响，可发展为开口中期、开口末期的弹响

B. 开闭、前伸、侧方运动的任何阶段有多声破碎音

C. 开口运动中有连续的摩擦音，有的似捻发音，有的似揉玻璃纸音

D. 弹响发生于开口末或闭口初，下颌侧方和前方运动不出现弹响

E. 无弹响

53. 弹响和杂音是颞下颌关节紊乱病的三大主要症状之一，翼外肌功能亢进出现此症状的特点为

54. 弹响和杂音是颞下颌关节紊乱病的三大主要症状之一，可复性关节盘前移位出现此症状的特点为

55. 弹响和杂音是颞下颌关节紊乱病的三大主要症状之一，关节囊扩张伴关节盘附着松弛出现此症状的特点为

56. 弹响和杂音是颞下颌关节紊乱病的三大主要症状之一，关节盘穿孔、破裂出现此症状的特点为

57. 弹响和杂音是颞下颌关节紊乱病的三大主要症状之一，骨关节病出现此症状的特点为

58～62 题共用备选答案

A. 无压痛点

B. 上颌结节后部

C. 关节结节处
D. 髁突后区
E. 下颌角内侧
58. 翼外肌痉挛的压痛点为
59. 不可复性关节盘前移位的压痛点为
60. 翼外肌功能亢进的压痛点为
61. 骨关节病的压痛点为
62. 滑膜炎、关节囊炎压痛点为
63～66 题共用备选答案
A. 乙状切迹中点与颧弓中点之间
B. 下颌支前缘向上
C. 上颌结节后上方
D. 下颌磨牙舌侧的后下方及下颌支的内侧面
E. 颞部颞肌附着处
63. 翼外肌上头触诊的部位在
64. 翼外肌下头触诊的部位在
65. 翼内肌下头触诊的部位在
66. 口内颞肌前份触诊的部位在
67～69 题共用备选答案
A. 髁突颈部
B. 髁突前斜面
C. 髁突后斜面
D. 关节盘－髁突这一有机复合体
E. 关节囊及关节盘附着
67. 可复性关节盘前移位的机制为哪一结构发生异常
68. 髁状突骨折常发生于
69. 骨关节病的骨质病变的最常见的部位在
70～72 题共用备选答案
A. 关节盘双板区
B. 关节盘后带
C. 髁突与关节窝关系
D. 关节盘、髁突和关节窝之间的关系
E. 下颌骨与上颌骨的关系
70. 在关节内紊乱症（关节结构紊乱疾病类）中，哪些关节结构发生紊乱
71. 关节盘穿孔、破裂最常见的部位在
72. 颞下颌关节脱位是指哪种关系超出正常范围
73～76 题共用备选答案
A. 关节窝、关节盘与髁突
B. 关节窝、关节结节
C. 关节盘双板区
D. 关节盘
E. 髁突颈
73. 关节内强直常发生于

74. 与髁突脱位密切相关的结构是

75. 翼肌窝位于

76. 关节上下腔相隔的结构为

77～80 题共用备选答案

A. 三叉神经痛

B. 关节囊扩张伴关节盘附着松弛

C. 关节滑膜炎、关节囊炎

D. 翼外肌功能亢进

E. 翼外肌痉挛和咀嚼肌群痉挛及肌筋膜痛

77. 关节腔内注射硬化剂如注射5% 鱼肝油酸钠0.25～0.5 mL，可用于下列哪一类型颞下颌关节紊乱病的治疗

78. 髁突后区和关节上腔注射泼尼松龙混悬液0.5 mL（12.5 mg）加2% 利多卡因0.5～1 mL，可用于下列哪一类型颞下颌关节紊乱病的治疗

79. 受累肌肉2% 利多卡因的封闭治疗加理疗，可用于哪一类型颞下颌关节紊乱病的治疗

80. 受累肌肉0.5% 或1% 利多卡因的封闭治疗，并根据开口度和弹响消失情况和程度及时调整封闭的量和间隔时间，同时配合肌训练，可用于下列哪一类型颞下颌关节紊乱病的治疗

X 型题

81. 颞下颌关节紊乱病三大临床主要症状之一是下颌运动异常，主要包括

A. 开口度过大　B. 出现关节绞锁　C. 吞咽困难、语言困难

D. 开口度过小　E. 开口型偏斜或歪曲

82. 在许多肿瘤中也可能出现与颞下颌关节紊乱病类似的主要症状，因此，颞下颌关节紊乱病需与以下哪些部位的肿瘤鉴别

A. 颞下颌关节良性或恶性肿瘤，特别是髁突软骨肉瘤　B. 颞下窝肿瘤

C. 翼腭窝肿瘤　D. 上颌窦后壁癌

E. 腮腺恶性肿瘤

83. 颞下颌关节紊乱病多因素论，包括

A. 精神因素　B. 𬌗关系与关节解剖因素　C. 细菌感染

D. 免疫因素　E. 关节负荷过重

84. 下列哪项不属于颞下颌关节紊乱病

A. 肌筋膜痛　B. 类风湿性颞下颌关节炎　C. 颞下颌关节脱位

D. 茎突过长症　E. 急性化脓性颞下颌关节炎

85. 颞下颌关节紊乱病诊断，可根据

A. 病史和临床检查　B. 关节许勒位和髁突经咽侧位　C. 关节造影

D. 颞下颌关节区手术探查　E. 关节内镜检查

86. 下列关于癔症性牙关紧闭描述正确的

A. 多发于女青年

B. 有外伤史

C. 一般在发病前有精神因素，突然发生开口困难或牙关紧闭

D. 可伴发有全身其他肌痉挛或抽搐

E. 既往有癔症史，用暗示疗法常能奏效

87. 颞下颌关节紊乱病关节内镜检查可早期发现

A. 关节盘糜烂、表面粗糙变薄　B. 滑膜充血、渗出、增生

C. 关节骨面软骨剥脱、骨面裸露　D. 关节腔内絮状物、纤维素渗出

E. 关节盘和关节面粘连、瘢痕条索

88. 属于颞下颌关节紊乱病保守治疗方法的是

A. 关节腔冲洗疗法　　B. 调𬌗和𬌗板治疗　　C. 理疗和封闭

D. 关节镜外科治疗　　E. 关节腔药物注射疗法

89. 关于咀嚼肌紊乱疾病类颞下颌关节紊乱病描述正确的是

A. 关节外疾病

B. 关节运动时无破碎音和摩擦音；可有弹响，多发生于开口末或闭口初

C. 一般为颞下颌关节紊乱病的早期，经适当治疗可痊愈；也有患者可自愈

D. 关节结构和组织正常

E. 以开口度和开口型异常及受累肌疼痛为主要临床表现

90. 下列哪些属于颞下颌关节紊乱病的咀嚼肌紊乱疾病类

A. 翼外肌功能亢进　　B. 咀嚼肌的功能不协调　　C. 滑膜炎

D. 可复性关节盘前移位　　E. 肌筋膜痛

91. 颞下颌关节紊乱病的骨关节病类包括哪几项

A. 骨关节病　　B. 骨关节炎　　C. 不可复性关节盘前移位

D. 关节盘穿孔、破裂　　E. 关节盘穿孔、破裂伴骨关节病

92. 不可复性关节盘前移位主要临床特征有

A. 临床有典型的关节弹响病史，继之有间断性关节绞锁史；进而弹响消失，开口受限，开口时下颌偏向患侧

B. 不可复性关节盘前移位的症状类似翼外肌痉挛，但测被动张口度时开口度不能增大

C. X 线平片见关节前间隙增宽，造影片可证实为不可复性关节盘前移位。

D. 机制同可复性关节盘前移位。不同点是，当开口运动时，髁突挤压变性的关节盘不能复位，不能恢复正常的髁突 - 关节盘关系

E. 有关节区疼痛

93. 关于炎性疾病类颞下颌关节紊乱病描述正确的有

A. 也称为关节盘后区损伤

B. 病因有过大开口、外伤；骨关节病；𬌗关系异常等

C. 主要症状与翼外肌痉挛相似

D. 有时可有自发痛

E. 急性炎症时，可出现类似急性化脓性颞下颌关节炎的症状

94. 颞下颌关节急性前脱位的病因可能有

A. 咀嚼肌紊乱患者长时间接受大张口牙科治疗

B. 关节结构紊乱患者大张口打哈欠、咬大块食物

C. 下颌骨，尤其是张口状态下颏部受外力打击

D. 使用开口器或气管插管时滥用暴力

E. 脱位后未予适当治疗，复位后未制动

95. 不属于颞下颌关节复发性脱位的病因为

A. 翼外肌功能痉挛　　B. 关节韧带、关节囊松弛

C. 老年人、慢性长期消耗性疾病、肌张力失常　　D. 翼外肌功能亢进

E. 急性前脱位未适当治疗

96. 关于颞下颌关节强直描述错误的是

A. 关节内强直简称关节强直

B. 骨性粘连的强直称为关节内强直

C. 关节外上下颌骨间瘢痕挛缩导致开口困难或完全不能开口属于关节外强直
D. 上下颌骨间骨性粘连导致的开口困难或完全不能开口不属于关节外强直
E. 纤维性粘连的关节强直称为假性关节强直
97. 颞下颌关节内强直的病因有
A. 化脓性中耳炎、下颌骨骨髓炎 B. 颞下颌关节紊乱病 C. 类风湿性关节炎
D. 颌面部放疗致颌间挛缩 E. 颏部对冲伤
98. 可导致关节外强直的病因有
A. 坏死性口炎 B. 上颌结节和下颌升支开放性骨折或火器伤
C. 颜面部烧伤或口内手术后瘢痕挛缩 D. 颏部对冲伤
E. 鼻咽癌放疗后
99. 儿童时期发生单侧关节内强直，可导致严重面下部发育障碍，其特点为
A. 患侧扁平、狭长；健侧丰满 B. 健侧扁平、狭长；患侧丰满 C. 颏部偏向健侧
D. 颏部偏向患侧 E. 小颌畸形
100. 关节强直手术前，必须明确以下哪几项诊断，才能制订正确的手术计划
A. 确定是关节内强直、关节外强直或混合性强直
B. 确定强直的性质是纤维性还是骨性
C. 确定强直是单侧或双侧
D. 确定病变的部位和范围
E. 确定是何种原因引起的强直
101. 双侧关节内强直手术，避免术后发生开𬌗的措施有
A. 最好一次手术
B. 最好双侧截骨均在髁突颈以上平面
C. 宜早期于磨牙区置薄橡皮垫，并加用颅颌弹性绷带，以维持正常的咬合关系
D. 假关节形成后，通过插入物保持原来下颌支的高度
E. 假关节形成后，通过关节重建保持原来下颌支的高度
102. 颞下颌关节内强直术后复发相关因素有
A. 手术时患者的年龄 B. 关节强直程度和手术操作 C. 切骨的多少和插入物的放置
D. 内侧骨膜 E. 术后开口练习
103. 下列关于颞下颌关节强直术后开口练习描述正确的是
A. 一般术后 7～10 天即可开始练习，如同时行植骨或下颌前移术应推迟到 2 周之后
B. 一般术后 14 天即可开始练习，如同时行植骨或下颌前移术应推迟到 1 个月之后
C. 开口练习时间至少应 6 个月以上
D. 开口练习时间至少应 3 个月以上
E. 一般在术后前 1～2 个月内，应日夜使用开口器，以后可改为日间练习
104. 颞下颌关节关节外强直手术的基本方法是
A. 髁突切除术
B. 颞下颌关节成形术
C. 切断和切除颌间挛缩的瘢痕
D. 假关节成形术、凿开下颌与上颌间骨性粘连，并结合游离植皮或皮瓣移植术
E. 凿开颌间粘连的骨质，恢复开口度
105. 关节内强直患者，X 线检查的表现有
A. 关节侧位片见正常关节解剖形态消失，关节间隙模糊，关节窝及髁突骨密质有不规则破坏
B. 关节侧位片见关节间隙消失，髁突和关节窝融合成很大的致密团块，呈骨球状

C. 关节侧位片见髁突、关节窝和关节间隙清楚可见

D. 关节侧位片见关节间隙消失，髁突和关节窝融合成致密的骨性团块，波及下颌切迹，使正常喙突、颧弓、下颌切迹影像消失；下颌侧位片见下颌支和颧弓甚至可完全融合呈“T”形

E. 下颌或颧弓后前位片，有时可见上颌和下颌支之间的颌间间隙变窄，密度增高；有时可见骨化灶，甚至上、下颌骨之间或下颌与颧骨、颧弓之间形成骨性粘连

106. 关节外强直患者，X线检查的表现有

A. 关节侧位片见正常关节解剖形态消失，关节间隙模糊，关节窝及髁突骨密质有不规则破坏

B. 关节侧位片见关节间隙消失，髁突和关节窝融合成很大的致密团块，呈骨球状

C. 关节侧位片见髁突、关节窝和关节间隙清楚可见

D. 关节侧位片见关节间隙消失，髁突和关节窝融合成致密的骨性团块，波及下颌切迹，使正常喙突、颧弓、下颌切迹影像消失；下颌侧位片见下颌支和颧弓甚至可完全融合呈“T”形

E. 下颌或颧弓后前位片，有时可见上颌和下颌支之间的颌间间隙变窄，密度增高；有时可见骨化灶，甚至上、下颌骨之间或下颌与颧骨、颧弓之间形成骨性粘连

107. 翼外肌功能亢进可能出现的开口型异常为

A. 偏向健侧　B. 偏向患侧　C. 不偏

D. 偏向翼外肌功能收缩力较弱侧　E. 偏向翼外肌功能收缩力较强侧

【填空题】

1. 颞下颌关节紊乱病的发病原因目前虽尚未完全阐明，但多数学者认为是多因素发病，一般认为与________、________、________、________、________等因素有关。

2. 颞下颌关节紊乱病的发展一般有________、________和________三个阶段，显示了疾病的早期、中期和后期。

3. 颞下颌关节紊乱病是具有共同发病因素和临床主要症状的一组疾病的总称。其三大主要症状指________、________、________。

4. 根据临床特点、病变的部位和病理改变，颞下颌关节紊乱病在临床上可分为四类：________、________、________、________。

5. 咀嚼肌紊乱疾病类的主要临床表现为________、________。

6. 关节结构紊乱疾病类（关节内紊乱症），为关节盘、髁突和关节窝之间的正常结构紊乱，所以，开口运动中各种不同时期的________为主要特征。

7. 骨关节病类为关节骨、软骨和关节盘的器质性改变，关节运动时可闻及连续的________或多声的________为其主要特征。

8. 颞下颌关节脱位按部位分________脱位和________脱位；按性质可分为________脱位、________脱位和________脱位；按髁突脱出方向、位置又可分为________脱位、________脱位、________脱位和________脱位。

9. 关节内强直的病理变化有________和________。

10. 治疗关节内强直的手术有________和________。

11. 颞下颌关节强直分为________、________和________。

12. 颞下颌关节紊乱病辅助诊断方法有：X线平片（________和髁突经咽侧位）、________、________检查等。

13. 颞下颌关节紊乱病的________疾病类主要为咀嚼肌的功能不协调，功能亢进和痉挛以及肌筋膜痛，实际上是关节外疾病。

14. 不可复关节盘前移位临床有典型的________病史，继之有间断性________史；进而弹响消失，开口受限，开口时下颌偏向患侧。

15. 不可复性盘前移位治疗原则是先使不可复性盘前移位变为________，再按可复性盘前移位的治疗原则治疗。

【问答题】

简答题

1. 何谓颞下颌关节紊乱病?
2. 何谓关节结构紊乱疾病类颞下颌关节紊乱病?
3. 不可复性盘前移位的临床表现和治疗原则。
4. 简述颞下颌关节紊乱病的防治原则。
5. 何谓颞下颌关节脱位?
6. 何谓颞下颌关节强直?
7. 真性关节强直和假性关节强直的鉴别诊断。
8. 简述颞下颌关节紊乱病的咀嚼肌紊乱疾病类的主要临床特点。
9. 简述为何翼外肌功能亢进主要症状是弹响和开口过大呈半脱位。
10. 为何可复性关节盘前移位的主要症状为开口初期有弹响?
11. 简述翼外肌痉挛与不可复性关节盘前移位、颞下颌关节紊乱病的炎性疾病类的临床表现的异同点。
12. 简述关节盘穿孔、破裂的治疗原则。
13. 患者儿童期颏部外伤致颞下颌关节强直，请简述其继发颌面部发育畸形的特点。
14. 简述颞下颌关节成形术截骨部位选择的原则。
15. 简述颞下颌关节紊乱病弹响和杂音的分类。
16. 简述关节内强直和关节外强直X线检查的特点。
17. 简述X线平片、关节造影、关节内镜辅助检查在诊断颞下颌关节紊乱病中的价值。

论述题

18. 请论述关节强直手术前，必须明确哪几项诊断，才能制订正确的手术计划。
19. 论述关节内、外及混合性强直手术的基本方法。
20. 颞下颌关节强直术后复发需要考虑哪些因素?

（二）参考答案

【名词解释】

1. 颞下颌关节紊乱病：包括咀嚼肌紊乱疾病、颞下颌关节结构紊乱疾病、炎性疾病及骨关节病等病因尚未完全清楚而有颞下颌关节弹响或杂音、关节及（或）咀嚼肌疼痛、下颌运动异常等相同或相似症状的一组疾病的总称。

2. 翼外肌功能亢进：指在最大开口位时，翼外肌下头继续收缩，把髁突连同关节盘过度地强拉过关节结节，发生大开口末弹响乃至关节半脱位的状况。

3. 不可复性关节盘前移位：关节盘前移位在开口运动时，不能恢复正常的位置，不能恢复正常的髁突—关节盘关系。

4. 颞下颌关节脱位：髁突脱出关节窝以外，超越了关节运动的正常限度，以致不能自行复回原位的情形。

5. 颞下颌关节强直：由于损伤、炎症或外科手术等而导致的关节运动功能丧失。

6. 纤维性颞下颌关节强直：关节窝和髁突关节面的骨与纤维软骨及关节盘破坏，被富含血管的纤维结缔组织代替，纤维组织长入骨髓腔，形成纤维粘连导致颞下颌关节运动障碍的情形称为纤维性强直。

7. 骨性强直：关节窝和髁突之间的纤维结缔组织逐渐软骨化、骨化后形成膨大的骨球，使得关节窝和髁突发生骨性愈合，从而关节运动丧失，称之为骨性强直。

8. 关节外强直：由于上下颌间皮肤、黏膜或深层组织发生粘连，限制了关节运动，又称颌间挛缩。

9. 关节内强直：由于关节病变造成关节内纤维性或骨性粘连，也称真性强直。

【选择题】

1. B　2. A　3. D　4. B　5. B　6. C　7. D　8. D　9. D　10. A　11. D　12. C　13. B　14. E　15. B　16. B　17. A　18. D　19. A　20. D　21. D　22. D　23. A　24. B　25. C　26. B　27. A　28. D　29. D　30. C　31. C　32. B　33. C　34. B　35. D　36. A　37. D　38. A　39. D　40. D　41. A　42. B　43. C　44. C　45. D　46. A　47. B　48. D　49. C　50. A　51. B　52. C　53. D　54. A　55. D　56. B　57. C　58. B　59. C　60. A　61. C　62. D　63. A　64. C　65. D　66. B　67. D　68. A　69. B　70. D　71. A　72. C　73. A　74. B　75. E　76. D　77. B　78. C　79. E　80. D　81. ABDE　82. ABCDE　83. ABDE　84. BCDE　85. ABCE　86. ACDE　87. ABCDE　88. ABCE　89. ABCDE　90. ABE　91. ABDE　92. ABCDE　93. ABCDE　94. ABCD　95. A　96. BDE　97. ACE　98. ABCE　99. BD　100. ABCD　101. CDE　102. ABCDE　103. ACE　104. CE　105. ABD　106. CE　107. ACD

部分易错、易混选择题解析：

3. 颞下颌关节紊乱病多因素理论是指颞下颌关节紊乱病与精神因素、㕮因素、免疫因素、关节负荷过重、关节解剖因素等多种因素有关。

4. 开口度、开口型异常及关节绞锁等下颌运动异常，弹响和杂音，以及疼痛是颞下颌关节紊乱病三大主要症状。疼痛主要表现在下颌运动时关节区或关节周围肌群疼痛，有的可有扳机点，一般无自发痛，但是在症状发作时如急性滑膜炎，偶也有自发痛，但自发痛与颞下颌关节紊乱病疾病的严重程度和发展阶段无关。

5. 颞下颌关节紊乱病临床表现具有下颌运动异常，疼痛，弹响和杂音三大主要症状，常伴有头痛，有学者把头痛列为本病的第四主要症状。此外，本病还常常伴有其他症状，如各种耳症、各种眼症及吞咽困难、语言困难、慢性疲劳等。

6. 颞下颌关节紊乱病下颌运动异常主要包括开口度异常（过大或过小）、开口型异常（偏斜或歪曲）、开闭运动出现关节绞锁等。癔症性牙关紧闭可出现开口困难或牙关紧闭，但暗示疗法可减轻；而颞下颌关节紊乱病下颌运动异常与暗示疗法无关。

7. 关节区良恶性肿瘤、鼻咽癌、翼腭窝上颌窦后壁肿瘤、腮腺恶性肿瘤等常常可以侵犯邻近的闭口肌群和脑神经，引起张口困难和脑神经症状。癔症性牙关紧闭可突然发生，发病前常有精神因素，但一般无神经症状，暗示疗法常能奏效。

10. 颞下颌关节紊乱病防治方法虽很多，但目前以保守治疗为主，采用对症治疗和消除或减弱致病因素相结合的综合治疗。

11. 颞下颌关节紊乱病防治应以保守治疗为主，遵循一个合理的合乎逻辑的治疗程序但并不能以病情轻重为依据，分别选用可逆性保守治疗、不可逆性保守治疗和选用关节镜外科和各种手术治疗。

12. 疼痛虽为颞下颌关节紊乱病三大症状之一，但一般无自发痛。

13. 咀嚼肌紊乱疾病主要为咀嚼肌的功能不协调，功能亢进和痉挛及肌筋膜痛，实际上是关节外疾病。关节结构和组织正常，以开口度和开口型异常及受累肌疼痛为主要临床表现。关节运动时无破碎音和摩擦音，但可有弹响，多发生于开口末或闭口初。X线检查无骨质改变。

16. 由于翼外肌功能亢进下颌运动过度，以致在最大开口位时，翼外肌下头继续收缩，把髁突连同关节盘过度地强拉过关节结节，故其主要症状是弹响和开口过大呈半脱位。

18. 由于关节盘向前移位，在做开口运动时，髁突横嵴撞击关节盘后带的后缘时，迅速向前下继而向前上运动，同时关节盘向后反跳，从而髁突由关节盘后带的后缘到达关节盘中间带的下面，恢复正常的髁突－关节盘的结构关系，在此极为短暂的过程中，发生开口初期的弹响。

19. 骨关节病可由关节结构紊乱疾病类发展而来，也可单独发生。

21. 翼外肌痉挛的主要特征：张口、咀嚼食物时，自觉患侧关节区或关节周围区深部疼痛，口内翼外肌附着点上颌结节后上方有压痛，但不红肿；张口型偏向右侧；张口中度受限，被动张口度可大于自然开口度。不可复性关节盘前移位症状类似于翼外肌痉挛，但被动张口度不能增大。颞下颌关节紊乱病的炎性疾病类，以往称为关节盘后区损伤，其主要症状与翼外肌痉挛相似，唯一的不同点是疼痛位于髁突后方，该处有明显压痛，但不红肿。

23. 可复性关节盘前移位的主要表现：患侧开口初单音清脆弹响，开口型先偏向右侧，弹响发生后又回到中线，开口度可基本正常，关节区常有压痛。X 线片见关节后间隙变窄，前间隙变宽。

24. 不可复关节盘前移位临床有典型的关节弹响病史，继之有间断性关节绞锁史；进而弹响消失，开口受限，开口时下颌偏向患侧。造影见不可复性关节盘前移位。

25. 可复性盘前移位治疗如弹响发生在开口初期可戴用复位殆板治疗；殆板无法治疗者则可行关节镜外科复位治疗，必要时可行开放性关节盘复位术。而枢轴殆板用于不可复性盘前移位的治疗。

27. 关节盘穿孔、破裂治疗的总原则仍然符合颞下颌关节紊乱病总的治疗原则——遵循合乎程序的以保守治疗为主的综合治疗。

28. 骨关节病经保守综合治疗后，仍反复发作，影响功能者，可采用关节镜外科或髁突高位切除术。髁突高位切除术虽用于髁突骨折治疗，但髁突骨折不属于颞下颌关节紊乱病。

31. 单侧急性关节前脱位临床表现：下颌中线偏向健侧，因髁突脱位，耳屏前方触诊有凹陷，在颧弓下可触及脱位的髁突。双侧急性关节前脱位或髁突颈骨折可出现双侧后牙早接触。

34. 颞下颌关节急性前脱位耳屏前触诊有凹陷，颧弓下可触及脱位的髁突。

35. 颞下颌关节复发性脱位原因为各种病因导致颞下颌关节韧带、关节囊松弛。故其治疗方法有注射硬化剂，手术治疗如关节结节增高术、关节结节凿平术、关节囊紧缩术等。髁突切除术不能用于颞下颌关节复发性脱位的治疗。

36. 颞下颌关节内的纤维或骨性粘连，称为关节内强直，简称关节强直，也称为真性关节强直。关节外上下颌间皮肤、黏膜或深层组织的瘢痕或骨性粘连称为颌间挛缩或关节外强直，也称为假性关节强直。

37. 真性颞下颌关节强直可出现的症状：开口困难；小下颌畸形、殆关系错乱；髁突的动度减弱或消失。最常见的病因是炎症，故可能有关节邻近区域炎症史。但这些并不是真性颞下颌关节强直所特有。只有 X 线检查是诊断其最重要的依据。

38. 假性颞下颌关节强直诊断的主要依据是颌间瘢痕或缺损畸形，如颌间瘢痕发生骨化，则 X 线检查见颌间骨性粘连。

39. 关节内强直多发生于儿童时期，可导致严重的面下部发育障碍和殆关系错乱；但如果发病于成年人或青春期后，因下颌骨已发育正常或基本正常，则面下部发育障碍和殆关系错乱不明显。

41. 颞下颌关节成形术截骨部位即假关节形成的位置，应尽可能在下颌支的高位截骨形成。因为越接近原来关节活动的部位，手术后关节功能恢复越好。

44. 关于颞下颌关节内强直切骨范围，目前主张切骨至少应在 1 cm 以上。

63 ~ 66. 颞部颞肌附着处为颞肌的口外触诊点

67 ~ 69. 髁突前斜面为功能面，是关节的负重区，是许多关节病易破坏区。

70 ~ 72. 关节盘穿孔、破裂常见部位有关节盘双板区、中间带，最常见为关节盘双板区；关节内紊乱症（关节结构紊乱疾病类）为关节盘、髁突和关节窝之间的正常结构关系紊乱，尤其是关节盘 - 髁突这一有机复合体结构关系异常，其中包括关节囊扩张及关节盘诸附着松弛；颞下颌关节脱位是指髁突滑出关节窝以外，超越了关节运动的正常限度，以致不能自行复回原位者。颞下颌关节骨性结构由下颌骨的髁突和颞骨的关节面组成。

77 ~ 80. 翼外肌功能亢进的治疗原则为调整翼外肌功能，通过封闭和肌训练，使最大开口位时，舌骨上肌群力量增强而翼外肌功能减弱。翼外肌痉挛和咀嚼肌群痉挛治疗主要是解除肌痉挛，同时消除或减弱引起肌痉挛的因素。肌筋膜痛治疗主要是通过封闭和理疗减轻疼痛和解除肌肉痉挛。关节囊扩张伴关节盘附着松弛可采用硬化剂治疗或其他方法来达到治疗效果。但应控制剂量且不能注射在关节囊外，避免损伤周围正常组织。

82. 颌面深部肿瘤，如颞下颌关节良性或恶性肿瘤，特别是髁突软骨肉瘤、颞下窝肿瘤、翼腭窝肿瘤、上颌窦后壁癌、腮腺恶性肿瘤等，也可引起开口困难或牙关紧闭，同时伴有脑神经症状或其他症状，易被误诊为颞下颌关节紊乱病，应相互鉴别。

83. 细菌感染由于病因清楚，属于感染性颞下颌关节炎，不属于颞下颌关节紊乱病。

84. 颞下颌关节紊乱病是指一类病因尚未完全清楚而又有共同发病因素和临床主要症状的一组疾病的总称，但又不是指那种有颞下颌关节紊乱病相同或相似症状的原因清楚的一类疾病，如类风湿性颞下颌关节炎、感染性颞下颌关节炎、颞下颌关节肿瘤、颞下颌关节脱位、茎突过长症等。肌筋膜痛属于颞下颌关节病中咀嚼肌紊乱疾病类。

86. 癔症性牙关紧闭（hysterical trismus）多发于女青年，既往有癔症史，有独特的性格特征，一般在发病前有精神因素，突然发生开口困难或牙关紧闭，可以伴发有全身其他肌痉挛或抽搐，用语言暗示或间接暗示常能奏效。

92. 不可复性关节盘前移位机制同可复性关节盘前移位。不同点是，当开口运动时，髁突挤压变性的关节盘不能复位，不能恢复正常的髁突－关节盘关系。故临床上有典型的关节弹响病史，继之有间断性关节绞锁史；进而弹响消失，开口受限，开口时下颌偏向患侧。关节区疼痛。症状类似翼外肌痉挛，但测被动张口度时开口度不能增大。

93. 炎性疾病类也称为关节盘后区损伤，其主要症状与翼外肌痉挛相似，唯一不同点是疼痛位于髁突后方，此处压痛明显，但不红肿。如为急性炎症，关节区可红肿、压痛明显，有时有自发痛，如有关节积液，患者不敢咬合，后牙不敢接触。

95. 复发性脱位常发生于急性前脱位后未给予适当治疗。另外，长期翼外肌功能亢进也可造成复发性脱位，可使韧带、关节囊附着松弛；老年人、慢性长期消耗性疾病、肌张力失常也常常发生顽固性、复发性脱位。

96. 颞下颌关节内的纤维或骨性粘连，称为关节内强直，简称关节强直，也称为真性关节强直。关节外上下颌间皮肤、黏膜或深层组织的瘢痕或骨性粘连称为颌间挛缩或关节外强直，也称为假性关节强直。区分关节内强直与关节外强直不是以纤维性粘连和骨性粘连为标准，而以关节内因素还是关节外因素导致开口困难或完全不能开口为依据。

97. 颞下颌关节紊乱病一般不发生关节内强直。

102. 导致颞下颌关节内强直术后复发的因素很多，一般认为与以下因素有关：年龄因素；切骨的多少；插入物的放置；骨膜对复发的作用；术后开口练习；关节强直程度和手术操作。

103. 颞下颌关节强直术后被动开口练习，可促进假关节形成，对防止复发有一定意义。一般术后7～10天即可开始练习，如同时行植骨或下颌前移术应推迟到2周之后。开口练习时间至少应6个月以上，一般在术后头1～2个月，应日夜使用开口器，以后可改为日间练习。

【填空题】

1. 精神因素　殆关系　免疫因素　关节负荷过重　关节解剖因素
2. 功能紊乱阶段　结构紊乱阶段　器质性破坏阶段
3. 下颌运动异常　疼痛　弹响和杂音
4. 咀嚼肌紊乱疾病类　关节结构紊乱疾病类　炎性疾病类　骨关节病类
5. 下颌运动异常　疼痛
6. 弹响和破碎音
7. 摩擦音　破碎音

8. 单侧、双侧　急性　复发性、陈旧性　前方　后方　上方　侧方
9. 纤维性强直　骨性强直
10. 髁突切除术　颞下颌关节成形术
11. 关节内强直　关节外强直　混合性强直
12. 关节许勒位　关节造影　关节内镜检查
13. 咀嚼肌紊乱
14. 关节弹响　关节绞锁
15. 可复性盘前移位

【问答题】

简答题

1. 颞下颌关节紊乱病（temporomandibular disorders，TMD）并非指单一个疾病，它是一类病因尚未完全清楚而又有共同发病因素和临床主要症状的一组疾病的总称。一般都有颞下颌关节区及相应的软组织包括肌肉疼痛，下颌运动异常和伴有功能障碍，以及关节弹响、破碎音及杂音等三大症状，可单独累及颞下颌关节或咀嚼肌群也可两者都累及。但又不是指那种上述症状的原因清楚的一类疾病，如类风湿性颞下颌关节炎、感染性颞下颌关节炎、颞下颌关节肿瘤等。颞下颌关节紊乱病多数为功能紊乱，也可为关节结构紊乱甚至器质性破坏，但一般都有自限性，属于肌骨骼类紊乱病。

2. 关节结构紊乱疾病类颞下颌关节紊乱病在国内外又称为关节内紊乱症（internal derangement），国内也称关节内错乱症，是颞下颌关节紊乱病中患病率最高的一类，为关节盘、髁突和关节窝之间的正常结构紊乱，尤其是关节盘－髁突这一有机复合体出现结构关系的异常改变。主要包括各种关节盘移位、关节盘各附着松弛或撕脱，关节囊扩张等。常伴有关节半脱位。以在开口运动中各种不同时期的弹响和破碎音为主要特征，可伴有不同程度的疼痛，以及开口度、开口型异常。这类疾病常继发于咀嚼肌紊乱，也有的由急性前脱位后造成。有的可以治愈，有的则进一步发展成关节器质性改变，也有的长期稳定在这一阶段而不发展。X 线检查一般均有关节间隙异常，但无骨质改变。造影片可显示关节盘移位，关节盘各附着松弛或撕脱等。病程迁延的病例，髁突和关节盘有早期的退行性变。

3. 不可复性盘前移位的临床表现：①有典型的关节弹响病史，继之有间断性关节绞锁史。②进而弹响消失，开口受限，开口时下颌偏向患侧。③关节区疼痛。④症状类似翼外肌痉挛，但测被动开口度时，开口度不能增大。⑤X 线平片见关节前间隙增宽，造影片可证实为不可复性关节盘前移位。

治疗原则：①首先可使用手法复位，即当下颌下降后，将下颌向前、向对侧用力牵拉。②如果复位成功，则不可复性关节盘前移位变成为可复性关节盘前移位。③如果手法复位不成功，可戴用枢轴𬌗板，扩大关节间隙，使之复位；如果此方法复位还不成功，可行关节镜外科复位治疗或开放性关节盘复位术。④近年来，有学者采用透明质酸钠做关节腔内注射，即黏弹性补充疗法。

4. 颞下颌关节紊乱病防治原则：①以保守治疗为主，采用对症治疗和消除或减弱致病因素相结合的综合治疗。②治疗关节局部症状的同时改进全身状况和精神状态。③应对患者进行医疗知识教育，以便患者进行自我治疗、自我保护、改变不良生活行为。④遵循一个合理的合乎逻辑的治疗程序。⑤治疗程序应先用可逆性保守治疗、然后用不可逆性保守治疗、最后选用关节镜外科和各种手术治疗，当然，如果有明显𬌗干扰引起，则应先调𬌗，如有明显手术适应证者，也可先采用手术疗法。

5. 颞下颌关节脱位（dislocation of condyle）是指髁突滑出关节窝以外，超越了关节运动的正常限度，以致不能自行复回原位者。按部位可以分单侧脱位和双侧脱位。按性质可分为急性脱位、复发性脱位和陈旧行脱位。按髁突脱出的方向、位置又可分前方脱位、后方脱位、上方脱位及侧方脱位，后三者主要见于外力损伤时。临床上以急性和复发性前脱位较常见，后方脱位、上方脱位和侧方脱位比较少见，其脱位的方向、位置由打击的力量和方向决定，并常伴有下颌骨骨折和颅脑损伤症状。

6. 颞下颌关节强直（ankylosis of temporomandibulau joint）是指因器质性病变导致长期开口困难或完全

不能开口者。临床上可分为两类：第一类是由于一侧或两侧关节内发生病变，最后造成关节内的纤维性或骨性粘连，称为关节内强直，简称关节强直，也可以称为真性关节强直；第二类病变是在关节外上下颌间皮肤、黏膜或深层组织，称为颌间痉挛（intermaxillary contracture）或关节外强直，也可以称为假性关节强直。

7. 真性关节强直和假性关节强直的鉴别诊断如下。①病史：前者为化脓性炎症病史，损伤史等；后者为口腔溃疡、上下颌骨骨折史、烧伤以及放射治疗史等。②颌间瘢痕：前者无，后者有。③面下部发育：前者严重畸形（成年后患病不显）；后者畸形较轻（成年后患病无影响）。④𬌗关系：前者严重错乱（成年后患病不明显），后者轻度错乱（成年后患病无影响）。⑤X线征：前者为关节间隙消失，关节部融合呈骨球状（纤维性强直的关节间隙存在但模糊）；后者关节部正常，上颌与下颌之间间隙可以变窄，密度增高。

8. 咀嚼肌紊乱疾病类主要为咀嚼肌的功能不协调，功能亢进和痉挛及肌筋膜痛，实际上是关节外疾病。关节结构和组织正常，以开口度和开口型异常及受累肌疼痛为主要临床表现。关节运动时无破碎音和摩擦音，但可有弹响，多发生于开口末或闭口初。X线检查无骨质改变。一般为颞下颌关节紊乱病的早期，经适当治疗可痊愈；不少患者还表现为一过性功能紊乱，短期内可自愈。

9. 由于翼外肌功能亢进下颌运动过度，以致在最大开口位时，翼外肌下头继续收缩，把髁突连同关节盘过度地强拉过关节结节，故其主要症状是弹响和开口过大呈半脱位，弹响发生于开口末期，有时也可发生于开口末和闭口初期。

10. 由于关节盘向前移位，在做开口运动时，髁突横嵴撞击关节盘后带的后缘时，迅速向前下继而向前上运动，同时关节盘向后反跳，从而髁突由关节盘后带的后缘到达关节盘中间带的下面，恢复正常的髁突－关节盘的结构关系，在此极为短暂的过程中，发生开口初期的弹响。

11. 翼外肌痉挛的主要特征有：张口、咀嚼食物时，自觉患侧关节区或关节周围区深部疼痛，口内翼外肌附着点上颌结节后上方有压痛，但不红肿；张口型偏向右侧；张口中度受限，被动张口度可大于自然开口度。不可复性关节盘前移位症状类似翼外肌痉挛，但被动张口度不能增大。颞下颌关节紊乱病的炎性疾病类，以往称为关节盘后区损伤，其主要症状与翼外肌痉挛相似，唯一的不同点是疼痛位于髁突后方，该处有明显压痛，但不红肿。

12. 由于关节盘穿孔、破裂不仅有关节器质性破坏，通常伴有关节结构紊乱和反复发作的临床症状，病史长，综合征多，故应遵循合乎程序的以保守治疗为主的综合治疗。只有那些经过综合治疗后仍反复发作疼痛，开口受限，影响功能者，可采用手术治疗。对关节盘穿孔可以修复者，则不宜行关节盘摘除术。如穿孔部位在关节盘本体部位不能修复者，可摘除关节盘。

13. 儿童期颏部对冲伤致单侧颞下颌关节强直，由于咀嚼功能的减弱和下颌的主要生长中心髁突被破坏，继发严重的面下部发育障碍畸形。表现为面容两侧不对称，颏部偏向患侧。患侧下颌体、下颌支短小，相应面部反而丰满；健侧下颌由于生长发育正常，相应面部反而扁平、狭长，常常易被误诊为健侧强直。

双侧强直者，由于整个下颌发育障碍，下颌内缩、后退，而正常上颌却向前突，形成特殊的小颌畸形面容，并可继发阻塞性睡眠呼吸暂停综合征。

同时患者由于经常力图开口，长期的下颌升颌肌群向上牵引与下颌体上的降颌肌群向下牵拉，使下颌角前切迹明显凹陷，下颌角显著向下突出。

14. ①颞下颌关节成形术，在髁突颈部截开形成假关节适用于骨粘连范围小且局限于髁突，下颌切迹尚存在的病例。②在下颌切迹以下，下颌孔平面以上截骨适用于骨粘连范围较广，下颌切迹变得狭小或已消失的病例。③对一些关节强直多次复发，因而骨粘连极为广泛，无法在下颌孔以上部位截骨时，只有采用下颌支下颌孔以下部位截骨。

15. 颞下颌关节紊乱病出现的弹响和杂音可分为弹响音、破碎音和摩擦音三种。弹响音：指开口运动中发出“卡、卡”的声音，多为单音，有时为双音，可复性关节盘前移位可出现。破碎音：指开口运动中发出“卡叭、卡叭”的破碎声音，多为双声或多声，关节盘穿孔、破裂或移位可出现此类杂音。摩擦音：指在开口运动中有连续的似揉玻璃纸样或似捻发音的摩擦音，骨关节病、软骨面粗糙可出现此类杂音。

16. 关节内强直X线检查，关节侧位片的表现有三种类型：第一种类型，正常关节解剖形态消失，关节间隙模糊，关节窝及髁突骨密质有不规则破坏。第二种类型，关节间隙消失，髁突和关节窝融合成很大的致密团块，呈骨球状。第三种类型，致密的骨性团块可波及下颌切迹，使正常喙突、颧弓、下颌切迹影像消失；下颌侧位片见，下颌支和颧弓甚至可完全融合呈“T”形。关节外强直X线检查，关节侧位片髁突、关节窝和关节间隙清楚可见。下颌或颧弓后前位片，有时可见上颌和下颌支之间的颌间间隙变窄，密度增高；有时可见骨化灶，甚至上、下颌骨之间或下颌与颧骨、颧弓之间形成骨性粘连。

17. 根据病史，存在的主要症状诊断颞下颌关节紊乱病并不困难。辅助诊断常用方法有：①X线平片(关节薛氏位和髁突经咽侧位)，可发现关节间隙改变和骨质改变，如硬化、骨破坏和增生、囊样变等。②关节造影，可发现关节盘移位、穿孔、关节盘诸附着的改变以及软骨面的变化。③近年来，应用关节内镜检查可发现本病的早期改变，如关节盘糜烂、表面粗糙变薄；滑膜充血、渗出、增生；关节骨面软骨剥脱、骨面裸露；关节腔内絮状物、纤维素渗出及关节盘和关节面粘连、瘢痕条索等。

论述题

18. 关节强直手术前，必须有正确的诊断。首先要确定是关节内强直、关节外强直或混合性强直，确定强直的性质是纤维性还是骨性，病变是单侧或双侧，以及病变的部位和范围，才能制订正确的手术计划。

19. 关节内强直手术的基本方法是：髁突切除术和颞下颌关节成形术。关节外强直手术的基本方法是：切断和切除颌间挛缩的瘢痕；凿开颌间粘连的骨质，恢复开口度。混合性强直，一般以假关节成形术、凿开下颌与上颌间骨性粘连，并结合游离植皮或皮瓣移植术应用最多。

20. 无论何种关节强直，术后的复发问题一直尚未完全解决。导致复发的因素很多，这些复发的因素是预防术后强直复发需要考虑的因素。①年龄因素：一般儿童期患者复发率高于成人期，原因是儿童成骨能力强，术后难以坚持开口练习。多数学者主张早期手术，能尽早恢复咀嚼功能，也有利于面下部生长发育。②切骨的多少：切骨越多，两骨断段接触机会少，复发可能性也小，但切骨过多会缩短下颌支，形成开𬌗。一般要求切骨范围在1 cm以上，骨断端形成点面接触，尽可能保留关节盘阻隔于髁突和关节窝之间，减少复发风险。③插入物：自体或代用品的插入可以降低复发，但何种插入物效果更好，尚无结论。④手术操作：尽量减少创伤，有效止血，减少无效腔，术后良好的包扎。⑤术后开口练习：术后7～10天开始开口练习，至少坚持6个月以上。当患者晨起时不再感觉关节区发紧，主动开口度达到术中效果，且CT证实截骨断面已经皮质化时，可认为手术后已稳定。

（梁新华　朱桂全）

第十一章　颌面部神经疾患

一、笔记

1. 知识点

①三叉神经痛的定义。②三叉神经痛的临床表现。③三叉神经痛的诊断要点。④三叉神经痛与牙源性疼痛和其他疼痛的鉴别诊断。⑤三叉神经痛与舌咽神经痛的鉴别诊断。⑥原发性三叉神经痛的病因假说。⑦三叉神经痛的治疗方案。⑧茎突过长综合征。⑨周围性（核性或核下性）面神经麻痹。⑩贝尔征的临床表现。⑪贝尔征的治疗原则。⑫永久性面神经麻痹的定义。⑬味觉性出汗综合征。

（1）三叉神经痛的定义

三叉神经痛又称“痛性痉挛”，是指在三叉神经分布区域内出现阵发性电击样剧烈疼痛，历时数秒至数分钟，间歇期无症状。疼痛可由于口腔或颜面的任何刺激引起。临床上通常分为原发性（真性或特发性）和继发性（症状性）两种。后者继发于明确的病变侵犯三叉神经引起的疼痛，而原发性三叉神经痛往往不能发现三叉神经的器质性改变。对于找不到病变的三叉神经痛，临床上诊断为原发性三叉神经痛，通常简称三叉神经痛。

（2）三叉神经痛的临床表现

本病的主要表现是在三叉神经某分支区域内，骤然发生闪电式的极为剧烈的疼痛，疼痛常持续数秒、数十秒或1～2分钟后又骤然停止。疼痛如电击、针刺、刀割或撕裂样剧痛，疼痛可自发，也可由轻微的刺激“扳机点”所引起，如表情肌的运动、微笑、轻微地触摸面部、微风的吹拂、头部的转动，以及刷牙、漱口等均能引起疼痛发作。“扳机点”可能是一个，但也可能为两个以上，一般取决于罹患分支的数目。此点常位于牙龈、牙体、上下唇、鼻翼、口角及颊部黏膜等处。

（3）三叉神经痛的诊断要点

符合以下要点中的5条以上，即可诊断为三叉神经痛。①骤然发生；②疼痛剧烈；③“扳机点”触发；④快来快去；⑤间歇期正常；⑥周期性发作；⑦局限半面；⑧无器质性病变。患者对剧烈疼痛的感受多样化，常描述为电击、针刺、刀割或撕裂样剧痛，痛不欲生；常由“扳机点”触发，扪压“扳机点”会再次激发疼痛，但“扳机点”并无器质性病变；来得快，去得快，持续数秒、数十秒，一般不超过1～2分钟；疼痛间歇期一切正常，但常常反复发作；疼痛部位局限在三叉神经某分支区域内，在面部的半侧，绝不越过中线。

（4）三叉神经痛与牙源性疼痛及其他疼痛的鉴别诊断

三叉神经痛有时可与牙痛相混淆，特别是牙髓炎和髓石所引起的疼痛比较剧烈；但牙髓炎所引起的疼痛为持续性，夜晚疼痛加剧（三叉神经痛时，夜晚疼痛减轻或消失），对冷热刺激敏感，有病灶牙存在。髓石所引起的疼痛，多在体位改变时或睡下后发生，无“扳机点”存在，亦无周期性发作的特点，X线片在牙髓腔内有结石存在。在临床上有不少三叉神经痛患者误认为牙痛而要求拔牙，此时必须认真鉴别。

有时颌骨内的埋伏牙、颌骨或上颌窦肿瘤的存在，压迫神经时也可引起神经痛，可行X线检查确诊。其他牙源性感染，如牙周膜炎、颌骨骨髓炎及拔牙术后创口感染等都能引起颌面部疼痛；但这些疾病所引起的疼痛为持续性、深在性钝痛，有明确病灶可查，疼痛一般不受外界刺激的影响，无“扳机点”存在，除去病灶后疼痛消失。

（5）三叉神经痛与舌咽神经痛的鉴别诊断

舌咽神经痛多见于男性，疼痛性质与三叉神经痛相似，但疼痛部位在舌咽神经分布区域如咽后壁、舌根、软腭、扁桃体、咽部及外耳道等处。疼痛常因吞咽、讲话而引起，睡眠时也可发作，这种情况在三叉神经痛时少见。可应用1%～2%丁卡因喷雾于咽部、扁桃体及舌根部，如能镇痛即可确诊。须注意的是，舌咽神经痛与三叉神经痛可同时发病。当三叉神经第三支痛伴有舌神经痛时，应特别注意与舌咽神经痛相鉴别。当第三支完全麻醉后而疼痛仍不缓解时，应考虑舌咽神经痛的可能；再用丁卡因喷雾于舌咽神经分布区域，如疼痛缓解即可做出诊断。

（6）原发性三叉神经痛的病因假说

原发性三叉神经痛的病因不明，存在多种假说：中枢病因假说和周围神经病因假说。

周围神经病因假说：三叉神经末梢到脑干之间的神经传导纤维受到任何刺激，都可引起三叉神经痛。近年主流的病因假说是三叉神经压迫学说：桥小脑角的微血管使邻近的三叉神经感觉根受到压迫，骨质增生压迫三叉神经，神经穿过的骨孔压迫三叉神经是三叉神经痛的主要病因。神经根受压后脱髓鞘，神经纤维裸露，裸露的神经纤维之间接触发生“短路”，类似电线“短路”而出现电击样剧痛。有发现神经根受压的压迹、神经扭曲、移位等，该学说在治疗效果上也得到印证，通过减压术，神经痛得到明显缓解。还有血供不良、遗传等其他假说。

（7）三叉神经痛的治疗原则

三叉神经痛的治疗分为原发性和继发性两种。继发性三叉神经痛有明确病因，应针对病因治疗，如为肿瘤应做肿瘤切除等。原发性三叉神经痛治疗没有明确病因，本着循序渐进的原则，应首选对机体无损伤性或损伤性最小的治疗方法。一般应首选药物止痛，如卡马西平、苯妥英钠等；如效果不佳则考虑采用封闭、注射疗法、理疗等，如仍无效时再依次选择神经撕脱、半月神经节温控热凝等。只有当这些方法均无效时才考虑做颅内手术。

半月神经节射频温控热凝术射频产热，选择性热凝固三叉神经感觉纤维，阻断痛觉传导到中枢，感觉丧失而痛觉消失。精确控温，使热耐受性好的触觉纤维不被热凝固，保留触觉。操作：经皮穿刺使射频针经卵圆孔进入三叉神经半月节，选择性热凝固神经节。成败关键是射频针进入卵圆孔，且穿刺针尖刺入神经节适当位置。

（8）茎突过长综合征：又称 Eagle 综合征，是由于茎突过长的刺激而引起咽部疼痛或感觉异常。临床多表现为一侧咽部疼痛、吞咽时加重，疼痛可放射至头颈部和面部；或患侧咽部明显的异物感，说话或转头时加重。常好发于青壮年，缓慢发病，病史可由数月至数年。

（9）周围性（核性或核下性）面神经麻痹

周围性面神经麻痹是指面神经运动纤维发生病变所造成的面瘫。病变可位于脑桥下部（如出血、肿瘤等）、中耳或腮腺等部位。其临床特点为：①病变侧全部表情肌瘫痪（但提上睑肌除外，因该肌受动眼神经支配），如眼睑不能闭合，不能皱眉、额纹消失，口周肌群瘫痪症状与核上瘫相同。②可伴有听觉改变，舌前2/3的味觉减退，以及唾液分泌障碍，其中最多见的是贝尔麻痹。

（10）贝尔征的临床表现

贝尔征（Bell sign）是面瘫的典型临床症状，包括患侧口角下垂，健侧向上歪斜；上下唇因口轮匝肌瘫痪而不能紧密闭合，故发生饮水漏水、不能鼓腮、吹气等功能障碍。上下眼睑不能闭合的原因是眼轮匝肌瘫痪后，失去了与受动眼神经支配的上睑提肌保持平衡协调的随意动作，致睑裂扩大、闭合不全、露出结膜；用力紧闭时，则眼球转向外上方，此称贝尔征。

（11）贝尔征的治疗原则

贝尔面瘫约80%病例可在2～3个月恢复。轻症病例多无神经变性，经2～3周后即开始恢复，于1～2个月可痊愈；神经部分变性者，需3～6个月恢复，更严重者恢复缓慢或不恢复。因此，贝尔面瘫的治疗可分急性期、恢复期、后遗症期三个阶段来考虑。①急性期：起病1～2周可视为急性期。此阶段主要是控制炎症水肿，改善局部血液循环减少神经受压。可给地塞米松10 mg静脉滴注减轻水肿，辅以营养神经的药

物如维生素 B_1、维生素 B_{12}。②恢复期：第 2 周末至 2 年为恢复期。此期的治疗主要是尽快使神经修复和传导功能恢复及加强肌收缩。除可继续给予维生素 B_1、维生素 B_{12}、烟酸外，可给予地巴唑等改善局部血液循环，促进神经修复；给予面部肌电刺激、电按摩、针刺穴位；进行面肌的被动和主动的功能性康复；如面瘫 1 个月仍无恢复迹象时，也可考虑行面神经管减压术。③后遗症期：2 年后面瘫仍未恢复者可按永久性面神经麻痹处理。

（12）永久性面神经麻痹

指由于肿瘤破坏面神经、外伤和手术意外损伤面神经等所引起的不可逆的面神经麻痹。少数贝尔面神经麻痹经治疗无效，也可后遗永久性面神经麻痹。常表现为面部表情及功能未恢复，对肌电仪和电兴奋性测验无反应或不出现电位变化。

（13）味觉性出汗综合征

味觉性出汗综合征（gustatory sweating syndrome）又称耳颞神经综合征或称 Frey 综合征，发病原因是被切断的耳颞神经再生时，原支配腮腺分泌功能的副交感神经纤维与被切断的原支配汗腺和皮下血管的交感神经末梢发生错位连接愈合，故而当咀嚼和味觉刺激时，引起副交感神经兴奋，同时引起面部潮红和出汗。本病主要发生于腮腺手术和腮腺外伤后。

2. 重点和难点

（1）重点

1）掌握三叉神经痛的诊断要点。

2）掌握三叉神经痛的常用治疗方案。

3）掌握三叉神经痛的鉴别诊断。

4）掌握面神经麻痹的治疗原则。

（2）难点

1）三叉神经痛的病因学说。

2）半月神经节射频温控热凝术的操作步骤。

3）原发性三叉神经痛与各种头面颈部疼痛的鉴别。

二、考点

1）三叉神经痛的诊断要点、鉴别诊断及常用治疗方案。

2）面神经麻痹的临床表现、治疗原则。

3）舌咽神经痛的临床表现和诊断要点。

4）茎突过长综合征的临床表现。

5）周围性（核性或核下性）面神经麻痹。

6）贝尔征的临床表现。

7）贝尔征的治疗原则。

8）永久性面神经麻痹的定义。

9）味觉性出汗综合征的定义。

三、试题及参考答案

（一）试题

【名词解释】

1. 扳机点

2. 茎突过长综合征
3. 味觉性出汗综合征
4. 贝尔征
5. Horner 综合征

【选择题】

A 型题

1. 支配口腔颌面部感觉的主要脑神经是
A. 舌神经　B. 舌咽神经　C. 面神经
D. 三叉神经　E. 迷走神经

2. 支配口腔颌面部运动的主要脑神经是
A. 舌神经　B. 舌咽神经　C. 面神经
D. 三叉神经　E. 迷走神经

3. 三叉神经痛的特点为
A. 持续性疼痛，夜间加重　B. 疼痛一般与咀嚼和张闭口运动有关
C. 骤然发生的阵发性电击样剧烈疼痛　D. 临床上常有先兆期和头痛期
E. 每次发作持续数小时

4. 下列关于原发性三叉神经痛描述错误的是
A. 中老年人多见　B. 神经系统检查常有阳性体征　C. 为阵发性电击样剧烈疼痛
D. 历时数秒至数分钟，间歇期无症状　E. 多单侧发病

5. 治疗三叉神经痛的首选药物为
A. 神经营养药　B. 苯妥英钠　C. 激素类
D. 卡马西平　E. 山莨胆碱

6. 三叉神经功能检查不包括的项目是
A. 泪液检查　B. 温、痛觉检查　C. 角膜反射
D. 腭反射　E. 运动功能检查

7. 三叉神经痛的疼痛部位位于颞下颌关节区，应属于三叉神经的哪一支疼痛
A. 第Ⅰ支　B. 第Ⅱ支　C. 第Ⅲ支
D. 第Ⅰ、Ⅱ支　E. 第Ⅱ、Ⅲ支

8. 在治疗三叉神经痛的多种方法中，止痛效果好，复发率低，可重复治疗的是
A. 卡马西平治疗　B. 神经撕脱术　C. 无水酒精注射
D. 半月神经节射频温控热凝术　E. 维生素 B_1、维生素 B_{12} 及局麻药封闭疗法

9. 三叉神经周围支切除撕脱术主要适用于
A. 下牙槽神经和舌神经　B. 三叉神经第Ⅰ、Ⅱ支　C. 三叉神经第Ⅱ、Ⅲ支
D. 眶下神经和下牙槽神经　E. 眶下神经和腭大神经

10. 半月神经节射频温控热凝术时，最后温度应升至
A. 40～50 ℃　B. 50～60 ℃　C. 60～70 ℃
D. 70～80 ℃　E. 90～100 ℃

11. 采用三叉神经感觉功能判断半月神经节射频温控热凝术时，下列哪种情况为达到最佳加热效果
A. 痛觉、触觉消失，角膜反射保留　B. 痛觉、触觉、角膜反射均消失
C. 痛觉、触觉消失，味觉保留　D. 痛觉消失，触觉、角膜反射保留
E. 痛觉、味觉消失，触觉保留

12. 最易使三叉神经痛高痛阈“扳机点”出现阳性体征的检查方法为

A. 拂诊　　B. 压诊　　C. 触诊
D. 叩诊　　E. 揉诊

13. 半月神经节射频温控热凝术治疗三叉神经痛时，判断针头是否准确处于热凝所需的最佳位置的客观指征是

A. 手术医师的经验　　B. X 线平片　　C. CT
D. 方波刺激　　E. 患者的角膜反射

14. 三叉神经痛患者行半月神经节射频温控热凝术，术后疼痛消失，但同时出现角膜反射减退、麻痹性角膜炎。请问其最可能的原因是

A. 热凝术治疗不彻底　　B. 继发三叉神经运动支损伤　　C. 继发三叉神经第Ⅰ支损伤
D. 继发动眼神经损伤　　E. 继发滑车神经损伤

15. 一患者，自觉右侧口底后份、舌根及咽部疼痛，用 2% 利多卡因阻滞麻醉三叉神经第Ⅲ支后，疼痛仍不缓解；再用 1%~2% 丁卡因喷雾于舌根部、咽部后，疼痛缓解。其最可能的诊断是

A. 三叉神经第Ⅱ支痛　　B. 继发性三叉神经痛　　C. 舌神经痛
D. 舌咽神经痛　　E. 舌下神经痛

16. 一患者，诊断为三叉神经痛，定分支检查为第Ⅲ支，“扳机点”在右下后磨牙区相对的颊黏膜处；口内检查，右下后磨牙均已拔除；X 线检查，拔牙区相应的下颌骨内可见界限清楚的散在透光区。请问此患者首选的治疗方法是

A. 病变骨腔清除术　　B. 下牙槽神经切断撕脱术　　C. 颏孔无水酒精注射法
D. 理疗　　E. 半月神经节射频温控热凝术

17. 患者，男，20 岁。近 1 个月内，右侧下颌区间断性发生刀割样剧烈疼痛，持续时间不等，最短约几秒，最长约 2 小时，自觉口服镇痛药后症状略减轻。口内检查右下颌牙未发现明显龋齿和牙周疾病；X 线全景片右侧下颌骨未见明显病变。那么最有可能的诊断是

A. 急性牙髓炎　　B. 桥小脑角胆脂瘤　　C. 原发性三叉神经痛
D. 下颌骨中央性颌骨癌　　E. 舌咽神经痛

18. 患者，女，55 岁。1 年来右眶上缘、鼻翼旁因触摸多次发生刀割样剧痛，每次最长持续 2~3 分钟，则该患者诊断可能为

A. 三叉神经第Ⅰ支痛　　B. 三叉神经第Ⅱ支痛　　C. 三叉神经第Ⅲ支痛
D. 三叉神经第Ⅰ、Ⅱ支痛　　E. 三叉神经第Ⅱ、Ⅲ支痛

19. 患者，男，50 岁。2 年前因右眶下区、下颌后磨牙前庭沟颊黏膜因触摸等诱因可诱发电击样剧痛，诊断为三叉神经第Ⅱ、Ⅲ支痛。给予卡马西平治疗，初起有效，近半年来，自觉发作频繁，虽不断加大药物剂量，效果仍差。全身检查未发现明显心血管疾病。根据目前病情首选哪种治疗方案

A. 病变骨腔清除术　　B. 半月神经节射频温控热凝术　　C. 继续加大卡马西平药物剂量
D. 2% 普鲁卡因病变支封闭　　E. 三叉神经周围支切断撕脱术

20. 贝尔面瘫急性期治疗不正确的是

A. 口服阿司匹林
B. 给予大剂量糖皮质激素（如地塞米松、泼尼松）
C. 给予强烈的针刺治疗，避免面肌失用性萎缩
D. 肌注维生素 B_1、维生素 B_{12}
E. 保护眼睛，防止角膜损伤

21. 最能有效证明贝尔麻痹时是否累及膝状神经节的检查方法是

A. 泪液检查（Schirmer 试验）　　B. 味觉检查　　C. 角膜反射检查
D. 咀嚼运动功能检查　　E. 听觉检查

22. 鉴别中枢性面神经麻痹与周围性面神经麻痹的主要依据是

A. 额纹是否消失、能否皱眉　　B. 眼睑能否闭合　　C. 能否耸鼻
D. 能否鼓腮　　E. 有无口角歪斜

23. 患者，女，45 岁。由于天气闷热，风扇直对面部吹一上午。午睡后，刷牙时发觉口角漏水，含漱不便；照镜时发觉右侧口角下垂，左侧向上歪斜。其最可能的诊断是

A. 右侧中枢性面神经麻痹　　B. 左侧核上性面神经麻痹　　C. 右侧贝尔麻痹
D. 左侧贝尔麻痹　　E. 右侧面肌痉挛

24. 患者，男，45 岁。2 年前患者以突发性的单侧面瘫，诊断为贝尔面神经麻痹。经药物，肌训练等贝尔面神经麻痹治疗方法治疗后面肌部分功能恢复。现查体发现右侧鼻唇沟较左侧浅，右侧睑裂大于左侧，右侧口角向左侧牵拉。你认为 2 年前诊断应为

A. 左侧贝尔面神经麻痹　　B. 右侧贝尔面神经麻痹　　C. 双侧贝尔面神经麻痹
D. 右侧面肌痉挛　　E. 左侧面肌痉挛

25. 患者着凉后晨起，发现口腔漏水，上下唇闭合不全，不能吹风鼓气，一侧口角下垂另一侧向上歪斜，额纹消失，不能蹙眉。此患者诊断最大的可能为

A. 中枢性面神经麻痹　　B. 周围性面神经麻痹　　C. 原发性面神经麻痹
D. 继发性面神经麻痹　　E. 贝尔麻痹

26. 贝尔麻痹患者发病仅一天，目前其最佳治疗应为

A. 大剂量糖皮质激素 + 阿司匹林
B. 大剂量糖皮质激素 + 阿司匹林 + 营养神经药物（维生素 B_1、维生素 B_{12}）
C. 大剂量糖皮质激素 + 阿司匹林 + 营养神经药物（维生素 B_1、维生素 B_{12}）+ 保护眼睛
D. 大剂量糖皮质激素 + 阿司匹林 + 营养神经药物（维生素 B_1、维生素 B_{12}）+ 保护眼睛 + 强针刺治疗
E. 大剂量糖皮质激素 + 阿司匹林 + 营养神经药物（维生素 B_1、维生素 B_{12}）+ 保护眼睛 + 立即面神经管减压术

27. 患者晨起发现刷牙时右侧口角漏水，照镜发现右侧口角下垂、眼睑闭合不全。就诊后查体，右侧口腔颊、舌及口底黏膜较对侧干燥、无光泽；右侧舌前 2/3 味觉较对侧迟钝；听力较对侧差；Schirmer 试验发现右侧泪液分泌少于对侧。该患者面神经损伤的部位可能在

A. 茎乳孔以外　　B. 鼓索与镫骨肌神经节之间　　C. 膝状神经节
D. 膝状神经节以上　　E. 镫骨肌神经节与膝状神经节之间

B 型题

28 ~ 31 题共用备选答案

A. 疼痛常因吞咽、讲话而引起
B. 疼痛常由于咀嚼、大张口时诱发
C. 持续性剧痛，夜间加剧
D. 疼痛常伴有耳颞区皮肤发红、多汗、唾液分泌及颞浅动脉搏动增加
E. 骤然发生的闪电样剧烈疼痛，持续时间较短，夜间减弱或消失

28. 三叉神经痛疼痛的特点是
29. 舌咽神经痛疼痛的特点是
30. 颞下颌关节紊乱病疼痛的特点是
31. 耳颞神经痛疼痛的特点是

32 ~ 37 题共用备选答案

A. “扳机点”位于眉
B. “扳机点”位于鼻唇沟
C. “扳机点”位于颏孔
D. “扳机点”位于上唇及下唇

E. 无“扳机点”

32. 三叉神经痛位于第Ⅰ支可能会

33. 三叉神经痛位于第Ⅱ、Ⅲ支可能会

34. 三叉神经痛位于第Ⅲ支可能会

35. 三叉神经痛位于第Ⅱ支可能会

36. 蝶腭节神经痛

37. 偏头痛

38～42 题共用备选答案

A. 面肌痉挛对应的英文名词是

B. 面神经麻痹对应的英文名词是

C. 舌咽神经痛对应的英文名词是

D. 三叉神经痛对应的英文名词是

E. 贝尔麻痹对应的英文名词是

38. Bell palsy

39. facial paralysis

40. glossopharyngeal neuralgia

41. trigeminal neuralgia

42. facial spasm

43～45 题共用备选答案

A. 面瘫发病第 2 周至 1 年

B. 面瘫发病第 1 个月至第 3 个月

C. 面瘫发病 1～2 周

D. 面瘫发病 2 年后

E. 面瘫发病 1～2 年

43. 贝尔面神经麻痹的急性期为

44. 贝尔面神经麻痹的恢复期为

45. 贝尔面神经麻痹的后遗症期为

46～50 题共用备选答案

A. 面瘫

B. 面瘫 + 味觉丧失 + 唾液分泌障碍

C. 面瘫 + 味觉丧失 + 唾液分泌障碍 + 听觉改变

D. 面瘫 + 味觉丧失 + 唾液、泪液分泌障碍 + 听觉改变

E. 面瘫 + 轻度感觉与分泌障碍

46. 面神经损伤在茎乳孔以外可出现

47. 面神经损伤在膝状神经节以上可出现

48. 面神经损伤在鼓索与镫骨肌神经节之间可出现

49. 面神经损伤在膝状神经节可出现

50. 面神经损伤在镫骨肌神经节与膝状神经节之间可出现

51～55 题共用备选答案

A. 眼睑闭合不全

B. 口角下垂、歪斜

C. 舌感觉麻木

D. 伸舌偏向患侧

E. 眶下区麻木

51. 面神经下颌缘支受损表现为

52. 舌神经受损的表现为

53. 舌下神经受损的表现为

54. 面神经颧支受损表现为

55. 三叉神经上颌支受损表现为

X 型题

56. 三叉神经痛特点有

A. 骤然发生的阵发性电击样剧烈疼痛　B. 多数为单侧性

C. 周期性发作　D. 每次发作持续数秒、数分钟

E. 疼痛可自发，也可由刺激“扳机点”引起

57. 检查三叉神经痛“扳机点”的方法有

A. 揉诊　B. 触诊　C. 叩诊

D. 拂诊　E. 压诊

58. 关于原发性三叉神经痛描述不正确的有

A. 呈周期性发作，缓解期有的可为几年，在此期间，疼痛缓解甚至消失，故可认为原发性三叉神经痛有自愈性

B. 绝不会出现局部感觉减退

C. 春季及冬季容易发作

D. 随着疾病发展，发作越来越频繁，间歇期亦缩短

E. 仅有一个“扳机点”

59. 半月神经节射频温控热凝术治疗三叉神经痛严重的并发症有

A. 颅内出血　B. 脑神经损伤　C. 颅内感染

D. 血压的急剧变化　E. 心律失常

60. 根据三叉神经痛的周围病变学说，下列哪些因素可能是三叉神经痛的病因

A. 三叉神经感觉根处的血管畸形和异常血管；颈内动脉管的骨质缺陷

B. 三叉神经压迹处尖锐的小骨刺

C. 高血压

D. 面部寒冷刺激

E. 三叉神经分支经过的骨孔因骨膜炎发生狭窄

61. 患者，三叉神经痛（第Ⅰ、Ⅱ支罹患）。病史 5 年，虽经治疗，但疗效不佳，仍频繁发作，其面部可能会出现

A. 皮肤粗糙、增厚　B. 面部潮红　C. 口角歪斜

D. 色素沉着　E. 脱眉

62. 舌咽神经痛可能的临床表现有

A. 可伴有心律不齐，甚或心脏停搏

B. 扁桃体区、咽部、舌根部阵发性剧痛

C. 睡眠时也可发作

D. 可有痛性抽搐和喉部痉挛感

E. 可引起昏厥和癫痫发作

63. 关于面肌痉挛描述正确的是

A. 肌电图显示肌纤维震颤和肌束震颤波

B. 伴面部剧痛

C. 阵发性的一侧面肌痉挛
D. 卡马西平、苯妥英钠可用于面肌痉挛的治疗
E. 一般不伴有其他神经系统的阳性体征

64. 贝尔麻痹可能的病因有
A. 风湿性面神经炎　B. 血管压迫　C. 冷风吹袭面部
D. 半月神经节受压　E. 病毒感染

65. 关于贝尔面瘫描述正确的是
A. 不伴有其他症状或体征的突发性单侧面瘫
B. 起病急骤，少自觉症状
C. 口角肌抽搐
D. 患侧口角下垂、健侧向上歪斜；不能吹风、鼓气；眼睑闭合不全
E. 有的患者额纹存在

66. 注射酒精治疗三叉神经痛时，使用酒精的浓度为
A. 60%　B. 70%　C. 95%
D. 100%　E. 85%

【填空题】

1. 临床上通常将三叉神经痛分为________和________两种。
2. 三叉神经功能检查包括：________、________、________、________。
3. 三叉神经的检查分为________和________检查。
4. 半月神经节射频温控热凝术治疗三叉神经痛成败的关键在于________和________。
5. 目前已公认________是引起三叉神经痛的主要病理变化。
6. 关于原发性三叉神经痛病因主要有________和________两种假说。
7. 三叉神经痛的治疗方法有________、________、________、________、________、________、________、________、________等。
8. 无水酒精或95%酒精注射治疗三叉神经痛的目的在于产生局部神经纤维________，从而阻断神经的传导，以达到镇痛效果。
9. 根据引起面神经麻痹的损伤部位不同，面神经麻痹分为________和________两种。
10. 贝尔面神经麻痹的治疗可分为________、________和________三个阶段来考虑。
11. 贝尔面神经麻痹恢复期的治疗主要是尽快使________恢复和加强________。
12. 目前判断面瘫预后优劣的较好的方法是采用________与________测验。
13. 临床上，为了判断面瘫时面神经损伤发生的部位，常用的检查有________检查、________检查、________检查。
14. ________和________是贝尔面瘫或周围型面瘫的重要临床表现，也是与中枢性面瘫鉴别的主要依据。
15. 三叉神经周围支切除撕脱术主要适用于________神经和________神经。

【问答题】

简答题

1. 何谓三叉神经痛？
2. 原发性三叉神经痛治疗的原则是什么？
3. 何为三叉神经痛的“扳机点”？
4. 半月神经节射频温控热凝术治疗三叉神经痛的原理是什么？

5. 中枢型面神经麻痹的临床特点是什么?
6. 周围型面神经麻痹的临床特点是什么?
7. 何谓贝尔征?

论述题

8. 请论述原发性三叉神经痛如何确定疼痛的分支及其范围。
9. 请论述贝尔面瘫的临床特点及其治疗原则。

(二)参考答案

【名词解释】

1. 扳机点:“扳机点”是指在三叉神经分支区域内某个固定的局限的小块皮肤或黏膜特别敏感,对此点稍加触碰,可立即引起疼痛发作。疼痛先从“扳机点”开始,然后迅速扩散至整个神经分支。“扳机点”可能是一个,但也可能为两个以上,一般取决于罹患分支的数目。此点常位于牙龈、牙、上下唇、鼻翼、口角及颊部黏膜等处。

2. 茎突过长综合征:又称 Eagle 综合征,是由于茎突过长而引起咽部疼痛或感觉异常。临床多表现为一侧咽部疼痛、吞咽时加重,疼痛可放射至头颈部和面部;或患侧咽部明显的异物感,说话或转头时加重。本病常好发于青壮年,缓慢发病,病史可由数月至数年。

3. 味觉性出汗综合征:又称耳颞神经综合征或称 Frey 综合征。本病主要发生于腮腺手术后,偶尔可见于下颌下腺手术及腮腺损伤后。发病原因是被切断的耳颞神经再生时,原支配腮腺分泌功能的副交感神经纤维与被切断的原支配汗腺和皮下血管的交感神经末梢发生错位连接愈合,故而当咀嚼和味觉刺激时,引起副交感神经兴奋,同时引起面部潮红和出汗。

4. 贝尔征:是面瘫的典型临床症状,包括患侧口角下垂,健侧向上歪斜;上下唇因口轮匝肌瘫痪而不能紧密闭合,故发生饮水漏水、不能鼓腮、吹气等功能障碍。上下眼睑不能闭合的原因是眼轮匝肌瘫痪后,失去了与受动眼神经支配的上睑提肌保持平衡协调的随意动作,致睑裂扩大、闭合不全、露出结膜;用力紧闭时,则眼球转向外上方,称为贝尔征。

5. Horner 综合征:又称颈交感神经麻痹综合征,主要是因颈交感神经受累而出现的一系列症状。其病因是:凡在交感神经中枢至眼部的通路上任何破坏或病变均可引起,如炎症、肿瘤、外伤、手术等,此外,也有先天性和病因不明者。临床表现可表现为上睑轻度下垂,睑裂缩小,眼球内陷,眼压暂时性降低,瞳孔缩小,患侧面颊潮红、温度升高,汗液分泌减少,甚而无汗,日久之后可能出现患侧面肌的轻度萎缩。

【选择题】

1. D 2. C 3. C 4. B 5. D 6. A 7. C 8. D 9. D 10. D 11. D 12. E 13. D 14. C 15. D 16. A 17. B 18. D 19. B 20. C 21. A 22. A 23. C 24. A 25. E 26. C 27. C 28. E 29. A 30. B 31. D 32. A 33. D 34. C 35. B 36. E 37. E 38. E 39. B 40. C 41. D 42. A 43. C 44. A 45. D 46. A 47. E 48. B 49. D 50. C 51. B 52. C 53. D 54. A 55. E 56. ABCDE 57. ABDE 58. ABE 59. ABCDE 60. ABCDE 61. ADE 62. ABCDE 63. ACDE 64. ABCE 65. ABD 66. CD

部分易错、易混选择题解析:

3. 三叉神经痛的特点为,骤然发生的阵发性电击样剧烈疼痛,历时数秒至数分钟,间歇期无症状,呈周期性发作,多为白天发作,夜晚疼痛减轻或消失。持续性疼痛,夜间加重常为牙髓炎的疼痛症状,而偏头痛临床上常有先兆期和头痛期。

4. 原发性三叉神经痛系指无神经系统体征,而且各种检查并未发现明显和发病有关的器质性病变者。原发性三叉神经痛以中老年人多见,表现为骤然发生的阵发性电击样剧烈疼痛,历时数秒至数分钟,间歇期无症状,呈周期性发作,多单侧发病。

6. 三叉神经功能检查包括：感觉功能（温、痛觉）检查、角膜反射、腭反射、运动功能检查。泪液检查属于面神经功能检查。

10. 半月神经节射频温控热凝术时，温度在 60 ℃以下不容易使神经纤维发生永久性蛋白变性，达不到治疗目的，而温度超过 90 ℃时又可损伤神经周围组织而产生严重并发症，故一般应采用最终加热温度 80 ℃左右，不宜超过 85 ℃。操作时，可先加热至 60 ℃，维持 1 分钟，再酌情加热至 70 ℃和 80 ℃。

11. 半月神经节射频温控热凝术，以痛觉消失，而同时触觉、角膜反射保留为判断加热是否达到最佳效果的标准。

12. 由于三叉神经痛“扳机点”痛阈高低不同，检查时根据刺激强度由轻到重分为拂诊、触诊、压诊、揉诊。揉诊往往能使高痛阈“扳机点”出现阳性体征，多用于眶下孔和颏孔区的检查。

16. 在三叉神经痛“扳机点”部位相应区域及以往拔牙部位的口内行 X 线检查，表现有界限清楚的散在透光区或界限不清的骨质疏松脱钙区的病变骨腔时，适于行病变性骨腔清除术。

17. 对于有非典型、常呈持续性的三叉神经痛，初次发病的青壮年，应考虑桥小脑角肿瘤特别是胆脂瘤的可能性，对怀疑者应进一步做三叉神经功能检查，拍 X 平片、CT、MRI 等检查。

19. 三叉神经周围支切断撕脱术主要适用于下牙槽神经和眶下神经，病变骨腔清除术适用于 X 线检查有确切的骨腔病灶，而半月神经节射频温控热凝术是治疗三叉神经痛的多种方法中镇痛效果好、复发率低、可重复治疗的方法。

24. 贝尔面神经麻痹恢复不全，常可产生瘫痪肌的挛缩，表现为患侧鼻唇沟加深，睑裂缩小，口角反向患侧牵拉，使健侧面肌出现假性瘫痪现象，此时易将健侧误诊为患侧。

26. 贝尔麻痹急性期的治疗原则是控制炎症水肿，改善局部血液循环减少神经受压，可给予阿司匹林 + 大剂量糖皮质激素 + 营养神经药物（维生素 B_1、维生素 B_{12}）+ 保护眼睛的治疗，但不宜应用强烈刺激的针刺、电针治疗；而面神经管减压术适用于面瘫 1 个月后仍无恢复迹象者。

27. 面神经损伤发生于膝状神经节时出现：面瘫 + 味觉丧失 + 唾液、泪液分泌障碍 + 听觉改变。

58. 原发性三叉神经痛呈周期性发作，缓解期可为数天或几年，在此期间疼痛缓解甚至消失，以后疼痛复发，很少有自愈者；原发性三叉神经痛一般无神经系统阳性体征发现，但也有病例因摩擦局部皮肤增厚、粗糙，或由于做过封闭、理疗或局部敷药等造成局部感觉减退，但无其他神经系统阳性休征，以区别于继发性三叉神经痛；原发性三叉神经痛“扳机点”可能是一个，但也可能为两个以上，一般取决于罹患分支的数目。

【填空题】

1. 原发性　继发性
2. 感觉功能检查　角膜反射　腭反射　运动功能检查
3. 定分支检查　三叉神经功能检查
4. 准确的穿刺　定位
5. 脱髓鞘改变
6. 中枢病变学说　周围病变学说
7. 药物治疗　半月神经节射频温控热凝术　针刺疗法　封闭疗法　理疗　注射疗法　手术疗法　冷冻激光
8. 变性
9. 中枢性面神经麻痹　周围性面神经麻痹
10. 急性期　恢复期　后遗症期
11. 神经传导功能　肌收缩
12. 肌电图　电兴奋性
13. 味觉　听觉　泪液

14. 额纹消失　不能蹙眉

15. 下牙槽　眶下

【问答题】

简答题

1. 三叉神经痛（trigeminal neuralgia）：指在三叉神经分布区域内出现阵发性电击样剧烈疼痛，历时数秒至数分钟，间歇期无症状。疼痛可由于口腔和颜面的任何刺激引起，以中老年人多见，多数为单侧性。临床上通常将三叉神经痛分为原发性和继发性两种，原发性三叉神经痛系指无神经系统体征，而且各种检查并未发现明显和发病有关的器质性病变者；继发性三叉神经痛则指由于机体的其他病变压迫或侵犯三叉神经所致，此型除表现疼痛症状外，一般尚有神经系统体征。

2. 原发性三叉神经痛治疗应本着循序渐进的原则，应首选对机体无损伤性或损伤性最小的治疗方法。一般应先从药物治疗或封闭、注射疗法、理疗等开始，如无效时再依次选择神经撕脱、半月神经节温控热凝等。只有当这些方法无效时才考虑做颅内手术。

3. "扳机点"是指在三叉神经分支区域内某个固定的局限的小块皮肤或黏膜特别敏感，对此点稍加触碰，可立即引起疼痛发作。疼痛先从"扳机点"开始，然后迅速扩散至整个神经分支。"扳机点"可能是一个，但也可能为两个以上，一般取决于罹患分支的数目。此点常位于牙龈、牙、上下唇、鼻翼、口角及颊部黏膜等处。

4. 半月神经节射频温控热凝术治疗三叉神经痛的原理是：射频电流通过有一定阻抗的神经组织时，离子发生振动，与周围质点发生摩擦，在组织内产生热，而不是在电极内产生热。通过电极尖端的热敏电阻，即可测量到针尖处的组织温度，在组织内形成一定范围蛋白质凝固的破坏灶，这样就能利用不同神经纤维对温度耐受的差异性，有选择地破坏半月神经节内传导痛觉的纤维，而保留对热抵抗力较大的传导触觉的纤维。

5. 中枢性面神经麻痹（又称为核上性面神经麻痹）是指面瘫的病损位于面神经核以上至大脑皮层中枢之间。其临床特点表现为：①病变对侧睑裂以下的颜面表情肌瘫痪，如鼻唇沟消失，不能上提口角，食物易留于口腔前庭等，但并不影响闭眼、皱眉；②常伴有与面瘫同侧的肢体瘫痪；③无味觉和唾液分泌障碍。

6. 周围性面神经麻痹（又称为核性、核下性面神经麻痹）是指面神经运动纤维发生病变所造成的面瘫。其临床特点表现为：①病变侧全部表情肌瘫痪（提上睑肌除外），如眼睑不能闭合，不能皱眉、额纹消失，口周肌群瘫痪症状与中枢性面神经麻痹相同。②可伴有听觉改变、舌前2/3的味觉减退，以及唾液分泌障碍。

7. 贝尔面瘫后，由于眼轮匝肌瘫痪，失去了与受动眼神经支配的上睑提肌保持平衡协调的随意动作，致眼裂扩大、闭合不全、露出结膜；用力紧闭时，则眼球转向外上方，此称为贝尔征（Bell sign）。

论述题

8. 首先通过查找"扳机点"初步确定疼痛的分支，然后诊断性封闭，进一步更准确确定患支。

定分支首先要寻找"扳机点"。各分支的常见"扳机点"的部位是：①眼支，眶上孔、上眼睑、眉、前额及颞部等部位。②上颌支，眶下孔、下眼睑、鼻唇沟、鼻翼、上唇、鼻孔下方或口角区、上颌结节或腭大孔等部位。③下颌支，颏孔、下唇、口角区、耳屏部、颊黏膜、颊脂体尖、舌颌沟等处，并需观察在开闭口及舌运动时有无疼痛的发作。对上述各分支的常见"扳机点"按顺序进行检查。由于各"扳机点"的痛阈高低不同，检查时刺激强度由轻到重分别采取拂诊、触诊、压诊和揉诊，以寻找"扳机点"。根据"扳机点"初步确定疼痛的分支，然后，用1%～2%利多卡因在神经孔处行阻滞麻醉，以阻断三叉神经相应的神经干，即诊断性封闭，来进一步更准确确定患支。具体方法是：第一支痛时，应封闭眶上孔及其周围。第二支痛时，可根据疼痛部位将麻药选择性地注入眶下孔、切牙孔、腭大孔、上颌结节部或圆孔。第三支痛时应行颏孔、下牙槽神经孔或卵圆孔的阻滞麻醉。当"扳机点"位于颊神经或舌神经分布区域时，还应做此两神经的封闭。麻醉时应先由末梢支开始，无效时再向近中枢端注射。例如第三支痛时，可先行颏孔麻醉；不能制止发作时，再做下牙槽神经麻醉，仍无效时，最后应做卵圆孔封闭。在封闭上述各神经干后，如果疼痛停止，1 小时内不发作（可通过刺激“扳机点”以试之），则可确定是相应分支的疼痛。最好是在 1 ~2 天后再重复进行一次诊断性封闭，则更能准确地确定患支。

9. 贝尔面瘫的临床特点有：①起病急骤，且少有自觉症状，不少患者主诉临睡时毫无异常，但晨起盥洗时，忽觉不能喝水与含漱；或者自己并无感觉而为他人首先所察觉。这种不伴有其他症状或体征的突发性单侧面瘫，常是贝尔面瘫的特殊表现。②面瘫的典型症状有：患侧口角下垂，健侧向上歪斜。上下唇因口轮匝肌瘫痪而不能紧密闭合，故发生饮水漏水、不能鼓腮、吹气等功能障碍。上下眼睑不能闭合、表现出贝尔征；由于不能闭眼，故易患结膜炎；在下结膜囊内常有泪液积滞或溢出，一般是由于泪囊肌瘫痪与结膜炎等原因所引起。前额皱纹消失与不能蹙眉，此点是贝尔面瘫或周围型面瘫与中枢型面瘫鉴别的主要依据。③另外，面瘫的症状还取决于损伤的部位，在茎乳孔以上，还可能发生味觉、泪液、唾液、听觉等方面的变化，因此，通过味觉、听觉和泪液检查可明确面神经损伤的部位。

贝尔面瘫的治疗可分为急性期、恢复期、后遗症期三个阶段考虑。①急性期：起病 1 ~2 周可视为急性期，主要是控制炎症水肿，改善局部血液循环，减少神经受压。可给予阿司匹林、糖皮质激素（如地塞米松、泼尼松）减轻炎症水肿；给予营养神经的药物维生素 B_1、维生素 B_{12}（肌内注射）；可给予红外线、超短波等理疗及局部热敷、肌按摩，但不宜应用强烈的针刺、点刺等治疗；同时应保护眼睛，以防止角膜损伤和结膜炎。②恢复期：第 2 周末至 1 年为恢复期，主要是尽快使神经传导功能恢复和加强肌收缩。除可继续给予维生素 B_1、维生素 B_{12}外，可给予烟酸、地巴唑等；给予面部肌电刺激、电按摩、针刺穴位；可根据病情进行面肌的被动和主动运动锻炼；此期患者仍应注意保护眼睛；如面瘫 1 个月仍无恢复迹象时，也可考虑行面神经管减压术。③后遗症期：2 年后面瘫仍未恢复者可按永久性面神经麻痹处理。

（刘　显　梁新华）

第十二章　先天性唇腭裂与颅面裂

一、笔记

1. 知识点

①唇腭裂的流行病学及发病机制。②唇腭裂的分类命名。③唇腭裂的序列治疗。④唇裂整复术。⑤腭裂整复术。⑥腭裂的语音治疗。⑦腭裂二期整复术。⑧牙槽突裂整复术。⑨面横裂和面斜裂的整复。

（1）唇腭裂的流行病学及发病机制

唇腭裂是一种多基因遗传所致的先天畸形，发病率随人种不同有差异，黄种人最高（1.18‰～2.128‰），黑人最低（0.2‰～0.73‰），白人居中（1.0‰～1.29‰）。中国（1.62‰～1.82‰）。

唇腭裂的发病有明显的家族聚集性，也与环境因素相关，因此又称之为多因素遗传性疾病（multifactorial inheritance）或多基因遗传易感性疾病。其发病机制仍不清楚，比较公认的是多因素综合作用阈值学说：每个个体都存在发生唇腭裂的阈值，多个易感基因，多种环境因素，联合作用达到这一阈值时，畸形才会产生（量变到质变）。

唇腭裂的发病机制研究现状：主要从两个方面研究，即遗传因素、环境因素。

研究途径如下。①人类流行病学调查：A. 遗传流行病学调查，在人群中筛查易感基因。B. 普通流行病学调查，寻找致畸环境因素。②动物实验研究：建立唇腭裂动物模型，进行分子遗传学研究，筛查易感基因。

环境因素：怀孕期间病毒、细菌感染、焦虑等心理因素，吸烟和饮酒及服用某些药物如维甲酸、抗惊厥药、苯二氮䓬类药物、可的松可增加患唇腭裂的风险。妊娠前后摄入叶酸或多种维生素可降低唇腭裂的发生率。有关环境因素的影响，尚存在争议。

唇腭裂的发生，是胚胎发育过程中胚突融合障碍所致，多发生在妊娠期前 3 个月内。不同的时间点，不同的胚突融合障碍，导致不同的唇腭裂畸形。

（2）唇腭裂的分类命名

按遗传学特征分为两大类：综合征型和非综合征型唇腭裂。

按畸形累及器官分为单纯唇裂、单纯腭裂、唇裂伴腭裂、牙槽突裂等。

按畸形部位分为单侧裂、双侧裂。

按裂隙程度分为完全性裂、不完全性裂。

颅面裂的 Tessier 分类：以数字 1～14 命名 14 类颅面裂，能准确描述裂隙累及的器官、部位，但国内临床中应用较少。

（3）唇腭裂的序列治疗

唇腭裂的“序列治疗”的概念，也称团队治疗。是以外科整复为主要手段，多学科协作的有序的对不同发育阶段的综合治疗。多学科参与，包括正畸科、耳鼻喉科、语音病理学家、心理学家等，达到外形、功能、心理的康复。序列治疗时间见表 12-1。

（4）唇裂整复术

常用的几种主流术式：单侧唇裂整复的 Millard 旋转推进法、华西新旋转推进法、台湾长庚改良旋转推进法、Tennision 下三角瓣法、双侧唇裂整复的原长法。唇裂整复术后继发的唇、鼻畸形非常多见，但继发畸形多样化，整复方法也多样化，需要多个阶段多次二期整复。

表 12-1　华西唇腭裂序列治疗时间表

时间	治疗内容
出生后	接受儿科医生的辅导：患儿喂养方法及营养保障 心理咨询：家长对突发事件的心理调整及对策
1～2 月龄	术前正畸矫正错位之牙槽突、改善唇、鼻畸形
3～6 月龄	单侧唇裂及鼻畸形的一期整复
6 月龄至 2 岁	腭裂整复术或鼓膜切开置管术
3 岁半至 4 岁	语音评估、语音训练，正畸矫正反殆
5 岁	腭裂术后腭咽闭合不全的腭裂二期整复
学龄前	A. 语音较差者，咽瓣手术，改善语音 B. 唇、鼻形较差者，唇、鼻二期整复 C. 6 岁牙槽突裂植骨，保证侧切牙萌出 D. 正畸治疗反殆
9～11 岁	牙槽突裂植骨，保证尖牙萌出
13 岁	恒牙萌出完毕后，正畸治疗排齐牙列
成年人	正颌外科手术矫正上颌骨发育不足

（5）腭裂整复术

腭裂需要序列治疗，手术整复和语音训练是最重要的两大内容。腭裂整复的目标是重建良好的语音，同时应减少手术对上颌骨生长的干扰。

要重建良好的语音，选择腭裂手术时机，年龄最关键。1 岁左右是最佳手术时机。4 岁左右是语音评估和语音训练的最佳时机。进行及早手术和语音训练的综合治疗是腭裂治疗取得效果的关键。

要重建良好的语音，重建完全的腭咽闭合是关键。腭咽闭合的概念：实现腭咽闭合的最必要条件是软腭充分地向上、后抬起和咽壁的向心性运动，软腭与咽壁贴合，将口腔与鼻腔分隔。软腭足够的长度和上抬，在腭咽闭合过程中起关键作用。

腭裂整复术的两大内容：①采用多种减张技术封闭裂隙，包括：硬腭松弛切口，两侧腭瓣内移，剪断腭腱膜，松解腭大神经血管束，松解翼钩基部骨膜等。②延长软腭，使之有足够的长度，达到完全的腭咽闭合。

经典术式为 Langenbeck 法（两大瓣法），其他许多术式都是在两大瓣法的基础上进行改良。近年来比较注重腭帆提肌重建的功能性整复，代表性术式为：Furlow 于 1978 年提出的反向双 Z 腭裂整复术、Sommerlad 于 2003 年提出的彻底的腭帆提肌复位重建术。

华西口腔医院唇腭裂外科近年来特别关注硬腭松弛切口的裸露骨面继发的上颌骨生长抑制，腭裂整复术初次手术的年龄越小，术后因上颌骨生长抑制继发的面中部发育不足的畸形越严重。采用一系列技术可以不做或少做硬腭侧方松弛切口，减轻了腭裂术后继发的上颌骨生长抑制。

（6）腭裂的语音治疗

腭裂术后能否达到完全的腭咽闭合和正常的语音，需要在 3 岁半至 4 岁常规进行腭咽闭合和语音评估，评估手段有主观评估和客观检查。语音的主观评估由专业语音师听患儿发音的清晰度进行评估；客观检查采用鼻咽纤维镜观察软腭与咽壁的闭合程度。腭咽闭合不全会出现高鼻音、鼻漏气，需要二次手术；但腭咽闭合完全也可能因为患者发音习惯不良，存在腭裂语音，需要训练，纠正不良发音习惯，改善语音。

语音治疗（语音训练）的适应证：①术后虽有良好的腭咽闭合，但仍发音不清；②患儿能合作，无智力障碍；③无听力障碍；④术后 6 个月以上，待术区瘢痕改建完成，肌肉协调性初步建立后进行语音训练。

(7) 腭裂二期整复术

腭裂术后经主观评估和客观检查，如果腭咽闭合不全者，需要二期手术整复。腭裂二期整复手术有两类：腭再成形术和咽成形术，如反向双Z腭裂再成形术和咽后壁瓣咽成形术，等等。

腭裂常常需要综合治疗，包括：

1) 腭裂的语音治疗（手术、语训）。

2) 腭裂中耳疾病的治疗（腭裂伴发中耳炎的早期筛查和治疗是唇腭裂序列治疗中的重要组成部分。在腭裂整复术同期行鼓膜切开置管术，可及时、有效地改善中耳功能。）。

3) 腭裂上颌骨生长不足的治疗。生长期——正畸矫治，可采用口外上颌牵引和舌簧扩弓；成人——正颌外科。

(8) 牙槽突裂整复术

整复目的：①为尖牙的萌出提供足够的骨基质；②为裂隙邻牙提供更多的牙周骨支持，保证正畸加力；③恢复牙弓的连续性和完整性，便于裂隙区牙的种植或义齿修复；④正畸扩弓后植骨，维持牙弓的稳定性；⑤口鼻瘘和前腭裂的封闭。

牙槽突裂的骨性裂隙，最佳的整复方法是自体髂骨骨松质植入，同期封闭软组织裂隙。整复时机：9 ~ 11岁。恒尖牙牙胚根发育1/2 ~ 2/3。

(9) 面横裂和面斜裂的整复

整复时机：同“唇裂整复术”。

2. 重点和难点

(1) 重点

1) 对唇腭裂复合畸形的理解。唇裂不是单纯的唇部软组织开裂、缺损，它还伴有软组织的移位，大多数还伴有鼻翼软骨畸形和上颌前份牙槽突畸形，单纯腭裂也不仅是软腭肌肉连续性中断和缺损、腭骨水平板的开裂和缺损，部分还伴颌骨甚至颅面诸骨的畸形；不仅有先天畸形，还有手术造成的硬腭松弛切口的裸露骨面瘢痕、骨膜掀起造成上颌骨生长抑制的继发畸形。唇裂伴有腭裂的患者，尤为如此。

2) 唇腭裂患者功能障碍的多重性。唇腭裂不仅有容貌畸形，还有语言、中耳、咬合甚至心理方面的障碍，因此，需要进行综合治疗。

3) 树立唇腭裂治疗的现代概念。外科手术整复是治疗唇腭裂不可或缺的主要手段。但由于唇腭裂常伴鼻、唇、颌骨，甚至颅面畸形，达到形态和功能均满意的效果决非单一的手术能实现。需要多学科的协同，进行一系列的“序列治疗”，以颌面外科或整形外科为主，与正畸科、口腔修复科、耳鼻喉科、语言病理学家、心理学家共同拟定全面、系统的治疗方案，从出生到成人，针对不同时期的畸形和功能障碍特点，进行相关治疗。

4) 单侧唇裂整复术。重点讲解经典的旋转推进法及几种改良的旋转推进法，以及不同设计思路的下三角瓣法，强调唇裂整复术的目的是使移位的组织复位，尽可能重建唇部外形的对称性、恢复口轮匝肌的连续性，恢复唇的外形和功能。

5) 双侧唇裂前唇原长法整复术。

6) 单侧完全性腭裂整复术的基本步骤。通过前述操作，达到封闭裂隙，后推软腭，以达到良好的腭咽闭合，为发音创造一个接近正常解剖学结构的器官。

7) 腭咽闭合的概念，腭咽闭合对语音的重要性，腭裂术后腭咽闭合的评估，腭咽闭合的影响因素。初期腭裂整复手术时机对术后腭咽闭合的恢复非常关键，对术后效果有重大影响。越早手术，术后越容易获得正常的语音。1岁以内手术，术后腭咽闭合率明显高于2岁以后手术者。综合术后效果、麻醉安全性、手术操作技术难易程度及手术对上颌骨生长干扰等因素。1岁左右、2岁以前是腭裂整复最佳的手术时机。

(2) 难点

1) 唇裂修补的旋转推进术中的定点比较灵活，术者需参照多个位点来定点，甚至需根据术中切开后组织复位的情况进行调整，初学者难以掌握。

2）唇裂修补术中各点切开、组织瓣换位后的位置变化及相应的效果也较难理解，动画和录像有助于对整复效果的理解。

3）唇裂的二期整复的灵活性也是初学者难以掌握的内容。

4）对腭咽闭合的理解，是软腭与咽壁动态的立体的贴合。腭咽闭合的影响因素，涉及软腭、咽两个器官，结构和功能两个方面，软腭的长度和上抬高度是最主要的因素，其次是咽腔的大小、咽壁的向心性收缩，缩小咽腔，有利于软腭封闭咽腔。

二、考点

1）唇腭裂的发病原因，多因素综合作用阈值学说，有哪些高风险的环境因素？

2）唇腭裂发生的时间点，哪个胚突融合障碍，导致哪种唇腭裂畸形？

3）唇腭裂“序列治疗”的概念。

4）华西唇腭裂序列治疗时间表中各个时间段相应的治疗内容。

5）单侧唇裂整复的常用的几种主流术式：Millard 旋转推进法、华西新旋转推进法、台湾长庚改良旋转推进法、Tennision 下三角瓣法的优点和缺点。

6）腭裂综合治疗的基本内容。

7）腭裂整复的目标、最佳手术时机。

8）腭咽闭合的概念，腭咽闭合的影响因素。腭裂整复如何才能重建完全的腭咽闭合？

9）腭裂整复中如何减少手术对上颌骨生长的干扰？

10）腭裂术后腭咽闭合的客观评估及主观评估。

11）腭裂术后腭咽闭合与正常语音的关系。

12）腭裂术后语音训练的适应证。

13）牙槽突裂植骨的目的、植骨时机、骨源选择。

14）面横裂和面斜裂的整复时机。

三、试题及参考答案

（一）试题

【名词解释】

1. 唇腭裂序列治疗
2. team approach to cleft lip and palate management
3. 综合征型唇腭裂
4. 微小型唇裂
5. 隐形腭裂
6. Furlow 反向双 Z 整复术
7. Furlow double opposing Z-palatoplasty
8. 腭裂的功能性整复
9. 腭咽闭合
10. 腭咽闭合不全
11. velopharyngeal insufficiency（VPI）
12. 腭裂语音
13. 腭瘘

【选择题】

A 型题

1. 口腔颌面部的发育始于胚胎发育的第几周

A. 3 周　B. 5 周　C. 8 周　D. 10 周　E. 12 周

2. 腭的形成大约在胚胎发育的第几周

A. 3 ~ 5 周　B. 5 ~ 8 周　C. 8 ~ 12 周　D. 12 ~ 16 周　E. 16 ~ 18 周

3. 面部发育初步完成，是在胚胎发育的第几周

A. 第 3 周　B. 第 5 周　C. 第 8 周　D. 第 12 周　E. 第 14 周

4. 胎儿唇、腭发育完成，口、鼻腔具备了成人的形态和结构，是在胚胎发育的第几周

A. 第 8 周　B. 第 10 周　C. 第 12 周　D. 第 16 周　E. 第 18 周

5. 唇、面、腭裂的发病原因

A. 与遗传无关　B. 单一基因遗传性疾病　C. 多基因遗传性疾病　D. 与环境无关　E. 与环境密切相关

6. 中国出生缺陷监测中心 1996—2000 年的统计显示，我国唇腭裂的患病率大约为

A. 0.6：1000　B. 1.6：1000　C. 2.6：1000　D. 1.0：1000　E. 2.0：1000

7. 单侧唇裂整复术的较合适的年龄在

A. 1 ~ 2 月龄　B. 3 ~ 6 月龄　C. 1 ~ 2 岁　D. 3 ~ 6 岁　E. 6 ~ 8 岁

8. 婴幼儿唇腭裂整复术的麻醉最好选用

A. 基础麻醉加眶下神经阻滞麻醉　B. 双侧眶下神经阻滞麻醉　C. 经口腔气管插管的全身麻醉　D. 经鼻腔气管插管的全身麻醉　E. 基础麻醉

9. 旋转推进瓣法修复唇裂时，鼻小柱根部定点的要求

A. 该点在鼻小柱根部的健侧，较恒定

B. 该点较灵活，当裂隙健侧的唇峰点明显上移时，该点也应随之上移

C. 该点较灵活，当裂隙健侧的唇峰点明显上移时，该点也应随之向健侧，向下移动

D. 该点不能越过面中线

E. 该点越低，裂隙健侧的唇峰点下降得越少

10. 唇裂手术患儿在全麻清醒后几小时可进流质食物

A. 清醒后即可　B. 1 小时　C. 2 小时　D. 3 小时　E. 4 小时

11. 在腭咽闭合不全型腭裂语音中，较多见的是

A. 声门爆破音　B. 咽喉爆破音　C. 咽喉摩擦音　D. 腭化构音　E. 鼻腔构音

12. 完全性唇裂术后皮肤拆线的时间

A. 3 天　B. 4 天　C. 7 天　D. 10 天　E. 14 天

13. 发音时，软腭肌群收缩，使软腭上抬，形成腭咽闭合，此时，是软腭的哪个部位与咽壁贴合？

A. 软腭后缘　B. 软腭后 1/3　C. 软腭中、后 1/3 交界区
D. 软腭前 1/3　E. 以上都不对

14. 完全性唇腭裂患儿的正畸治疗是在
A. 新生儿无牙期　B. 乳恒牙交替期　C. 恒牙列期早期
D. 贯穿以上三个时期　E. 成人期

15. 目前，多主张在哪个年龄段行腭裂整复术
A. 3 月龄　B. 1 岁左右　C. 3 岁左右
D. 5 ~ 6 岁　E. 8 ~ 12 岁

16. 腭裂术后几周可进普食
A. 1 周后　B. 2 周后　C. 3 周后
D. 4 周后　E. 5 周后

17. 完全性唇腭裂的术前正畸治疗最好在
A. 生后 1 个月内　B. 4 ~ 6 个月　C. 6 ~ 8 个月
D. 8 ~ 10 个月　E. 10 ~ 12 个月

18. 腭裂术后穿孔的修补时机至少在
A. 术后 1 个月　B. 术后 3 个月　C. 术后 6 个月
D. 术后 8 个月　E. 术后 12 个月

19. 牙槽突裂的手术治疗
A. 与唇裂修补术同期完成　B. 与腭裂修补术同期完成　C. 在 9 ~ 11 岁行自体骨移植
D. 在恒牙全部萌出后即可植骨修复　E. 在 18 岁生长发育基本完成后行自体骨移植

B 型题

20 ~ 24 题共用备选答案
A. 上颌突与内侧鼻突融合障碍
B. 上颌突与外侧鼻突融合障碍
C. 上颌突与下颌突融合障碍
D. 原发腭突与继发突融合障碍
E. 两侧内侧鼻突融合障碍

20. 唇裂
21. 腭裂
22. 面横裂
23. 面斜裂
24. 上唇正中裂

25 ~ 26 题共用备选答案
A. 单侧完全性唇裂
B. 双侧完全性唇裂，唇短小
C. 双侧不完全性唇裂
D. 单侧不完全性唇裂
E. 隐性唇裂

25. 前唇直线缝合修复法
26. 唇弓重建法

27 ~ 30 题共用备选答案
A. 两大瓣腭裂整复术
B. Furlow 反向双 Z 整复术

C. 犁骨黏骨瓣手术
D. 咽成形术
E. 旋转推进瓣整复术
27. 软腭裂
28. 完全性腭裂
29. 腭裂术后仍有重度腭咽闭合不全
30. 先天性腭咽闭合功能不全
X 型题
31. 唇、腭裂的发生，可能与下列因素有关
A. 遗传因素　B. 孕妇缺乏维生素 A、维生素 B_2、叶酸等
C. 黄曲霉素　D. 妊娠初期的病毒感染
E. 母体内异常增高的肾上腺皮质激素
32. 不完全性唇裂是指
A. Ⅰ度唇裂　B. Ⅱ度唇裂　C. Ⅲ度唇裂
D. 隐性唇裂　E. 裂隙累及鼻底但不伴鼻翼畸形
33. Ⅲ度唇腭裂常见的是
A. 红唇完全裂开
B. 红唇及白唇完全裂开，但鼻底未裂
C. 红唇、白唇、鼻底、牙槽突、腭部全部裂开
D. 红唇、白唇的皮肤、黏膜虽完整，但肌肉层连续中断
E. 裂隙累及表面软组织和骨骼，唇、鼻、牙槽突畸形严重
34. 正常的上唇形态是指
A. 红唇缘明显，两侧对称，构成唇弓　B. 上唇下 1/3 微向前翘
C. 红唇中部稍厚呈珠状，微向前下突起　D. 上、下唇等长
E. 两侧人中嵴等高
35. 对“序列治疗”正确的提法是
A. 是多学科的“协同治疗”
B. 由颌面外科、正畸科、耳鼻喉科组成治疗小组来治疗
C. 在患儿不同发育阶段，按计划实施不同的治疗
D. 按一定序列，逐步完成多个方面的治疗
E. 只有按“序列治疗”，才有较理想的疗效
36. “序列治疗”需多学科医师的紧密协作，一般包括
A. 产科医师　B. 儿科医师　C. 正畸科医师
D. 颌面外科或整形外科医师　E. 心理医师
37. 唇腭裂患儿要达到较满意的形态和功能效果，需进行“序列治疗”，一般包括
A. 术前正畸矫正复位牙槽突　B. 唇裂整复术　C. 腭裂整复术
D. 语音治疗　E. 唇、腭裂二期整复术
38. 唇腭裂“序列治疗”的内容包括
A. 唇、腭裂整复术　B. 中耳功能障碍的治疗　C. 咬合紊乱的矫正
D. 语言障碍治疗　E. 心理障碍治疗
39. 唇腭裂“序列治疗”的内容包括
A. 唇、腭裂早期的一期整复术　B. 腭咽闭合不全的咽瓣手术　C. 唇裂术后鼻畸形的整复
D. 继发颌骨畸形的正颌外科治疗　E. 语音训练、心理咨询等非手术治疗

40. 唇腭裂整复术术前应对患儿进行全面体检，应包括
A. 全身发育，营养状况　B. 上呼吸道感染　C. 有无先天性心脏病
D. 凝血功能　E. 局部皮肤状况
41. 唇裂一期整复术，术前胸片检查的目的是
A. 无特殊目的，术前常规检查　B. 筛查有无肺部急、慢性感染　C. 筛查有无先天性心脏病
D. 有无胸腺肥大　E. 有无气管炎症
42. 下三角瓣法修补唇裂的特点是
A. 定点明确，易于掌握　B. 瘢痕线与患侧人中嵴相似　C. 人中下 1/3 形态破坏
D. 切除唇组织较多，上唇下份较紧　E. 定点灵活，初学者不易掌握
43. 旋转推进瓣修补唇裂的特点是
A. 定点明确，易于掌握　B. 定点灵活，初学者不易掌握　C. 瘢痕线与患侧人工嵴相似
D. 人中下 1/3 形态破坏　E. 鼻小柱歪斜易于矫正
44. 用下三角瓣修复唇裂时，为了使裂隙健侧的唇峰点下降，需经此点将人中切开，对切口的要求是
A. 切口线与裂隙健侧唇峰点上方的红唇缘大约呈 120°
B. 切口线与裂隙健侧唇峰点下方的红唇缘大约呈 60°
C. 切口线经过裂隙健侧的唇峰点
D. 切口长度约等于健侧唇峰与患侧唇峰的高度差
E. 切口长度不超过健侧人中嵴
45. 旋转推进瓣法修复唇裂时，鼻小柱根部定点的要求是
A. 裂隙健侧唇峰点需下降越多时，该点也越低
B. 裂隙健侧唇峰点需下降越多时，该点也越高
C. 裂隙健侧唇峰点需下降越多时，该点越偏健侧
D. 裂隙健侧唇峰点需下降越多时，该点越偏患侧
E. 该点不能越过健侧人中嵴
46. 双侧完全性唇裂整复时，应
A. 尽可能维持前唇原有长度，作为人中长度
B. 前唇特别短小者，应利用侧唇适当增加前唇长度
C. 由两侧唇的红唇在中线对接重建唇珠
D. 唇珠的红唇黏膜由两侧唇黏膜和前唇黏膜组成
E. 前唇的红唇黏膜常常用于前唇的前庭沟加深
47. 双侧完全性唇裂常伴有前颌突明显突起，应对的措施包括
A. 术前正畸，使前颌突后退　B. 术中切开犁骨下缘
C. 术中切除部分骨组织　D. 术中充分解剖游离口轮匝肌及其在鼻翼基部的附丽
E. 在口内前庭沟做松弛切口
48. 下列哪些对“前唇直线缝合修复法”的描述是正确的
A. 适用于前唇较长的成人及幼儿
B. 术后短期内上唇仍显短
C. 前唇随生长发育会逐渐变长
D. 前唇的宽度会随生长发育逐渐增宽
E. 术中是将前唇的长度和宽度作为修复的前唇长度和宽度
49. 下列哪些对“前唇加长整复术”的描述是正确的
A. 适用于前唇短小的成人和前唇特小的幼儿
B. 以缩减上唇宽度来增加上唇高度

C. 术后易出现上唇下部过紧
D. 术后易出现上唇过长
E. 术后易出现较严重的反殆
50. 唇裂的术后护理哪些是正确的
A. 全麻未醒前，患儿平卧，头偏一侧
B. 术后当日 24 小时心电监护，血氧饱和度应达 95% 以上
C. 唇部伤口保湿，可减轻术后瘢痕
D. 唇部伤口张力大，可加戴唇弓，可减轻术后瘢痕
E. 红唇缝线可以不拆
51. 唇裂的术后护理哪些是正确的
A. 全麻未醒前，患儿仰卧
B. 全麻清醒后 4 ~ 6 小时，方可进少量流质
C. 术后次日唇部伤口暴露，不覆盖敷料
D. 唇部伤口应保持敷料覆盖，可减少衣物污染和感染机会
E. 伤口用 0.9% 氯化钠溶液或 1% 过氧化氢清洗
52. 单侧完全性唇裂整复术中对伴发鼻畸形的矫治原则包括
A. 不予矫正，鼻畸形应推迟到 13 岁以后矫治
B. 尽可能地对患侧鼻小柱软组织予以松解和延长
C. 应妥善修复鼻底裂隙
D. 调整鼻翼基脚位置，使健、患侧鼻孔接近一致
E. 唇裂修补术中同期行鼻翼软骨广泛剥离重塑鼻翼外形
53. 面裂的治疗原则
A. 软、硬组织畸形同期整复
B. 先整复软组织畸形，再整复骨畸形
C. 先整复骨性畸形，再整复表面的软组织畸形
D. 先整复对患儿有严重功能影响的畸形，如下眼睑缺失
E. 上颌骨畸形整复一般应在生长发育高峰期之后
54. 以下关于面横裂的描述，哪些是正确的
A. 面横裂是由于胚胎时上颌突与下颌突未能完全融合所致
B. 常伴第一鳃弓的发育畸形
C. 整复时，单侧面横裂口角的位置应与健侧口角对称
D. 双侧面横裂口角的正常位置应与瞳孔平齐
E. 面横裂整复时机同唇裂
55. 以下关于面斜裂的整复原则的描述，哪些是正确的
A. 需用颊部皮瓣旋转修补裂隙
B. 伴下眼睑部分缺损时，用 V-Y 缝合形成下眼睑
C. 伴内眦下移时，用 Z 字成形术交叉换位即可矫正
D. 伴上颌骨、眶底骨缺损时，应用植骨修复
E. Z 字成形术也是关闭面斜裂常用的方法之一
56. 对腭咽闭合的描述，哪些是正确的
A. 软腭的中、后 1/3 部分与咽壁相贴合
B. 咽上缩肌收缩使咽后壁、咽侧壁向软腭靠拢
C. 腭咽闭合时，口腔与鼻腔的通道部分或全部暂时隔绝

D. 所有发音均必须先形成良好的腭咽闭合，完全阻断进入鼻腔的气流

E. 正常发音时，依靠软腭和咽上缩肌，协调运动，使气流有控制地进入口腔，再通过舌、唇、齿的配合，才有正确的发音。

57. 对腭裂的分类，包含下列的

A. 隐性腭裂（黏膜下裂）　B. 软腭裂　C. 左侧或右侧不完全性腭裂

D. 左侧或右侧完全性腭裂　E. 双侧完全性腭裂

58. 下列关于腭裂分类的描述，哪些是正确的

A. Ⅱ度腭裂也称为不完全性腭裂　B. 浅Ⅱ度腭裂为软腭裂

C. 深Ⅱ度腭裂是包括部分硬腭裂开的不完全性腭裂　D. Ⅲ度腭裂均伴牙槽突裂

E. Ⅲ度腭裂也称完全性腭裂

59. 下列对腭裂语音的描述，哪些是正确的

A. 有不同程度的过度鼻音和鼻漏气

B. 过度鼻音是发元音时，气流进入鼻腔，产生鼻腔共鸣

C. 过度鼻音是发辅音时，气流进入鼻腔，产生鼻腔共鸣

D. 鼻漏气是发辅音时，气流进入鼻腔，口腔内气压不足而发音软弱不清

E. 腭裂患者常伴大量代偿性不良发音习惯，形成更难听懂的腭裂语音

60. 腭裂患儿常伴发的畸形和功能障碍有

A. 语言障碍　B. 通气障碍　C. 吮吸功能障碍

D. 中耳功能障碍　E. 牙、颌畸形和咬合紊乱

61. 腭裂伴发中耳炎的发生率较高的原因有

A. 腭帆张肌和腭帆提肌异常走行及附着，影响咽鼓管开张

B. 腭咽闭合不完全，吞咽时食物反流入中耳腔

C. 腭裂患儿身体素质差，抗感染能力弱

D. 腭裂常伴中耳、外耳结构异常

E. 咽鼓管组织结构异常，其开张能力较正常弱

62. 唇腭裂患者常伴上颌骨发育不足，其原因有

A. 唇腭裂本身伴有先天性上颌骨发育不足

B. 腭裂手术影响上颌骨发育

C. 因吸吮障碍致营养不良，影响上颌骨发育

D. 早期的唇裂手术使上唇受到持续加压而抑制上颌骨生长

E. 腭裂术后腭咽闭合不全，语言障碍使上颌骨缺少功能性刺激

63. 发音不清者，可能的原因有

A. 腭裂　B. 舌系带过短　C. 唇系带过短

D. 咽上缩肌功能障碍　E. 腭运动神经麻痹

64. 唇腭裂的序列治疗包括以下哪些内容

A. 唇、腭裂隙的关闭　B. 重建良好的腭咽闭合功能

C. 纠正牙、颌畸形，以改善其容貌及咬合　D. 语音训练

E. 心理治疗

65. 应从以下哪些方面来选择腭裂手术的最佳时机

A. 语音效果　B. 颌骨生长发育　C. 麻醉的安全性

D. 尖牙萌出情况　E. 患儿的全身状况

66. 对腭裂术后穿孔修补的描述，正确的是

A. 至少在术后6～12个月方能再次修补

B. 有些小的穿孔，可自行缩小闭合
C. 修补术通常是将邻近黏骨膜瓣旋转，单层封闭瘘口即可
D. 瘘口复裂的可能性比首次手术更大
E. 完全性腭裂牙槽突区的裂隙不属于腭瘘，该裂隙应在9~11岁时植骨修补
67. 对“腭心面综合征”描述正确的是
A. 也有称为“先天性腭咽闭合不全”
B. 腭部外形正常，仅部分患者伴不完全性腭裂
C. 多伴发先天性心脏病
D. 特殊面容：小眼，眶间距宽
E. 常伴高鼻音、鼻漏气
68. 腭裂语音治疗的适应证，正确的是
A. 术后已获得良好的腭咽闭合，但语音仍差者
B. 非腭咽闭合不全型腭裂语音
C. 术后3~6个月开始语音治疗
D. 治疗前要排除重度听力障碍者
E. 存在腭咽闭合不全而不能手术者，可采用发音辅助器，使发音时达到腭咽闭合，也可进行语音训练
69. 对语音治疗的描述，哪些是正确的
A. 语音治疗的前提是要有良好的腭咽闭合
B. 部分腭咽闭合稍差的患儿，戴入发音辅助器，并配合语音训练后，可改善腭咽闭合功能
C. 有中至重度的听力障碍者，应先改善听力
D. 治疗效果不佳者，应检查患儿有无听力及智力障碍
E. 语音治疗的最佳时期在2岁左右，即患儿开始学说话的时期
70. 关于语音治疗的描述，哪些是正确的
A. 影响治疗效果的因素很多，包括患儿腭部条件、配合程度等
B. 牙列缺损、错𬌗将影响疗效
C. 方言的使用，将削弱疗效
D. 语音治疗过程中，可能会出现新的语音障碍方式
E. 不同的不良发音习惯，也会影响疗效
71. 腭裂发音辅助器是一种
A. 适用于腭成形术后，仍有腭咽闭合不全者
B. 它由硬腭部基托、软腭后份的球状体、连接杆三部分组成
C. 发音时，球状体部分可封闭腭咽部，人为地改善腭咽闭合
D. 发音时，可人为抬高软腭，以获得较好的腭咽闭合
E. 可减少鼻漏气和过度鼻音，提高语音清晰度
72. 以下对牙槽突裂的描述正确的是
A. 由于上颌突与球状突融合障碍所致
B. 多数发生于上颌尖牙和侧切牙之间
C. 将影响牙胚的数目、位置及牙形态
D. 治疗采取自体髂骨骨松质植入，封闭裂隙
E. 植骨时间在上颌骨发育完成后即可进行
73. 牙槽突裂植骨可选用的骨源有
A. 髂骨松质骨　　B. 颅骨外板　　C. 胫骨
D. 肋骨　　E. 羟基磷灰石人工骨

74. 对牙槽突裂植骨术的描述，正确的是
A. 通常分两阶段进行，行封闭软组织裂隙，再进行植骨手术
B. 通常选用密质骨移植
C. 可为裂隙邻近的牙提供骨支持
D. 恢复牙弓的连续性和稳定性
E. 为鼻底和唇提供一个稳固的支架

【填空题】

1. 胚胎发育第________周时，________突与________突融合，形成鼻孔底及上唇；两侧________突相连形成鼻小柱、人中及前颌。

2. 胚胎发育第________周时，双侧上颌突的内面生出一对板状突起，称为________突。它们在中线融合，形成腭的大部，该突与________突相结合处，即为切牙孔。

3. 一侧________突未能在同侧与________突融合，则产生单侧唇裂，________突与________突未能融合，则形成面横裂。

4. ________突未能在一侧与________突融合，则形成单侧腭裂，如果仅在前颌部分未能融合，则形成________裂。

5. 腭裂修复术的主要目的是：修复腭部的________________，改善腭部的________________，重建良好的________________，为正常吸吮、吞咽、语言、听力等生理功能恢复创造条件。

6. 腭裂修复的基本原则是：封闭____________，延长____________；尽可能将____________复位；减少裸露的________，以减轻对上颌骨的________。

7. 腭裂语音可分为________________型和________________型两大类。

8. 辅音发音的三个过程为________、________、________，腭裂语音主要是其中的________发生障碍，应重点予以训练。

【问答题】

简答题

1. 简述你对唇、腭裂“序列治疗”的理解。
2. 简述旋转推进瓣修复单侧完全性唇裂的优缺点。
3. 简述下三角瓣法修复单侧不完全性唇裂的优缺点。
4. 简述腭裂术后出血的原因及可能的出血部位。
5. 简述腭裂术后穿孔的处理原则及措施。
6. 简述增加腭咽闭合功能的训练方法及效果。
7. 简述常用的腭咽闭合评估方法及评判标准。
8. 简述牙槽突裂植骨术的目的及要求。
9. 简述牙槽突裂植骨骨源的种类及优缺点。

论述题

10. 腭裂治疗，如何兼顾语音恢复良好，对上颌骨的生长抑制尽可能小？
11. 在腭成形术中，可通过哪些操作实现裂隙的关闭和软腭后退？
12. 在腭成形术中，可通过哪些操作预防术后出血？

思考题

13. 为什么1岁左右行初期腭裂修复术，容易获得良好的语音效果？
14. 哪些因素可能导致一期腭裂术后腭咽闭合不全？
15. 腭裂术后，患儿仍然有语音不清，可能存在哪些问题及相应的治疗方案？

16. 请分析腭裂术后穿孔的原因。
17. 请分析腭裂术后出血的原因及相应的预防措施。
18. 牙槽突裂植骨，为什么多选择在9~11岁进行?

（二）参考答案

【名词解释】

1. 唇腭裂序列治疗：多学科协同，拟定一系列治疗计划，按拟定的序列逐步完成，从而获得较理想的形态、功能和心理健康。

2. team approach to cleft lip and palate management：唇腭裂序列治疗，也称团队治疗，多学科协同，拟定系列治疗计划，按拟定的序列逐步完成，以获得较理想的形态、功能和心理健康。

3. 综合征型唇腭裂：遗传学分型，除唇腭裂畸形，同时伴发全身多系统畸形和功能障碍，存在染色体异常，是单基因遗传性疾病。

4. 微小型唇裂：国内学者称之为隐性唇裂，没有肉眼可见的白唇皮肤开裂，但深部的口轮匝肌纤维部分中断，裂隙只累及红唇，表现为红唇凹陷。

5. 隐形腭裂：腭隐裂又称腭黏膜下裂，是一种特殊的先天性腭裂，没有肉眼可见的腭部开裂，但软腭肌肉不连续，使腭部呈一透明带，发音时凹陷。典型的腭隐裂特点是悬雍垂裂开，硬腭后缘存在可触及的倒V形骨质缺损和软腭中线的透明带。

6. Furlow反向双Z整复术：反向双Z法是一种腭裂修复术式，由Furlow提出，分别在软腭的口腔、鼻腔面各设计一个“Z”，以裂隙作对称轴，鼻腔侧的“Z”与口腔侧的“Z”呈镜像关系，提肌被包含在每侧蒂后的肌肉黏膜瓣中，交叉换位后能达到关闭裂隙，重排肌肉，延长软腭的效果。

7. Furlow Double Opposing Z-Palatoplasty：反向双Z腭裂整复术，由Furlow提出，分别在软腭的口腔、鼻腔面各设计一个“Z”，以裂隙作对称轴，鼻腔侧的“Z”与口腔侧的“Z”呈镜像关系，提肌被包含在每侧蒂后的肌肉黏膜瓣中，交叉换位后能达到关闭裂隙，重排肌肉，延长软腭的效果。

8. 腭裂的功能性整复：是软腭肌肉的结构及功能重建，腭帆提肌复位，重建“腭帆提肌吊带”，重建良好的腭咽闭合。

9. 腭咽闭合：软腭充分地向上、后抬起和咽壁的向心性运动，软腭与咽壁贴合，将口腔与鼻腔分隔，是清晰发音的最必要条件。

10. 腭咽闭合不全：发音时软腭与咽壁不能贴合，出现明显的高鼻音、鼻漏气，多见于腭裂患者。

11. velopharyngeal insufficiency（VPI）：腭咽闭合不全，发音时软腭与咽壁不能贴合，出现明显的高鼻音、鼻漏气，多见于腭裂患者。

12. 腭裂语音：多见于腭裂患者，表现为明显的高鼻音、鼻漏气，为腭咽闭合不全所致。

13. 腭瘘：腭裂整复术后腭部创口愈合不良，遗留的硬腭或软腭穿孔，口鼻腔贯通。

【选择题】

1. A　2. C　3. C　4. C　5. C　6. B　7. B　8. C　9. C　10. E　11. C　12. C　13. C　14. D　15. B　16. B　17. A　18. C　19. C　20. A　21. D　22. C　23. B　24. E　25. C　26. B　27. B　28. A　29. D　30. D　31. ABDE　32. ABD　33. ACE　34. ABCE　35. ABCDE　36. BCDE　37. ABCDE　38. ABCDE　39. ABCDE　40. ABCDE　41. ABCD　42. ACD　43. BCE　44. ABCD　45. ACE　46. ABCE　47. ADE　48. ABCD　49. ABCDE　50. ABCDE　51. BCE　52. BCD　53. BDE　54. ABCDE　55. ABCDE　56. ABCE　57. ABDE　58. ABCDE　59. ABDE　60. ACDE　61. ABE　62. ABD　63. ABDE　64. ABCDE　65. ABCE　66. ABDE　67. ABCDE　68. ABDE　69. ABCD　70. ABCDE　71. ABCE　72. ABCD　73. AE　74. CDE

部分易错、易混选择题解析：

7. 单侧唇裂整复术的较合适的年龄，在3~6月龄，国外也有1~2月龄手术甚至出生后即手术的情况，但新生儿唇部的解剖标志点不够清晰，裂隙宽大的患儿组织量有限，手术难度及创伤大，综合麻醉插管的难度及安全性，3~6月龄是比较合适的年龄，而不是绝对的年龄，裂隙小，畸形轻，3月龄手术，裂隙宽大的唇裂，可适当延后至6月龄。

8. 旋转推进瓣法修复唇裂时，鼻小柱根部切开点的位置越低，裂隙健侧的唇峰点下降得越多。

9. 唇裂术后皮肤拆线的时间，一般建议为5~7天。完全性唇裂有一定的张力，7天较好。过晚拆线的皮肤异物反应大，瘢痕重。

10. 发音时，软腭肌群收缩，主要是腭帆提肌收缩，使软腭上抬，形成膝点，与咽壁贴合，形成腭咽闭合，腭帆提肌位于软腭中、后1/3交界区，与咽壁贴合形成腭咽闭合的部位不是软腭后缘。

11. 完全性唇腭裂患儿，常常伴严重的牙槽突、鼻畸形，最好在1~2月龄术前正畸矫正错位之牙槽突、改善唇、鼻畸形；6月龄至2岁行腭裂整复，手术导致上颌骨生长不足形成的反殆应尽早在学龄前矫治；恒牙萌出完毕后，正畸治疗排齐牙列。而成人期，主要是采用正颌外科手术矫正上颌骨发育不足，一般不采用单一的正畸治疗。

12. 腭裂整复术年龄越小越好，但应综合重建良好的语音并同时应减少手术对上颌骨生长的干扰，1岁左右手术较好，软腭裂对上颌骨的干扰小，可以提前到6个月手术，完全性腭裂及双侧腭裂整复术需要采用多种减张技术封闭裂隙，包括硬腭松弛切口，两侧腭瓣内移，剪断腭腱膜，松解腭大神经血管束，松解翼钩基部骨膜等，对上颌骨生长的干扰大，宜适当推迟手术，但不宜晚于2岁。大量多中心病例的数据表明，晚于2岁腭裂整复术后的腭咽闭合不全发生率明显升高。

16. 腭裂术后几周可进普食？教科书建议术后第1周流质，第2周半流质，第3周开始普食，注意用词，2周后就是第3周的开始，故选择B。

17. 完全性唇腭裂的术前正畸鼻畸形的矫正是重要内容之一，在生后1个月内，鼻翼软骨对外力最敏感，塑形效果最好。

18. 腭裂术后穿孔的修补时机，建议术后6~12个月。术后穿孔多发生于局部张力过大或血供不足导致愈合不良，糜烂创口组织脆弱，补充缝合会再次开裂，甚至使穿孔扩大；唯一的措施是让穿孔自然生长，穿孔大都会变小，如果鼻腔层未贯通，穿孔在术后1个月左右由新生肉芽组织封闭。术后6个月，创口愈合瘢痕改建初步完成，穿孔周围组织变软，延展性良好，此时，方可进行穿孔的修补。如果患者年龄小于4岁，宜等到4~5岁，进行主观和鼻咽镜评估，如果存在腭咽闭合不全，可在腭裂二期整复术中一并修补，过早修补会加重对上颌骨生长的干扰。

19. 牙槽突裂的自体骨移植，主要的治疗目的是为恒牙萌出创造条件，牙槽突裂隙两侧的恒牙是侧切牙和尖牙，分别在7岁和11岁左右萌出，故植骨手术在6岁和10岁左右进行，而大约40%牙槽突裂患者先天缺乏恒侧切牙，而6岁行牙槽突植骨对上颌骨生长的干扰可能更重，故主流的观点还是主张在9~11岁行自体骨移植。

26. 唇弓重建法是一种改良的双侧唇裂整复的加长法，将两侧侧唇的三角形皮肤向内下旋转，重建人中的最下端，使白唇嵴的人中段形成一突向唇珠的起伏，如此设计的主要目的是模拟唇弓的天然起伏，故形象地称之为“唇弓重建法”，同时也有增加前唇长度的作用，适用于前唇短小，与长度侧唇落差大的双侧唇裂整复。

31. 唇、腭裂的发生因素中，常用肾上腺皮质激素诱导动物腭裂的发生，环境因素研究中，孕妇缺乏维生素A、维生素B_2、叶酸，妊娠初期的病毒感染，接触二噁英等毒物都有较多报道，是唇腭裂发生的危险因素，但未见黄曲霉素的报道。

32. Ⅰ度、Ⅱ度、Ⅲ度唇裂的分类法是我国独有的，根据累及范围分别指裂隙只累及红唇、白唇、鼻底开裂三种情况，隐性唇裂也是我国特有的命名，属于Ⅰ度唇裂，特指红唇大部连续，仅最下方不同程度凹陷，国外特称之为微小型唇裂（microcleft lip），把它与不完全性唇裂分列，是因为有不同的整复方法。组织学研究发现，尽管微小型唇裂没有肉眼可见的白唇皮肤开裂，但皮肤形成皱褶，深部的口轮匝肌纤维部分中断，我国称之为隐性唇裂也是有道理的，对应于腭裂的黏膜下裂，我国称之为隐性腭裂。

34. 上唇与下唇正常的不等长，上唇比下唇多出一个人中的宽度，这个比例可作为双侧唇裂整复定点的参考。

40. 唇腭裂整复术术前进行全面体检十分必要，E 选项唇部皮肤如果有过敏、湿疹，蚊虫叮咬的红肿，抓伤等，唇裂整复术后瘢痕往往比较明显，应另外择期手术；腭裂整复术前如果有皮肤过敏，腭黏膜也可能处于高敏状态，不利于术后创口愈合，也宜另外择期手术。

41. 唇腭裂整复术，术前胸片检查不能显示气管的炎症。

48. 双侧唇裂整复术的前唇直线缝合修复法，术中是将前唇的长度作为修复的前唇长度，但前唇人中的宽度不宜过宽，一般应等于鼻小柱宽度，在前唇原有的宽度基础上应适当切除多余皮肤及黏膜。

49. 双侧唇裂整复术的前唇加长整复术，是将两侧侧唇的皮肤向内下旋转，来增加前唇高度，上唇宽度缩减，导致上唇下部过紧，唇部压力增加易导致较严重的反殆，上唇下部过紧，也会持续拉长前唇，特别是术中已使前唇与侧唇等高时，术后易出现上唇过长。

51. 唇裂术后，患儿全麻未醒前，患儿自主的吞咽反射尚未恢复，仰卧易导致分泌物流入肺部。唇部伤口仅在手术当日保持敷料覆盖，次日即一直暴露，便于清洗伤口。

52. 单侧完全性唇裂整复术中对伴发鼻畸形的矫治有不同的观点，华西口腔医学院的观点是尽早将异常位置的组织复位，使其在正常位置正常生长。故宜唇裂整复术中同期矫正鼻畸形，但要避免鼻翼软骨的广泛剥离可能导致的鼻翼软骨生长发育干扰。这也是国际的主流观点。

56. 对腭咽闭合的描述，D 所有发音，均必须先形成良好的腭咽闭合，完全阻断进入鼻腔的气流。说法不能绝对化，发带鼻音的语音，就无须先形成良好的腭咽闭合，不能完全阻断进入鼻腔的气流，否则，也是异常的语音。因此，在通过发音检查是否存在腭咽闭合不全时，不能用“妈妈”等带鼻音的词语进行判断。

57. 对腭裂的分类中，不完全性腭裂的裂隙居中，无左侧或右侧之分。

60. 腭裂患儿常伴发的功能障碍无通气障碍。腭裂不能形成良好的腭咽闭合，但进气、出气无碍。

61. 腭裂伴发的中耳炎是分泌性中耳炎，中耳积液，并无明显的炎症。主要原因是，腭帆张肌和腭帆提肌异常走行及附着，咽鼓管组织结构异常，影响咽鼓管开张，中耳渗出液不能及时从咽鼓管流出，中耳、外耳结构也无明显异常，与腭裂患儿抗感染能力无关。

62. 唇腭裂患者常伴上颌骨发育不足，其原因 C 即使营养不良，也不会只影响上颌骨发育，而是对身高的影响。E 腭裂术后腭咽闭合不全，语言障碍缺少功能性刺激，主要影响的是腭部肌肉，一般不会影响上颌骨发育。

63. 关于发音不清者，可能的原因。唇系带不会影响发音，咽上缩肌功能障碍，影响咽壁的向心性收缩，缩小咽腔，不利于腭咽闭合。可能导致腭咽闭合不全。

65. 选择腭裂手术的最佳时机，无须考虑尖牙萌出情况。

68. 腭裂语音治疗，是患儿按照语音师的要求进行反复练习，需要患儿的理解和配合，一般在 4 岁左右开始规范的训练。目前腭裂整复术大都在 1 岁左右手术，术后 3 ~ 6 个月患儿还不到 2 岁，过早开始语音治疗效果不佳，语音治疗的最佳时期在 4 岁左右。仅见于 4 岁以上的手术患儿，术后 3 ~ 6 个月开始语音治疗才是合适的。

71. 腭裂发音辅助器的球状体补偿软腭长度的不足，可部分封闭鼻咽口，减少鼻漏气和过度鼻音，提高语音清晰度，经过长期的适应性训练，逐步改善腭咽闭合，部分患者甚至可以达到完全的腭咽闭合。球状体并无抬高软腭的作用。

72. 牙槽突裂的植骨最主要的目的是为尖牙的萌出提供足够的骨基质，植骨时间在恒尖牙牙胚根发育 1/2 ~ 2/3，9 ~ 11 岁时。在上颌骨发育完成后的牙槽突裂植骨，是为正颌外科做准备，不是序列治疗的牙槽突裂植骨时间。

73. 关于牙槽突裂植骨可选用的骨源，由于牙槽突裂隙形态不规则，皮质骨很难嵌入裂隙与周围贴合，而松质骨颗粒可充填全部裂隙，更重要的是松质骨颗粒内含较多的成骨活性成分，松质骨颗粒也利于新生血管的长入，故选用的骨源都是颗粒松质骨，羟基磷灰石人工骨颗粒在临床上也有部分使用。

【填空题】

1. 7　上颌　外侧鼻　内侧鼻
2. 8　继发腭　原发腭
3. 上颌　内侧鼻　上颌　下颌
4. 原发腭　继发腭　牙槽突
5. 解剖形态　生理功能　腭咽闭合
6. 裂隙　软腭长度　移位的组织　骨面　生长抑制
7. 腭咽闭合不全　非腭咽闭合不全
8. 形成阻力　保持阻力　突破阻力　保持阻力

【问答题】

简答题

1. 简述你对唇、腭裂“序列治疗”的理解。

唇腭裂患儿不仅有唇鼻外形的畸形，还有多种功能障碍：语言障碍，咬合紊乱，原发或继发的颌骨发育畸形，部分腭裂患儿还伴发中耳功能障碍，许多患者存在不同程度的心理障碍。因此，单一的手术虽可矫治外部畸形，改善腭咽闭合功能，减轻患者的心理压力，但良好的语音常需语音病理学家和语音师参与语音训练，伴发的分泌性中耳炎需耳科医生诊治，伴发的牙颌畸形需正畸医师进行术前、术后的矫治和成年期正颌外科医师矫治其骨性畸形，而心理咨询则应贯穿患儿的成长，及时帮助他们解决心理问题。还有唇、鼻、颌骨、牙槽突裂的手术治疗、时机和术式的选择等诸多手术和非手术治疗均需多学科协同治疗，称为“Team approach”，由有关学科医师组成治疗小组进行会诊，列出形态、功能问题所在，共同拟定出全面、系统的治疗计划，按拟定的序列，逐步完成各种治疗，从而获得较理想的功能形态和心理健康。

2. 简述旋转推进瓣修复单侧完全性唇裂的优缺点。

旋转推进瓣法的优点是：切除组织少，鼻底封闭好，鼻小柱偏斜可获得较好的矫正，患侧人中下份的瘢痕线模拟了人中嵴形态；唇弓形态较好。缺点是：定点灵活性大，初学者不易掌握；完全性唇裂修复后，患侧唇高常嫌不足。

3. 简述下三角瓣法修复单侧不完全性唇裂的优缺点。

下三角瓣法的优点是定点明确，能恢复患侧唇应有的高度；缺点是患侧的三角瓣嵌入健侧上唇下 1/3 部，愈合的瘢痕有损于正常人中的解剖形态，在患侧白唇需切除少量正常组织，而使上唇较紧，用于不完全性唇裂整复，常发生患侧白唇过长的现象。

4. 简述腭裂术后出血的原因及可能的出血部位。

腭裂术后出血的局部原因最多见。术中局部止血不可靠、电烙止血不准确；全身凝血功能低下。可能的出血部位：腭大神经血管束分支、鼻腭神经血管束断端、硬腭骨面小血管穿支、侧方松弛切口、鼻甲黏膜破损。

5. 简述腭裂术后穿孔的处理原则及措施。

术后穿孔多发生于局部张力过大或血供不足导致愈合不良，糜烂创口组织脆弱，补充缝合会再次开裂，甚至使穿孔扩大；术后 6 个月，创口愈合瘢痕改建初步完成，穿孔周围组织变软，延展性良好，腭裂术后穿孔的修补时机，建议在术后至少 6 ~ 12 个月。如果患者年龄小于 4 岁，宜等到 4 ~ 5 岁，进行主观和鼻咽镜评估，如果存在腭咽闭合不全，可在腭裂二期整复术中一并修补，过早修补会加重对上颌骨生长的干扰。

措施：①让穿孔自然生长，穿孔大都会变小，如果鼻腔层未贯通，穿孔在术后 1 个月左右由新生肉芽组织封闭。②勿进食带颗粒的食物，避免颗粒使穿孔扩大。

6. 简述增加腭咽闭合功能的训练方法及效果。

增强腭咽闭合功能的训练方法有：①发“啊”音或高声唱歌可抬高软腭，使之与咽后壁接触。②鼓气训练，深吸气后紧闭口唇，将空气吐入口腔，逐渐增加口腔内压力并尽可能较长时间地保持这一压力，然后再缓慢有节制地吐气。在初期，腭咽闭合不完全时，口腔内气体常经鼻孔漏出，可捏住鼻孔练习，以后根据鼻漏气程度，逐渐放开手指独立练习。③吹水泡。口含吸管，一端伸入水中，持续吹气，持续时间越长越好。④软腭按摩，患者自己用拇指按压软腭，可能对软腭瘢痕软化有一定作用。

7. 简述常用的腭咽闭合评估方法及评判标准。

评估手段有主观评估和客观检查。语音的主观评估由专业语音师听患儿念一系列词组及语句，根据发音的清晰度进行评估，出现高鼻音、鼻漏气，判定为腭咽闭合不全；客观检查采用鼻咽纤维镜观察软腭与咽壁的闭合程度。在发“啊”“咿”音时，软腭充分上抬后，软腭与咽壁贴合，判定为腭咽闭合完全，二者之间有缝隙，则判定为腭咽闭合不全。

8. 简述牙槽突裂植骨术的目的及要求。

牙槽突裂植骨的目的是通过植骨使牙槽突恢复骨的连续性和关闭软组织裂隙。①封闭口鼻瘘和牙槽突裂。②恢复患侧鼻翼基部高度，为唇和鼻提供一个良好的支持。③为裂隙邻近和未萌出的牙提供骨的支持。④形成整体牙槽突，恢复牙弓的连续性，防止裂隙两侧骨段塌陷，重建一个稳固完整的上颌牙弓。⑤手术要求尽量不妨碍上颌骨生长发育。

9. 简述牙槽突裂植骨骨源的种类及优缺点。

牙槽突裂植骨的骨源多选用髂骨松质骨。近年来，国外许多学者选用颅骨松质骨是因为松质骨可快速血管化，在3周内完全血管化，抗感染力强，易成活，可在植骨区迅速愈合，并迅速与受植床的牙槽突结合为一整体。并在牙萌出的刺激下形成新骨，进一步增加牙槽突裂隙区骨量，维持并增加牙槽嵴高度。供区选用髂骨，主要是因为髂骨松质骨骨源丰富，易于采集，取骨方便，切口隐蔽，术后无疼痛不适，不影响功能，但松质骨量较少，抽获骨不是纯粹的松质骨，而肋骨、胫骨松质骨量均较少，由于需另辟术区等原因，应用很少。

论述题

10. 腭裂治疗，如何兼顾语音恢复良好，对上颌骨的生长抑制尽可能小？

腭裂整复最主要的目标是重建良好的语音，同时应减少手术对上颌骨生长的干扰。手术年龄越小，腭裂术后达到完全的腭咽闭合的概率越大，语音恢复越好。但手术的年龄越小，术后上颌骨生长抑制继发的面中部发育不足的畸形越严重。特别是硬腭松弛切口的裸露骨面是继发上颌骨生长抑制的主要因素，尽量不做或少做硬腭侧方松弛切口；避免鼻腔侧骨面裸露；延长软腭，不采用两大瓣后退，而是通过Z字交叉换位，避免硬腭前份骨面裸露，可最大限度减轻腭裂术后继发的上颌骨生长抑制。手术年龄尽量延后，但不能晚于学说话后，应在患儿开始说简短语句前。1岁左右最好，2岁前必须手术。

11. 在腭成形术中，可通过哪些操作实现裂隙的关闭和软腭后退？

在腭成形术中，关闭裂隙的措施有：从舌腭弓外侧，翼颌韧带稍内侧开始绕过上颌结节的内后方，向前沿牙龈缘1～2 mm切开硬腭黏骨膜。从硬腭骨面掀起黏骨膜，使之能向裂隙移动；游离腭大神经血管束1～2 cm。可增加黏骨膜向内、向后的移动度，推断翼沟，可松弛两侧腭瓣组织，减少软腭缝合时的张力。沿硬腭后缘剪断腭腱膜，并将鼻腔黏膜从硬腭鼻腔侧充分掀起，可使硬腭交界区软腭缝合时无张力。后退软腭的措施有：游离腭大神经血管束，剪断腭腱膜，将软腭肌群从硬腭后缘处游离，将纵向走行的肌纤维与口、鼻腔黏膜分离后，旋转并对端交织缝合，均有助于软腭后退，重建良好的腭咽闭合。

12. 在腭成形术中，可通过哪些操作预防术后出血？

术区切开前用（10～20）：10 000浓度的肾上腺素氯化钠溶液局部浸润，收缩的小血管断端容易形成栓塞，减少术中和术后出血；对易出血部位，如腭大神经血管束分支、鼻腭神经血管束断端、硬腭骨面小血管穿支、侧方松弛切口、咽部切口，电烙止血彻底、准确，术毕用0.9%氯化钠溶液冲洗术区，发现出血点时，可加用缝合止血、止血纱布填塞、碘仿纱布压迫止血；避免鼻甲黏膜破损。

思考题

13. 为什么1岁左右行初期腭裂修复术，容易获得良好的语音效果？

腭裂修复的最佳年龄，至今尚有争论，大多数学者认为，在1～2岁较为合适，这主要是因为患儿2岁开始学说话，此前完成腭裂修复，可重建其正常的发音器官，早期手术有利于建立正常的发音习惯，在正常条件下自然发音；同时，发音也可促进重建软腭肌群，腭咽肌环有较好的发育，利于获得良好的腭咽闭合功能。当然，早期手术也有不利因素，手术对上颌骨的创伤、黏骨膜瓣的剥离可能干扰上颌骨生长发育，术后裸露骨面及术后的瘢痕可加重上颌骨生长的抑制。低年龄的麻醉风险也相对较高，权衡利弊，小年龄手术，语音好，但颌骨发育影响大，大年龄手术，颌骨发育影响小，但语音恢复难度大，因此，结合患儿的全身发育、麻醉条件、语音恢复和上颌骨发育等因素。目前，多倾向于在患儿1～2岁手术，使之获得良好的语音，继发的上颌骨生长发育畸形可通过正颌外科等手段予以矫正。

14. 哪些因素可能导致一期腭裂术后腭咽闭合不全？

在结构和功能两方面：术前患者先天条件软腭过短，咽腔深大，咽壁动度小；术中软腭后退不足，软腭延长不足，未做腭帆提肌复位重建；术后软腭瘢痕严重，软腭挛缩，软腭上抬高度不足，腭瘘穿孔大。

15. 腭裂术后，患儿仍然有语音不清，可能存在哪些问题及相应的治疗方案？

①腭咽闭合不全，出现高鼻音、鼻漏气，需要二期手术整复。腭裂二期整复手术有两类：腭再成形术和咽成形术。②腭咽闭合完全但发音习惯不良，也存在腭裂语音。需要语音训练，纠正不良发音习惯。

16. 请分析腭裂术后穿孔的原因。

腭裂术后穿孔的原因主要是术中减张不够。如两侧黏骨膜瓣松弛不够，腭大神经血管束游离过少，翼钩未拔断，腭腱膜未从硬腭上完全游离，均妨碍组织瓣向中线靠拢，而使缝合张力过大。另外，硬软腭交界处组织薄弱，将黏骨膜瓣从硬腭后缘掀起时，容易造成该区组织撕裂，加之该区缝合后空虚，不利于创口愈合，如果切断鼻腔黏膜，暴露的鼻腔侧创面常因鼻部分泌物堆积不利于创口愈合，甚至容易引起创口感染。较少见的穿孔在硬腭前端，特别是双侧完全性腭裂术后较多见于前颌骨与两侧硬腭交界处，多因掀起黏骨膜瓣时，创伤过大，造成创缘撕裂，缝合时切口对位不良，裂隙关闭不严或因裂隙较窄，裂隙两侧的黏骨膜不能充分翻转到鼻腔侧，缝合时，黏骨膜瓣的黏膜上皮相贴合而致创口不能愈合，如果黏骨膜瓣后退太多，瓣前份不能在切牙孔附近区域覆盖，单层的鼻腔侧黏膜封闭裂隙则容易出现术后穿孔，硬腭大面积的黏骨膜瓣坏死，而出现的硬腭穿孔则偶见于腭大神经血管束断裂，组织缺血坏死。腭垂开裂则见于缝合时黏膜内卷，创口撕裂，进食不当等。

17. 请分析腭裂术后出血的原因及相应的预防措施。

腭裂术后的早期出血，多由于术中止血不全，出血部位可为断裂的腭降动脉分支，黏骨膜瓣前端的鼻腭动脉及侧切口上的小血管，犁骨黏骨膜瓣创缘及鼻腔黏膜创口，鼻甲黏膜创口。全身疾病如凝血系统功能障碍会导致上述部位持续渗血。如遇术后出血，应查明原因和出血部位。如为渗血，可用明胶海绵、止血纱布或止血粉或肾上腺素纱布局部填塞，压迫止血。鼻腔侧出血可用1%麻黄素滴鼻，麻黄素纱条或凡士林油纱条鼻腔填塞止血。有较明显的小动脉出血，应给予缝扎止血。全身用药可配合止血剂，如巴曲酶、酚磺乙胺、维生素 K_1 等，必要时可输鲜血。

18. 牙槽突裂植骨，为什么多选择在9～11岁进行？

牙槽突裂植骨多选择在9～11岁，尖牙萌出以前，尖牙牙根已形成1/2～2/3时。此时，上颌骨发育的高峰期已过，上颌骨发育已基本完成，可减轻手术时上颌骨生长发育的影响；在尖牙未萌出前植骨，可使尖牙获得足够的骨基质支持，并通过植骨区萌出，刺激新骨生成，增加发育不良的牙槽突裂区牙槽嵴高度，还可使萌出牙获得良好的骨组织支持。

（郑　谦　李承浩）

第十三章　牙颌面畸形

一、笔记

1. 知识点

①牙颌面畸形的定义。②牙颌面畸形的分类。③正颌外科的矫治原则。④正颌 - 正畸联合治疗牙颌面畸形的程序和步骤。⑤临床常用的正颌外科术式。

（1）牙颌面畸形的定义

牙颌面畸形（dentomaxillofacial deformities）是一种因颌骨生长发育异常引起的颌骨体积、形态结构和上、下颌骨之间及其与颅面其他骨骼之间的位置关系失调，表现为颜面形态异常，咬合关系错乱与口颌系统功能障碍，又称为骨性错𬌗（skeletal malocclusion）畸形。

（2）牙颌面畸形的临床分类

牙颌面畸形往往存在颅与颌，𬌗与颌及上下颌骨之间的三维空间关系异常。常见的颌骨发育畸形主要包括发育过度和发育不足两大类，可单独或同时发生在上颌骨及下颌骨，可以是对称性或非对称性。

牙颌面畸形的临床分类见图 13–1 至图 13–5。

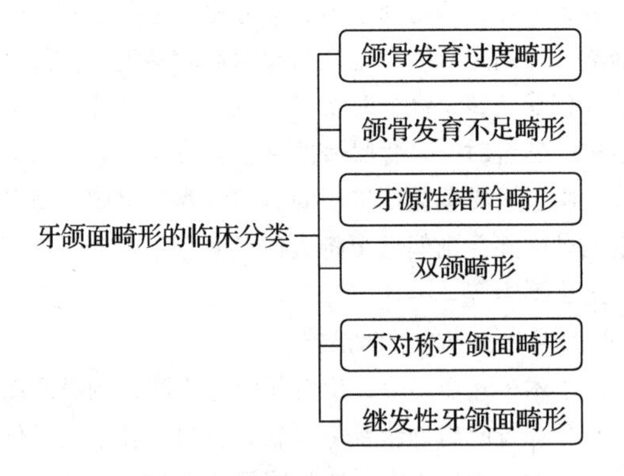

图 13–1　牙颌面畸形的临床分类

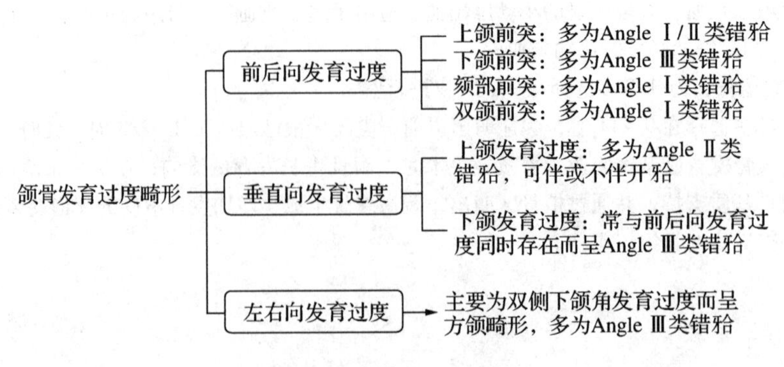

图 13–2　颌骨发育过度畸形

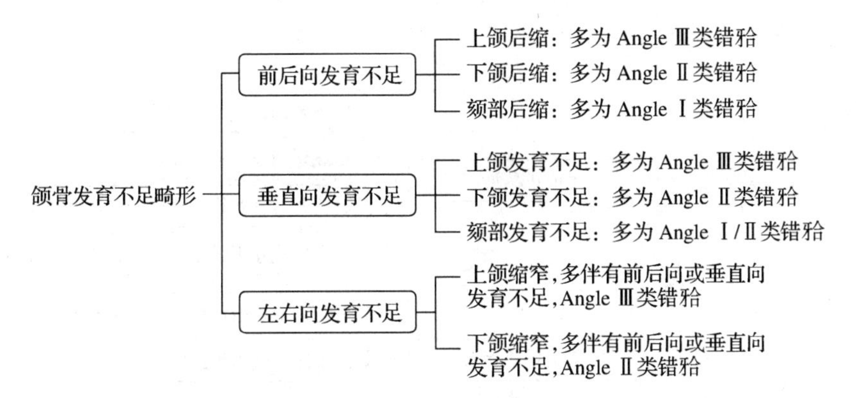

图 13-3　颌骨发育不足畸形

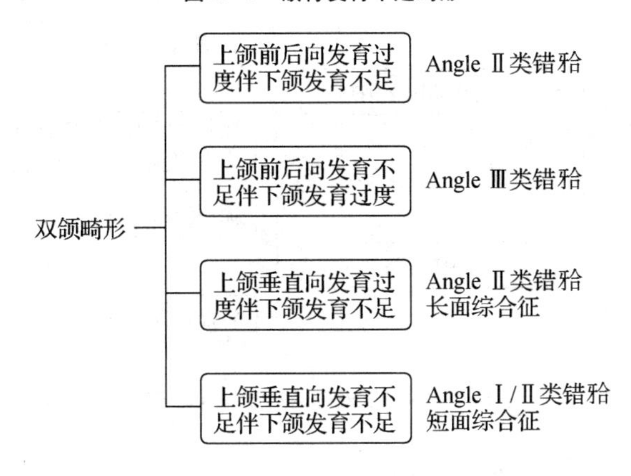

图 13-4　双颌畸形

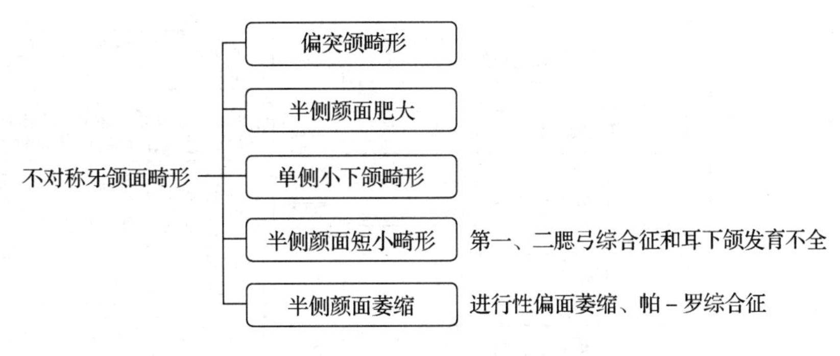

图 13-5　不对称牙颌面畸形

（3）正颌外科的矫治原则（图 13-6）

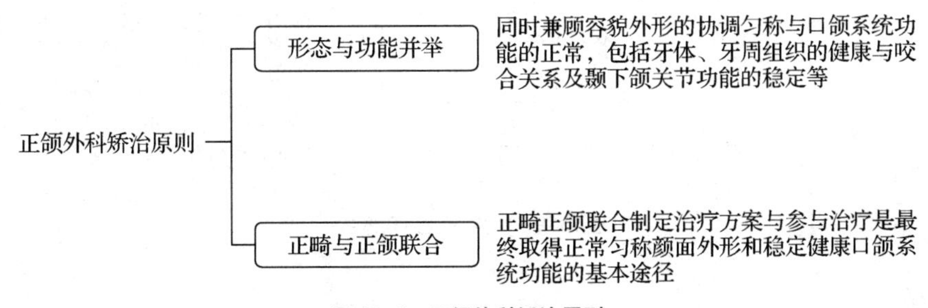

图 13-6　正颌外科矫治原则

（4）正颌－正畸联合治疗牙颌面畸形的程序和步骤（图 13-7）

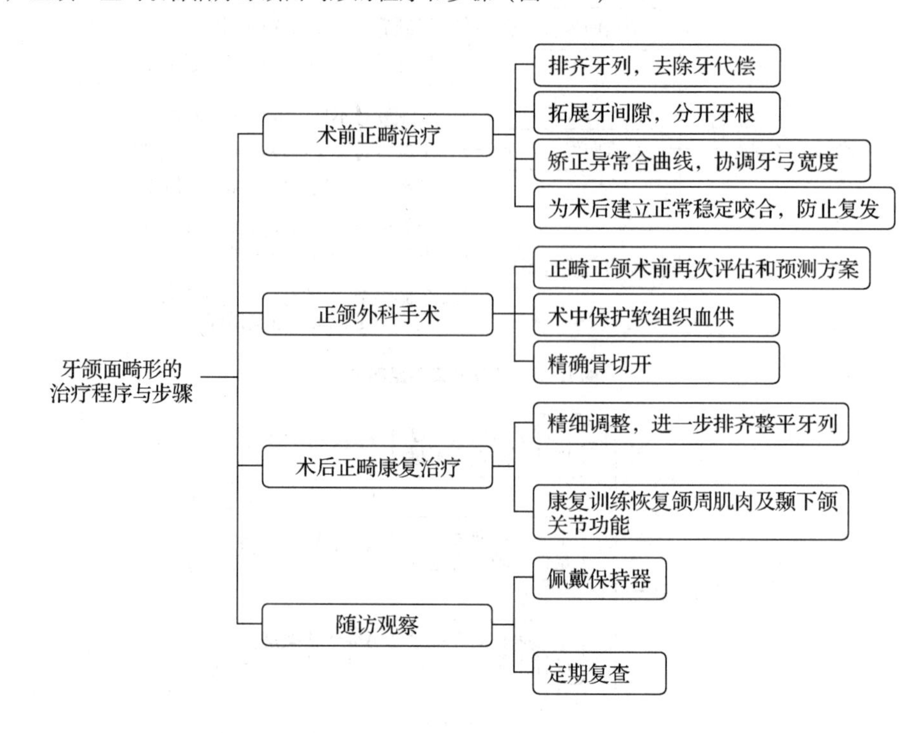

图 13-7　牙颌面畸形的治疗程序与步骤

（5）临床常用的正颌外科术式（图 13-8）

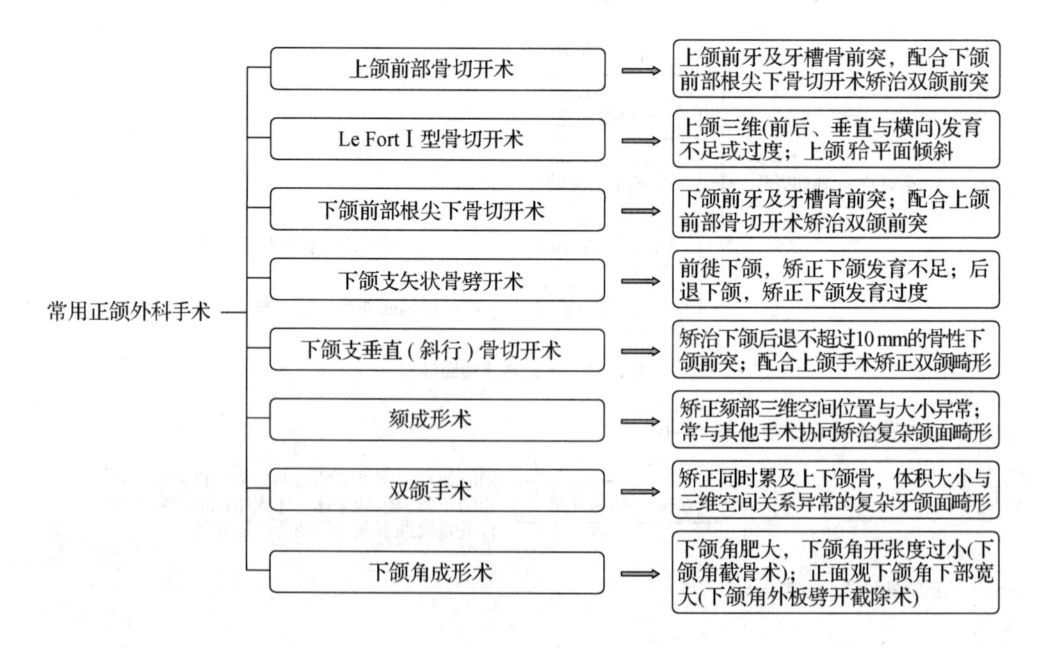

图 13-8　常用正颌外科术式

2. 重点和难点

(1) 重点

1) 牙颌面畸形的定义。

2) 牙颌面畸形的分类。

3) 正颌外科的矫治原则。

(2) 难点

1) 临床常用的正颌外科术式与适应证。

2) 常见牙颌面畸形的诊断与矫治方案设计。

3) 正颌外科的概念与方法在口腔颌面外科领域的扩展应用。

4) 正颌外科术后并发症的防治及处理。

二、考点

1) 掌握牙颌面畸形的定义。

2) 掌握牙颌面畸形的分类。

3) 掌握正颌外科的矫治原则。

4) 熟悉正颌 - 正畸联合治疗牙颌面畸形的程序和步骤。

5) 了解临床常用的正颌外科术式。

三、试题及参考答案

(一) 试题

【名词解释】

1. 牙颌面畸形
2. 半侧颜面短小
3. VTO 分析
4. 模型外科分析
5. LeFort Ⅰ型骨切开术
6. 下颌支矢状骨劈开术
7. 双颌手术
8. 颌骨意外骨折
9. 正颌外科

【选择题】

A 型题

1. 据国内外流行病学资料调查显示，人群中约有 40% 有错𬌗畸形，其中颌骨发育异常引起的牙颌面畸形约占

A. 2%　　B. 3%　　C. 5%　　D. 7%　　E. 9%

2. 1957 年，首次报道经口内途径行下颌升支矢状劈开术矫治下颌发育畸形的是

A. Wassmuund　　B. Schuchardt　　C. Obwegeser　　D. Bell　　E. Fanchard

3. 20世纪60~70年代，对颌骨及颌周组织血供的应用解剖，以及骨切开后的血流动力学变化规律做了一系列研究，并取得了突破性的进展，从而奠定了现代正颌外科生物学基础的是

A. Hullihen　B. Bell　C. Obwegeser

D. Trauner　E. Dal Pont

4. 正颌外科手术骨切开线设计时，为避免牙髓坏死，切骨线应距根尖

A. 1 mm　B. 2 mm　C. 3 mm

D. 4 mm　E. 5 mm

5. 阻塞性睡眠呼吸暂停综合征的治疗方案中，选用适合的正颌外科手术可有效地解除或缓解症状，可选用

A. 全上颌骨水平向骨切开术　B. 经口内下颌升支斜形骨切开术

C. 经口内下颌升支矢状骨劈开术　D. 上颌前份节段性骨切开术

E. 下颌前部根尖下骨切开术

B型题

6~8题共用备选答案

X线头影测量中，用角度反映下列关系的是

A. 上颌与前颅底的前后向位置关系

B. 下颌与前颅底的前后向位置关系

C. 上、下颌基骨的前后向位置关系

D. 上、下颌基骨相对于面平面的前后向的位置关系

E. 下中切牙与下颌基骨的相对位置关系

6. ∠ANB

7. ∠SNA

8. ∠SNB

9~11题共用备选答案

A. ∠SNB增大

B. ∠SNB减小

C. ∠SNA增大

D. ∠SNA减小

E. ∠uA-SA增大

9. 上颌前突

10. 上颌后缩

11. 下颌前突

12. 下颌后缩

13~16题共用备选答案

在以下牙颌面畸形中，Angle（安氏）磨牙关系分类多为

A. Angle Ⅰ类

B. Angle Ⅱ类

C. Angle Ⅲ类

D. Angle Ⅰ类或Angle Ⅱ类

E. Angle Ⅰ类或Angle Ⅲ类

13. 上颌前突

14. 下颌前突

15. 颏部发育过度

16. 下颌后缩
17～20 题共用备选答案
X 线头影测量中对应的测量项目是
A. 颌平面角
B. 面角
C. 上、下牙槽座角
D. 颅底－上牙槽座角
E. 颅底－下牙槽座角
17. ∠SNA
18. ∠SNB
19. ∠ANB
20. ∠SN-MP
21～23 题共用备选答案
头影测量中相对应的项目是
A. 前颅底平面
B. 下颌平面
C. 面平面
D. 鼻根点至上牙槽座点连线
E. 鼻根点至下牙槽座点连线
21. SN
22. NA
23. NB
24～26 题共用备选答案
按 Steiner 头影测量法，我国汉族头颅侧位片测量项目的平均角度为
A. 78°±2°
B. 80°±1°
C. 82°±2°
D. 2°±1°
E. 4°±2°
24. ∠SNA
25. ∠SNB
26. ∠ANB
27～31 题共用备选答案
下列术后并发症多见于
A. 口底血肿
B. 腭降动脉大出血
C. 下齿槽动脉大出血
D. 牙髓坏死
E. 整个骨块坏死
27. 上颌前份节段性骨切开术
28. 颏成形术
29. 全上颌骨水平向骨切开术
30. 经口内下颌支斜形骨切开术

31. 经口内下颌支矢状骨劈开术

X 型题

32. 上颌前突、下颌后缩，Angle Ⅱ类错𬌗，宜选择的手术术式

A. 下颌前部根尖下骨切开术　B. Le Fort Ⅰ型骨切开术　C. 经口内下颌支矢状骨劈开术

D. 经口内下颌支斜形骨切开术　E. 下颌角成形术

33. 上颌后缩，Angle Ⅲ类错𬌗，宜选择的手术术式

A. 上颌前部骨切开术　B. Le Fort Ⅰ型骨切开术　C. 经口内下颌支矢状骨劈开术

D. 经口内下颌支斜形骨切开术　E. 下颌角成形术

34. 下颌前突，Angle Ⅲ类错𬌗，宜选择的手术术式

A. 下颌前部根尖下骨切开术　B. Le Fort Ⅰ型骨切开术

C. 经口内下颌支矢状骨劈开术　D. 经口内下颌支斜形骨切开术

E. 下颌角成形术

35. 双颌前突，Angle Ⅰ类错𬌗，宜选择的手术术式

A. 下颌前部根尖下骨切开术　B. Le Fort Ⅰ型骨切开术

C. 经口内下颌支矢状骨劈开术　D. 经口内下颌支斜形骨切开术

E. 上颌前部骨切开术

36. 面部轮廓侧貌可将面型分为

A. 凸面型　B. 长面型　C. 凹面型

D. 短面型　E. 直面型

37. 牙颌面畸形的矫治原则是

A. 保护颌骨血供，精准骨切开　B. 去除牙代偿　C. 形态与功能并举

D. 术前制定完善方案　E. 正畸正颌联合治疗

38. 牙颌面畸形治疗程序包括

A. 术前正畸去代偿　B. 术后正畸康复治疗　C. 正颌手术

D. 术前基因筛查　E. 术后随访

39. 上颌骨 Le Fort Ⅰ型骨切开术适用于

A. 上颌发育不足　B. 上颌发育过度　C. 上颌合平面偏斜

D. 上颌前牙及牙槽骨前突　E. 双颌前突，Angle Ⅰ类错𬌗

40. 下颌支矢状骨劈开术适用于

A. 下颌发育过度　B. 下颌颏部后缩　C. 下颌角肥大

D. 双颌前突　E. 下颌发育不足

41. 下颌支垂直（斜形）骨切开术适用于

A. 下颌发育过度　B. 下颌颏部发育过度　C. 下颌角肥大

D. 双颌前突　E. 下颌发育不足

42. 以下对牙颌面畸形的描述，哪些是正确的

A. 是颌骨生长发育异常　B. 上、下颌骨关系异常

C. 颌骨与颅面其他骨骼的关系异常　D. 咬合关系错乱

E. 口颌系统功能障碍

43. 颌骨发育畸形是

A. 基因遗传

B. 母体内环境异常

C. 在生长发育过程中，感染、创伤等引起的牙颌面发育障碍

D. 少数是全身器官遗传性发育异常在口腔颌面部的表现

E. 大多数是一种独立存在的颌面生长发育异常

44. 以下对牙颌面畸形的理解，正确的是

A. 是患者出生后在生长发育过程中因各种疾病及其治疗才出现的畸形，是后天因素作用的结果与先天性因素无关

B. 有牙颌面畸形，必然存在错𬌗

C. 颌骨骨性畸形者，往往存在颌与颅、颌与𬌗、上颌与下颌之间的三维空间关系异常

D. 畸形可单独发生在上颌骨或下颌骨

E. 畸形可以是对称的或非对称的

45. 牙颌面畸形一般是指

A. 颌骨发育过度畸形　　B. 颌骨发育不足畸形

C. 前牙伴牙槽突前突的牙源性错𬌗畸形　　D. 进行性偏面萎缩

E. 先天性唇、腭裂畸形

46. 牙颌面畸形的特点常包括

A. 前后向发育畸形　　B. 垂直向发育畸形　　C. 横向发育畸形

D. 上、下颌骨位置关系不协调　　E. 口颌系统功能异常

47. 正颌外科术前准备应包括

A. 术前正畸　　B. 深入了解患者的治疗要求　　C. 患者的心理状态

D. 颅颌面三维形态的美学评估　　E. X线头影软组织测量分析

48. 一患者以反颌就诊，可能存在畸形

A. 真性下颌前突　　B. 上颌发育不足　　C. 开𬌗

D. 下颌前突伴上颌发育不足　　E. 宽面综合征

【填空题】

1. 常见的颌骨畸形主要包括________和________两大类。

2. Cephalometric radiography 的中文名称是________，它是牙颌面诊治程序中必须进行的一项重要步骤，包括________位和________位两种。前者用于揭示颅面________向关系、________向关系，后者用于揭示颅面横向关系，分析颅面的对称性、面宽等特别重要。

3. 正颌外科的治疗设计及预测对治疗方案的制定有十分重要的意义，常用的方法有________、________、________。

4. 正颌外科的治疗原则为________、________。

5. 正颌手术后一般________周即可开始正畸治疗，术后正畸一般在________个月内完成，正畸治疗后还应仔细观察________周。

【问答题】

简答题

1. 简述正颌外科的治疗原则与治疗流程。

2. 简述正颌外科术前与术后正畸治疗的目的。

3. 为什么正颌外科手术的设计与操作应遵循颌骨生物学和血供动力学基础？

4. 为什么正颌外科治疗需要外科和正畸联合，形态与功能并举？

5. 简述正颌外科的常规治疗程序。

6. 简述正颌外科的手术模拟设计及预测方法。

7. 简述牙颌面畸形检查与诊断要点。

8. 简述颏成形术（genioplasty）适应证。

9. 简述全上颌骨水平向骨切开术（total horizontal maxillary osteotomy）（Le Fort Ⅰ型骨切开术）适应证。
10. 简述模型外科（model surgery）的应用原理及目的。
11. 正颌外科手术移动牙骨块存活的可能性和骨愈合质量主要与哪些因素有关？
12. 什么是下颌前突？简述下颌前突患者的临床表现及其矫治设计。
13. 简述下颌前突的诊断依据及鉴别诊断。
14. 简述上颌后缩伴下颌前突畸形的临床特点及其矫治设计。
15. 简述下颌后缩畸形的临床特点。
16. 正颌外科术后呼吸道梗阻的原因。
17. 正颌外科术后如何避免及如何处理呼吸道梗阻。

论述题

18. 上颌 Le Fort Ⅰ型骨切开术后出血的原因，如何避免及如何处理？
19. 下颌支矢状骨劈开术后出血和血肿的原因，如何避免及如何处理？
20. 颏成形术后出血和血肿的原因，如何避免及如何处理？
21. 正颌外科术后感染和脓肿形成的原因，如何避免及如何处理？
22. 正颌外科术后骨块坏死或骨段不愈合的原因，如何避免及如何处理？
23. 正颌外科术后复发的原因，如何避免及如何处理？
24. 正颌外科手术下齿槽神经损伤的原因，如何避免及如何处理？

（二）参考答案

【名词解释】

1. 牙颌面畸形：dentomaxillofacial deformities，是一种因颌骨生长发育异常引起的颌骨体积、形态结构，以及上、下颌骨之间及其与颅面其他骨骼之间的位置关系失调，表现为颜面形态异常，咬合关系错乱与口颌系统功能障碍，又称为骨性错𬌗（skeletal malocclusion）畸形。

2. 半侧颜面短小：hemifacialmicrosomia，是一种先天畸形，因一侧第一、二鳃弓发育异常引起，以半侧下颌发育不全为主要表现，多同时累及患侧上颌骨、颧骨甚至颅骨与脊柱，可伴面横裂与副耳。也称为第一和第二鳃弓综合征（the first second branchial syndrome）或耳下颌发育不全（otomandibular dysostosis）等。

3. VTO 分析：visual treatment objective，通过侧位头影测量描迹图的裁剪、移动和拼对模拟手术过程，并预测术后颜面软组织的侧貌变化，从而为选择合理治疗方案提供依据。

4. 模型外科分析：model surgery，是对转移到𬌗架上的骨性错𬌗患者的石膏牙颌模型进行切割、拼对和移动，以确保患者在手术后拥有稳定的咬合关系和功能的一种排列试验分析技术，它是正颌外科治疗设计制定过程中必不可少的一个预测手段，一方面可以确保建立正常稳定的咬合关系，另一方面是在此基础上制作𬌗导板，以保证外科医师在手术中将切开的牙 - 骨块正确就位。

5. Le Fort Ⅰ型骨切开术：Le Fort Ⅰ osteotomy 又称为全上颌骨水平骨切开术，该术式基本按上颌骨 Le Fort Ⅰ典型骨折分类的Ⅰ型骨折线的走向和部位切开上颌窦各壁，仅保留以腭侧黏骨膜为主的软组织蒂，使断离的上颌骨在不同方向移动或旋转，用以矫治涉及上颌骨大小与位置异常的畸形。

6. 下颌支矢状骨劈开术：sagittal split ramus osteotomy（SSRO），是将下颌支从矢状面劈开，形成带有髁突与冠突的近心骨段和带有牙列与下牙槽神经的远心骨段，通过向前、向后移动或旋转远心骨段来改变下颌骨的长度与位置。

7. 双颌手术：是指将上颌及下颌的手术同期进行用来矫治双颌畸形的一种手术模式。在临床上，双颌手术通常是指上颌 Le Fort Ⅰ型骨切开术与下颌 SSRO 或 IVRO 合并使用，有时加颏成形术。

8. 颌骨意外骨折：unfavorable split，是指在施行正颌外科手术时，由于各种原因致颌骨在非设计部位或骨切开线部位发生断裂。主要发生在下颌支矢状骨劈开术、下颌支垂直骨切开术及下颌角截骨成形术时。

9. 正颌外科（orthognathic surgery），也是口腔颌面外科的一个分支学科，集口腔颌面外科学、口腔正畸学、口腔解剖生理学、麻醉学、颜面美学和心理学等有关学科的新理论和新技术为一体，特别是采用外科手术与口腔正畸技术相结合的方式，取得了过去单独用外科手术或口腔正畸矫治难以达到的功能与形态两方面都满意的治疗效果。

【选择题】

1. B　2. C　3. B　4. E　5. C　6. C　7. A　8. B　9. C　10. D　11. A　12. B　13. D　14. C　15. A　16. B　17. D　18. E　19. C　20. A　21. A　22. D　23. E　24. C　25. A　26. E　27. D　28. A　29. B　30. C　31. C　32. BC　33. B　34. CD　35. AE　36. ACE　37. CE　38. ABCE　39. ABC　40. AE　41. A　42. ABCDE　43. ABCDE　44. BCDE　45. ABCD　46. ABCDE　47. ABCDE　48. ABCD

部分易错、易混选择题解析：

1. 牙颌面畸形患者约占错颌畸形患者中的5%，在全部人群中约占2%。

13. 上颌发育过度（前突）的患者根据畸形程度及与下颌的位置关系可分为 Angle Ⅰ类错𬌗或 Angle Ⅱ类错𬌗。

27. 颌骨的整体移动一般不容易发生骨坏死或不愈合，而在根尖下行骨切开术及在牙根尖垂直切骨时，牙根损伤或骨切开线距根尖过近容易发生牙髓血运障碍，牙髓坏死。

32. 经口内下颌支斜形骨切开术多用于后退下颌骨，不适用于前徙下颌骨。

39. Le Fort Ⅰ型骨切开术主要用于前徙、后退和摆正上颌骨，对双颌前突，Angle Ⅰ类错𬌗的患者通常采用上颌前部骨切开术来后退与上抬上颌骨前份。

48. 主要为双侧下颌角发育过度伴咬肌肥大呈现方面型，往往合并颏部发育不足，多为 Angle Ⅰ类错𬌗。

【填空题】

1. 发育不足　发育过度
2. X线头影测量　侧位　后前位　前后　垂直
3. VTO分析　模型外科分析　计算机辅助设计与疗效预测
4. 形态与功能兼顾　正畸正颌联合治疗
5. 4～5　6～12　4～6

【问答题】

简答题

1. 正颌外科的治疗原则：①形态和功能并举；②外科与正畸联合治疗。治疗流程：①术前正畸治疗；②正颌外科手术；③术后正畸与康复治疗；④随访观察。

2. 正颌外科术前正畸治疗的目的：①排齐牙列，去除牙代偿性倾斜与干扰，释放限制颌骨移动的因素；②拓展牙间间隙，分开牙根；③矫正异常𬌗曲线，协调上下牙弓宽度；④建立正常稳定的咬合关系，防止术后复发。术后正畸的目的：①进一步排齐牙列和整平牙弓，关闭间隙；②精细调整咬合，建立稳定良好的𬌗关系，避免或减少术后复发。

3. 牙颌面畸形的外科矫治，是通过牙－骨复合体的带蒂易位移植实现的。研究表明，牙槽骨与颌骨的血供不仅来自骨内的离心性血流，同时也获得来自骨周围软组织的向心性血流。骨切开后，牙－骨复合体的血流动力学将发生显著的变化，来自周围相连软组织蒂的血流将成为复合体的主要血供来源，这就为各型正颌外科手术的设计、实施及其合理性与安全性提供了科学的依据和必须遵守的准则。因此，无论是骨切开术的设计，还是带蒂牙－骨复合体的形成、移植，都必须遵循血流动力学变化的规律，以避免牙与颌骨坏死，保证手术的成功。

4. 现代正颌外科治疗的目的不仅要使患者获得满意的容貌改善，而且使患者术后拥有稳定良好的口颌系统功能，形态和功能并举就是必须同时兼顾容貌外形的协调匀称与口颌系统功能的正常，包括牙体、牙周组织的健康与咬合关系及颞下颌关节功能的稳定等。临床实践表明，对由于颌骨大小与位置异常引起的牙颌面畸形，单独采用手术或正畸治疗难以实现功能与形态俱佳的治疗效果，而通过颌面外科与正畸联合治疗的方法是最终取得正常匀称的颜面外形和稳定健康的口颌系统功能的基本途径。目前国际上通常采取的合作形式是建立由外科和正畸科专家组成的专门治疗小组或矫治中心，确保术后口颌系统结构功能的健康与稳定。

5. 正颌外科治疗程序分为以下几步。

（1）术前正畸：按预定手术目标和术式进行正畸矫治设计，包括去代偿，排齐牙列，拓展牙间间隙，矫正异常𬌗曲线，协调上下牙弓宽度，建立正常稳定的咬合关系，防止术后畸形复发。

（2）正颌外科手术：术前由外科医师与正畸医师共同对原方案进行进一步评估，术中保护好软组织血供，精确骨切开，矫正颌骨及牙弓畸形使之达成预期正常关系，并固定。

（3）术后正畸与康复治疗：进一步排齐牙列和整平牙弓，关闭牙列间隙，精细调整咬合，最终建立稳定良好的𬌗关系。术后4~5周即可开始正畸治疗，同时进行以恢复颌周肌肉及颞下颌关节功能为目的的康复训练。

（4）随访观察：术后定期随访检查牙颌关系出现的变化。术后正畸治疗一般在6~12个月完成，正畸治疗完成后还应仔细观察4~6周，若无复发倾向，拆除矫正器，佩戴保持器。

6. 正颌外科是通过颌骨切开、移动和重新固定来恢复正常的牙-颌骨位置关系，因此需在手术前就切开部位、牙骨块移动的方向和距离进行精确设计，使手术医师做到心中有数。可供应用的模拟设计和预测方法包括如下。

（1）VTO分析：通过侧位头影测量描迹图（cephalometric tracing）的裁剪、移动和拼对模拟手术过程，并预测术后颜面软组织侧貌的变化，从而为选择合理治疗方案提供依据。VTO分析即在具体实施方案前模拟牙和颌骨移动过程并预测术后面型变化，得出一个视觉效果图。VTO的主要目的：①确定术前正畸治疗目标；②筛选能取得最佳功能和美容效果的手术方案；③获取术后面型侧貌变化可视图，用于会诊和医患交流。

（2）模型外科分析：是对转移到𬌗架上的骨性错𬌗患者的石膏牙颌模型进行切割、拼对和移动，以确保患者在手术后拥有稳定咬合关系和功能的一种排列试验和分析技术，它是正颌外科治疗计划制订中必不可少的一个预测手段。模型外科分析一方面可以确保建立正常稳定的咬合关系，另一方面是在此基础上制作𬌗导板，以帮助外科医师在手术中将切开的牙-骨块正确就位。

（3）计算机辅助模拟设计及预测：计算机辅助设计系统具有快速、准确、简便、能按需要设计出多种以图-线及图像显示的手术方案以供选择等优点，有利于医师之间及医师与患者之间进行交流、讨论，最后选出双方认可的最佳方案。

7. 对于牙颌面畸形患者的诊断，即在于揭示牙颌面畸形的性质、特征、部位及类型。检查应包括以下几点。

（1）病史：按医学常规对患者的现病史、既往史及家族史进行询问，应着重了解其药物过敏史、哮喘史、手术外伤史、出血倾向及麻醉输血史等，加强医患沟通，了解患者心理状况，取得患者充分信任。

（2）全身检查：包括常规检查、心肺功能检查及实验室血清学及小便检查。

（3）专科检查：①颌面部外形与功能检查；②口腔内检查；③头颅影像学检查；④颌面及牙摄影。

（4）X线头影测量分析：目的在于协助诊断，明确畸形特征，并用测量分析所取得资料进行治疗设计，疗效预测和评价。

（5）临床上对于牙颌面畸形进行诊断与鉴别诊断如下：①分析畸形发生原因；②明确畸形的性质；③明确畸形的部位；④弄清畸形累及方向、范围与严重程度。

8. 颏成形术的适应证。

（1）缩短颏部之前后径，矫治前突的颏部。

（2）前徙颏部增加其前后径，矫治颏部后缩畸形。

（3）增加颏部的高度，矫治颏部垂直方向的不足。

（4）降低颏部的高度，矫治颏部垂直方向过长。

（5）增加颏部宽度，矫治颏部左右径不足。

（6）旋转颏部、矫治颏部偏斜等不对称性畸形。

（7）上述某几种情况可同时存在于同一患者，设计时，应兼顾同时存在各异常因素。本手术也常与其他正颌外科手术配合，矫治复杂的牙颌面畸形。

9. 上颌骨水平向骨切开术的适应证。

（1）前徙上颌，矫治上颌骨前后向发育不足。

（2）下移上颌，矫治上颌骨垂直向发育不足。

（3）上移上颌，矫治上颌骨垂直向发育过度。

（4）旋转移动上颌，矫治上颌骨不对称性畸形

（5）与其他手术配合，矫治复杂的，特别是累及上下颌骨的牙颌面畸形。

10. 模型外科的应用原理及目的是对转移到𬌗架上的骨性错𬌗患者的石膏牙颌模型进行切割、拼对和移动，以确保患者在手术后拥有稳定咬合关系和功能的一种排列试验和分析技术，它是正颌外科治疗计划制订中必不可少的一个预测手段。模型外科分析一方面可以确保建立正常稳定的咬合关系，另一方面是在此基础上制作𬌗导板，以帮助外科医师在手术中将切开的牙－骨块正确就位。

11. 正常情况下，颌骨不仅接受来自骨内的离心性血流，同时也接受附着于颌骨周围软组织的向心性血流，这种双重血供使颌骨拥有充分的血液来源，当离心性血供丧失后，向心性血供代偿增加可以确保颌骨不发生坏死。因此，颌骨及牙槽骨只要有一侧黏骨膜与之相连就可使该骨块成活而正常愈合，其相连的黏骨膜就是骨块的血供蒂，这个科学诊断已被无数的临床实践所证实，从而奠定了现代正颌外科手术的生物学基础，同时为正颌外科手术合理设计和正确实施指明了方向，即必须遵循颌骨血流动力学规律。①移动的骨块越小，术后发生骨坏死和牙髓坏死的可能性越大。②骨块移动距离越大，软组织蒂的分离及由此产生的血供障碍就越大。③骨切开线离牙根尖越近则牙髓坏死的可能性越大。④软组织营养蒂的完整和大小与附着的牙骨块及血供密切相关，因此应设计尽可能大的营养蒂和在术中精心保护软组织营养蒂。

12. 下颌前突是指下颌骨向前生长过度引起的咬合关系失调与面容畸形，其主要临床表现如下：①AngleⅢ类错𬌗，前牙反𬌗或切𬌗。②面下 1/3 向前突出，尤其是下唇位置明显靠前。③颏部突出过长，但也有部分患者颏部并不前突，甚至后缩。④咀嚼功能障碍，严重者影响唇闭合与发音功能。

如果确诊为下颌骨性前突，只有通过外科与正畸联合治疗才能获得功能与形态俱佳的矫治效果。用于矫正下颌发育过度的成熟术式有两种：下颌支垂直（斜形）骨切开术和下颌支矢状骨劈开术。

13. 主要根据临床检查与 X 线头影测量分析结果进行诊断。X 线头影测量分析显示下颌前突患者的下颌骨长度大于正常，下颌相对于颅底位置靠前，如 SNB 角大于 80°，ANB 角减小甚至为负角等。

鉴别诊断除了需要明确是骨性畸形外，还应特别注意鉴别是不是上颌发育不足导致的假性下颌前突，因为上颌发育不足也表现为 AngleⅢ类错𬌗及前牙反𬌗。X 线头影测量及牙颌模型分析还能帮助医生了解前牙反𬌗是由于下颌整体发育过度所致，还是由于下颌前部齿槽骨发育过度所致。前者的磨牙关系多为 AngleⅢ类错𬌗，颏点位置靠前；而后者可表现为 AngleⅠ类错𬌗，颏点位置正常甚至后缩。

14. 上颌后缩伴下颌前突畸形的临床特点。①容貌外观：该类畸形涉及上下颌骨，甚至颧骨，严重影响颜面外观和口颌系统功能。正侧面见下颌前突，下唇位于上唇前方，上唇短小且上翘。面中份凹陷，整个面部呈盘状畸形。严重者尚伴有眶下区、鼻根、鼻尖及颧骨区域塌陷。②𬌗关系异常：口内磨牙呈 AngleⅢ类错𬌗。上颌牙列拥挤较重，上前牙代偿性唇倾。前牙反𬌗。下牙列轻度拥挤或不拥挤，下前牙可呈代偿性舌倾。上下牙弓宽度不协调，个别尚有后牙反𬌗。③X 线头影测量分析：X 线头影测量可进一步区别

是否为假性下颌前突或假性上颌后缩，同时指导矫治方案。通常此类患者SNA角度小，SNB角加大。ANB角加大，可进一步判断上颌后缩和下颌前突的严重程度。鼻唇角加大，由于下颌发育过度，导致面中与面下高度比例失调，颏突度增加。

在明确诊断后，应根据畸形情况设计手术方案。上颌后缩并下颌前突畸形的治疗原则是前移上颌，恢复面中份突度及唇齿关系。下颌后移，矫正下面高度及颏突度。手术方式一般采用上颌Le Fort Ⅰ型骨切开术前移上颌，根据唇齿关系再上移或下降上颌骨。下颌采用升支垂直骨切开术或矢状劈开术后退下颌。对下前牙高度增加者可行下颌前部根尖下骨切开术，下降下颌，整平Spee曲线。同时根据颏唇沟及颏突度决定是否行颏成形术。

15. 下颌后缩畸形的临床特点：下颌后缩畸形通常表现为面下1/3突度不足，垂直距离缩短。后牙呈安氏Ⅱ类错殆关系，前牙呈深覆殆深覆盖。常有特征性的“鸟”形脸面容。严重的下颌后缩畸形常伴有阻塞性睡眠呼吸暂停综合征（obstructive sleep apnea syndrome，OSAS）。X线头影测量分析患者表现为SNA角正常，SNB角减小，ANB角加大。

16. 呼吸道梗阻是口腔颌面外科较常见的术后并发症，如处理不及时，可危及患者的生命。正颌外科手术多经口内途径完成，视野有限，加之术中对软组织的剥离和牵拉，导致术后肿胀反应较明显。上颌手术涉及鼻腔、上颌窦黏膜，下颌升支部手术往往引起咽侧及面部组织肿胀，下颌骨后退使口腔容积减小，以及颏成形术导致的口底血肿都可能使呼吸道发生阻塞。另外，口腔内手术后唾液分泌的增加，气管插管时损伤喉头，以及血液和分泌物在口咽部的堆积，都是造成呼吸道梗阻的常见原因。

特别值得强调的是：正颌外科为了使移动后的骨块在预先设计好的位置上愈合，常需要在术后做颌间暂时固定，避免术后骨段发生移位，因此对做颌间固定的患者，术后监护十分重要，在观察监测条件不足时，可将颌间固定推迟到术后24小时，但一定要使颌骨固定在正确位置上。

17. 为了防止术后发生呼吸道梗阻，应注意以下事项。

（1）术中尽量减少对口腔黏骨膜及周围组织的不必要剥离，操作准确轻柔，减少对软组织的创伤，缩短手术时间。

（2）激素的应用。术中和术后应用皮质类固醇可以预防和减轻喉头及颌面部的水肿，常用药物有地塞米松和氢化可的松。术中用地塞米松10～15 mg稀释后静脉滴注，可有效地减轻由于手术剥离、口唇牵拉造成的组织过度反应及肿胀。术后常规使用激素，一般只用3天。

（3）鼻咽通气管的留置。在患者完全清醒，各种保护反射恢复前留置鼻咽通气管，可有效地防止舌后坠引起的呼吸道阻塞，同时也可通过此管吸引鼻咽部分泌物。

（4）床旁的监护。在复苏室和病房内配置必要的监护设备和技术，对患者生命体征进行监测；配备足够强度的吸引装置，在患者清醒前，应及时吸出口腔及鼻腔内分泌物。可用麻黄素滴鼻，减轻鼻腔和上颌窦黏膜水肿。

（5）颌间固定患者床旁备剪刀、舌钳等，必要时剪断颌间橡皮圈，将舌拉出，吸尽口咽部分泌物。

（6）床旁备气管切开和插管设备。遇窒息等紧急情况时，可做气管内插管加压给氧或做气管切开术，减除呼吸道梗阻。

（7）防止术后呕吐。麻醉药物及术中、术后吞咽的血液可引起术后恶心呕吐，在患者未完全清醒、吞咽咳嗽反射未完全建立以前，发生呕吐可导致呼吸道梗阻和吸入性肺炎，危及生命。因此不能过早拔管，以便发生呕吐时分泌物可经导管从鼻腔喷出，应保持患者偏向一侧，并及时吸出呕吐物。安置胃管，在手术结束时吸净全部胃内容物和积血，可有效预防术后呕吐，必要时，可预防性使用止吐药物。

论述题

18. 该手术的出血主要是软组织切口和骨组织切口的渗血，可以用电刀切开黏模等软组织和采用低压麻醉加以控制。术中大出血可能是在进行上颌骨下降折断时，损伤了颌内动脉及（或）其分支——腭降动脉所致，因此在凿断翼上颌连接时要注意骨凿的深度和方向。止血的方法主要是填塞，有活跃出血点，可用银夹止血。另外，在断离翼上颌连接时凿骨过高或力量使用不当，有可能导致翼突根部和蝶骨基部骨折，伤及颈内动脉，引起致命性大出血。

Le Fort Ⅰ型骨切开术后可发生继发性或延缓性出血，有些病例甚至多次发生术后大出血，这可能与术中损伤血管，或骨嵴损伤血管壁及发生继发感染有关。如遇术后继发出血，首先应尽快查明原因，并按下述原则处理：①小量渗血应注意临床观察，考虑止血药物的应用。局部用麻黄素滴鼻。②较多或反复出血，应立即松解颌间固定，清除口咽部血凝块，保持呼吸道通畅，可采用鼻前孔或鼻后孔填塞止血，也可经上颌窦填塞止血。③如果仍不能止血，应送手术室打开创口，查明出血部位、性质和原因，重新下降上颌骨后查找出血点进行结扎、填塞。如果发生严重出血，除全身补充血容量外，应迅速结扎同侧颈外动脉，减少出血量，并查明原因，特别要注意潜在性凝血机制障碍，进行处理。

19. 下颌支矢状骨劈开术引起的出血可发生在分离下颌支内侧软组织时，为器械使用力量和方向不当，损伤下齿槽血管或颌内动脉及其分支，或损伤翼静脉丛所致。防治方法是手术应在骨膜下进行，剥离范围不能过高、过深、过低或使用暴力。在进行下颌骨的劈开时，也可能伤及下齿槽动脉，导致异常骨髓腔出血，可采用结扎该动脉近心端或骨蜡填塞的方法止血。

面后静脉位于下颌支后缘的后方，紧贴于骨膜表面，手术器械向后的动作过大或剥离太多可能损伤此血管，导致明显出血，面后静脉的出血较难处理，主要采取填塞的方法控制。

下颌支的正颌术，特别是矢状劈开术导致的出血或术后继发血肿不可忽视，应密切观察和正确处理，该区域的出血和肿胀可引起呼吸道梗阻。

20. 颏成形术后肌肉、骨断面的渗血，导致口底间隙内形成血肿是较严重的并发症。血肿形成后引起舌后坠，可压迫和阻塞通气道，威胁患者生命，因此，该手术后应仔细检查口底情况，必要时放置鼻咽通气管。

21. 正颌外科手术绝大部分是经口内途径完成，口腔虽属有菌环境，但术后发生感染的机会不多，这可能与颌面部血供丰富抗感染能力强有关，抗生素的使用也大大降低了外科手术的感染率。文献报道正颌手术后伤口感染的发生率不完全相同，为 1%～2% 。

伤口感染的原因主要是由于术区污染、碎骨片等异物残留及血肿形成等。如果术后 3 天肿胀不消，皮肤发红伴疼痛，体温和血细胞计数明显升高等可视为伤口感染。预防措施应包括无菌操作，彻底清洗伤口，除尽残留碎骨片和血凝块，止血应完善，以及术后合理使用抗生素等。

口腔内感染致病菌多为非溶血性链球菌、葡萄球菌和厌氧菌等。为了预防正颌术后感染，术前应治疗龋齿，洁牙，改善口腔卫生状况，也可考虑预防性应用抗生素，特别是术中要施行骨移植的患者。使用抗生素因人而定，一般选择青霉素、庆大霉素和甲硝唑等。脓肿形成后应尽早切开引流，防止感染扩散。

22. 正颌术后发生骨坏死或愈合不良的常见原因有：①术中损伤软组织营养蒂或对附着肌群的剥离太多。②在小骨块（如上颌前部）上进行多节段的切割、拼对。③腭部术后瘢痕形成，如腭裂修补术后患者的上颌后缩矫正术，其骨块的血供将受影响。④知名血管的损伤，如手术对下齿槽动脉、蝶腭、腭降血管损伤等。⑤术后颌间或骨间固定不良，可靠的固定有利于骨块血供的重建和维持。⑥术区创口发生严重感染。

对于骨坏死的预防措施应从上述几方面入手，由于外科与正畸联合治疗的实施，个别牙及小段牙列的骨切开术已很少使用，如需采用，应尽量设法扩大小段牙骨块的软组织蒂。现代正颌外科不仅要求骨块愈合良好，而且须保持移动牙骨块上牙齿的牙髓活力和牙周组织的健康，在做通过两牙根间的垂直骨切口时应避免伤及牙根，也勿切割过多的牙槽间隔骨质，这有助于邻牙牙髓和牙周组织健康的恢复。对于发生骨坏死的病例的处理方法包括经常用 0. 9% 氯化钠溶液冲洗伤口，保持良好卫生、高压氧及抗生素的使用等，并早期清创，终止坏死进一步发展。

23. 正颌外科手术后的复发是一个较复杂而且具有普遍性的问题，各种类型的手术均有复发的报道，但尤以下颌升支部位的手术较多。

对上颌骨正颌外科术后患者进行的研究表明，在设计、手术操作及复位正确，又配合了术前后正畸治疗的情况下，其手术效果均较稳定，复发倾向小，即使在 X 光片上出现骨段轻微移位现象，也仅对极少数患者具有临床意义（外观与咬合的复发）。有关下颌骨的正颌手术复发的报道较多，下颌升支部的手术，无论是矢状骨劈开术还是垂直或斜形骨切开术均可出现复发，但以下颌支矢状骨劈开术的术后复发较常见，由于其特有的解剖关系和手术方式，在采用坚固内固定之前，有人报道其复发率高达30%～50%。正颌外科的术后复发是一个常见而且难以预测的现象，有时临床上检查咬合关系无改变时，实际上骨性复发已经发生。双颌同期正颌手术比单颌手术具有更大的复发倾向，伴有开𬌗的颌骨畸形比不伴开𬌗者的术后复发率高。

术后复发的原因和防止措施很多，主要有以下几个方面。①牢靠的骨段固定：小型及微型钛夹板的骨内固定及必要的暂时性颌间弹性固定，对减少和预防复发有明显的效果。②咬合关系的稳定：牙和牙列的状况及𬌗关系不稳定与畸形复发有明显相关关系，因此，恰当的术前、术后正畸治疗，是防止畸形复发的重要措施之一。③肌肉的牵引作用：肌肉因素在复发中的重要作用已得到公认，主要涉及升颌肌群和降颌肌群（舌骨上肌群），它们附着位置的改变或肌纤维长度的变化所导致的一系列神经肌肉反射调节可引起畸形复发。下颌支矢状劈开前徙术的复发，舌骨上肌群向后下牵引是主要原因。而下颌骨的后退手术，如下颌支斜形或垂直骨切开术的复发，则主要是后退度过大，为升颌肌群作用的结果。复发常以开𬌗及近心骨段移位的形式表现出来，目前防止由于肌肉因素引起复发的方法和措施主要有：①切开和剥离有关肌肉，消除对骨段的牵引。例如对矢状骨劈开术前徙下颌的患者可考虑施行二腹肌前腹、颏舌骨肌和下颌舌骨肌前份的切开术，防止这些肌肉对下颌骨向后的牵拉。②对抗肌肉牵引作用。主要采用口外支撑装置如颈架、颏架及胸部支撑物等抵抗舌骨上肌群向下的牵引力，也可使用头帽、颏托或弹性绷带固定防止下颌骨移动和旋转，使用口外支撑装置一般要求半年到一年。③恰当的颌间固定时间。正颌外科术后进行适当时间的颌间辅助弹性固位，有利于降低复发。对进行下颌支斜形或垂直骨切开后退术的病例，则需颌间固定足够的时间。④舌的作用和不良口腔习惯。下颌前突伴舌过大及开𬌗患者的伸舌吞咽习惯都可能是造成术后畸形复发的原因。因此，舌缩小成形术防止正颌术后复发曾被使用一时，但由于二次手术的创伤及对舌功能有一定影响，后来已很少采用，矫正不良口腔习惯目前仍被视作一种有效的预防措施。

除了上述导致畸形复发的诸多原因及由此产生的各种防止措施，选择合理的手术类型，改进手术方法及适当的过度矫正也能降低术后复发率，使复发得以补偿。

24. 下齿槽神经损伤是下颌骨正颌手术常见的并发症之一，特别是下颌支矢状劈开术易于损伤下齿槽神经，除了器械直接损伤外，骨段的移动压迫均可能对神经造成损伤，导致颏部皮肤与下唇麻木，因此，在术中剥离下颌支内侧骨膜时应注意勿损伤下齿槽神经血管束，在做劈开时，要注意骨凿深度和方向，以免损伤下颌管内的神经。

在做下颌支垂直或斜形骨切开术时，骨切开线必须在下颌孔后方以防损伤下齿槽神经。另外，在做颏成形术时应注意到颏孔的位置，避免直接误伤颏神经，由于牵拉所致的颏神经间接损伤，一般可在2～3个月恢复。

（李继华　毕瑞野）

第十四章 颌骨牵张成骨

一、笔记

1. 知识点

①颌骨牵张成骨的适应证。②颌骨牵张器的类型和基本组成。③颌骨牵张成骨的临床经过。④颌骨牵张成骨的并发症。⑤牵张成骨的生物学基础。

（1）颌骨牵张成骨的适应证（图 14-1）

颌骨牵张成骨技术的应用十分广泛，涉及上、下颌骨的各种不同类型的发育不全和骨缺损、缺失畸形。

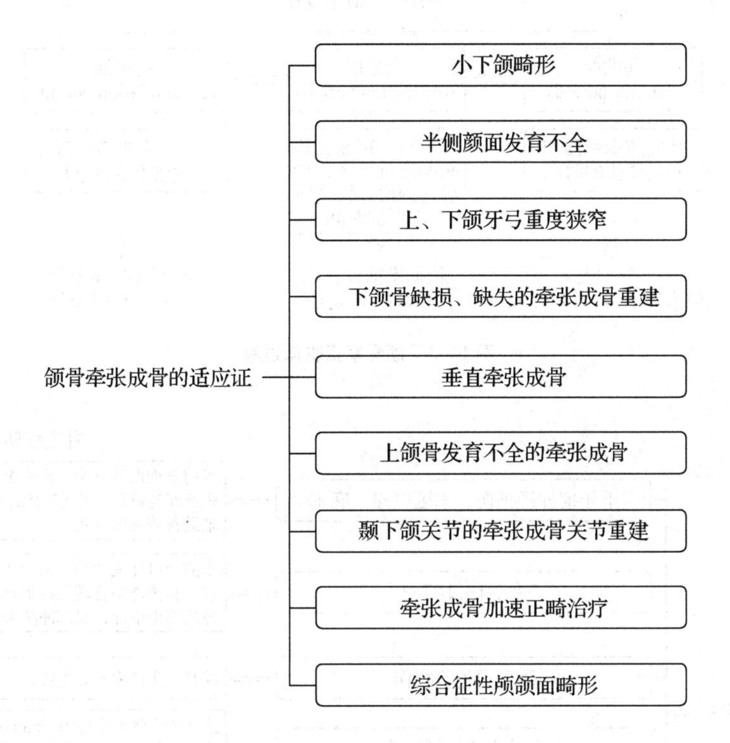

图 14-1 颌骨牵张成骨的适应证

（2）颌骨牵张器的类型和基本组成（图 14-2）

（3）颌骨牵张成骨的临床经过

颌骨牵张成骨主要分为间歇期、牵张期、稳定期 3 个阶段（图 14-3）。

（4）颌骨牵张成骨的并发症（图 14-4）

（5）牵张成骨的生物学基础（图 14-5）

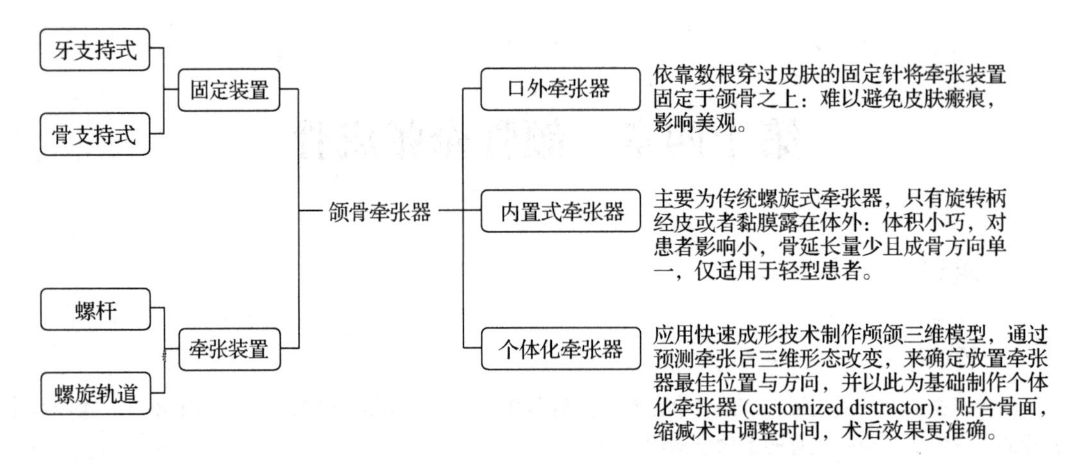

图 14-2　颌骨牵张器的类型和基本组成

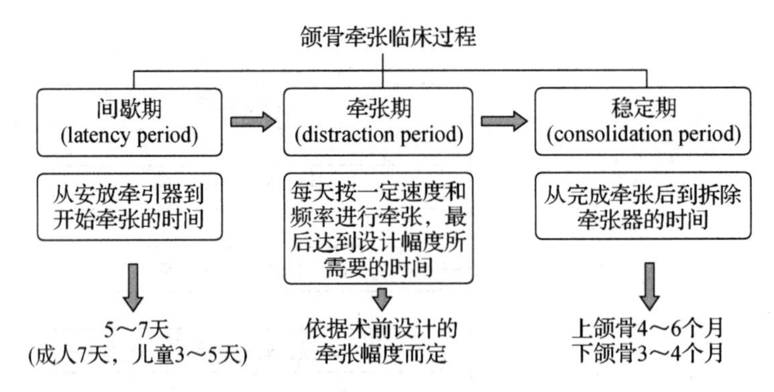

图 14-3　颌骨牵张临床过程

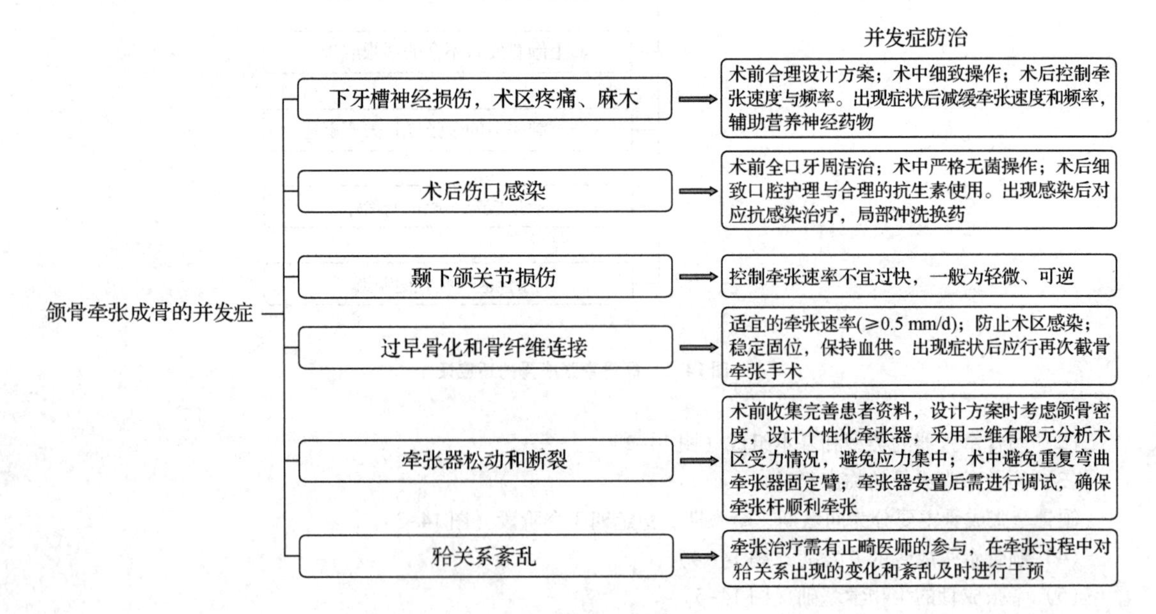

图 14-4　颌骨牵张成骨并发症

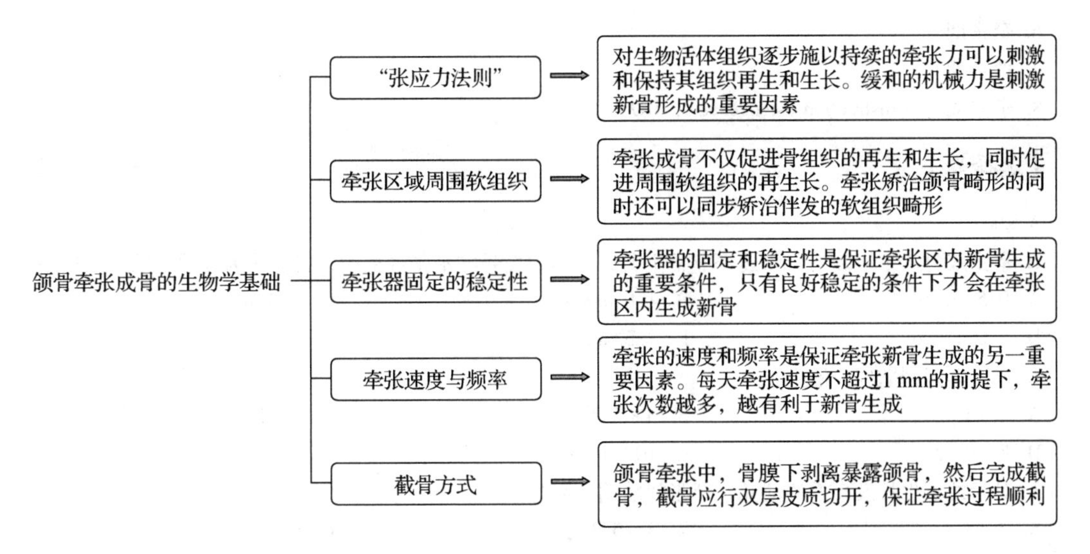

图 14–5　颌骨牵张成骨的生物学基础

2. 重点和难点

（1）重点

1）掌握颌骨牵张成骨的适应证。

2）颌骨牵张器的类型和基本组成。

（2）难点

1）牵张成骨的生物学基础。

2）牵张成骨的手术方法。

3）牵张成骨并发症的预防与治疗。

二、考点

1）掌握颌骨牵张成骨的适应证。

2）掌握颌骨牵张器的类型和基本组成。

3）熟悉颌骨牵张成骨的临床经过。

4）熟悉颌骨牵张成骨的并发症。

5）了解牵张成骨的生物学基础。

三、试题及参考答案

（一）试题

【名词解释】

1. 张应力法则
2. 内置式牵张器
3. 个体化牵张器
4. “双焦点”牵张
5. 间歇期

6. 牵张期
7. 稳定期
8. 牵张成骨（distraction osteogenesis，DO）

【选择题】

A 型题

1. 牵张成骨术中适当的牵张速率非常重要，在颅颌面骨的牵张过程中，目前认为较适宜的牵张速率为

A. 0.5 mm/d　　B. 1.0 mm/d　　C. 1.5 mm/d
D. 2.0 mm/d　　E. 2.5 mm/d

2. 成人牵张间歇期一般为

A. 2~3 天　　B. 3~5 天　　C. 5~7 天
D. 8~9 天　　E. 10~11 天

3. 对于处于生长发育期的幼儿，牵张间歇期一般为

A. 2~3 天　　B. 3~5 天　　C. 5~7 天
D. 8~9 天　　E. 10~11 天

4. 上颌骨进行牵张成骨的稳定期一般为

A. 1 个月　　B. 2 个月　　C. 3~4 个月
D. 4~6 个月　　E. 6~8 个月

5. 牵张期中，为了确保不出现过早骨化固定或者骨纤维连接，牵引速度应不低于

A. 0.25 mm/d　　B. 0.5 mm/d　　C. 0.75 mm/d
D. 1.0 mm/d　　E. 1.25 mm/d

B 型题

6~8 题共用备选答案

A. 牵张治疗前
B. 从安放牵张器到开始牵张
C. 每天按照一定速率牵张的过程
D. 完成牵张后到拆除牵张器
E. 牵张器拆除到伤口愈合

6. 稳定期
7. 间歇期
8. 牵张期

9~13 题共用备选答案

A. 双侧下颌骨牵张
B. 快速扩弓牵张
C. 双焦点牵张
D. 垂直牵张成骨
E. 输送盘牵张成骨

9. 小下颌畸形
10. 颌骨节段性缺损
11. 牙槽骨缺损
12. 颞下颌关节强直继发颌骨牙颌面畸形
13. 牙弓狭窄

X 型题

14. 以下属于牵张器牵张部分的是

A. 舌杆　B. 螺杆　C. 螺旋轨道

D. 螺钉　E. 种植体

15. 可能适用于牵张成骨的综合征类型包括

A. Crouzon 综合征　B. Pierre Robin 综合征　C. Treacher Collin 综合征

D. Nager 综合征　E. 半侧颜面发育不全

16. 牵张成骨的临床分期主要包括以下几个阶段

A. 间歇期　B. 成骨期　C. 稳定期

D. 牵张期　E. 延长期

17. 牵张成骨适应证包括

A. 小下颌畸形　B. 上下颌牙弓重度狭窄　C. 上颌骨发育不全

D. 半侧颜面发育不全　E. 颞下颌关节重建

18. 颌骨牵张成骨的常见并发症包括

A. 伤口感染　B. 过早骨化和纤维连接　C. 神经损伤

D. 面瘫　E. 上颌窦瘘

【填空题】

1. 牵张成骨术的基本治疗程序可分为三个阶段：________、________、________。

2. 牵张成骨术中的三要素是：________、________、________。

3. Ilizarov 研究结论是最佳牵张速率为________，牵张频率为________，每次牵张为________。

4. 牵张器基本装置由________和________两个部分组成。

5. 牵张成骨治疗关节强直的优点有________、________、________。

【问答题】

简答题

1. 简述牵张成骨（distraction osteogenesis，DO）的含义及其在口腔颌面外科中的应用。

2. 简述牵张成骨术的基本原理和技术。

3. 简述颌骨牵张成骨的适应证。

4. 简述颌骨牵张成骨的并发症。

5. 简述牵张成骨的临床分期及注意事项。

论述题

6. 简述牵张成骨的手术过程和注意事项。

（二）参考答案

【名词解释】

1. 张应力法则：Law of tension-stress，Ilizarov 提出的牵张成骨“张应力法则”认为，对生物活体组织逐步施以持续的牵张力可以刺激和保持其组织再生和生长。生物活体组织具有潜在的生物学可塑性，缓慢、持续的牵张所产生的机械性应力能激发细胞的增生，增加生物合成功能，促进组织新陈代谢，从而导致组织的再生长。

2. 内置式牵张器：牵张器大部分置于体内，只有旋转柄经皮或者黏膜露在体外，对患者生活影响较小；缺点是骨延长量较少且成骨方向单一，仅适用于轻度颌骨畸形的患者。

3. 个体化牵张器：应用快速成型技术制作颅颌三维模型，可以非常直观地再现颌骨畸形的特征，通过预测牵张后的三维形态改变，确定放置牵张器的最佳位置与方向，并以此为基础预先制作合适的个体化牵张器，使之贴合骨面并且牵张方向及幅度符合设计要求，术中可以直接将预制的个体化牵张器固定在颌骨上，不仅大幅缩减术中调整牵张器的时间，而且术后效果更准确。

4. “双焦点”牵张：bifocal distraction osteogenesis，在一侧骨断端的上方截开骨皮质，形成可牵张移动的骨段，称作“输送盘”，并向缺损、缺失间隙移动输送盘，使其与原骨断面间不断生成新骨而最终与远心骨段断端在压力下愈合。

5. 间歇期：是指从安放牵张器到开始牵张的时间，一般为5～7天。成人患者间歇期一般为7天左右。儿童患者特别是年龄较小者（4～6岁），间歇期可适当减少，一般为3～5天。

6. 牵张期：是指每天按照一定速率和频率进行牵张，最后达到设计牵张幅度所需要的时间。牵张期的长短依据术前设计的牵张幅度而定。

7. 稳定期：是指从完成牵张后到拆除牵张器的这段时间，稳定期要明显长于间歇期和牵张期，是为了让新生成的骨基质进一步钙化、成熟并在生物力学的作用下改建。上颌骨通常为4～6个月，下颌骨通常为3～4个月。

8. 牵张成骨（distraction osteogenesis，DO）是通过某种特定的牵开或扩张装置（牵张器），使被切开的两骨段间在受到一定牵引和张力（牵张力）作用下再生新骨，达到治疗骨骼发育不足和整复骨缺损畸形的一种外科技术。该技术被学术界誉为内源性或体内骨组织工程技术（endogenous bone tissue engineering）。

【选择题】

1. B　2. C　3. B　4. D　5. B　6. D　7. B　8. C　9. A　10. C　11. D　12. E　13. B　14. BC　15. ABCDE　16. ACD　17. ABCDE　18. ABC

部分易错、易混选择题解析：

4. 上颌骨因为骨质较薄，稳定期较下颌骨更长。

5. 应注意将适宜牵张速率和最低牵张速率予以区分。

10～14. 颌骨节段性缺损与颞下颌关节重建都采用了输送盘牵张，但区别在于输送盘移动后颌骨节段性缺损在输送盘和对侧骨质有骨融合，因而为“双焦点牵张”，而关节重建输送盘重建为假关节，与对侧关节窝不融合。

18. 颌骨牵张成骨的切口通常在口内或口外下颌下缘，发生面瘫概率较小，并非牵张成骨的常见并发症，此处需对常见并发症进行记忆。上颌骨牵张通常选择Le Fort Ⅰ型骨切开线，发生上颌窦瘘概率小，此处应对不同牵张区域的常用骨切开线进行熟悉。

【填空题】

1. 间歇期　牵张期　稳定期

2. 适宜的牵张速率（一般为1 mm/d）　牵张频率（2～4次/日）　保持牵张力和方向的稳定

3. 1.0 mm/d　4次　0.25 mm

4. 固定装置　牵张装置

5. 可有效恢复下颌支高度　可在术后早期开始张口锻炼　降低复发率

【问答题】

简答题

1. 牵张成骨（distraction osteogenesis，DO）是根据骨组织的生物学特点，通过特殊装置施加特定牵张力，以延长或扩宽骨骼，达到矫治畸形和整复缺损目的的外科技术。其基本生物学原理是：骨组织在缓慢而稳定的牵引和张力作用下，细胞的增生和合成将被活化而新生或再生骨组织。牵张成骨最早用于延伸四肢长骨的矫形外科，由于该技术具有操作简便、创伤小、避免植骨、可早期施术等独特的优越性和合理性。20 世纪 90 年代以来，牵张成骨引起了国际口腔颌面外科学界的极大重视和关注。Mc Carthy 于 1992 年首次应用牵张成骨技术成功延长了 4 例先天性颅面发育不全患者的下颌骨，其后牵张成骨在颅面部的基础研究和临床应用包括各种口内牵张器的研制中得到迅速发展，成为当今治疗颅颌面畸形和整复颌骨缺损的一个新的很有发展前景的领域。牵张成骨术在矫治颌骨发育不足（包括长度和宽度），整复下颌骨节段性骨质缺损，矫正唇腭裂继发颌骨畸形及第一、二鳃弓发育不全综合征等方面独具优势。

2. 牵张成骨的基本原理：当机体组织受到缓慢而稳定的牵引和张力时，细胞的合成与增生功能即被活化，从而促使受力区的组织细胞增生、再生。牵张成骨术即利用这一基本生物学原理，将切断后仍保留骨膜、软组织附着及血供的两骨段，通过安置其上的牵张器，施以特定强度与频率，以及方向恒定而缓慢的牵引和张力，使两骨段按预定计划分化；牵开间隙则有规律地由新生骨组织取代，从而达到使缩短的骨骼伸长，弯曲的骨骼变直，缩窄的骨骼增宽，以及使缺损的骨段被新生骨质修复。

3. 颌骨牵张成骨的适应证包括：①各类原因导致的重度小下颌畸形；②半侧颜面发育不全患侧牵张；③上下颌牙弓重度狭窄；④下颌骨缺损、缺失的牵张成骨重建；⑤重度牙槽吸收萎缩的牵张重建；⑥上颌骨发育不全；⑦颞下颌关节重建的牵张成骨治疗；⑧牵张成骨加速正畸治疗；⑨综合征性颅颌面畸形。

4. 颌骨牵张成骨的并发症包括：①下牙槽神经损伤；②术后伤口感染；③颞下颌关节损伤及改建；④过早骨化和骨纤维连接；⑤牵张器松动断裂；⑥造成殆关系紊乱。

5. 牵张成骨临床分为三期：①间歇期，是指从安放牵张器到开始牵张的时间，一般为 5 ~ 7 天，成人患者间歇期一般为 7 天左右，儿童患者特别是年龄较小者（4 ~ 6 岁），间歇期可适当减少，一般为 3 ~ 5 天；②牵张期，是指每天按照一定速率和频率进行牵张，最后达到设计牵张幅度所需要的时间。牵张期的长短依据术前设计的牵张幅度而定；③稳定期，是指从完成牵张后到拆除牵张器的这段时间，稳定期要明显长于间歇期和牵张期，是为了让新生成的骨基质进一步钙化、成熟并在生物力学的作用下改建。上颌骨通常为 4 ~ 6 个月，下颌骨通常为 3 ~ 4 个月。

论述题

6. 牵张成骨手术方法包括：①截骨线的设计，术前应在 X 线片上仔细设计截骨部位和截骨线方向，必要时采用三维数字化技术辅助精确模拟牵张过程；②根据患者年龄、颌骨大小、牵张器安放部位等选择不同手术切口，上颌骨垂直牵张、牙槽突牵张、上下颌扩弓牵张及成人下颌骨体部牵张多采用口内黏骨膜切口，也可采用口外切口。儿童下颌骨牵张可采用口内或口外下颌下皮肤切口，颞下颌关节强直牵张成骨关节成型采用下颌下皮肤切口，牙间截骨时采用口内切口；③接骨前应就牵张器安放位置和方向做好精确设计。首先按术前设计摆放好牵张器，调整固定臂，使之与骨面贴合，然后备好至少三个钉孔后再开始截骨。上颌骨多采用 Le Fort Ⅰ型截骨，下颌骨截骨除下牙槽神经做颊侧骨皮质切开外其余部位做全层骨切开，下颌管所在部位的舌侧骨皮质依靠轻柔撬动使其裂开；④牵张器按照接骨前准备好的螺孔固定；⑤固定好牵张器后进行试行牵张，对阻力过大或截骨不充分的应行补充截骨。

（李继华　毕瑞野）

第十五章　口腔颌面部后天畸形和缺损

一、笔记

1. 知识点

①口腔颌面部后天畸形和缺损。②口腔颌面部整复手术的技术特点。③显微外科技术。④口腔颌面外科常见的组织移植分类。⑤游离皮片移植的分类与特点。⑥皮瓣移植的分类。⑦皮瓣移植的适应证。⑧骨移植的种类。⑨软骨移植分类。⑩其他组织移植。⑪唇颊部畸形或缺损整复的手术原则。⑫唇缺损手术方法。

（1）口腔颌面部后天畸形和缺损

口腔颌面部后天畸形和缺损是指由于疾病或损伤等引起的畸形或组织缺损，也称获得性畸形和缺损。

（2）口腔颌面部整复手术的技术特点

严格无菌条件；尽量爱护和保存组织；防止或减少粗大的瘢痕形成；应用显微外科技术。

（3）显微外科技术

显微血管的命名与分类，显微血管的解剖结构，显微血管缝合术，显微神经缝合术。

（4）口腔颌面外科常见的组织移植分类

皮肤移植（游离皮片移植、皮瓣移植）、骨及软骨移植、其他组织移植。

（5）游离皮片移植的分类与特点

1）表层皮片：也称刃厚皮片、薄层皮片或 Thiersh 皮片，包括表皮层和很薄一层真皮最上层的乳突层，厚度在成年人为 0.2～0.25 mm。此种皮片移植后生活力强，抗感染力亦强，能生长在有轻微感染经过适当处理后的肉芽创面上。缺点是皮片收缩大，极易挛缩，质地脆弱，不耐受外力摩擦与负重，色素沉着严重，在肌腱、肌束等部位生长后，易产生挛缩性功能障碍。

2）中厚皮片：也称 Blair 皮片，包括表皮和一部分真皮层，厚度在成年人为 0.35～0.80 mm，即相当于皮肤全厚的 1/3～3/4，前者又称为薄中厚皮片（0.35～0.5 mm），后者又称为厚中厚皮片（0.62～0.80 mm）。移植后，收缩较表层皮片为小，较柔软，耐受外力摩擦，色素沉着轻微。

3）全厚皮片：也称 Wolfe-Krause 皮片，包括表皮和真皮全层。成活后柔软而富有弹性，相较于前两者其收缩小，活动度大，能耐受外力摩擦及负重，色泽变化轻微。

（6）皮瓣移植的分类

1）带蒂皮瓣：按转移形式和血供来源分类。①随意皮瓣：按照转移形式分为移位皮瓣（对偶三角交叉皮瓣或“Z”字成形术）、滑行皮瓣（推进皮瓣）、旋转皮瓣。②轴型皮瓣：岛状皮瓣、隧道皮瓣。

2）游离皮瓣：根据血供解剖上的不同分为四类：直接皮肤血管皮瓣、肌皮血管皮瓣、动脉干网状血管皮瓣、肌间隔血管皮瓣。

（7）皮瓣移植的适应证

1）整复面、颊、颏部等处的软组织畸形和缺损，包括肿瘤手术后缺损的立即整复。

2）某些颌面部器官的再造，如舌、腭、鼻、眼睑、耳郭等的畸形和缺损。

3）封闭或覆盖深部组织（如肌腱、肌肉、神经、大血管、骨等）或有暴露的创面。

4）整复颊部、鼻部等洞穿性缺损。

5）其他，如矫治面颈部瘢痕挛缩等畸形。

（8）骨移植的种类

单纯游离骨移植术、成形性骨松质移植术、带肌蒂的骨移植术、血管吻合游离移植术。

（9）软骨移植分类

肋软骨、鼻中隔软骨及耳郭软骨。

（10）其他组织移植

真皮及脂肪移植、黏膜移植、筋膜移植、肌移植、神经移植、复合组织移植、生物材料植入、组织工程化组织移植。

（11）唇颊部畸形或缺损整复的手术原则

①外形整复与功能恢复并重；②静态对称与动态平衡兼顾；③能用邻近组织瓣转移者，尽量不用远区组织瓣。

（12）唇缺损手术方法

①直接拉拢缝合；②鼻唇沟组织瓣转移术；③唇交叉组织瓣转移术（统称 Abbe-Estlander 法）；④三合一组织瓣整复术；⑤唇颊组织瓣滑行推进术（Bernard 法）；⑥唇颊组织瓣旋转推进术。

2. 重点和难点

（1）重点

1）皮肤移植：可归纳如下。

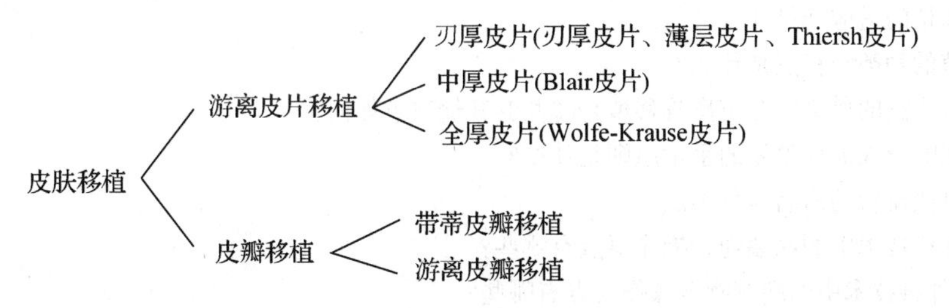

2）游离皮片移植分类与特点见表 15-1。

表 15-1　游离皮片的类型与组成

皮片类型	皮片厚度	皮片组成
刃厚皮片	0.2～0.25 mm	包括表皮层和真皮最上层的乳突层
中厚皮片	0.35～0.8 mm	包括表皮及一部分真皮层，相当于皮肤全厚的 1/3～3/4，前者又称为薄中厚皮片，后者称为厚中厚皮片
全厚皮片	皮肤全层	包括表皮全层及真皮全层，不包括皮下脂肪

3）带蒂皮瓣分类：带蒂皮瓣按转移形式与血供来源分类如下：

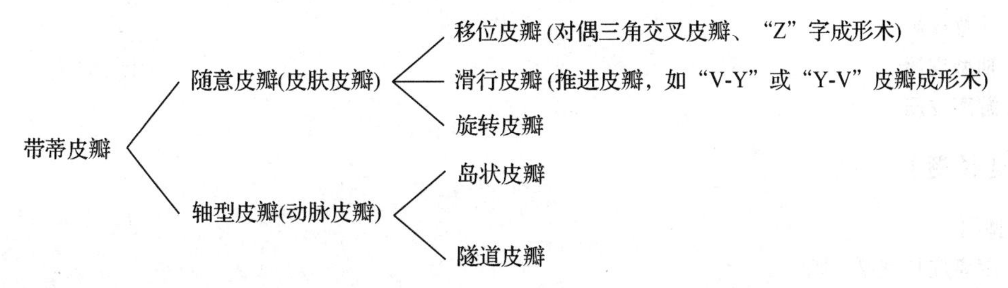

（2）难点

1）随意皮瓣分类与特点：无知名血管供应，故其长宽比例受到一定限制。在面部，由于血管丰富，根据实际情况可放宽到2:1~3:1，最大可达4:1。①移位皮瓣：又叫对偶三角交叉瓣或“Z”字成形术。可增加其中轴的长度的75%。从而达到松解挛缩，恢复功能的目的。主要用于狭长形索状瘢痕挛缩；恢复错位的组织或器官的正常位置与功能。②滑行皮瓣：又叫推进皮瓣。临床上常以“V”形切口，“Y”形缝合（V-Y成形术）来增加皮肤长度，缩小宽度；以“Y”形切口，“V”形缝合（Y-V成形术）来缩小皮肤长度，增加宽度。③旋转皮瓣：选择缺损附近的皮肤组织形成各种形态的皮瓣，利用旋转的方法以整复缺损区。

2）游离皮瓣分类与特点：游离皮瓣是将身体远处的轴形皮瓣通过显微外科技术移植到颌面或口腔缺损处，从而达到修复口腔颌面部缺损的目的。

根据血供解剖上的不同，可将其分为以下四类：①直接皮肤血管皮瓣，如胸三角皮瓣、腹股沟皮瓣。②肌皮血管皮瓣，又称肌皮瓣，如胸大肌皮瓣、背阔肌皮瓣。③动脉干网状血管皮瓣，如前臂皮瓣。④肌间隔血管皮瓣，如上臂内、外侧皮瓣及小腿外侧皮瓣。

3）显微外科技术中的端端吻合、端侧吻合方法。

二、考点

1）颌面部后天畸形和缺损整复手术的技术特点是什么？
2）游离皮片移植的分类与特点。
3）皮瓣移植的分类与特点。
4）皮瓣移植的适应证是什么？
5）骨移植的种类与特点是什么？
6）目前最广泛的血管吻合游离骨移植是哪些？其优缺点如何？
7）唇颊部畸形或缺损整复的手术原则是什么？
8）试述显微血管的命名与分类。
9）显微外科技术中的端端吻合操作要点有哪些？
10）显微外科技术中的端侧吻合操作要点有哪些？

三、试题与参考答案

（一）试题

【名词解释】

1. 表层皮片
2. 中厚皮片
3. 全厚皮片
4. 带蒂皮瓣
5. 随意皮瓣
6. 轴型皮瓣
7. 游离皮瓣

【选择题】

A型题

1. 游离皮片越厚，则

A. 收缩越大　　B. 越能耐受摩擦　　C. 色泽变化越大
D. 越容易成活　　E. 质地越脆

2. 皮瓣的组成
A. 表皮 + 真皮乳头　B. 表皮 + 真皮 + 皮下组织 + 肌肉　C. 表皮 + 真皮 + 皮下组织
D. 表皮 + 真皮全层　E. 表皮 + 真皮 + 皮下组织 + 肌肉 + 骨
3. 手术后应加压包扎的是
A. 游离皮瓣移植术　B. 中厚断层皮片移植术　C. 皮管形成术后
D. 隧道式皮瓣转移术　E. 旋转推进皮瓣术后
4. 下面哪个说法是错误的
A. 皮瓣移植抗感染力强、愈合快
B. 皮瓣包括皮下脂肪层，可用于凹陷缺损畸形整复
C. 皮瓣不适合于移植在肌腱、关节面、骨面等暴露的创面上
D. 皮瓣可对重要血管、脑膜等起保护作用
E. 皮瓣移植后收缩性小
5. 在有感染的肉芽组织创面上植皮，宜选用
A. 表层皮片　B. 薄中厚皮片　C. 全厚皮片
D. 厚中厚皮片　E. 保存真皮下血管网全厚皮片
6. “Z” 字成形术主要适用于
A. 整复邻近组织缺损　B. 松解条索状瘢痕挛缩　C. 覆盖感染创面
D. 延长组织长度或宽度　E. 毛发移植
7. 中厚皮片包含
A. 表皮层　B. 表皮层 + 部分真皮层　C. 表皮真皮全层
D. 表皮真皮 + 部分皮下组织　E. 表皮层 + 真皮层 + 皮下组织
8. 患者，男，36 岁，左侧眉因外伤缺失，拟采用皮肤移植方法行眉再造手术，应选用的是
A. 表层皮片　B. 薄中厚皮片　C. 厚中厚皮片
D. 全厚皮片　E. 轴型皮瓣
9. 表层皮片含有
A. 表皮层　B. 表皮 + 真皮 + 肌肉 + 骨　C. 表皮 + 真皮最上层乳突层
D. 表皮 + 真皮 + 皮下组织　E. 表皮 + 真皮全层
10. 全厚皮片包含
A. 表皮 + 真皮全层　B. 表皮 + 真皮 + 皮下组织　C. 表皮 + 真皮 + 肌肉 + 骨
D. 表皮 + 真皮最上层乳突层　E. 表皮 + 真皮大部分
11. 皮肤游离移植成活后，收缩程度最大的是
A. 表层皮片　B. 中层皮片　C. 全厚皮片
D. 皮瓣　E. 带真皮下血管网的全厚皮片
12. 各种皮片移植中．抗感染力最强的是
A. 带真皮下血管网的全厚皮片　B. 厚中厚皮片　C. 薄中厚皮片
D. 全厚皮片　E. 刃厚皮片
13. Y-V 成形术属于
A. 岛状皮瓣　B. 滑行皮瓣　C. 移位皮瓣
D. 旋转皮瓣　E. 隧道皮瓣
14. V-Y 成形术可以
A. 皮肤长度、宽度均无变化　B. 增加皮肤宽度和长度　C. 减小皮肤宽度和长度
D. 增加皮肤长度，减小宽度　E. 增加皮肤宽度，减小长度
15. 口腔颌面部单蒂皮瓣，其长宽比例最大的可达

A. 2∶1　　B. 3∶1　　C. 4∶1
D. 5∶1　　E. 6∶1

16. 轴型皮瓣的长宽比例为
A. 2∶1　　B. 3∶1　　C. 4∶1
D. 5∶1　　E. 在血管长轴范围内不受长宽比例限制

17. 患者，女，31 岁，因左面部巨大毛痣，行毛痣切除植皮术，术后更换敷料的时间是
A. 术后 3~5 天　　B. 术后 6 周　　C. 术后 8~10 天
D. 术后 3 周　　E. 术后 2 个月

18. 患者，男，23 岁，下唇正中撕裂伤后形成楔状缺损，其范围约为下唇的 1/5。以下处理原则中哪项是不正确的？
A. "Z" 字成形术　　B. 直接拉拢缝合
C. 采用上唇组织瓣转移修复下唇缺损　　D. 应用抗生素
E. 注射 TAT

19. 患者，男，58 岁，行舌大部分切除术，舌体缺损采用左前臂皮瓣游离血管吻合移植，皮瓣转移术后 24 小时出现皮瓣苍白发凉、起皱，其原因是
A. 静脉瘀血　　B. 静脉缺血　　C. 动脉瘀血
D. 动脉缺血　　E. 动静脉同时缺血

20. 前臂皮瓣属于
A. 直接皮肤血管皮瓣　　B. 皮下血管网状皮瓣　　C. 肌皮血管皮瓣
D. 动脉干网状血管皮瓣　　E. 肌间隔血管皮瓣

21. 一患者因烧伤后遗留颏颈部纵向条索状瘢痕，仰头等活动受限，对该患者治疗最好采用
A. "V-Y" 成形术　　B. 沿瘢痕长轴切除后拉拢缝合　　C. 切除瘢痕后表层皮片移植术
D. "Z" 字成形术　　E. 瘢痕打磨术

22. 患者，女，29 岁，因上唇外伤性缺损行 Abbe 瓣转移修复上唇缺损．其组织瓣成活后断蒂的时间为
A. 术后 1 周　　B. 术后 2 周　　C. 术后 5 天
D. 术后 1 个月　　E. 术后 2 个月

23. 患者，男，50 岁，因左上颌骨切除后需行游离植皮，在左大腿切取中厚皮片后，供区创面的处理是
A. 创面涂抹甲紫液后绷带包扎　　B. 严密缝合，敷料覆盖
C. 采用邻近组织瓣滑行修复创面　　D. 伤口暴露，任其自然恢复
E. 覆盖油纱布及敷料再加绷带加压包扎

24. 患者，男，45 岁，因右上颌肿物行右上颌骨切除 + 植皮术，术后所植皮片大部分坏死，遗留较大肉芽创面，准备再行皮肤移植消灭创面。此病例植皮时最好采用
A. 中厚皮片　　B. 表层皮片　　C. 全厚皮片
D. 皮瓣　　E. 带真皮下血管网的全厚皮片

25. 与前臂皮瓣桡动脉相吻合的最常用的血管是
A. 颈外动脉　　B. 面动脉　　C. 上颌动脉
D. 舌动脉　　E. 甲状腺动脉

26. 皮片移植后，皮片恢复知觉的时间约在
A. 术后 1~2 周　　B. 术后 48~72 小时　　C. 术后 1~2 个月
D. 术后 5~6 个月　　E. 术后 2 年以上

27. 有关游离皮片移植的下列描述，正确的是
A. 皮片越薄，生长能力越差

B. 全厚皮片较刃厚皮片移植后易收缩
C. 全厚皮片耐摩擦及负重，但色泽变化也大
D. 有感染的肉芽创面，只能采用全厚皮片移植
E. 口腔内植皮，多采用中厚皮片

28. 通常颌面部随意皮瓣的长宽比例
A. 1∶1　　B. 1.5∶1　　C. (2～3)∶1
D. (4～5)∶1　　E. 6∶1

29. Blair 皮片是指
A. 表层皮片　　B. 中厚皮片　　C. 全厚皮片
D. 刃厚皮片　　E. Thiersh 皮片

30. 颌面部随意皮瓣的设计在血供特别丰富的部位最大可达
A. 2∶1　　B. 3∶1　　C. 4∶1
D. 5∶1　　E. 6∶1

31. 在肢体及躯干部位随意皮瓣的长宽设计最好不超过
A. 2∶1　　B. 3∶1　　C. 4∶1
D. 5∶1　　E. 6∶1

32. 以下关于血管吻合的基本要求中，哪项是错误的
A. 吻合口的血管内膜应紧密接触　　B. 没有血管外膜嵌入吻合口　　C. 吻合口不产生狭窄
D. 吻合后的血管应无张力　　E. 针距边距大小对吻合效果影响不大

33. 以下关于游离皮片移植的叙述哪项是错误的
A. 按皮肤厚度分为表层皮片、中厚皮片及全厚皮片三种
B. 中厚皮片包括表皮及真皮全层
C. 皮片越薄，生活力越强，移植后收缩越大
D. 面颈部植皮多采用全厚或中厚皮片
E. 有感染的肉芽创面或骨面只能采用表层皮片移植

34. 以下有关皮瓣的叙述哪项是错误的
A. 皮瓣感觉的恢复首先为温度觉，最后是痛觉
B. 术后72小时内是游离皮瓣最容易发生血管危象的时候
C. 皮瓣设计应比缺损处稍大，以预防皮瓣转移后发生收缩
D. 原则上组织畸形和缺损能用带蒂皮瓣修复就不用游离皮瓣，能用游离皮瓣就不用管状皮瓣
E. 轴型皮瓣只要在血管的长轴内设计，一般可不受长宽比例的限制

35. 在面部，除血供特别丰富的部位外，随意皮瓣长宽之比通常不超过
A. 1∶1　　B. 2∶1　　C. (2～3)∶1
D. (4～5)∶1　　E. (5～6)∶1

36. 下列薄层皮片哪一组的厚度是正确的
A. 0.1～0.2 mm　　B. 0.2～0.25 mm　　C. 0.5～0.7 mm
D. 0.7～0.8 mm　　E. 0.8～0.9 mm

37. 下列中厚皮片哪一组的厚度是正确的
A. 0.3～0.5 mm　　B. 0.5～0.7 mm　　C. 0.7～0.8 mm
D. 0.75～0.8 mm　　E. 0.8～0.9 mm

38. 下列全厚皮片哪一组的厚度是正确的
A. 0.6～0.8 mm　　B. 1 mm　　C. 1～1.2 mm
D. 1.2～1.4 mm　　E. 1～1.5 mm

39. 关于软骨移植，下列说法正确的是
A. 必须与骨膜一起切取，以保证移植后的血供
B. 质韧，成形性较好，可以任意雕刻成所需形状
C. 因内含较多软骨细胞，故不适宜行异体移植
D. 术后细胞反应较重，应用激素控制术后反应
E. 18 岁生长发育基本完成后方可行自体骨移植
40. 患者，女，19 岁，下唇陈旧性外伤缺损，致小口畸形，行手术整复，如下唇缺损在 1/2 左右，可选用的整复方法为
A. “Z”字成形术　　B. 三合一组织瓣整复术　　C. 鼻唇沟组织瓣转移术
D. 唇颊组织瓣旋转推进术　　E. 唇交叉组织瓣转移术
41. 以下哪种意见是正确的
A. 后天性面部畸形和缺损，年龄越小手术效果越好
B. 面部整复手术与发育无关
C. 面部整复手术与年龄大小无关
D. 面部整复手术最好在生长发育成熟后施行
E. 整复手术对老年患者无必要进行
42. 下唇陈旧性外伤缺损，致小口畸形，行手术整复，如下唇缺损在 2/3，可选用的整复方法为
A. “Z”字成形术　　B. 三合一组织瓣整复术　　C. 鼻唇沟组织瓣转移术
D. 唇颊组织瓣旋转推进术　　E. 唇交叉组织瓣转移术
43. 带蒂皮瓣的断蒂手术一般在第一次手术后多久实施
A. 7 天　　B. 7～14 天　　C. 14～21 天
D. 21～30 天　　E. 30～40 天
44. 游离皮片移植失败的常见原因是
A. 缝合不严密　　B. 皮片下有血肿　　C. 加压包扎压力过大或过小
D. 游离皮片取得太薄　　E. 患者贫血
45. 对偶三角瓣适用于
A. 整复邻近组织的缺损　　B. 松解挛缩的瘢痕　　C. 覆盖感染的创面
D. 做毛发的移植　　E. 器官再造
46. 患者，女，19 岁。下唇陈旧性外伤缺损，致小口畸形，行手术整复。如选用 Abbe 瓣手术，断蒂时间为
A. 5 天　　B. 1 周　　C. 2～3 周
D. 4 周　　E. 5 周
47. 下列哪种组织移植方法不属于皮瓣移植
A. 带真皮下血管网的全厚皮片　　B. 胸大肌肌皮瓣　　C. 前臂皮瓣
D. “Z”字成形术　　E. “V-Y”成形术
48. 下列哪种组织移植方法属于动脉皮瓣移植
A. 带真皮下血管网的全厚皮片　　B. 旋转皮瓣　　C. 前臂皮瓣
D. “Z”字成形术　　E. 皮管移植
49. 下列组织移植方法哪种属于皮肤皮瓣移植方法
A. “Z”字成形术　　B. 斜方肌肌皮瓣　　C. 全厚皮片
D. 游离血管的腹股沟皮瓣　　E. 带真皮下血管网的全厚皮片
50. 下列组织移植方法哪种既可以作为皮瓣移植也可以作为骨肌皮瓣移植
A. 颈阔肌皮瓣　　B. 胸三角肌皮瓣　　C. 胸大肌肌皮瓣

D. 腹直肌肌皮瓣　　E. 随意皮瓣

51. 移植的皮片不可能获得如同正常皮肤的功能。以下叙述不正确的是

A. 感觉的恢复过程中，以痛觉、触觉恢复较早，冷觉、热觉恢复较迟

B. 全厚皮片的交感神经功能可以再生，局部可以出汗，但不完全

C. 中厚皮片不含汗腺

D. 中厚皮片极少有交感神经再生

E. 全厚皮片局部丧失出汗功能，其交感神经机能不可以再生

52. 显微血管外科手术中小血管吻合是最基本、最常用的手术方法，以下叙述正确的是

A. 通常先吻合静脉，后吻合动脉；开放血管时应先开放静脉，后开放动脉

B. 通常先吻合静脉，后吻合动脉；开放血管时应先开放动脉，后开放静脉

C. 通常先吻合动脉，后吻合静脉；开放血管时应先开放动脉，后开放静脉

D. 通常先吻合动脉，后吻合静脉；开放血管时应先开放静脉，后开放动脉

E. 以上叙述均错误

B 型题

53 ~ 56 题共用备选答案

A. 直接拉拢缝合

B. 鼻唇沟组织瓣转移术

C. 唇交叉组织瓣转移术

D. 三合一组织瓣整复术

E. 唇颊组织瓣滑行推进术

53. 上唇 2/3 以上缺损修复宜选用

54. 1/3 以内的唇缺损可采用的整复方法为

55. Bernard 手术又称

56. 下唇缺损 1/2 左右者宜选用

57 ~ 59 题共用备选答案

A. 旋转皮瓣

B. V-Y 皮瓣

C. “Z”字成形术

D. 轴形皮瓣

E. 游离皮瓣

57. 为了增长或缩短某一组织的长度和宽度，常选用

58. 肿瘤术后缺损整复主要采用

59. 颌面部狭长的索状瘢痕可采用的整复方法

X 型题

60. 显微血管吻合的基本要求有

A. 没有外膜植入吻合口　　B. 吻合后血管无张力　　C. 吻合口血管内膜紧密接触

D. 吻合口血管外膜紧密接触　　E. 吻合口不产生狭窄

61. 以下哪些表现提示可能出现皮瓣移植术后血管危象

A. 皮纹消失，皮瓣肿胀，质地变硬　　B. 针刺出血实验见鲜红血液流出

C. 皮瓣颜色灰白　　D. 皮瓣温度较周围皮肤低 2 ~ 3 ℃

E. 皮肤感觉缺失

【填空题】

1. 获得性畸形与缺损的致病原因不一，在明确诊断前首先必须要弄清致病原因，常见的致畸病因包括________、________、________及________等。

2. 显微血管分为三类：①________，血管外径________；②________，血管外径________；③________，血管外径________。

3. 自体组织移植方法包括以下三类：________、________、________。

4. 游离皮片移植（free skin graft）按皮肤厚度可分为三类：________，厚度为________；________，厚度为________；________。近年来，____________已进入临床应用。

5. 皮瓣由________及________构成。

6. 带蒂皮瓣的分类依据血供来源分类：①无知名血管供血的________，又可分为________、________、________。②有知名血管供血与回流的________，又可分为________、________。

7. 随意皮瓣（random flap）由于没有知名血管供血，该型皮瓣在移位应用时强调蒂部与供区的长宽比例，在肢体及躯干部位长宽之比以________为最安全，最好不超过________；在面部，由于血供丰富，根据实际情况可放宽到________，个别情况下可达________。

8. 临床上，为了增长或缩短某一组织的长度和宽度而常用的________，属于滑行皮瓣的一种。在皮肤上做“V”形切口，分离三角形皮瓣及两侧皮下组织后，利用组织的收缩性，使三角形皮瓣后退，再将切口缝为“Y”形，可以使皮肤的长度________，宽度________。反之，在皮肤上做“Y”形切口，分离三角形皮瓣并对直切口两侧行潜行分离，利用组织的弹性，将三角形皮瓣向前推进，把切口缝合成“V”形，则可以使皮肤的长度________，宽度________。

9. 根据血供解剖的不同类型将游离皮瓣分为以下几类：①________；②________，即肌皮瓣；③________；④________。

10. 胸大肌皮瓣的供区如下：血管为________，神经为________。

11. 口腔颌面部整复手术的特点：①________；②________；③________；④________。

12. 口腔颌面部中、小型组织缺损的修复，最常用________，其次是________、________、________。

13. 唇缺损修复方式有以下几种：________、________、________、________、________。

【问答题】

简答题

1. 简述引发颌面部获得性畸形或缺损的主要原因。
2. 简述整复手术的技术特点。
3. 简述游离皮片按皮肤厚度的分类。
4. 简述皮片切取后供皮区的处理。
5. 简述皮片移植后的生理变化。
6. 简述 V-Y 皮瓣成形术的应用。
7. 简述游离皮瓣按血供解剖的分类。
8. 简述皮瓣的适应证和应用原则。
9. 简述轴型皮瓣、岛状皮瓣、隧道皮瓣的区别与特点。
10. 简述单纯游离植骨与血管吻合游离植骨骨愈合机制的差异。
11. 简述影响骨移植存活的因素。
12. 简述血管吻合游离移植术的适应证。
13. 在修复口腔颌面部后天畸形和缺损中，组织移植的种类有哪些？
14. 简述腓动脉供血的腓骨移植的优缺点。

15. 简述旋髂深动脉供血的髂骨移植的优缺点。
16. 简述组织工程化组织移植的概念及其优点。
17. 简述唇缺损的整复原则。
18. 简述口腔颌面部组织器官畸形或缺损整复的手术原则。
论述题
19. 描述显微血管缝合术的缝合方法及注意事项。
20. 描述皮瓣移植的术后观察。
21. 描述骨移植的种类及其特点、优缺点。
22. 临床常用的肌皮瓣及骨肌皮瓣有哪些，并描述其供区。
思考题
23. 随意皮瓣（random flap）在修复颌面部缺损中的应用及进展。
24. 骨移植材料在口腔颌面部缺损中的应用研究进展。

（二）参考答案

【名词解释】

1. 表层皮片：也称刃厚皮片、薄层皮片或 Thiersh 皮片，包括表皮层和很薄一层真皮最上层的乳突层，成年人厚度为 0.2～0.25 mm。优点是移植后生活力、抗感染力强，供皮区在愈合后还可再次取皮。缺点是皮片收缩大，极易挛缩，质地脆弱；不耐受外力摩擦与负重，色素沉着严重。

2. 中厚皮片：也称 Blair 皮片，包括表皮及一部分真皮层，成年人厚度为 0.35～0.80 mm，也即相当于皮肤全厚的 1/3～1/4，前者又称薄中厚皮片（0.35～0.5 mm），后者又称厚中厚皮片（0.62～0.80 mm）。移植后收缩较表层皮片小，较柔软，耐受外力摩擦，色素沉着轻微，功能恢复与外表均较佳。

3. 全厚皮片：也称 Wolf-Krause 皮片，包括表皮及真皮的全层。优点是柔软富有弹性，活动度大，能耐受外力摩擦及负重，收缩小，色泽变化小，适合于面部植皮。

4. 带蒂皮瓣：皮瓣由皮肤的全厚层及皮下组织构成，有与肌体皮肤相连的蒂的皮瓣称为带蒂皮瓣。

5. 随意皮瓣：也称皮肤皮瓣，特点是没有知名血管供血，长宽比例受到一定限制。在肢体与躯干部位，长宽之比以 1.5∶1 最安全，不宜超过 2∶1；在面部由于血液循环丰富可放宽到 2∶1～3∶1，在血供特别丰富的部位可达 4∶1。

6. 轴型皮瓣：也称动脉皮瓣，特点是有一对知名血管供血与回流，因而只要在血管的长轴内设计皮瓣，一般可不受长宽比例限制。

7. 游离皮瓣：将身体远处的轴型皮瓣应用显微血管外科技术移植到颌面或口腔缺损处，目前已成为肿瘤术后缺损立即整复的主要手段。

【选择题】

1. B　2. C　3. B　4. C　5. A　6. B　7. B　8. D　9. C　10. A　11. A　12. E　13. B　14. D　15. C　16. E　17. C　18. C　19. D　20. D　21. D　22. B　23. E　24. B　25. B　26. D　27. E　28. C　29. B　30. C　31. A　32. E　33. B　34. A　35. C　36. B　37. B　38. B　39. B　40. E　41. D　42. D　43. C　44. B　45. B　46. C　47. A　48. C　49. A　50. C　51. E　52. A　53. D　54. A　55. E　56. C　57. B　58. E　59. C　60. ABCE　61. AC

部分易错、易混选择题解析

1. 本试题考查皮片移植特点。一般而言，皮片越薄越易成活，但质地、色泽及耐摩擦性也就越差，收缩率也相应增大；相反皮片越厚，质地、色泽、耐摩擦性及收缩率等方面就越好，成活能力则下降。因此，本题的正确答案为 B（越能耐受摩擦）。

2. 本试题考查“皮瓣的组成”。皮瓣不同于皮片，含皮下组织；皮片（全厚皮片）由表皮和真皮全层组成。选择 D（表皮 + 真皮全层），是把皮瓣和全厚皮片混在一起；选择 B（表皮 + 真皮 + 皮下组织 + 肌肉），则是因为分不清皮瓣和肌皮瓣的区别。这里应注意皮片、皮瓣、肌皮瓣、骨肌皮瓣的区别。

3. 本题考查“加压包扎适应证”。皮片由于本身没有血供，移植成功的基本条件是受区毛细血管生长进入移植皮片，因此，需加压包扎，使皮片和受区紧密接触，防止二者之间出现积血或积液。游离皮瓣、皮管、局部皮瓣因自身有血运，一般不需加压包扎。只要有合适的引流即可。

4. 本题考查皮瓣特点、适应证。皮瓣是包括皮肤和皮下组织的复合组织，有自身直接的血管供应，抗感染能力强，能用于较大、凹陷等缺损修复，覆盖在暴露的重要血管、神经、脑膜等结构上，有保护作用。对不宜用皮片修复的创面，如肌腱、关节面、骨面，也能覆盖修复，且由于皮瓣厚实，收缩很小。

5. 本试题考查“皮片移植适应证基本概念”。皮片可分为表层皮片，中厚皮片，全厚皮片及保存真皮下血管网全厚皮片。皮片本身没有血供，移植成功的条件是受区毛细血管生长进入皮片。皮片越薄，移植成活力越强。在有感染的肉芽创面上植皮，显然宜用表层皮片。

6. 本试题考查对偶三角瓣的适应证。对偶三角瓣的主要作用是两瓣交叉缝合后能延长组织，可用于纠正挛缩的瘢痕、移位的组织。是一个以延长为主要目的的皮瓣。考生选择 A（整复邻近组织缺损）是因为不了解对偶三角瓣的构成与作用，错误地认为只要是皮瓣就是为了修复组织缺损。组织缺损主要是用于推进、旋转皮瓣或皮管、游离皮瓣等修复。

27. 此题测试考生对游离皮片的种类和适应证掌握程度及分析与理解能力。正确答案是口腔内植皮多采用中厚皮片。正确应是皮片越薄生长能力越强，因此有感染创面只能用薄断层皮片。全厚皮片有弹性能耐摩擦和负担重力，色泽变化不大，故在面部多用，中厚皮片因术后收缩小，故多用于口腔黏膜缺损修复。

28. 此题测试考生对随意皮瓣及其特点的掌握。随意皮瓣亦称皮肤皮瓣，其特点是由于没有知名血管供血，故在设计皮瓣时，其长宽比例要受到一定限制。在肢体及躯干部位长宽之比是 1.5∶1 为最安全，最好不超过 2∶1，在面部由于血循环丰富长宽之比可（2～3）∶1。

40. 唇交叉组织瓣转移术（组织瓣设计在中份称为 Abbe 手术，在侧方称为 Estlander 手术）主要适用于上、下唇缺损在 1/2 左右者。

42. 唇颊组织瓣旋转推进术（扇形颊瓣）主要适用于下唇 2/3 以上缺损或全下唇缺损。

【填空题】

1. 炎症　损伤　肿瘤　类肿瘤病变
2. 显微小血管　3～1.1 mm　显微细小血管　1～0.6 mm　显微微小血管　0.5～0.15 mm
3. 皮肤移植　骨及软骨移植　其他组织移植
4. 表层皮片　0.2～0.25 mm　中厚皮片　0.35～0.80 mm　全厚皮片　保存真皮下血管网的全厚皮片
5. 皮肤的全厚层　皮下组织
6. 随意皮瓣　移位皮瓣　滑行皮瓣　旋转皮瓣　轴型皮瓣　岛状皮瓣　隧道皮瓣
7. 1.5∶1　2∶1　（2～3）∶1　4∶1
8. “V-Y”皮瓣成形术　增加　缩窄　缩短　增加
9. 直接皮肤血管皮瓣　肌皮血管皮瓣　动脉干网状血管皮瓣　肌间隔血管皮瓣
10. 胸肩峰血管　胸外侧神经
11. 严格无菌条件　尽量爱护和保存组织　防治和减少粗大的瘢痕形成　应用显微外科技术
12. 前臂游离皮瓣　肩胛皮瓣　足背皮瓣　小腿外侧皮瓣
13. 直接拉拢缝合　鼻唇沟组织瓣转移术　唇交叉组织瓣转移术　三合一组织瓣整复术　唇颊组织瓣滑行推进术

第十五章 口腔颌面部后天畸形和缺损

【问答题】

1.（1）颌面部肿瘤及类肿瘤病变多因手术治疗造成不同程度的缺损或畸形。

（2）因外伤，尤其是交通外伤，以及儿童期的颞下颌关节损伤常导致颌面部畸形。

（3）颌面部骨及软组织的炎症也可引起颌面部软硬组织的缺损与畸形。

2. 严格无菌条件；尽量爱护和保存组织；防止或减少粗大的瘢痕形成；应用显微外科技术

3. 表层皮片厚 0.2～0.25 mm，包括表皮层和真皮层上层的乳突层，优点是移植能力及抗感染能力强，缺点是收缩大，极易挛缩，质地脆弱不耐负重及摩擦，色素沉着严重；中厚皮片厚 0.35～0.80 mm，包括表皮及一部分真皮层，其收缩较表层皮片小，耐受摩擦，色素沉着也较轻微；全厚皮片包括表皮及真皮全层，柔软而富有弹性，活动度大，能耐受摩擦及负重，收缩小，色泽变化亦小。

4. 切取皮片后立即用温热生理盐水纱布紧压创面止血，然后用油性纱布平铺创面，外加数层纱布与棉垫，再用绷带加压包扎。

5. 48～72 小时后皮片即可基本成活，之后产生大量纤维结缔组织，数周后发生皮片收缩、变薄，在几周内皮片较正常皮肤为硬；数月后皮片下逐渐生长一薄层脂肪组织，纤维组织逐渐减少，皮片变软；再过数月后神经末梢开始生长，各感觉相继恢复，约一年后可完全恢复正常。

6. V-Y 皮瓣成形术属于滑行皮瓣的一种，其目的是为了增长或缩短某一组织的长度或宽度，在皮肤上先做 V 形切口，利用组织收缩性使三角皮瓣后退并缝合为 Y 形，可使皮肤长度增加，宽度缩小；反之在皮肤上做 Y 形切口，利用组织弹性分离三角形皮瓣及两侧直切口，将三角形皮瓣向前推进并把切口缝合成 V 形，可使皮肤长度缩短，宽度增加。

7.（1）直接皮肤血管皮瓣：其主要特点是营养皮肤的动脉在穿出深筋膜后与皮肤表面平行，走于皮下组织内，并沿途发出小支以供养皮下组织及皮肤。这种皮瓣即典型的轴形皮瓣。

（2）肌皮血管皮瓣：也称肌皮瓣。其主要特点是通过肌组织发出营养支，垂直穿透深筋膜至皮下组织及皮肤。这种皮实际上是一种复合组织瓣。

（3）动脉干网状血管皮瓣：其主要特点是由动脉干直接发出许多微细的血管支，组成丰富的网状结构，直接营养其所属的皮肤。这种皮瓣的动脉多为体表浅的动脉主干，口径较粗，易于吻合成功。

（4）肌间隔血管皮瓣：其特点是动脉走行于肌间隔内，然后发出分支至皮肤，并与其他皮肤动脉吻合。这类皮瓣常可分离出较长一段血管带，且多有两条静脉伴行。

8. 皮瓣因带有丰富的皮下脂肪组织，与游离皮片移植比较，其用途不仅能整复浅表创面或缺损，还可用于整复较深层或洞穿性的组织缺损。对保护重要组织，如大血管、脑组织等更为有用。①整复面、颊、颏部等处的软组织缺损，包括肿瘤手术后缺损的立即整复。②某些颌面部器官的整复再造，如舌、腭、鼻、眼睑、耳郭等的缺损。③封闭或覆盖深部组织（如肌腱、肌肉、神经、大血管、骨等）有暴露的创面。④整复颊部、鼻部等洞穿性缺损。⑤其他，如矫治颈部瘢痕挛缩等。

在各类型皮瓣和肌皮瓣的选择上，应根据组织畸形和缺损的大小、部位、效果，以及患者的要求和医疗技术条件等因素来综合决定。原则上应就简不就繁，就快不就慢；能用带蒂皮瓣解决的切不可滥用游离皮瓣，能用游离皮瓣解决的最好不选择管状皮瓣。

9. 轴型皮瓣（axial flap）：亦称动脉皮瓣（arterial flap），特点是有一条知名血管供血，因而只要在血管的长轴内设计皮瓣，一般可不受长宽比例的限制。除此外，含有知名血管的轴型皮瓣，常以岛状皮瓣或隧道皮瓣的形状转移。岛状皮瓣（island flap）：是指一块皮瓣仅含有一条血管蒂，特点是蒂长，经过皮下转移灵活。隧道皮瓣（tunnel flap）：指皮瓣必须通过皮下或深部组织进行转移。与岛状皮瓣不同的是，除含有知名血管外，蒂部的横径与皮瓣的横径一致，仅仅是在通过隧道的一部分蒂部去除了表皮。

轴型皮瓣的优点：各类轴型皮瓣除具有任意皮瓣的优点外，其移植后的成活力由于有知名动脉供给血运也较前者为好；而岛状皮瓣和隧道皮瓣最大的优点是手术可一次完成，而不需二期断蒂或修整。

10.（1）单纯游离植骨的愈合机制：爬行替代学说，即一般认为系植入骨逐渐被吸收，新生骨逐渐长成。

（2）血管吻合游离植骨骨愈合机制：由于移植骨块可以获得持续的血供，其骨愈合过程可不必经过传统植骨的爬行替代过程，而获得早期的原位骨愈合。

11.（1）移植骨的活性及骨诱导作用：移植骨应尽量缩短离体时间，离体时间越短，可能存活的细胞越多越有利于移植骨的成活；新鲜的自体骨具有较强的骨诱导作用，因而临床应用效果很好。

（2）受区有利于骨生长的血供环境：血供好的环境能够提供骨生成所必需的细胞和生长因子，理想的骨生成和修复过程只有在血供充分环境下才得以进行下去。

（3）植骨块的位置和稳定：移植骨块的大小要适宜，骨块应与受区紧密接触，保持骨断端的稳定，移植后的肢体应予合理制动。

12.（1）更适用于存在慢性感染的情况，企图行立即植骨整复者。

（2）有皮肤或口腔黏膜缺损需要同期修复者。

（3）经过大剂量放射或多次手术、外伤、受植区有广泛瘢痕、血供不良者。

13.（1）皮肤移植：可分为游离皮片移植、皮瓣移植两大类，前者又可分为表层皮片、中厚皮片和全厚皮片；后者又可分为带蒂皮瓣、游离皮瓣和管状皮瓣移植。

（2）骨及软骨移植：骨移植可分为单纯游离骨移植术、成形性骨松质移植术、带肌蒂的骨移植术、血管吻合游离骨移植术；软骨移植方法常有肋软骨、鼻中隔软骨及耳郭软骨的移植。

（3）其他组织移植：包括真皮及脂肪移植、黏膜移植、筋膜移植、肌移植、神经移植、复合组织移植、生物材料植入、组织工程化组织移植等。

14.（1）优点：①腓动脉血管蒂解剖较恒定，且管径较粗，血管吻合的成功率较高，易于血液循环重建成功；②有足够的长度提供骨量；③腓动脉的一条营养动脉在腓骨中 1/3 进入骨内，为其提供骨髓供血，另有众多节段性血管分支围绕腓骨形成弓形结构分布，这为重建下颌骨塑形提供了解剖学基础；④由于腓骨具有坚实的骨密质，十分有利于牙种植术的成功，从而为恢复咀嚼功能创造必要的基础条件；⑤可以切取足够的皮肤以供需要。

（2）缺点：①腓骨直径仅 1.2 cm，作为下颌骨重建高度不足，影响牙列重建及咀嚼功能的恢复；②偶有腓深神经损伤的报道；③截骨腓骨时，应强调只限用上 3/4 份，而不是截取全腓骨，否则可产生踝关节不稳定的后果。

15.（1）优点：①髂骨的髂嵴与下颌骨有相似的厚度和曲度；②髂骨块粗大，骨皮质厚，能使重建的下颌骨具有一定的牙槽嵴高度、宽度、强度，是下颌骨缺损修复与功能重建的理想供骨源之一；③髂骨生物力学性能研究表明髂骨和下颌骨应力分布类似。

（2）缺点：旋髂深血管壁过于薄而细小，不适宜逆行解剖及吻合，且血管走行部分存在变异。

16.（1）概念：利用体外培养扩增的种子细胞，接种于可吸收生物材料上，使细胞按预制形态在三维支架上生长，然后植入体内，整复人体组织缺损的方法，称为组织工程化组织移植，随着可吸收生物材料的降解，种子细胞持续增生分化，直接参与修复，并可分泌基质，释放细胞因子，加速缺损修复。

（2）优点：①可形成具有生命力的活体组织，对病损组织进行形态、结构、功能的重建并达到永久性替代；②可以用少量的组织细胞修复大的组织缺损，实现微创修复和功能重建；③可按组织缺损情况塑形，达到形态的修复。

17.（1）如唇组织缺损不超过全唇的 1/3，可利用唇组织的弹性及延展性，直接或经过松解后拉拢缝合。

（2）如唇缺损超过 1/2 以上时，应考虑选用鼻唇沟组织瓣，对侧唇组织交叉转移瓣或唇颊组织滑行瓣。

（3）如唇缺损超过 2/3 以上时，利用剩余唇组织及鼻唇沟组织瓣仍嫌不足时，可再加用对侧唇组织瓣。

18.（1）选择适当的手术时期，如瘢痕的切除整复术应在其增生、收缩变化恒定后进行。

（2）除外形的整复外，更应考虑功能的恢复，包括张口度及咀嚼功能。

（3）除静态时对称外，应尽量做到动态的平衡，常要求应行复合组织瓣转移。

（4）能用邻近组织瓣者，尽量不用远位组织瓣，因其色泽近似，手术也较简便。

（5）骨组织缺损整复应尽量选用自体骨移植，生物人工材料的选择应严格按照适应证。

论述题

19.（1）缝合方法包括主要是端端吻合和端侧吻合，端端吻合最为常用，通常采用两定点吻合法，即180°等距两定点牵引线缝合法，然后依次缝合前壁及对侧壁；端侧吻合多在血管一段不宜切断或两断端口径相差过大的情况下采用。

（2）先吻合静脉再吻合动脉，在开放时先开放静脉再开放动脉；吻合血管过程中经常使用肝素和利多卡因盐水液冲洗血管口，以防血管口血栓及血管痉挛；缝合完成后需要行动脉搏动及静脉通畅试验检查；术后宜保暖并制动，可静脉滴注低分子右旋糖酐减少血栓形成。

20. 游离皮瓣术后要保持室温在25 ℃左右，以防血管痉挛，同时应用扩张血管及抗菌药物。头颈部体位要适当制动以免压迫静脉回流，术后创口行负压引流者，其负压要适当。压力过大可直接压迫静脉回流；压力过小也可因积血、积液而间接压迫静脉。术后72小时内是游离皮瓣最容易发生血管危象的时期。手术后进行皮瓣监测的目的是及早发现皮瓣灌注受损的征象。目前最常用的方法仍是临床观察，包括观察皮瓣的颜色、温度、充盈状况、针刺出血情况等。①颜色：皮瓣颜色应与供区皮肤颜色相一致，有些病例术后1～2天颜色稍显苍白，多属正常现象，应结合其他征象加以判断。如皮瓣颜色变暗、发绀，则说明静脉淤血；如为灰白色，则示动脉缺血，均应及时探查。②温度：皮瓣移植后多有温度下降的现象，尤其在寒冷的冬季，但一般不应低于皮温的3～6 ℃。此时可对皮瓣加以保温处理，以保持正常的血液循环。③皮纹：皮瓣表面应有正常的皮纹皱褶，如果发生血管危象，则皮纹消失，可见皮瓣肿胀。④质地：皮瓣移植后仅有轻度肿胀，往往比周围组织程度轻，但如果皮瓣区域出现明显肿胀，质地变硬时，则可判断血管危象的发生。⑤毛细血管充盈试验：在皮瓣血管危象发生早期或程度较轻时，可表现为轻度的充血或瘀血现象，以手指轻压，放开后可见变白的区域再度泛红，泛红的过程越快说明微循环的状况越好，如果该过程太长，超过5秒，多提示微循环功能很差，抢救成功的可能性较小。⑥针刺出血试验：对一些皮瓣颜色苍白，无法确定是否为动脉堵塞所致时，可用此法。要求在无菌状态下进行，以7号针头刺入皮瓣深达0.5 cm，并适当捻动针头，拔起后轻挤周围组织，如见鲜红血液流出，提示动脉血供良好，否则提示动脉危象。

21.（1）单纯游离骨移植术：特点是做整块（或段）移植，包括骨密质、骨髓，有时伴以骨膜，要求受植区无感染，受植区有严重的瘢痕、软组织不足或血液循环欠佳也为其禁忌证，在污染条件下行植骨时（如下颌骨切除术后立即植骨），必须妥善封闭、严密缝合口腔黏膜，同时给予大量抗生素控制感染，才能获得成功。优点为简便易行，缺点为植骨可发生部分或完全吸收。

（2）成形性骨松质移植术：也称松质骨粒及骨髓移植术，特点是以金属网或涤纶网做成颌骨支架固定于颌骨缺损区，然后取髂骨骨松质及骨髓填入，经成骨细胞活跃钙化后，可形成整段骨块。优点是骨松质抗感染力强，易成活，外形恢复好，操作简便。缺点是不能用于感染区、瘢痕区或软组织缺少时的植骨。

（3）带肌蒂的骨移植术：带肌蒂骨移植的目的为通过肌蒂部血供来增加骨骼的营养，从而减少移植后骨的吸收率及增加移植的成功率。因这种骨组织的营养基本来自骨膜，抗感染力不高，可继发感染而致骨坏死或吸收。常用带蒂骨肌瓣有胸锁乳突肌带锁骨、胸大肌带肋骨、斜方肌带肩胛骨及颞肌带颅骨等。

（4）血管吻合游离骨移植术：也称血管化游离骨移植术，根据血供来源，可分为骨髓腔供血和骨膜供血的骨移植术两类。前者包括以肋间动脉供血的背阔肌肋骨移植术及以旋髂深动脉供血的髂骨移植术，后者主要为以胸背动脉供血的背阔肌肋骨移植术及以腓动脉供血的腓骨移植术。最大的优点是可以不中断骨质的血供，可获得骨的原位早期愈合，抗感染力强，在瘢痕区、放疗区，甚至有慢性感染灶区也可移植成功，因这种骨瓣可被制备成带皮肤的复合瓣，故可应用于合并有软组织缺损者。

22. 具体见表15-2。

表15-2　临床常用肌皮瓣和骨肌皮瓣及其供区

	组织瓣名称	血管	神经	转移方式
肌皮瓣	胸锁乳突肌	枕血管降支	胸锁乳突肌支	带蒂
	颈阔肌	颏下血管降支	面神经颈支	带蒂
	斜方肌	枕血管降支或颈横血管	副神经	带蒂
	胸大肌	胸肩峰血管	胸外侧神经	带蒂或游离
	背阔肌	胸背血管	胸背神经	带蒂或游离
骨肌皮瓣	肋骨肋间肌	肋间血管	肋间神经	游离
	肋骨胸大肌	胸肩峰血管	胸外侧神经	带蒂或游离
	肋骨背阔肌	胸背血管	胸背神经	游离
	髂骨腹斜、横肌	旋髂深血管	—	游离
	肩胛骨斜方肌	颈横血管	副神经	带蒂或游离
	腓骨胫后肌	腓血管	—	游离

思考题

23. 随意皮瓣属近位带蒂转移，颌面部的随意皮瓣因血供丰富，长宽比例可放宽到2∶1～3∶1，甚至可以达到4∶1。在临床中可通过设计不同形式的随意皮瓣以达到修复缺损、松解挛缩及恢复功能的目的。常用的有滑行皮瓣、旋转皮瓣及移位皮瓣等，具体的应用来说有“Z”字成形术、V-Y成形术、A-T皮瓣及双叶皮瓣等。

24. 骨移植材料的种类：①自体骨。②同种异体骨。③异种骨。④人工骨材料：单一人工骨、复合人工骨、组织工程化人工骨。⑤其他新型材料：富血小板血浆、各类多肽生长因子及釉基质蛋白等新型材料。

在植骨手术中骨移植材料存在重要作用，各类种植材料均具备自身优势与不足，组织工程化人工骨被认为是牙种植体植入区骨量不足与骨缺损修复较理想的选择，可作为日后研究的重点。从骨移植材料发展历程来看，牙周再生治疗的方向将更注重功能与生理双重恢复，运用各类新型材料并交叉融合多学科领域将成为骨移植材料未来发展的方向。

（汤　炜　曾　维）

第十六章　功能性外科与计算机辅助外科

一、笔记

1. 知识点

①口腔颌面功能性外科的发展和分类。②口腔颌面功能性外科的实施原则。③口腔颌面功能性外科的内涵。④口腔颌面功能性外科的实际应用。⑤计算机辅助外科的概念及内涵。⑥计算机辅助外科的分类及相关技术。

(1) 口腔颌面功能性外科的发展和分类

口腔颌面功能性外科的基本目标：在根治口腔颌面疾病的同时，应尽可能地保存或恢复患者原有的外形和口腔生理功能，有效保证和提高患者术后生存质量，达到治愈（生存）与生存质量并重，形态与功能恢复的高度统一。

口腔颌面功能性外科，起源于肿瘤外科，从强调“整块”切除到“扩大根治”和“超根治”的概念，在提高疾病的生存率和治愈率的同时，带来了继发畸形和明显的功能障碍，严重影响患者生存质量。功能性外科的概念被逐步引入，并随着医学发展、临床诊断技术和医疗技术的进步而不断完善，逐步形成了较为具体的治疗模式。颌面功能性外科的分类：保存性功能性外科和修复性功能性外科，前者主要体现在患者可保存组织的存留，后者主要针对必须牺牲的组织的修复重建。

(2) 口腔颌面功能性外科的实施原则

1) 恢复功能为主并兼顾形态。

2) 传承与创新结合：以尽量不破坏口腔颌面部的正常解剖和生理功能为前提。

3) 手术技能与审美观点统一：手术技能包括手术切口的设计，组织的正确分离，人工植入材料的选择、缝合等。

4) 医患双方达成共识。

(3) 口腔颌面功能性外科的内涵

1) 切除病变组织与保存正常组织。

2) 缺损组织的修复与重建。

3) 避免破坏正常的解剖结构。

(4) 口腔颌面功能性外科的实际应用

1) 保存性功能外科：主要包括以下方式。①功能性颈淋巴清扫术：在保证肿瘤疾病的生存率和治愈率的基础上，保存颈部重要结构，避免术后颈部凹陷畸形和肩胛综合征的发生，提高术后生存质量。②选择性颈淋巴清扫术：对头颈部不同部位恶性肿瘤 cN_0 患者，根据淋巴引流的不同规律采用清扫Ⅰ～Ⅴ区中不同的特定区域进行择区性颈清扫，对于有淋巴转移的 cN_1～cN_3 患者，在根治性颈淋巴清扫术的基础上尝试保留斜方肌功能，改善肩功能综合征的症状。③下颌骨的保存。④颌骨良性囊性病损的保存性外科：目的是减少手术创伤，保存颌骨，防止复发。目前临床上适应证和保存组织的内容有所扩展，仍需进一步循证医学验证其有效性。⑤功能性腮腺切除术：腮腺区良性肿瘤的手术治疗，在保存面神经的前提下，切除肿瘤周围 0.5～1.0 cm 的腮腺组织或改良手术操作方式，减少面神经损伤，降低味觉出汗综合征的发生，保留腮腺生理功能，以及减轻术后面部凹陷畸形。

2) 修复性功能性外科：①口腔颌面部软组织缺损的修复，包括关闭创面，对洞穿性缺损的修复以及器官的重建，如舌、软腭、唇等。舌修复的目的：具有适当的体积和外形，良好的活动能力，良好的表面感觉能力。软腭修复的目的：修复缺损，分隔口腔和鼻腔，重建软腭的长度，尽可能恢复腭咽闭合功能，防治重建的软腭下垂，避免影响进食和吞咽，能恢复部分感觉和动度。唇修复的目的：恢复运动功能和外形。②颅颌面骨组织的修复，主要以上下颌骨修复重建为主，重建功能，同时尽可能恢复外形。修复理念：做到功能性重建与外形的解剖构筑间的和谐统一，不仅要恢复面部外形，恢复牙列完整性，还要尽可能恢复咀嚼功能。③神经缺损的动力性修复，最大限度地保存和重建神经，恢复其原有功能状态的动力性修复，颌面部主要包括面神经、副神经、舌下神经等。

（5）计算机辅助外科的概念及内涵

1）计算机辅助外科是一种基于计算机对大量数据信息的高速处理及控制能力，通过虚拟手术环境为外科医师提供支援，使手术更安全准确的一门新技术。

2）计算机辅助外科的内涵：①获取多种影像信息提高诊断水平；②多模图像配准和定位有利于手术的精确性；③制定手术方案和进行手术模拟；④借助导航系统执行预定的手术方案；⑤能完成手术医师难以触及或肉眼无法看到的深部结构的手术操作；⑥在感染或者辐射的情况下，精确复杂的计算机辅助外科能够保护医护人员。

（6）计算机辅助外科的分类及相关技术

1）以影像为引导的计算机辅助外科：①虚拟手术，是利用各种医学影像数据，通过虚拟现实技术在计算机中建立一个三维模型，供医师进行手术预演、训练，从而制定更为完善的手术方案，并在实际手术过程中引导手术，以及术后评价比较手术效果。主要应用于：计算机辅助种植体种植，计算机辅助颌骨畸形或创伤的矫正，计算机辅助颅颌面骨肿瘤等病变的切除和骨缺损的重建，手术效果评价等。②手术导航，口腔颌面外科的手术导航主要包括对颅颌面种植和畸形手术矫治、颅颌面复杂骨折的复位，以及复杂解剖区域的高风险肿瘤切除手术进行立体可视化的术中定位操作，能获得传统手术无法比拟的效果，有效降低手术创伤，最大限度地保留患者的功能和外形。手术导航系统包含虚拟现实技术和定位跟踪系统。主要应用于：手术区病变和解剖结构的定位，设计引导手术进路，对颅颌面骨骼进行精确地三维重建，术中对重要器官和结构识别及保护；有效控制肿瘤手术的切除边界，种植体位置及轴向的确定，移植骨或植入物的形态和位置空间的检验和调整。③机器人辅助外科技术，通过精确的定位及计算机运动控制技术替代或帮助外科医师完成相应的高难度、高风险手术。主要应用于：切除和截骨时能智能化的保护邻近组织的重要结构，根据手术预定方案对颅颌面骨组织进行切割和成形，并将骨块精确移动和固定，正确引导种植体的植入部位、轴向和深度，术前预制支架系统，在术中准确放置于预设位置并固定，经口腔入路完成深部区域的肿瘤切除，完成颈淋巴清扫、皮瓣制备、显微外科血管吻合等。

2）无须影像引导的计算机辅助外科：①CAD/CAM 技术，CAM 技术通过对 CT、MRI 图像中密度不同的组织选择不同的窗位，根据体素堆积成像的原理，建立骨骼硬组织或软组织三维图像模拟，并通过 CAD 软件驱动计算机数控机床生产出不同材料的三维实体模型。临床基本过程包括患者数据准备、医学图像处理及三维重建、CAD 设计、原型制作和有限元建模。主要应用于：颌面外科中制作上下颌骨及截骨导板和生物材料植入体，引导颌骨切除、移植骨的切取和塑形固定，修复上下颌骨缺损，维持颌骨正确位置和保证手术精确性；颌面部外伤治疗中进行模型分析、测量和手术模拟，预制钛板，缩短手术时间和提高手术成功率。②快速成型技术，在计算机控制下根据物体的模型或者 CT 等数据，不借助其他设备，短时间内通过材料的精确堆积，制造原型的一种基于离散、堆积成形原理的新的数字化成型技术，体现了多学科的综合应用。主要应于：制定手术方案和模拟手术；制作个体化植入假体；在组织工程领域的应用。

2. 重点和难点

（1）重点

1）对口腔颌面功能性外科内涵的理解。在根治口腔颌面疾病的同时，应尽可能地保存或恢复患者原有的外形和口腔生理功能，有效保证和提高患者术后的生存质量，达到治愈（生存）与生存质量并重，形态与功能恢复的高度统一。口腔颌面功能性外科的内涵：切除病变组织与保存正常组织；缺损组织的修复与重建；避免破坏正常的解剖结构。

2）口腔颌面功能性外科的实施原则及分类。实施原则：恢复功能为主并兼顾形态；传承与创新结合，以尽量不破坏口腔颌面部的正常解剖和生理功能为前提；手术技能与审美观点统一：手术技能包括手术切口的设计、组织的正确分离、人工植入材料的选择、缝合等；医患双方达成共识。分类：保存性功能性外科和修复性功能性外科，前者主要体现在患者可保存组织的存留，后者主要针对必须牺牲的组织的修复重建，重点学习两者的实际应用。

3）计算机辅助外科的概念。计算机辅助外科能够获取多种影像信息，进行多模图像配准和定位，制定手术方案，借助导航系统执行预定的手术方案，完成手术医师难以触及或肉眼无法看到的深部结构的手术操作，达到提高诊断水平，有利于手术的精确性，完成深部复杂操作，并保护医护人员等目的。

4）计算机辅助外科的分类包括以影像为引导的计算机辅助外科和无须影像引导的计算机辅助外科，技术上又可包含：①虚拟手术；②手术导航；③机器人辅助外科技术；④CAD/CAM 技术；⑤快速成型技术。

（2）难点

1）颌面部功能性外科在临床应用中应结合具体病例进行深度分析和诊断，术前应细致规划，术中还可能根据情况进行调整，初学者难以准确掌握。

2）计算机辅助外科涉及多学科联合应用，相关技术的具体临床应用十分灵活，需要紧密结合临床病例特点进行分析。

二、考点

1）掌握口腔颌面功能性外科的实施原则。

2）掌握颌面功能性外科的分类及临床应用。

3）掌握计算机辅助外科的概念、分类及临床应用。

4）熟悉口腔颌面功能性外科的概念和内涵。

5）熟悉计算机辅助外科的相关具体技术应用。

6）了解计算机辅助外科的内涵。

三、试题及参考答案

（一）试题

【名词解释】

1. 保存性功能性外科（conservative functional surgery）
2. 修复性功能性外科（reconstructive functional surgery）
3. 功能性颈淋巴清扫术（functional neck dissection，FND）
4. 选择性颈淋巴清扫术（elective neck dissection，END）
5. 隐匿性转移
6. 择区性颈淋巴清扫术（selective neck dissection，SND）
7. 功能性腮腺切除术
8. 功能性舌再造（functional tongue reconstruction，FTR）
9. 计算机辅助外科（computer aided surgery，CAS）
10. 虚拟手术（virtual surgery，VS）
11. 手术导航（surgery navigation，SN）

12. 机器人辅助外科（robotics aided surgery，RAS）
13. 计算机辅助制作技术
14. 快速成型技术（rapid prototyping，RP）

【选择题】

A 型题

1. 关于功能性外科手术，以下说法错误的是
A. 辩证对待形态和功能的关系，若不能兼顾应有所侧重
B. 对于牙缺损，前牙和后牙以恢复形态为主，其次考虑功能重建
C. 下颌骨节段性切除时，除外形的恢复外，还应考虑咀嚼功能的恢复
D. 下颌骨节段性切除时，因各种因素不能行完全功能性外科兼顾外形与功能时，优先考虑恢复外形
E. 形态和功能应和谐统一

2. 以下与口腔颌面部手术创口愈合无直接关系的是
A. 术区部位　B. 手术切口的设计　C. 正确分离组织
D. 植入材料的选择　E. 缝合的方法

3. 关于舌体修复方式，以下错误的是
A. 舌体或侧缘小范围缺损，可做直接拉拢缝合
B. 舌体或侧缘小范围缺损，必要时可采用口内邻近组织做游离组织瓣转移
C. 舌体一侧、大部、舌体中分或全舌缺损，选择带蒂或游离组织瓣转移
D. 注意舌下、口底、下颌骨有无缺损，术中除修复舌体缺损外还应同时修复下颌骨缺损等
E. 修复舌体应注意恢复舌体长度

B 型题

4～6 题共用备选答案
A. 功能性颈淋巴清扫术
B. 选择性颈淋巴清扫术
C. 择区性颈淋巴清扫术
D. 根治性颈淋巴清扫术

4. 以上哪种术式，除了清扫颈部淋巴和脂肪结缔组织外，还需切除胸锁乳突肌、颈内静脉及副神经，可能导致术后肩颈部外形及功能障碍

5. 以上哪种术式，在颈淋巴清扫术中可尽最大可能保存颈部重要结构

6. 以上哪种术式，根据淋巴引流规律采用清扫Ⅰ～Ⅴ区中不同的特定区域，能显著减轻患者术后局部的功能障碍和畸形

X 型题

7. 关于颌面部手术的手术切口的设计，以下哪些说法是正确的
A. 设计在隐蔽部位　B. 术区能够充分暴露　C. 按照固定的标准设计
D. 有利于手术操作　E. 不破坏面貌外形，不破坏神经肌肉功能

8. 关于缝合，以下说法正确的是
A. 口内切口，尤其是皮瓣转移，创缘多不整齐
B. 口底及口咽部缝合，应使创缘对位良好
C. 使用小针、细线，针距、边距适当
D. 注意创缘及面部表情肌分布的关系
E. 注意减张缝合

9. 颈淋巴清扫术中，以下哪种操作有可能改善以肩部疼痛和抬肩困难为主要表现的肩功能综合征

A. 对于头颈部不同部位肿瘤 cN_3 患者，行根治性颈淋巴清扫术中，保留颈丛神经到斜方肌的 C_3C_4 深支神经

B. 对于头颈部不同部位肿瘤 cN_0 患者，行择区性颈淋巴清扫术

C. 对于头颈部不同部位肿瘤 cN_3 患者，行根治性颈淋巴清扫术时，保留斜方肌及相关筋膜结缔组织

D. 对于头颈部不同部位肿瘤 cN_3 患者，行根治性颈淋巴清扫术时，神经中断者考虑无张力状态端端吻合或者采用自体神经移植

E. 以上都不对

10. 理想的手术导航技术应该具备的特征

A. 精确度控制在 3 mm 左右

B. 具备自动校正和调整功能

C. 手术实时虚拟化显示应与术前虚拟环境相对应

D. 能与内镜、钻、锯等手术器械耦合，计算机操作简便

E. 具备语音识别系统

11. 计算机辅助外科的内涵包括以下哪些

A. 获取多种影像信息提高诊断水平

B. 多模图像配准和定位有利于手术的精确性

C. 制定手术方案和进行手术模拟

D. 借助导航系统执行预定的手术方案

E. 能完成手术医师难以触及或肉眼无法看到的深部结构的手术操作

【填空题】

1. 口腔颌面功能性外科分为________与________两类。

2. 现代医学模式强调________、________和________三类因素在治疗过程中的相互作用。

3. 计算机辅助外科包括________和________两种，技术上包含________、________、________、________和________等。

4. 手术导航系统的基本组成包括________和________。

5. CAD/CAM 技术的临床基本过程包括________、________、________、________和________五个方面。

【问答题】

简答题

1. 简述颌面部功能性外科的基本目标。

2. 简述实施功能性外科的原则。

3. 简述口腔颌面功能性外科的内涵。

4. 简述选择性颈淋巴清扫术的理论基础。

5. 简述两种颌面部良性病损的保存性功能性外科治疗方式。

6. 结合舌解剖及生理特点，简述舌体修复的原则及常用方法。

7. 结合软腭解剖及生理特点，简述软腭修复的原则及常用方法。

8. 请讨论颅颌面骨组织缺损功能性重建中的手术原则及理念。

9. 简述目前临床上功能性舌再造的方法。

10. 简述虚拟手术技术的应用优势。

11. 简述手术导航技术在颌面外科中的应用。

12. 简述机器人辅助外科在颌面外科中的应用。

13. 简述 CAD/CAM 技术在颌面外科中的应用。

14. 简述快速成型技术在颌面外科中的应用。

论述题

15. 虚拟技术在口腔颌面外科中主要的临床应用有哪些?

16. 上下颌骨功能性重建中,血管化骨移植的优点有哪些?

17. 哪些计算机辅助外科技术可以在颌骨缺损的功能性重建中应用,以及这些技术如何应用于颌骨功能性重建?(请列举 3 个及 3 个以上具体技术)

思考题

18. 结合颌面部功能性外科的起源和目前进展,浅谈其未来的发展。

19. 结合计算机辅助外科现有进展,浅谈其在口腔颌面外科中的应用及发展前景。

(二) 参考答案

【名词解释】

1. 保存性功能外科:主要体现在外科操作对患者可保存组织的存留,诸如肿瘤手术时对剩余舌、下颌骨连续性的保存,功能性、选择性颈淋巴清扫术的应用,颞下颌关节强直成形术时保护未被破坏的关节盘,外伤时对髁突的保留,功能性腮腺切除术,以及微创外科在口腔颌面部各种手术中的应用等。

2. 修复性功能性外科:主要是对必须牺牲的组织,如肿瘤原发灶、放射性坏死骨等切除后的缺损进行立即或延期整复,包括口腔颌面部软组织缺损、颅颌面骨组织缺损、神经缺损的动力性修复等。

3. 功能性颈淋巴清扫术:是指在清扫颈部淋巴组织的同时,最大限度地保存颈部重要结构,避免术后颈部凹陷畸形和肩胛综合征等发生,提高生存质量。

4. 选择性颈淋巴清扫术:对于患有口腔颌面部恶性肿瘤的 cN_0 患者,选择性采用功能性颈淋巴清扫术的方法,治疗可能潜在的转移灶。

5. 隐匿性转移:对 cN_0 的头颈部恶性肿瘤,15%~60% 颈清标本经病理切片可发现转移灶,称为隐匿性转移。

6. 择区性颈淋巴清扫术:依照颈淋巴引流的解剖学和临床研究,对头颈部不同部位恶性肿瘤的 cN_0 患者,根据淋巴引流的不同规律选择Ⅰ~Ⅴ区中不同的特定区域进行淋巴清扫的方法,在根治性颈淋巴清扫术的基础上尝试保留斜方肌功能,改善肩功能综合征的症状。

7. 功能性腮腺切除术:指在保存面神经的前提下,切除肿瘤及周围 0.5~1.0 cm 腮腺组织,可减少面神经损伤,降低术后味觉出汗综合征的发生率,保留腮腺生理功能,以及减轻术后面部凹陷畸形的部分腮腺切除术。此外,也有在腮腺咬肌筋膜深面翻瓣、保留和保护耳大神经分布耳垂的分支等手术改良方式。

8. 功能性舌再造:是在因肿瘤术后或外伤造成舌体缺损后,对舌体进行恢复的一种手术。理想的舌再造除恢复足够的舌体外形和体积外,还应具有运动和感觉功能。

9. 计算机辅助外科:是一种基于计算机对大量数据信息的高速处理及控制能力,通过虚拟手术环境为外科医师提供支援,使手术更安全准确的一门新技术。

10. 虚拟手术:是利用各种医学影像数据,通过虚拟现实技术在计算机中建立一个三维模型,供医师进行手术预演、训练,从而制定较为完善的手术方案;并在实际手术过程中引导手术,以及术后评价比较手术效果。

11. 手术导航:主要包括对颅颌面种植和畸形手术矫治、颌面部复杂骨折的复位及复杂解剖区域的高风险肿瘤切除手术进行立体可视化的术中定位操作,能获得传统手术无法比拟的效果,有效地降低手术创伤,最大限度地保留患者的功能和外形。

12. 机器人辅助外科:是通过精确的定位及计算机运动控制技术替代或帮助外科医师完成相应的高难度、高风险手术,诸如心脏、肝脏和腹腔等脏器的手术。它可通过机器人手术臂部分替代人手完成许多复杂的外科手术，而且机器人辅助系统还可与内镜连接，将术中实时图像和机器人定位坐标同时提供给外科医师，医师也可进行远程控制指导，驱动机械手在内镜系统及传感遥控系统下精确完成精确度较高的外科手术。

13. 计算机辅助制作技术：是通过对 CT、MRI 图像中不同密度的组织，选择不同的窗位，根据体素堆积成像的原理，建立骨骼硬组织或软组织三维图像模型，并通过计算机辅助设计（computer aided design，CAD）软件驱动计算机数控机床生产出不同材料的三维实体模型。

14. 快速成型技术：是指在计算机的控制下，根据物体的模型或者 CT 数据等，不借助其他设备，短时间通过材料的精确堆积，制造原型的一种基于离散、堆积成形原理的数字化成型技术，集中体现了计算机辅助设计、激光加工、数控和新材料开发等多学科、多技术的综合运用。

【选择题】

1. B　2. A　3. B　4. D　5. A　6. C　7. ABDE　8. ABCDE　9. ABD　10. BCDE　11. ABCDE

部分易错、易混选择题解析：

9. 需注意结合肿瘤的分型进行颈淋巴清扫术的设计。

【填空题】

1. 保存性功能性外科　修复性功能性外科

2. 生物　心理　社会

3. 以影像为引导的计算机辅助外科　无须影像引导的计算机辅助外科　虚拟手术　手术导航技术　机器人辅助外科技术　CAD/CAM 技术　快速成型技术

4. 虚拟现实技术　定位跟踪系统

5. 患者数据准备　医学图像处理和三维重建　CAD 设计　原型制作　有限元建模

【问答题】

简答题

1. 口腔颌面功能性外科的基本目标是在根治口腔颌面疾病的同时，应尽可能地保存或恢复患者原有的外形和口腔生理功能，有效地提高患者术后的生存质量，达到治愈（生存）与生存质量并重，形态与功能恢复的高度统一。

2. ①恢复功能为主兼顾形态：应辩证对待形态和功能的关系，遵循恢复功能为主并兼顾形态的原则，达到形态与功能和谐统一。②传承与创新结合：对手术的改进和创新尽量以不破坏口腔颌面部的正常解剖和生理功能为前提，要根据具体病情设计和选择不同的手术方法，又不能违反原则给患者带来不良后果和身心负担。③手术技能与审美观点统一：手术技巧包括手术切口设计、组织分离、植入材料选择和缝合等，要求不仅要恢复局部功能，还要改善形态，术者需具备一定的审美观点。④医患双方达成共识：医患双方应互相沟通信任，并最终在手术方案上达成共识，对术中、术后可能产生的并发症能够互相谅解，力求医患双方在治疗方案上达成共识。

3. ①切除病变组织、保存正常的组织：主要适用于肿瘤外科、感染外科，以及颞下颌关节外科等。②对缺损的组织进行修复和重建：对口腔颌面部的舌、腭、鼻、耳、颌骨、牙等重要器官，缺失后均应立即行器官再造术，以恢复原有的功能和外形，也可使患者尽早重返社会。对于不宜进行即刻修复者，应计划性地进行二期修复。③避免破坏正常的解剖结构：术中应尽量避免破坏重要结构，由于手术需要而切断或切开一些重要结构，也应尽可能复位缝合或固定，最大限度地保存和恢复原有生理功能。

4. cN_0 的头颈部恶性肿瘤中 15%～60% 颈清标本经病理切片可发现转移灶，其余 40%～85% 患者若进行根治性颈淋巴清扫术可能存在过度治疗。随着颈淋巴引流的解剖学和临床研究，对头颈部不同部位恶性肿瘤的 cN_0 患者，根据淋巴引流的不同规律采用清扫Ⅰ～Ⅴ区中不同的特定区域进行择区性颈清扫，也可以获得满意的疗效。这一方法既不影响治疗效果，也显著减轻了患者术后局部的功能障碍和畸形，为越来越多医师所接受。

5. 颌骨良性囊性病损的保存性外科：近年针对颌骨巨大型囊性病变均采用开窗减压的保存性治疗，即在膨胀颌骨上造口，引流囊内容物，使囊腔内的压力下降。受牵引侧的囊壁外周骨就有新骨形成，实现颌骨形态的改建，使囊腔逐渐缩小直至完全消失。囊性病损的保存性治疗，只要适应证掌握得好，既能保存颌骨，又能较好控制复发，且手术创伤也小；对于儿童及年轻患者来说更是至关重要；即使再次复发，仍能早期发现及时治疗。不仅能保存颌骨，也可保存下齿槽神经、牙齿乃至将来有活力的牙髓。

功能性腮腺切除术：治疗腮腺区的良性肿瘤时，在保存面神经的前提下，切除肿瘤及周围 0.5～1.0 cm 腮腺组织的部分腮腺切除术。优点是：减少面神经损伤，降低味觉出汗综合征的发生，保留腮腺生理功能及减轻术后面部凹陷畸形。功能性腮腺切除术在手术操作中改良体现在：①在腮腺咬肌筋膜深面翻瓣来预防味觉出汗综合征；②保留和保护耳大神经分布耳垂的分支，以避免或减轻术后耳垂麻木等。

6. 原则：不同程度的舌体缺损，影响患者的咀嚼功能、吞咽功能、语言交流、舌体活动度等，不利于提高患者的生活质量及改善预后。①修复的舌应具有适当的体积和外形、愈合创面；②有良好的活动能力，恢复咀嚼、吞咽、语言交流功能；③具有良好的表面感觉功能。常用方法：舌缺损修复术式的选择，应依缺损的部位和范围而定。①如为舌体或侧缘小范围缺损，仅做直接拉拢缝合，或采用口内邻近带蒂组织瓣修复；②如为舌体一侧、大部、舌体中份或全舌体缺损，应选择带蒂或游离的组织瓣，薄型股前外侧皮瓣具有组织量丰富、抗感染、血管数量稳定、口径大、蒂长、质地薄柔及易塑形等优点，被广泛用于舌体缺损的皮瓣修复术；③应考虑舌下、口底、下颌骨有无缺损，有缺损时应选用肌皮瓣或骨肌皮瓣同时修复。

7. 原则：①软腭参与形成口鼻腔的软组织分隔，修复缺损，封闭口鼻瘘，分隔口、鼻腔；②重建软腭的长度，恢复软腭的肌附着，尽可能恢复腭咽闭合功能；③防止重建的软腭下垂，影响进食和吞咽；④重建后软腭能恢复部分感觉与动度。

8. 手术原则：重建功能，同时尽可能地恢复外形。理念：做到功能性重建与外形的解剖构筑间的和谐统一。不仅要恢复面部外形，还要恢复牙列的完整性，而且要尽可能恢复咀嚼功能，并使患者尽早重返社会。

9. 目前临床上的功能性舌再造方法主要有：①移植固有运动神经的带蒂转移，如胸大肌皮瓣、舌骨下肌皮瓣、斜方肌皮瓣等；②舌下神经与移植肌肌皮瓣固有运动神经吻合，如游离阔筋膜张肌皮瓣、股薄肌皮瓣、背阔肌皮瓣等；③舌下神经或舌下神经肌肉蒂植入于移植肌皮瓣内，多移植于胸大肌皮瓣、胸锁乳突肌皮瓣及斜方肌皮瓣内；④剩余舌内肌的动力性恢复，限于对舌根癌切除术后所造成的舌下神经、舌神经损伤，即尽可能保留舌前 2/3 的舌内剩余肌，再将舌下神经近颅端与舌神经远颅端做端端吻合，重建舌内肌的动力功能。

10. 相较于传统真实手术过程，虚拟手术技术的应用优势主要包括：①虚拟手术技术可以弥补医师的临床经验和外科技术不足，提高手术精确性和质量，缩短手术时间。②虚拟手术技术同时有助于手术教学训练和远程医疗，为医师提供了更真实的训练环境。

11. 在口腔颌面外科中，手术导航技术可用于：①手术病变和解剖结构的定位（异物、肿瘤、骨骼等）；②设计引导手术进路；③对颅颌面骨进行精确的三维重建；④术中对重要器官和结构的识别和保护；⑤有效控制肿瘤手术的边界；⑥种植体位置和轴向的确定；⑦移植骨或植入物的形态和空间位置的检验和调整。

12. 机器人辅助外科的主要应用范围包括：①切除和截骨时能智能化保护邻近组织的重要结构；②根据手术预定方案对颅颌面骨进行切割和成形，并将骨块精确移动和固定；③正确引导种植体的植入部位、轴向和深度；④术前预制支架系统，在术中准确放置于预设位置并固定；⑤经口腔入路完成口咽部、咽旁等深部区域的肿瘤切除，以避免传统的面部及颌骨的劈开导致手术创伤和瘢痕；⑥完成颈淋巴清扫、皮瓣制备，口腔内缺损的修复和显微外科血管吻合。

13. CAD/CAM 技术在颌面外科中的应用主要在肿瘤外科、正颌外科、创伤外科和颞下颌关节外科领域。通过 CAM 制作出上下颌骨及移植骨导板和生物材料的颌骨植入体，引导颌骨切除、移植骨的切取和塑性固定，并使截骨导板和植入体的固定位置完全一致，进行上下颌骨缺损的修复，从而保证颌骨的正确位置和手术的精确性。

14. ①制定手术方案和模拟手术：医师可以通过快速成型技术获取术区模型，可以直观地了解病变部位情况，从而制定个性化的手术方案；也可以在模型上预演模拟手术来选取最佳的术式及模拟手术的进程等。②制作个体化植入假体：快速成型技术制作的假体有美观、准确、适合等优点，现已广泛应用于颌骨、牙假体及关节假体等的制作。③虚拟手术技术在组织工程领域的应用：采用快速成型技术可以设计加工出具有与患者缺损区相匹配的外部轮廓，适于种子细胞生存、组织渗透及血管长入的多孔道结构的骨生物支架，这能解决组织工程中与重建区的复杂轮廓外形及内部构造相仿的生物支架的设计与成形的问题。

论述题

15. 虚拟技术在口腔颌面外科中主要的临床应用包括：①虚拟技术下计算机辅助种植体种植过程；②虚拟技术下计算机辅助颌骨畸形或创伤的矫正；③虚拟技术下计算机辅助颅颌面骨肿瘤等病变的切除和骨缺损的重建；④通过虚拟技术比较术前术后，从而对各类手术效果的评价。

16. 这种骨移植术的最大优点是可以不中断骨质的血供，可获得骨的原位早期愈合。由于移植体本身血供丰富，因此，这种移植骨块的抗感染能力强，可在瘢痕区、放疗区甚至有慢性感染灶区也可移植成功。在下颌骨功能性重建中：①血管化骨移植解决了骨缺损距离过长的问题；②具有移植骨易塑型，能提供丰富的血供，具备成活后骨组织吸收少等优点；③利于术中、术后的牙种植，可缩短整体治疗时间，减少患者的花费，尽早恢复咬合功能，当植骨块高度不足时，可采用骨块折叠或垂直牵引成骨技术恢复下颌骨的植骨高度，为牙种植提供修复条件。在上颌骨功能性重建中：采用血管化骨移植结合骨内种植体即刻或延期修复上颌骨缺损，很大程度上改变了以往赝复体修复的固位较差、咀嚼与语音功能恢复不理想等缺点。

17. ①虚拟手术：可供医师进行手术预演、训练，从而制定较为完善的手术方案；并在实际手术过程中引导手术，以及术后评价比较手术效果。②手术导航技术：可用于手术区病变和解剖结构的定位、设计引导手术入路、术中对重要器官和结构识别和保护等。③机器人辅助外科技术：可术中智能化保护邻近组织的重要结构、根据手术方案完成骨块的精确移动和固定等。④CAD/CAM 技术：可制作出上、下颌骨及移植骨的截骨导板和生物材料的颌骨植入体，引导颌骨切除、移植骨的切取和塑形固定等。⑤快速成型技术：可通过快速成型技术制定手术方案和模拟手术，并制作假体完成颌骨重建工作等。

思考题

18. 口腔颌面功能性外科的概念起源于肿瘤外科，最初是追求治愈率与生存率水平的提升，现在是根治口腔颌面部疾病，避免破坏正常的解剖结构，同时尽可能保存或恢复患者原有的外形和口腔生理功能，保证和提高患者术后生存质量。目前口腔颌面功能性外科分为保存性功能外科和修复性功能外科：保存性功能外科包括功能性颈淋巴清扫术、选择性颈淋巴清扫术、择区性颈淋巴结清扫术，下颌骨的保存，颌骨良性囊性病损的保存性外科，功能性腮腺切除术；修复性功能外科包括口腔颌面部软组织缺损的修复，颅颌面骨组织缺损的修复，神经缺损的动力性修复。经过口腔颌面外科医师的不懈努力以及显微外科和修复重建技术、生物材料学、数字医学和生物工程等学科的不断进步，其未来的发展可从以下几个方面进行思考并扩展：①手术方式的改良。②手术切口的微创化与精准化。③手术器械的改良。④术前诊断、检查，影像及病理技术的提升。⑤缺损组织修复与重建的个性化和精确化。

19. 目前计算机辅助外科在口腔颌面外科领域主要运用包括五大部分：①虚拟手术；②手术导航技术；③机器人辅助外科技术；④CAD/CAM 技术；⑤快速成型技术。

发展前景可以从以下几个方面思考并扩展：①利用大数据、人工智能等，为口腔颌面部疾病做出智能诊断与治疗计划；②现阶段计算机辅助外科的动态实时导航的运用仍存在一定的误差，动态导航系统现阶段的装置和临床操作流程较为复杂，限制了导航系统的普及化；③计算机辅助外科技术融合多媒体技术如虚拟现实技术在口腔颌面外科学教学中运用具有很强实用性；④计算机辅助外科技术与通信技术 5G 等融合等。

（罗　恩　刘　瑶）

第十七章　睡眠呼吸障碍疾病

一、笔记

1. 知识点

①睡眠呼吸障碍的机制。②睡眠呼吸障碍的临床表现。③睡眠呼吸障碍的诊断。④睡眠呼吸障碍的分度。⑤常见的睡眠呼吸障碍及诊断。⑥睡眠呼吸障碍的非手术治疗方法。⑦外科治疗成人睡眠呼吸障碍的常用途径。⑧儿童睡眠呼吸障碍。⑨腺样体面容。⑩颅缝早闭相关综合征中阻塞性睡眠呼吸暂停（OSA）的治疗方法。⑪儿童小颌畸形伴 OSA 的治疗方法。

（1）睡眠呼吸障碍的机制

睡眠呼吸障碍（sleep-disordered breathing，SDB）的病因与发病机制和下列因素有关。

1）上气道形态异常：由鼻腔、鼻咽腔、腭咽腔、舌咽腔和喉咽腔组成的上气道是呼吸通道，其形态结构异常是造成上气道阻塞最为直接的原因。常见的疾病有：①鼻部疾病；②鼻咽部占位；③口咽部疾病；④喉咽部疾病；⑤颅颌骨畸形。此外，肥胖者舌体肥厚，软腭及咽壁过多的脂肪沉积，容易使上气道发生狭窄和塌陷。

2）上气道开放肌功能异常：与呼吸相关的咽腔上气道扩张肌有颏舌骨肌、颏舌肌、二腹肌、胸骨舌骨肌、腭帆张肌和腭帆提肌等。其组成发生改变会降低肌肉的张力与耐力，肌肉容易疲劳而产生上气道阻塞。另外，睡眠中保护性的神经调控迟钝也会导致上气道肌张力明显降低。

3）中枢呼吸驱动与调控障碍：部分睡眠呼吸障碍患者对血液中 CO_2 的改变发生过度二氧化碳分压的调节反应，过度通气使（$PaCO_2$）降低，通过化学感受器导致中枢呼吸驱动降低或抑制，继而出现呼吸暂停及低通气。

4）觉醒阈值异常：微觉醒后往往引起短暂的过度通气反应，造成中枢呼吸驱动的不稳定波动，觉醒阈低的患者因这种中枢呼吸驱动的不稳而易出现睡眠呼吸障碍。

（2）睡眠呼吸障碍的临床表现

1）打鼾：打鼾是呼吸不畅的一个重要信号，提示上气道有狭窄和阻塞。

2）晨起头痛：睡眠呼吸暂停或低通气造成的低氧血症和高碳酸血症所触发的血管性头痛。

3）白日思睡：表现为日间容易困倦或思睡，源于睡眠中觉醒反应频发而使睡眠质量严重下降，缺乏恢复体力和脑力所需的深睡眠。

4）重要脏器的继发病变和表现：睡眠时反复呼吸暂停引起的低氧、高碳酸血症和频繁觉醒反应可引起心、脑、肺、肾等重要脏器继发性病变。

5）猝死和死亡。

（3）睡眠呼吸障碍的诊断

睡眠呼吸障碍的诊断需从病史、临床检查和实验室检查得出。

多导睡眠监测（polysomnography，PSG）是国际公认的诊断睡眠呼吸障碍的金标准，不但可以明确睡眠呼吸障碍的类型、程度、睡眠时相或睡眠体位与睡眠呼吸障碍关系，也能评估患者的睡眠质量、心律变异性等。

上气道的评估可以明确上气道狭窄、阻塞位置及性质，包括临床 Friedman 分期评测和实验室检查：①头影测量分析；②鼻咽内镜检查；③上气道三维 CT 重建；④食管和上气道测压；⑤药物诱导睡眠内镜检查等。上气道的测量分析对于外科治疗至关重要。对全身病损的系统性检查，有助于判断患者病情的严重程度。

（4）睡眠呼吸障碍的分度

判断睡眠呼吸障碍严重程度的指标主要有睡眠呼吸暂停低通气指数（apnea hypopnea index，AHI）和睡眠最低氧饱和度（$LSaO_2$）。临床分度为：①轻度，AHI 5～15，每分钟 $SaO_2>85\%$；②中度，AHI 15～30，每分钟 SaO_2 80%～85%；③重度，AHI＞30，每分钟 $SaO_2<80\%$。

（5）常见的睡眠呼吸障碍及诊断

1）原发性鼾症：以睡眠打鼾为表现，打鼾是上气道狭窄的信号，为睡眠呼吸障碍的起始间段。多导睡眠监测显示无睡眠片断，无睡眠低氧和白日思睡等，AHI＜5。

2）上气道阻力综合征：其主要表现为频繁打鼾、微觉醒、白昼思睡等症状和体征，睡眠时上气道阻力异常增加，但 AHI＜5，无睡眠 $SaO_2<90\%$ 事件，是鼾症的进一步发展，为 OSA 的代偿期，也称为临界 OSA。PSG 发现：频繁微觉醒和睡眠片断，但无明显睡眠低氧。

3）阻塞性睡眠呼吸暂停（obstructive sleep apnea，OSA）：由于患者睡眠时上呼吸道发生狭窄或阻塞，引起通气障碍，造成睡眠低氧、高碳酸血症，而导致全身器官改变，以睡眠打鼾、憋气、频繁微觉醒或觉醒、乏力和白昼思睡等为主要症状。PSG 发现频繁微觉醒或觉醒、睡眠片断，NREM Ⅰ、Ⅱ期睡眠比例增加，NREM Ⅲ、Ⅳ期和 REM 期睡眠比例减低，明显睡眠低氧等。诊断标准必须满足（A 和 B）或 C。A. 至少具备一项：①主诉有思睡、非恢复性睡眠、白天乏力、失眠症状；②夜间因憋、喘或呛咳而惊醒；③床伴或室友等反映患者夜间有习惯性打鼾、呼吸暂停或两者皆存在；④已确诊高血压、心境障碍、认知功能障碍、冠脉疾病、卒中、充血性心力衰竭、心房纤颤或 2 型糖尿病。B. PSG 或 OCST 发现：阻塞性呼吸暂停事件（阻塞性和混合性呼吸暂停/低通气/呼吸努力相关的觉醒）≥5 次/小时。C. PSG 或 OCST 发现：阻塞性呼吸暂停事件≥15 次/小时。

4）中枢性睡眠呼吸暂停低通气（central sleep apnea，CSA）：由于反复呼吸驱动缺失所致，其与 OSA 的区别为该类患者打鼾轻微。PSG 发现：频繁微觉醒或觉醒、睡眠片断，NREM Ⅰ、Ⅱ期睡眠比例增加，NREM Ⅲ、Ⅳ期和 REM 期睡眠比例减低，明显睡眠低氧，中枢性呼吸暂停和低通气事件占所有呼吸暂停低通气事件的 50% 以上，中枢性呼吸暂停/低通气指数≥5。

5）睡眠相关的低通气疾病：主要特征是睡眠过程中通气不足，进而导致睡眠中动脉 $PaCO_2$ 升高。

（6）睡眠呼吸障碍的非手术治疗方法

睡眠呼吸障碍的非手术治疗包括持续正压通气治疗、口腔矫治器治疗、药物治疗及减肥治疗。

1）正压通气治疗。适应证：①中、重度 OSA；②轻度 OSA，但症状明显（如白天思睡、认知障碍及抑郁等）；③OSA 和（或）OHS 患者围手术期治疗；④经手术治疗或其他治疗后仍存在 OSA；⑤睡眠低通气综合征；⑥重叠综合征。禁忌证：①胸片或胸部 CT 发现肺大泡；②气胸或纵隔气肿；③血压明显降低（小于 90/60 mmHg）；④急性心肌梗死患者血流动力学指标不稳定者；⑤脑脊液漏、颅脑外伤或颅内积气；⑥急性中耳炎、鼻炎、鼻窦炎感染未控制者；⑦青光眼等。

2）口腔矫治器治疗。常见分类：软腭保持器；舌保持器；下颌前移矫治器。据矫治器上下颌部分是否可分离，分为一体式和分体式下颌前移矫治器。据前伸距离能否调节又分为可调式和不可调式下颌前移矫治器。

适应证：①成年人轻、中度 OSA 和鼾症等患者；②无颞下颌关节功能紊乱病者；③无张口受限或鼻塞者；④无牙周疾病或缺牙过多者；⑤与手术或 CPAP 联用治疗重度 OSA 者。

禁忌证：①颞下颌关节功能紊乱病患者；②严重牙周炎或缺牙多患者；③鼻塞患者；④中枢性睡眠呼吸障碍患者；⑤忌用于牙颌发育未完成的未成年人。

原理及方法：①软腭保持器：通过上抬软腭、防止软腭坠入咽腔和提高软腭张力，减少软腭振动产生的鼾声而起作用。②舌保持器：利用真空负压的舌泡保持舌前位而起作用。③下颌前移矫治器：通过固位于上下颌牙上的装置，把下颌骨前伸并固定以此来拓展舌和软腭后气道空间。

（7）外科治疗成人睡眠呼吸障碍的常用途径

决定上气道空间的因素：①颅颌骨框架的大小；②上气道周围软组织的量；③上气道开放肌群的神经肌功能状态；④呼吸中枢的驱动和调控；⑤头位和体位。

外科手术的目标是扩大狭窄的上气道，解除上气道阻塞。手术的选择需依据患者上气道阻塞的原因、部位、程度和性质决定。软组织减容术主要用于软组织增生肥厚和占位性病变的病例，如下鼻甲消融术、腺样体和（或）扁桃体切除术、腭咽成形术等；而颅颌骨框架重建则用于颅颌骨畸形，对于肥胖伴严重OSA患者（非占位为主原因造成），多需采用双颌大幅度前移术解决。

1）常用方法如下。

气管切开术和气管造瘘：是一种暂时解除严重OSA的应急方法。

鼻腔内重建外科：三线减张鼻中隔矫正术、下鼻甲低温等离子消融+骨折外移术、鼻阀扩大术和鼻窦内镜手术是常用手术。

腭垂腭咽成形术：通过软组织或扁桃体切除和绷紧局部肌肉来达到口咽腔扩大的目的。通过对腭垂、软腭和咽侧进行手术减容而解除口咽区的狭窄和阻塞。

舌骨悬吊术：通过切断舌骨下肌群和缩短舌骨上肌群，上提舌骨和舌而扩大下咽腔；也可通过各种缝线来悬吊舌骨和舌根。

双颌前移术：同时前移上下颌骨使腭后和舌后气道扩展。

2）腭垂腭咽成形术。

适应证：①口咽区形态异常造成的轻、中度OSA；②作为治疗重度OSA的手术组合之一。

绝对禁忌证：①气道阻塞不在口咽区段；②非形态学因素造成的SDB，如上气道神经肌功能障碍为主所致的OSA、CSA；③有重要脏器严重器质性病变，难以耐受手术者；④瘢痕体质；⑤已有腭咽闭合不全所致语音障碍者。

相对禁忌证：①对发音有特殊要求者；②伴有严重低氧血症的OSA患者；③过度肥胖者；④年龄>65岁或<18岁者。

并发症及预防：①术后窒息。把握拔管时机和围术期的气道管理尤为重要，对于严重OSA患者通常术前需进行CPAP治疗、术后视具体情况留置插管1~3天，术后视需要可半卧位、辅以CPAP，必要时行紧急气管切开术。②术后出血。术中彻底止血是预防术后大出血的关键。术后2周内进流食或半流食，术后保持口腔卫生，预防创口感染及开裂等。③咽部不适。例如咽干、咽部紧缩感、异物感、迁延性咽痛。多与手术创伤和创口愈合过程中的瘢痕收缩有关。④腭咽闭合功能不全。出现开放性鼻音和（或）进食呛咳，特别是大口进流质时，定量设计和切除是腭咽闭合功能的保障。⑤吞咽不畅。由于软腭的缩短，软腭推食物下行的功能减弱，保证足够的软腭和腭垂长度以及术后训练是防治关键。⑥味觉障碍舌麻木。此系手术中损伤舌神经所致。⑦鼻咽腔粘连、狭窄。手术创伤大、术后感染或瘢痕体质等是造成鼻咽瘢痕粘连闭锁的常见原因。

3）双颌前移术。

适应证：①上下颌骨畸形继发OSA患者；②不能耐受CPAP治疗的重度OSA患者；③各种Ⅰ期手术失败的OSA患者。

禁忌证：①严重全身系统、器官疾病，外科手术禁忌者；②年龄<16岁或>65岁者；③手术区域急性炎症患者，如牙龈、牙周、根尖周急性炎症；④月经期、孕妇；⑤有严重抑郁、焦虑等精神疾患者；⑥严重内分泌系统病症，如甲状腺功能减退症。

（8）儿童睡眠呼吸障碍

1）病因。①气道结构狭窄或功能异常：扁桃体及腺样体肥大是儿童OSA最常见的原因。从出生后6个月到青春期间，尤其是学龄前期，儿童上气道淋巴组织体积增加，这一时期也正是儿童OSA的高发期。鼻部及口咽喉部病变都可引起上气道通气不畅。另外，腭裂患者手术关闭裂隙后可能会出现夜间上气道轻微阻塞症状，咽成形术的影响更为明显。颅颌面发育畸形是儿童睡眠呼吸障碍的另一主要原因。②神经性因素：患有全身性神经肌肉障碍的儿童可因呼吸肌软弱无力而并发 SDB。此外，上气道神经肌肉调节机制是儿童 SDB 的一个重要病生基础。③肥胖：虽然肥胖也是儿童 SDB 的病因之一，且 SDB 程度与肥胖程度成比例，但大多数 SDB 儿童并不肥胖，相反，往往生长发育迟缓。④家族遗传。

2）临床表现。夜间症状如下。①打鼾：儿童 OSA 多表现为部分气道阻塞，打鼾是最常见的临床症状。有两种主要类型，一种是连续的打鼾，另一种是被响亮的喘息声或鼻息声中断的间歇性打鼾。②呼吸努力增加：当呼吸道阻塞需要增加呼吸努力时，会表现出肋间隙、胸骨上凹和锁骨上凹吸气性凹陷，肋缘张开，胸廓反常内向运动，胸廓反常内向运动是儿童 OSA 诊断中的重要症状。③睡眠姿态：OSA 患儿睡眠过程中持续反复地身体移动、觉醒和短暂唤醒。睡眠时采用奇怪的睡姿，如颈项过伸、俯卧、半坐位、膝胸卧位等。睡眠中自发体位改变主要是为了改善气道通气。④口呼吸：多因扁桃体（腺样体）肥大或鼻阻塞引起，是形成“腺样体面容”的重要因素。⑤出汗。⑥遗尿。日间症状：白日思睡等症状在儿童 OSA 患者中很少见。并发症：行为认知障碍是 OSA 儿童常见并发症，包括多动症、学习能力差、注意力不集中、具进攻性等。生长发育迟缓是儿童 OSA 患者的一个重要并发症，患儿身材矮小、体重偏低。儿童 OSA 随病情发展，可出现全身性的并发症。

3）成人与儿童睡眠呼吸障碍的区别。①成人多见于中年以后，儿童多见于学龄前期。②成人 OSA 男多于女，比例约为 8∶1，儿童 OSA 男女比例相当。③主要病因：成人为肥胖，儿童为扁桃体（腺样体）肥大。④体重：成人肥胖常见，儿童多低于标准体重。⑤打鼾：成人为间歇性，儿童多为持续性。⑥口呼吸：成人不常见，儿童常见。⑦白日思睡症状：多见于成人，儿童不常见。⑧神经行为表现：成人表现为记忆力、认知力减退，儿童表现为多动症、生长发育迟缓。

4）诊断方法。病史：①睡眠方面，睡眠时间、睡眠质量、睡眠姿态、身体移动、觉醒、晨唤醒情况和日间思睡；②呼吸方面，打鼾强度、类型、喘息、鼻息声或其他噪声，有无呼吸暂停、发绀、呼吸困难、口呼吸、突发惊醒及其他呼吸困难症状。③其他，如生长发育异常、白天症状、行为问题、心理社会干扰、学习障碍或个性改变等。体格检查：①测量身高、体重和血压，观察呼吸类型，是否口呼吸。②检查是否有颅颌面结构异常（尤其上、下颌骨发育不足）和神经肌肉功能异常。③口鼻咽腔检查：包括牙列及咬合情况、咽部软组织结构、舌形态大小及其与口咽气道的关系、软硬腭形态、腭垂大小、腭咽闭合功能、腺样体（扁桃体）肥大程度等。排除其他上气道阻塞原因及相关综合征。辅助检查：①多导睡眠监测，儿童以低通气为主，睡眠结构多正常，OSA 出现在 REM 睡眠阶段，皮质觉醒 $<50\%$ 呼吸暂停，睡眠连续性中断不常见。②上气道评估、颅颌骨发育状态评估，头影测量分析、三维 CT 或 MRI 上呼吸道重建分析等，用以测量、分析颅颌面软硬组织结构、上呼吸道形态等，可结合 Muller 测试判断上呼吸道阻塞平面；以及鼻咽纤维内镜检查和食管压动态监测等。③其他检查，如筛选检查，检测并发症及确定严重性，对中重度 SDB 患儿应行心电图和超声心动图检查，CO_2 水平和血细胞比容测定有助于确定严重程度。

5）诊断标准如下。满足至少一项下列症状：①打鼾；②睡眠呼吸费劲、矛盾呼吸运动或呼吸暂停；③白天思睡、多动、行为或学习障碍。

PSG 监测发现至少一项：①阻塞性或混合性呼吸暂停（低通气）事件 ≥ 1 次/小时；②阻塞性低通气（定义为整夜睡眠时间的 25% 以上存在 $PaCO_2>50$ mmHg）伴打鼾或吸气时鼻内压波形扁平或胸腹矛盾运动。

（9）腺样体面容

由于腺样体或扁桃体肥大、病态呼吸导致的一种牙颌面发育畸形，患者通常上颌骨牙弓狭窄、腭盖高拱、牙列不齐、上颌切牙突出、下颌角角度增大呈高角状，𬌗平面变陡，上下颌牙弓不匹配等牙颌改变，同时外鼻狭小、唇厚外翻开唇露齿，小下颌或地包天，患儿面容缺乏表情，常被称为“痴呆面容”。

1）形成机制。肥大的腺样体或扁桃体引起患者鼻呼吸障碍，鼻腔缺乏有效的气流刺激，导致鼻腔和外鼻发育不良，引起小鼻畸形；而鼻部通气量的减少迫使患者进行张口呼吸，阻碍腭部向下发育，降低闭唇肌功能，引起患者开唇露齿；口呼吸的异常呼吸习惯，导致患者下颌向后下旋转，颌面部骨骼的生长失衡，下颌形态位置发生改变，产生高角、小下颌及长脸等异常的面型；关节肌肉产生适应性生理变化，颊肌力增大，压迫上颌牙弓，导致上下颌牙弓的狭窄。另一种扁桃体肥大比较严重的患儿，被迫伸长脖子前伸下颌呼吸，导致发育中的上颌骨缺乏气流刺激而发育不足，下颌过度伸长，表现为面中部凹陷呈地包天的面型。

2）腺样体（扁桃体）切除术的手术适应证。①腺样体或扁桃体已成为病灶频繁发作，如1年内发作3次以上；出现局部或全身继发疾病，如分泌性中耳炎、鼻窦炎、肾炎、风湿性心脏病、风湿性关节炎等。②OSA、生长发育障碍、多动症、尿床。③造成病态呼吸或腺样体面容。

3）腺样体（扁桃体）肥大-病态呼吸-腺样体面容的综合序列治疗方案。①腺样体和（或）扁桃体切除，打通上呼吸道；②病态呼吸习惯纠正，肌功能训练和（或）正畸；③牙颌畸形的正畸和（或）正颌。

（10）颅缝早闭相关综合征中OSA的治疗方法

1）<5~8岁，睡眠体位调整，鼻咽气道置管，正压通气治疗，气管造瘘等。

2）>5~10岁，额眶前移+Le FortⅢ型截骨前移术或前牵引成骨术，额眶面中部（Monobloc截骨）前移术或前牵引成骨术。

（11）儿童小颌畸形伴OSA的治疗方法

颌骨延长-牵张成骨治疗。

2. 重点和难点

（1）重点

1）睡眠呼吸障碍的临床表现。

2）睡眠呼吸障碍的诊断。

3）睡眠呼吸暂停的分度。

4）阻塞性睡眠呼吸障碍的定义和诊断。

5）外科治疗成人OSA的手术适应证和手术方法。

6）腺样体（扁桃体）肥大-病态呼吸-腺样体面容的综合序列治疗方案。

（2）难点

1）区别成人与儿童睡眠呼吸障碍的病因和临床表现。

2）对腺样体面容的特征和形成机制的理解。

二、考点

1）掌握睡眠呼吸障碍的临床表现。

2）掌握阻塞性睡眠呼吸障碍的定义和诊断。

3）掌握睡眠呼吸暂停的分度。

4）熟悉成人与儿童睡眠呼吸障碍的区别。

5）熟悉腺样体面容的特征和形成机制。

6）了解睡眠呼吸障碍的机制。

三、试题及参考答案

（一）试题

【名词解释】

1. 原发性鼾症（primary snoring，PS）
2. 阻塞性睡眠呼吸暂停（obstructive sleep apnea，OSA）

3. 腺样体面容

【选择题】

A 型题

1. 药物治疗适用于哪类睡眠呼吸障碍患者
A. 肥胖低通气综合征患者　B. 颌骨畸形患者　C. 腺样体肥大患者
D. 扁桃体肥大患者　E. 甲状腺功能减退患者

2. 目前临床上最广泛应用于 OSA 患者的口腔矫治器是
A. 软腭保持器　B. 舌保持器
C. 一体式可调节下颌前移矫治器　D. 一体式不可调下颌前移矫治器
E. 分体式可调节下颌前移矫治器

3. 某些镇静安眠药治疗一些睡眠呼吸障碍患者的机制是
A. 提高觉醒阈值　B. 降低觉醒阈值　C. 降低上气道扩张肌肌张力
D. 抑制呼吸中枢的调控　E. 改变上气道扩张肌的组成

4. 下列哪项不是中枢性睡眠呼吸暂停低通气患者的主要表现
A. 睡眠片断　B. 睡眠低氧　C. AHI≥5
D. 打鼾　E. 白日思睡

5. 腭垂腭咽成形术只能解决气道哪个范围的狭窄或阻塞
A. 鼻腔　B. 口咽腔　C. 喉咽腔
D. 舌咽腔　E. 下咽腔

6. 下列哪项不是腺样体面容常见的临床表现
A. 小鼻　B. 开唇露齿　C. 下颌角呈低角
D. 小下颌　E. 面中部凹陷

B 型题

7～11 题共用备选答案
A. 原发性鼾症
B. 阻塞性睡眠呼吸暂停
C. 上气道阻力综合征
D. 中枢性睡眠呼吸暂停低通气
E. 睡眠相关的低通气疾病

7. ________打鼾轻微，频繁微觉醒、睡眠片断，明显睡眠低氧，AHI≥5
8. ________以频繁打鼾，微觉醒、白日思睡、睡眠片断为表现，但无明显睡眠低氧，AHI＜5
9. ________以睡眠打鼾为表现，无睡眠片断，无睡眠低氧和白日思睡，AHI＜5
10. ________睡眠打鼾、憋气、频繁微觉醒、白日思睡、睡眠片断为表现，明显睡眠低氧，AHI≥5
11. ________睡眠过程中通气不足，成人睡眠期 $PaCO_2$＞55 mmHg 并持续超过 10 分钟；儿童睡眠期 $PaCO_2$＞50 mmHg，占总睡眠时间的 25% 以上。

X 型题

12. 属于睡眠呼吸障碍疾病的有
A. 鼾症　B. 睡眠相关的低通气　C. 阻塞性睡眠呼吸暂停
D. 中枢性睡眠呼吸暂停　E. 夜间呻吟

13. 造成上气道阻塞常见的疾病有
A. 鼻咽部肿瘤　B. 腺样体肥大　C. 鼻中隔偏曲
D. 双颌前突畸形　E. 小颌畸形

14. 与呼吸相关的咽腔上气道扩张肌有
A. 腭帆张肌　B. 腭帆提肌　C. 颏舌骨肌
D. 颏舌肌　E. 翼内肌
15. 成人 OSA 的病因有
A. 肥胖　B. 腺样体肥大　C. 扁桃体肥大
D. 占位病变　E. 颌骨畸形
16. 成人 OSA 患者的常见临床表现有
A. 白日思睡　B. 身材矮小、体重偏低　C. 口呼吸
D. 肥胖　E. 扁桃体（腺样体肥大）
17. 儿童 OSA 患者常见的临床表现有
A. 白日思睡　B. 身材矮小、体重偏低　C. 口呼吸
D. 肥胖　E. 扁桃体（腺样体肥大）
18. 深睡眠包括
A. Ⅰ期非快动眼睡眠　B. Ⅱ期非快动眼睡眠　C. Ⅲ期非快动眼睡眠
D. Ⅳ期非快动眼睡眠　E. 快动眼睡眠
19. 睡眠呼吸障碍会引起下列哪些疾病?
A. 高血压　B. 心肌梗死　C. 脑卒中
D. 糖尿病　E. 胃食管反流
20. 通过多导睡眠监测，可以了解睡眠呼吸障碍患者的
A. 类型　B. 程度　C. 睡眠时相
D. 睡眠质量　E. 心律变异
21. 关于上气道阻力综合征以下说法正确的是
A. 临床表现为频繁打鼾、微觉醒、白昼思睡
B. 是鼾症的进一步发展，为 OSA 的代偿期，也称为临界 OSA
C. AHI > 5
D. AHI < 5
E. 睡眠低氧
22. 关于睡眠相关的低通气疾病定义正确的为
A. 成人睡眠期 $PaCO_2$ > 55 mmHg，并持续超过 10 分钟
B. 成人睡眠期 $PaCO_2$ > 50 mmHg，并持续超过 10 分钟
C. 成人睡眠期 $PaCO_2$ 与清醒期仰卧位相比上升幅度 > 10 mmHg，并达到 50 mmHg 以上且持续超过 10 分钟
D. 儿童睡眠期 $PaCO_2$ > 50 mmHg，占总睡眠时间的 25% 以上。
E. 儿童睡眠期 $PaCO_2$ > 55 mmHg，占总睡眠时间的 25% 以上。
23. 正压通气治疗的禁忌证有
A. 胸片或胸部 CT 发现肺大泡　B. 气胸　C. 高血压
D. 青光眼　E. 鼻窦炎感染未控制者
24. 口腔矫治器的适应证有
A. 成人轻、中度 OSA　B. 鼾症　C. 儿童轻、中度 OSA
D. 中枢性睡眠呼吸障碍患者　E. 与手术联用治疗重度 OSA
25. 下列属于软组织减容术的有
A. 下鼻甲消融术　B. 鼻中隔矫正术　C. 鼻窦内镜手术
D. 腺样体或扁桃体切除术　E. 腭咽成形术

26. 腭垂腭咽成形术的并发症有
A. 术后窒息　B. 术后出血　C. 腭咽闭合功能不全
D. 吞咽不畅　E. 鼻咽腔粘连、狭窄
27. 腭垂腭咽成形术术后窒息发生的原因有
A. 手术区域局部水肿　B. 麻醉药物作用　C. 疼痛
D. 局部分泌物增多　E. 中枢呼吸驱动性明显减弱
28. 预防腭垂腭咽成形术并发症的措施有
A. 定量设计和切除　B. 保证足够的软腭和腭垂长度　C. 术后留置插管 1 ~3 天
D. 术后 2 周流食　E. 术后训练
29. 儿童 OSA 患者常见的临床表现有
A. 打鼾　B. 白日思睡　C. 胸廓反常内向运动
D. 睡眠中自发体位改变　E. 口呼吸
30. 下列哪些外科手术可用来解除或缓解 OSA 患者的症状？
A. 下颌支矢状骨劈开术　B. 下颌支垂直骨切开术　C. 上颌前份根尖下骨切开术
D. 下颌牵张骨延长术　E. 下颌前份根尖下骨切开术
31. 可伴有儿童 OSA 的疾病有
A. 腺样体肥大　B. 颅缝早闭相关综合征　C. Pierre-Robin 序列征
D. Treacher Collins 综合征　E. 第一、二鳃弓综合征

【填空题】

1. 睡眠呼吸障碍疾病共同的临床表现是在睡眠过程中反复间断出现________或________和________及________。

2. ________是诊断睡眠呼吸障碍的金标准。

3. 多导睡眠监测多用来评估睡眠呼吸障碍的________、________；而上气道的测量分析多用来评估________及________。

4. 阻塞性睡眠呼吸障碍与中枢性睡眠呼吸障碍患者临床表现上的区别为________。

5. 根据节律性眼动，睡眠结构可分为________和________。

6. 判断睡眠呼吸障碍严重程度的指标主要有________和________。

7. 睡眠相关的低通气疾病的主要特征是睡眠过程中________，进而导致睡眠中________升高。

8. 舌保持器的原理是________。

9. 下颌前移矫治器的治疗原理是________。

10. 下颌前移矫治器根据矫治器上下颌部分是否可分离，分为________和________下颌前移矫治器；根据前伸距离能否调节分为________和________下颌前移矫治器。

11. ________是儿童 OSA 最常见的原因，因此________是目前治疗儿童 OSA 的一线治疗方式。

12. 阻塞性睡眠呼吸障碍的外科治疗可以采用________、________或两种途径结合的方法。

13. ________、________、________和________是常见鼻阻塞原因。

14. 腭垂腭咽成形术（UPPP/UP3）只能解决________区段的狭窄和阻塞。

15. 腭垂腭咽成形术（UPPP/UP3）主要通过对________、________和________进行手术减容而解除口咽区的狭窄和阻塞。

16. OSA 的外科治疗中，软组织减容术主要用于________和________的病例，而颅颌骨框架重建则用于________的病例。

17. 正颌外科双颌前移手术可使________和________气道扩展。

18. 不良的________习惯是导致腺样体面容的主要原因。

19. ________岁是腺样体或扁桃体增生的高峰期。
20. ________是目前腺样体（扁桃体）切除中应用最广泛的方法。

【问答题】

简答题
1. 睡眠呼吸障碍的发病机制与哪些因素有关?
2. 睡眠呼吸障碍的临床表现有哪些?
3. 睡眠呼吸障碍的分度有哪些?
4. 评估上气道的检查有哪些?
5. 睡眠呼吸障碍的非手术治疗包括哪些?
6. 口腔矫治器治疗的禁忌证有哪些?
7. 正压通气治疗的禁忌证有哪些?
8. 腺样体（扁桃体）肥大 - 病态呼吸 - 腺样体面容治疗序列包括哪几项?
9. 上气道的大小取决于哪几个方面?
10. 腭垂腭咽成形术（UPPP/UP3）的适应证和禁忌证是什么?
11. 儿童 OSA 的诊断标准是什么?
12. 儿童腺样体（扁桃体）切除术的手术适应证是什么?
13. 颅缝早闭相关综合征中的阻塞性睡眠呼吸障碍治疗方案是什么?
论述题
14. 如何诊断睡眠呼吸障碍?
15. 阻塞性睡眠呼吸暂停的诊断标准是什么?
思考题
16. 成人与儿童睡眠呼吸障碍的诊疗有哪些异同?
17. 腺样体面容的形成机制和治疗方法是什么?

（二）参考答案

【名词解释】

1. 原发性鼾症（primary snoring，PS）：原发性鼾症以睡眠打鼾为表现，打鼾提示上气道狭窄，为睡眠呼吸障碍的起始阶段。多导睡眠监测显示无睡眠片断，无睡眠低氧和白日思睡等，AHI < 5。

2. 阻塞性睡眠呼吸暂停（obstructive sleep apnea，OSA）：由于患者睡眠时上呼吸道发生狭窄或阻塞，引起通气障碍而造成睡眠低氧、高碳酸血症导致的全身器官改变。以睡眠打鼾、憋气、频繁微觉醒或觉醒、乏力和白昼思睡等为主要症状。多导睡眠监测发现睡眠片断和睡眠结构变化。

3. 腺样体面容：是指由于腺样体或扁桃体肥大、病态呼吸导致的一种牙颌面发育畸形，患者通常上颌骨牙弓狭窄、腭盖高拱、牙列不齐、上颌切牙突出、下颌角角度增大呈高角状，𬌗平面变陡，上下颌牙弓不匹配等牙颌改变，同时外鼻狭小、唇厚外翻开唇露齿，小下颌或地包天，患儿面容缺乏表情，常被称为“痴呆面容”。

【选择题】

1. E　2. E　3. A　4. D　5. B　6. C　7. D　8. C　9. A　10. B　11. E　12. ABCDE　13. ABCE　14. ABCD　15. ADE　16. AD　17. BCE　18. CDE　19. ABCDE　20. ABCDE　21. ABD　22. ACD　23. ABDE　24. ABE　25. ADE　26. ABCDE　27. ABCDE　28. ABCDE　29. ACDE　30. AD　31. ABCDE

部分易错、易混选择题解析：

2. 双颌前突患者颌骨向前发育过度，不会造成气道狭窄或阻塞。

19. 下颌支垂直骨切开术只能用来后退下颌骨，因此并不能扩大气道；上、下颌前份根尖下骨切开术多用来矫治上、下颌牙槽前突畸形，范围有限，并不能扩大气道。

【填空题】

1. 呼吸暂停　低通气　日间功能受损　继发全身系统疾病
2. 多导睡眠监测
3. 类型　程度　上气道狭窄、阻塞位置　性质
4. 打鼾
5. 非快动眼睡眠　快动眼睡眠
6. 睡眠呼吸暂停低通气指数（AHI）　睡眠最低氧饱和度（$LSaO_2$）
7. 通气不足　动脉二氧化碳分压（$PaCO_2$）
8. 利用真空负压的舌泡保持舌前位
9. 前伸下颌骨以达到拓展舌和软腭后气道空间
10. 一体式　分体式　可调式　不可调式
11. 腺样体或扁桃体肥大　腺样体（扁桃体）切除术
12. 上气道软组织减容　颅颌骨框架重建
13. 鼻中隔偏曲　鼻甲肥大　鼻息肉　鼻炎
14. 口咽区段
15. 腭垂　软腭　咽侧
16. 软组织增生肥厚　占位性病变　颅颌骨畸形
17. 腭后　舌后
18. 张口呼吸
19. 2～7
20. 低温等离子射频消融

【问答题】

简答题

1. ①上气道形态异常；②上气道开放肌功能异常；③中枢呼吸驱动与调控障碍；④觉醒阈值异常。

2. ①打鼾；②晨起头痛；③白日思睡；④重要脏器的继发性病变和表现；⑤猝死和死亡。

3. ①轻度，AHI 5～15，每分钟 $SaO_2>85\%$；②中度，AHI 15～30，每分钟 SaO_2 80%～85%；③重度，AHI＞30，每分钟 $SaO_2<80\%$。

4. 1）临床检查 Friedman 分期评测。

2）实验室检查：①头影测量分析；②鼻咽内镜检查；③上气道三维 CT 重建；④食管和上气道测压；⑤药物诱导睡眠内镜检查。

5. 正压通气治疗、口腔矫治器治疗、药物治疗及减肥治疗等。

6. ①颞下颌关节功能紊乱病患者。②严重牙周炎或缺牙多患者。③鼻塞患者。④中枢性睡眠呼吸障碍患者。⑤未成年人。

7. ①胸片或胸部 CT 发现肺大泡；②气胸或纵隔气肿；③血压明显降低（小于 90/60 mmHg）；④急性心肌梗死患者血流动力学指标不稳定者；⑤脑脊液漏、颅脑外伤或颅内积气；⑥急性中耳炎、鼻炎、鼻窦炎感染未控制者；⑦青光眼等。

8. ①腺样体和（或）扁桃体切除，打通上呼吸道；②病态呼吸习惯纠正，肌功能训练和（或）正畸；③牙颌畸形的正畸和（或）正颌。

9. ①颅颌骨框架的大小；②上气道周围软组织的量；③上气道开放肌群的神经肌功能状态；④呼吸中枢的驱动和调控；⑤头位和体位。

10. 1）适应证：①口咽区形态异常造成的轻、中度 OSA；②作为治疗重度 OSA 的手术组合之一。

2）禁忌证：绝对禁忌证为①气道阻塞不在口咽区段；②非形态学因素造成的睡眠呼吸障碍；③一般手术禁忌者；④瘢痕体质；⑤已有腭咽闭合不全所致语音障碍者。相对禁忌证为①对发音有特殊要求者；②伴有严重低氧血症的 OSA 患者；③过度肥胖者；④年龄 >65 岁或 <18 岁者。

11. 1）以下症状至少一项：①打鼾；②睡眠呼吸费劲、矛盾呼吸运动或呼吸暂停；③白天思睡、多动、行为或学习障碍。

2）PSG 监测发现至少一项：①阻塞性或混合性呼吸暂停（低通气）事件≥1 次/小时；②阻塞性低通气（定义为整夜睡眠时间的 25% 以上存在 $PaCO_2$ >50 mmHg）伴打鼾或吸气时鼻内压波形扁平或胸腹矛盾运动。

12. ①腺样体或扁桃体已成为病灶频繁发作，如 1 年内发作 3 次以上；出现局部或全身继发疾病，如分泌性中耳炎、鼻窦炎、肾炎、风湿性心脏病、风湿性关节炎等；②OSA、生长发育障碍、多动症、尿床；③造成病态呼吸或腺样体面容。

13. ①<5~8 岁，睡眠体位调整，鼻咽气道置管，正压通气治疗，气管造瘘等；②>5~10 岁，额眶前移 + Le FortⅢ型截骨前移术或前牵引成骨术，额眶面中部（Monobloc 截骨）前移术或前牵引成骨术。

论述题

14. 详细地询问病史，临床检查软腭、腭垂、扁桃体的大小，Friedman 分期评测，实验室检查主要包括多导睡眠监测和上气道评估，前者不但可以明确睡眠呼吸障碍的类型、程度、睡眠时相或睡眠体位与睡眠呼吸障碍关系，也能评估患者的睡眠质量、心律变异性等；后者可以评估上气道狭窄、阻塞位置及性质，包括：头影测量分析、鼻咽内镜检查、上气道三维 CT 重建、食管和上气道测压、药物诱导睡眠内镜检查等。另外，对全身性病损的系统性检查，有助于判断患者病情的严重程度。

15. 诊断标准必须满足 A 和 B 或 C。A. 至少具备一项：①主诉有思睡、非恢复性睡眠、白天乏力、失眠症状；②夜间因憋、喘或呛咳而惊醒；③床伴或室友等反映患者夜间有习惯性打鼾、呼吸暂停或两者皆存在；④已确诊高血压、心境障碍、认知功能障碍、冠脉疾病、卒中、充血性心力衰竭、心房纤颤或 2 型糖尿病。B. PSG 或 OCST 发现阻塞性呼吸暂停事件（阻塞性和混合性呼吸暂停/低通气/呼吸努力相关的觉醒）≥5 次/小时。C. PSG 或 OCST 发现阻塞性呼吸暂停事件≥15 次/h。

思考题

16. 发病年龄和病因不同，成人中以 40 岁以后男性或绝经后妇女多发，肥胖、占位病变和颌骨畸形是常见原因，儿童以 2~8 岁好发，扁桃体（腺样体）肥大、颅颌骨先（后）天畸形为常见原因。成人 OSA 男多于女，比例约为 8∶1，儿童 OSA 男女比例相当；成人肥胖常见，儿童多低于标准体重，生长发育迟缓；成人为间歇性打鼾，儿童多表现为部分气道阻塞，为持续性打鼾或被响亮的喘息声或鼻息声中断的间歇性打鼾；口呼吸多见于儿童，成人不常见，而白日思睡症状多见于成人，儿童不常见；神经行为方面，成人表现为记忆力、认知力减退，儿童表现为多动症、学习能力差、注意力不集中、具进攻性等。睡眠中胸廓反常内向运动和自发体位改变也是儿童 OSA 患者的重要症状。成人和儿童 OSA 都会引起全身性的并发症如心血管系统疾病、胃食管反流等。多导睡眠监测显示阻塞类型成人以呼吸暂停为主，儿童以低通气为主；睡眠结构成人 NREM3 期和 REM 睡眠减少，而儿童多正常；成人 OSA 多出现在 REM 和 NREM 睡眠，儿童 OSA 多出现在 REM 睡眠；皮质觉醒成人发生在每次呼吸暂停后，而儿童发生 <50% 呼吸暂停；睡眠连续性中断在成人常见，儿童不常见。成人 OSA 的治疗方法多选择正压通气治疗、UP3 和双颌前徙手术治疗及减肥治疗，而儿童 OSA 的治疗方法大部分为腺样体和扁桃体切除术，小部分正压通气治疗。

17. 肥大的腺样体或扁桃体引起患者鼻呼吸障碍，鼻腔缺乏有效的气流刺激，导致鼻腔和外鼻发育不良，引起小鼻畸形；而鼻部通气量的减少迫使患者进行张口呼吸，阻碍腭部向下发育，降低闭唇肌功能，引起患者开唇露齿；口呼吸的异常呼吸习惯，导致患者下颌向后下旋转，颌面部骨骼的生长失衡，下颌形态位置发生改变，产生高角、小下颌及长脸等异常的面型；关节肌肉产生适应性生理变化，颊肌力增大，压迫上颌牙弓，导致上下颌牙弓的狭窄。另一种扁桃体肥大比较严重的患儿，被迫伸长脖子前伸下颌呼吸，导致发育中的上颌骨缺乏气流刺激而发育不足，下颌过度伸长，表现为面中部凹陷呈地包天的面型。腺样体面容治疗序列包括：腺样体和（或）扁桃体切除；病态呼吸习惯纠正，肌功能训练和（或）正畸；牙颌畸形的正畸和（或）正颌。

（罗　恩　叶　斌）

第十八章　口腔颌面微创外科

一、笔记

1. 知识点

①微创外科的发展及特点。②颞下颌关节上腔在关节镜下的解剖分区及其特点。③关节镜在不同颞下颌关节病变诊断中的作用。④颞下颌关节病变的关节镜手术适应证。⑤颞下颌关节镜五种常见术式。⑥颞下颌关节镜主要并发症及其防治。⑦唾液腺导管镜的诊断价值。⑧唾液腺导管镜手术的分类及其应用。⑨唾液腺导管镜手术治疗的适应证、禁忌证、并发症。⑩唾液腺导管镜的主要术式。⑪三叉神经痛的两类微创手术。⑫颌面创伤诊断及治疗中多种形式的微创技术。⑬种植外科中的微创技术。⑭正颌外科中的微创技术。⑮口腔颌面肿瘤微创治疗的分类。

（1）微创外科的发展及特点

微创外科（“微侵入操作”）是通过微小创口或微小入路，完成对人体内病变切除、畸形整复、创伤修复、组织重建等外科手术操作，其特点是对患者的创伤明显小于相应的传统外科手术。微创外科不是学科分支，而是一种外科理念。

minimally invasive procedure 一词首次出现在 1985 年英国泌尿外科医生 Payne 在内镜治疗泌尿道结石的报道中，1986 年德国外科医生 Muhe 完成了世界上首例腹腔镜胆囊切除术，1987 年法国妇产科医师 P. Mouret 完成了世界首例电视腹腔镜下胆囊切除术。微创外科的发展只经历了短短的 30 余年，从最初对疾病的诊断，发展成现在的涉及几乎所有专业的一种技术。它是一种外科的理念，经多个小切口，内镜和器械通过组织内隧道，到达病变部位，通过内镜照明，在直视下或在显示屏上多角度，全方位观察病变情况，并精细完成手术操作。微创外科避免了传统外科手术切除深部组织时的大范围切开，多层次分离等，大大减少了手术路径的组织损伤。

微创外科的概念首先起源于腔镜的应用，腔镜、内镜都是同一设备的不同名称。它是一种带有光源和微型摄像头，并与其他手术器械配套的医疗设备，经天然的腔道进入内部深在的病变部位，可以多角度窥视到探头附近结构及其色、形、质改变。腔镜用于不同的部位需要不同的管径，并与不同的手术器械配套。用于胃部检查的称为胃镜，用于唾液腺导管检查和治疗的称为唾液腺导管镜，用于颞下颌关节检查和治疗的称为颞下颌关节镜。

腔镜是微创诊断和治疗的标配，有软管和金属管两种，软管可以顺应天然的腔道进入，窥视腔道表面结构及内容物，可行简单治疗，如结石清除，粘连松解，息肉摘除。随着微创概念被广泛接受，经皮肤小切口进入天然腔道不能达到的病变部位，则需要金属管的腔镜，撑开组织，在腔镜照明和动态显示下，利用相关器械进行手术，为腔镜辅助手术。

微创外科具有 3 个特点：①精准度高（影像和数字技术辅助下开展定位和导航）；②创伤小（局部组织创伤小，全身干扰小，心理压力小）；③高效（可替代开放手术，还可完成开放手术无法进行的操作）。

口腔颌面的微创外科，最早主要应用于颞下颌关节病变的诊断中，在关节镜直视下，可以观察各个细微结构。

（2）颞下颌关节上腔在关节镜下的解剖分区及其特点（图 18-1）

关节镜下将上腔分为 3 个区：①上前滑膜隐窝；②关节上腔中间腔；③上后滑膜隐窝。

（理解记忆：关节盘在张口时需要前移，因此后面的牵拉需要有弹性，因此存在皱褶、血管）

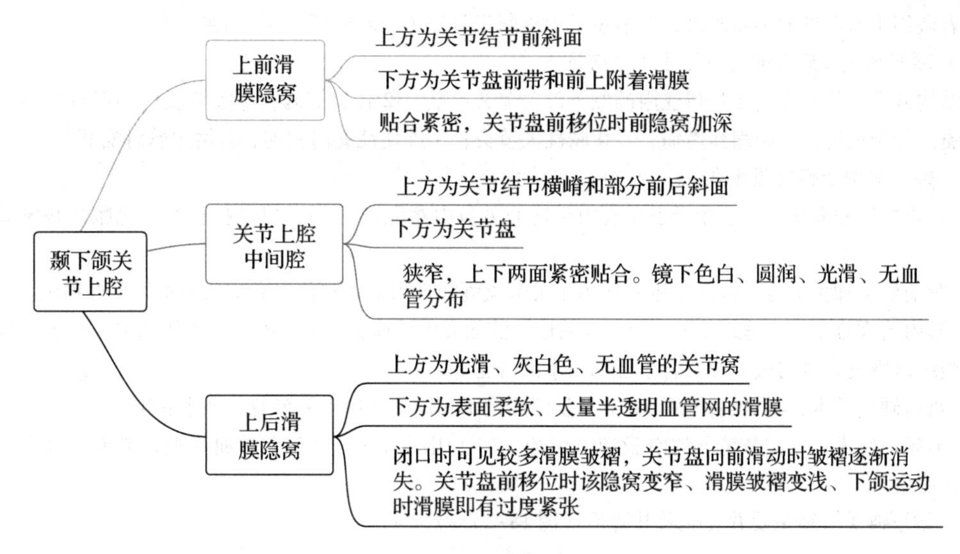

图 18-1　颞下颌关节上腔的解剖分区及特点

（3）关节镜在不同颞下颌关节病变诊断中的作用

颞下颌关节镜下可以直接观察到关节面和关节腔的病损状态，内镜的成像系统显示的都是放大的图像，容易发现一些细微病变。对关节疾病的早期诊断极具价值。

1）关节盘移位：主要通过镜下评估关节盘覆盖率。覆盖率指髁突静止时，关节盘相对于髁突的覆盖面。理想状态的覆盖率为100%，关节盘透明度良好、表面光滑。关节盘移位发生时，盘后附着拉长、透明度减低、表面粗糙、原纤维形成、穿孔、粘连、滑膜炎发生。

2）骨关节炎（osteoarthritis，OA）：影像学是 OA 的主要诊断手段。但早期 OA 的 X 线影像学表现尚不典型，难以明确诊断。在颞下颌关节镜下，OA 可表现为以下情况。①滑膜：充血、增生、糜烂。②关节软骨：透明度改变、水肿、血管化、增生、糜烂、裂纹、骨面裸露和侵蚀。③滑膜、软骨粘连。④多见于慢性不可复性关节盘前移位与旋转移位的病例。

3）囊内粘连：关节面之间有增生或变性的纤维组织相连接的现象为囊内粘连。并非一特定疾病名称，而是作为关节内紊乱、骨关节炎或损伤性、化脓性、风湿性关节炎的囊内表现之一。镜下囊内粘连可表现为丝状、条带状、薄膜状、假囊壁等。

4）滑膜炎：滑膜的富血管化、增生和退变是滑膜炎的基本病理特征。关节镜下，滑膜炎不同分期有着不同的表现。①急性期：主要表现为滑膜充血、出血和关节腔瘀血；②亚急性期：表现为滑膜增生、肥厚、充血和微出血；③慢性期：表现为滑膜肿胀、肥厚和不同程度的变性、坏死。

5）增生：滑膜增生，滑膜肥厚或向关节腔内突出，形式多样。其中一种形式称为盘后区类盘样组织（需要注意作为名词解释），表现为盘后区滑膜张力大、皱褶消失、无弹性、基底灰白、折光差、不透亮、表面分布粗大的毛细血管，类似于关节盘。

6）关节盘穿孔：上、下关节腔相通。最常见的是继发于关节盘移位的盘后附着近盘后带交界处的中、外 1/3 处穿孔；盘中央穿孔少见，大面积穿孔偶见。通过关节镜检查可以证实影像学的诊断且可判断疾病的类型和程度。①活动期：穿孔边缘参差不齐、充血，关节面存在变性。②静止期：边缘光滑、无血管分布，关节面光滑无变性。

7）运动过度：包括脱位和半脱位。大多伴有关节盘移位和囊扩张，可伴滑膜炎，少有 OA。

除此以外，还需关注关节盘表面性质和功能，如盘退行性改变、透明度改变、表面曲度改变和盘运动异常等。

随着微创手术器械的不断改进，关节镜已由诊断工具变为诊断同期治疗的主要手段。

（4）颞下颌关节病变的关节镜手术适应证

①结构紊乱，伴有疼痛或张口受限的颞下颌关节紊乱病；②骨关节病；③关节脱位和伴有疼痛的半脱位；④囊内纤维粘连；⑤顽固性疼痛；⑥化脓性关节炎；⑦外伤性囊内粘连；⑧滑膜软骨瘤病。

（5）颞下颌关节镜常见术式

1）粘连松解和灌洗术：适用于发生囊内粘连的关节内紊乱病、OA，以及损伤性、化脓性和风湿性关节炎。

2）盘前松解加关节盘复位固定术：适用于关节盘疼痛性可复性移位、有症状的不可复性移位。

3）囊内清理修整术：适用于 OA 和囊内粘连。清除囊内粘连物、关节腔内游离体和关节腔表面程度有限的骨组织以恢复光滑的关节面及合乎运动要求的骨轮廓。

4）盘后硬化疗术：与盘前松解加关节盘复位固定术相同，适用于关节脱位和半脱位。

5）射频消融术：在关节镜下的滑膜韧带切开、粘连组织清除、关节软骨面修整、滑膜韧带紧缩等手术中广泛使用。

（6）颞下颌关节镜主要并发症及其防治（图 18-2）

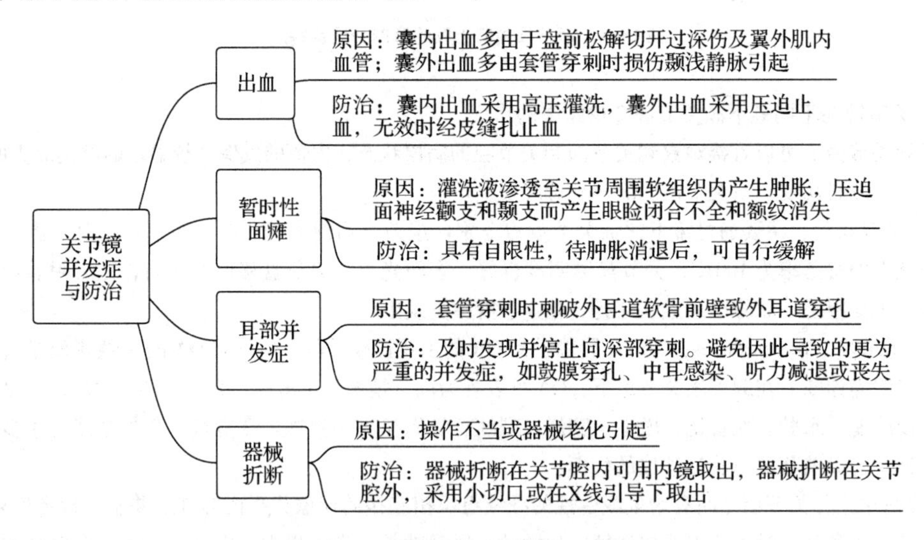

图 18-2　颞下颌关节镜主要并发症及防治

（7）唾液腺导管镜的诊断价值

将唾液腺导管镜，插入唾液腺导管，能够观察到导管内的多种病变，用于明确导管阻塞的原因，尤其对其他检查无法明确的阻塞，具有明显优势。

导管内镜下，阻塞分为两类，第一类为结石性导管阻塞，依据结石与管壁的关系，分为游离型结石与嵌入型结石两类；根据结石是否钙化，是否 X 线阻射，又分为阳性结石和阴性结石，导管镜诊断阴性结石弥补了常规 X 线的不足。第二类为非结石性导管内阻塞，包括导管增生性狭窄（常常继发于慢性阻塞性唾液腺炎）、非结石性黏液栓子、管壁息肉等。

（8）唾液腺导管镜手术的分类及其应用

1）导管部分的手术：只用内镜即可完成的手术，故称为全内镜手术，内镜直视下完成取石、冲洗、导管扩张，等等。

2）唾液腺腺体部分的手术：仅用于腺体内的较小的良性肿瘤切除，内镜仅有辅助照明作用。经皮肤隐蔽小切口进入肿瘤表面，避免了传统切口的面部明显瘢痕。内镜手术不适合大范围的腺体及肿瘤切除。

唾液腺导管镜外科主要是开展导管部分的手术。

（9）唾液腺导管镜外科治疗的适应证、禁忌证、并发症

1）适应证：①涎石。颌下腺导管结石，位于下颌第二磨牙以后以保存腺体为目的者；腮腺导管弯曲后的结石（极少）；多发性或复发性结石。②非结石性阻塞。不明原因的颌下腺或腮腺肿胀，未扪及导管结石，X 线未显示结石；造影显示导管狭窄、黏液栓子。

2）禁忌证：①绝对禁忌证：唾液腺炎急性期。②相对禁忌证：唾液腺导管腔过于狭小、腺体内结石 >10 mm 难以击碎。

3）并发症：①术后肿胀：可酌情使用激素预防。②出血：多为操作不当引起。③管壁穿孔：操作不当或管壁炎症、狭窄所致。④取石失败：主要原因是导管局部狭窄阻碍器械通过或结石嵌入增生的导管壁。

（10）唾液腺导管镜的主要术式

1）灌洗术。适应证：非结石性黏液栓子。操作方法：冲洗出导管内炎症介质、细小碎屑。

2）涎石清除术。适应证：结石性导管堵塞。操作方法：①内镜通过导管口或导管侧壁切口处进入到结石处；②直径 <4 mm 的结石，直接取石（钳子、套石篮、抽吸）或钳夹碎石后抽吸；③直径 >4 mm 结石，震波碎石机碎石后用套石篮和抽吸法取出。

3）导管内震波碎石术。适应证：结石性导管堵塞。操作方法：使用液电、激光或气爆等设备发出震波进行碎石。

4）球囊扩张加内支架植入术。适应证：导管狭窄和扭曲。①导管狭窄操作方法：导管扩张，球囊置于导管狭窄处，充气 90 秒达 9 atm，交替放气和充气各 60 秒，最后放置支架维持 2 周。②导管扭曲操作方法：先使用球囊对扭曲的导管进行塑性，然后向前拉直导管，将多余部分切除，在扭曲处置入支架，导管缝合固定，内支架维持 2 周。

5）导管内清理术。适应证：导管炎引起的管腔粘连及黏液栓子的清理。操作方法：镜下用射频消融技术进行操作，清除后需要内置支架维持 2 周（预防再次粘连）。

（11）三叉神经痛治疗的两类微创手术

三叉神经痛目前病因不清，致病学说众多，三叉神经压迫学说在治疗效果上得到印证，通过减压术，神经痛得到明显缓解。另外，还有多种治疗措施都可以不同程度缓解三叉神经痛，但三叉神经痛容易复发，各种措施在多次使用后镇痛效果都会减弱，最后不得已选择破坏三叉神经，阻断其痛觉的传导。

传统的三叉神经血管减压术，需要全麻下开颅，创伤大；三叉神经痛的射频热凝术已开展多年，经皮肤插入射频热凝电极针，经卵圆孔进入颅内三叉神经半月节，镇痛效果确切，但传统的射频热凝术缺乏导航，术者盲摸操作，电极针能否顺利进入卵圆孔？热凝电极头是否接触三叉神经半月节？位置是否合适？这些问题全靠术者的经验，常因热凝范围过大，导致各种并发症较多，从而医生无把握，患者不踏实，使射频热凝术难以推广。

现代的半月神经节射频热凝术，增加了更加先进的影像定位、导航技术，增加了温度控制。采用 CT、C 形臂影像引导确保了准确穿刺卵圆孔和三叉神经半月节。温控热凝是将毁损温度控制在 75 ℃，这样就能利用不同神经纤维对温度耐受的差异性，有选择性地破坏半月神经节内传导面部痛觉的细纤维，而保存对热力抵抗力较大的传导触觉的粗纤维，达到既能镇痛，又保留面部感觉的目的。

三叉神经痛的微创手术，总体上有两大类，其一是影像定位/导航下的射频温控热凝术；其二是内镜辅助下的神经减压手术。

1）影像学导向定位射频温控热凝术。

目的：引导注射针头或热凝针头较精确地定位到目标位置。

手段：①C 形臂 X 线透视导向定位，其优点是可以实时地边定位边导向；缺点是二维图像，骨组织重叠，定位困难（但对于熟练的操作者来说难度不大）。②X 线平片：只能定位，不能实时导向。且为二维图像。③CT 定位：优点是能够获得三维信息，定位准确；缺点是只能定位不能实时导向。④导航技术：分为导板引导和实时导航。实时导航能够对穿刺过程进行精确导向，使针尖快捷到达预定位置。但需要辅助昂贵的实时导航设备。导板不需要实时导航设备，易推广（编者按：一般来说，导板的设计制作需要使用

术前的螺旋 CT、CBCT 或 MRI 等影像学的 Dicom 数据进行虚拟手术设计，采用 3D 打印的方式打印出手术导板，导板设计时需要考虑到精确就位和维持稳定的就位、注射孔的角度、深度等；实时导航则需要将术前的 CT、CBCT 或 MRI 的数据导入到实时导航设备中，在术中选取标志点将影像数据和实体进行注册融合，这样注射针或热凝针尖端在实际情况中的位置就可以在 3D 影像中显示出来，从而实现探针尖端的精确定位。因此，导航技术理论上具有实时、精确的作用，但导航中实际显示的影像信息并不是术中实时的影像数据，而是术前的影像融合，故数据融合、注册时的细小误差可导致定位的误差）。

2）内镜辅助下的神经减压手术。

神经受压学说：三叉神经受伴行血管的压迫或神经骨管的压迫而产生疼痛是目前的主流观点。三叉神经颅内段血管对神经的压迫是导致三叉神经痛最常见的原因，但有 15% 病例不存在颅内的压迫，因此存在颅外神经受压学说，即颅外神经骨管（孔）的绝对狭窄或神经伴行血管扩张压迫神经引起三叉神经痛。针对不同的病因，产生了颅内微血管减压术、眶下管减压术。减压术需要内镜辅助。

内镜辅助的优势：可提供光源和全方位视角，不留“死角”；入口小，减少颅内感染风险；脑脊液引流少；对小脑和神经牵拉少（术后牵拉引起的并发症少）。同理，内镜辅助也有助于其他神经病变的手术（如面神经抽搐、舌咽神经痛）。

内镜辅助下的神经减压手术包括：①内镜辅助眶下管减压术。操作方法：口内切口，经上颌窦前壁到达眶下孔，骨凿去除眶下孔（管）的下壁骨板。内镜辅助眶下管后段的去骨操作，帮助提高去骨的彻底性和精确性，减少了创伤。②内镜辅助颅内微血管减压术。三叉神经痛的主要病因是桥小脑区血管神经压迫，可针对该病因采用颅内微血管减压术。适应证：术前 MRI 血管成像证实存在颅内三叉神经周围血管压迫的压迹。操作方法：开颅，用显微镜结合内镜寻找三叉神经根及引起压迫的责任血管。分离血管与神经，在两者之间采用修补材料将血管和神经间隔。沿神经长轴划开神经外膜 2～3 道（三叉神经外膜梳理）使神经束松解。再次用内镜检查阻隔情况和是否遗漏责任血管。

（12）颌面创伤诊断及治疗中多种形式的微创技术

颌面创伤，包括表面的软组织伤、深部骨折和深部异物。骨折诊断和深部异物定位，是创伤外科的重要内容之一。CT 对颌面骨骼的三维重建，大大提高了颌面部骨折诊断的精准度，但眶壁粉碎性骨折，由于碎裂的骨折片小而薄，CT 三维重建的清晰度不够，眶底突入上颌窦的骨折片也无法显示，而内镜伸入上颌窦，可直视下观察并同期修补眶底，且内镜辅助照明有明显优势。面中份骨骼形态不规则，且多为粉碎性骨折，骨折段多，难以复位原有弧度，面部轮廓难以恢复对称性。使用手术导航技术，则术中可全方位显示骨块的角度、距离，引导骨折的复位固定。

颌面创伤不同的情况需要采用不同的微创技术：颌骨骨折内镜手术、X 线导向颧骨颧弓骨折复位技术、微创异物取出术、导航骨折复位固定。从疾病分类的角度出发，大体可以分为骨折和异物。骨折的微创化有内镜技术、X 线导向技术、导航技术。

1）骨折的微创技术。①内镜辅助：内镜辅助通过小切口，经隧道进入深部骨折区，在良好的照明下，外接成像系统，在电脑显示屏上，多角度观察，能够更为清晰地显示手术区域。主要应用在下颌髁突下骨折、下颌支骨折和面中 1/3 骨折的辅助治疗。下颌髁突下骨折和下颌支骨折可采用口外入路或口内入路。口外入路视野较好，但留有瘢痕；口内入路符合美容外科的要求，但缺乏对骨折复位后的观察。面中 1/3 骨折可采用内镜辅助的有眶底壁骨折、眶内壁骨折、眶外壁骨折、单纯的颧弓粉碎性骨折、有明显移位的颧骨骨折或联合骨折等情况。内镜可以减少传统大切口造成的瘢痕、麻木、感染等并发症，且能够更为清晰地显示手术区域。②X 线导向：该技术主要用于辅助传统的颧骨颧弓骨折的复位。传统的小切口盲探复位，优点是创伤小、局麻、用时短，恢复快，但对术者的经验要求较高，有一定的盲目性和失败率。在 X 线引导下进行上述操作，则克服了盲目性这一主要缺陷，保存了该术式的优势。③导航：眶周和面中 1/3 骨折的复位和固定难以达到精确对称。在虚拟手术计划、数字化导板技术、实时导航设备的引导下，能够实现与健侧“镜像”的复位效果。

2）异物定位。深部和窦腔异物（金属、非金属两类）取出是一个比较棘手的问题，影像学和内镜技术的辅助能够实现异物取出的微创化。①影像学定位：X线透视用于金属异物的取出。优点：动态、直观、创伤小。缺点：患者和操作者同时接受X线辐射、二维图像、透视下不能鉴别血管神经。超声引导：用于浅表异物（金属或非金属）的取出。超声的优势在于能够辨别血管神经，且对患者和术者无射线损伤。②内镜辅助：主要应用于进入上颌窦的牙、牙根和异物的取出。在上颌窦前壁开窗后，内镜可以全方位观察到上颌窦的各个壁，最大的优势是保存了牙槽突，有利于义齿修复。③影像学＋内镜：某些深部组织的异物，在X线透视下钳夹有困难或可能伤及重要血管神经时可将X线定位与内镜相结合，直视下辨别血管神经。

（13）种植外科中的微创技术

1）内镜辅助上颌窦底提升术。上颌窦底提升术是种植外科中常见的骨增量技术，传统的内提升在盲视下靠手感操作，对术者的技术和经验要求高。内镜辅助下，可以直视窦底黏膜，避免窦底黏膜穿孔、损伤。

2）导航种植手术。前文在三叉神经痛的导航技术部分对导板和实时导航技术做了相应介绍。而实际上，导板和实时导航技术在种植外科中应用更为广泛，导板结合实时导航技术，与自由手相比，大大提高了种植体植入的精度，同时减少了神经损伤和窦底穿孔的发生率。

（14）正颌外科中的微创技术

与骨折治疗相似，主要还是内镜辅助技术和导航技术。

1）内镜辅助技术。①内镜辅助安装与拆除下颌支牵引器：通过内镜辅助技术可经颌下区或耳颞部入路安装牵引器，拆除牵引器时对直视下不易观察的螺钉的拆除有较大的帮助。②内镜辅助的面部轮廓成形：前发际线后切口入路可完成额骨修整，颞部切口入路可完成颧骨的修整，眉弓或口腔前庭入路可完成鼻骨的成形，口内翼下颌韧带和下唇唇颊沟入路可完成下颌角、颏部的形态修整。③内镜辅助颌面部美容手术：发际线内4个小切口可在内镜下完成分离、提拉、固定骨膜和脂肪抽吸；口内翼下颌韧带和下颌下小切口入路可在内镜下完成咬肌肥大矫形术。④上颌骨Le FortⅡ、Ⅲ类截骨时，均经口腔前庭入路，完全暴露骨面后截骨，手术野清晰，无须内镜照明。内镜在视野不良的区域可以对视野的显露有一定的辅助作用，但截骨后骨块的移动和固定采用导航手术更精准。

2）导航手术。与骨折的导航技术类似，借助于术前的影像学数据进行虚拟手术设计，术中实时导航可以实现正颌外科的精确成形，避免因术者经验差异所致的偏差。

（15）口腔颌面肿瘤微创治疗的分类

肿瘤切除常常需要扩大切除，方能根治，减少复发。传统的切口长，遗留的面部瘢痕给患者造成新的痛苦。减少瘢痕，是颌面肿瘤外科努力的方向，经小切口内镜下切除，可达此目的。同时，肿瘤的治疗已由单一的手术切除发展为综合治疗。介入治疗更需要定位和导航。

1）微创在口腔颌面肿瘤非手术治疗中的应用。分类：①血管性微创治疗，如化疗药物动脉灌注、血管畸形的血管内栓塞等；②非血管性微创治疗，如肿瘤消融（物理方法包括射频、冷冻、激光、微波，化学方法包括无水乙醇、细胞毒性化疗药物等）。

2）口腔颌面肿瘤的微创外科治疗。①影像学导向（定位）穿刺活检：B超、CT或MRI导向（定位）细针穿刺活检可以提高穿刺的准确性，尤其是对深部小体积肿瘤的穿刺更有优势（B超引导的细针穿刺、粗针穿刺是目前广泛采用的一种手段，穿刺活检避免了手术活检，诊断手段更加微创）。②介入治疗。主要应用于颌骨中心性血管畸形栓塞，在动脉造影导向下进行，可以在有效治疗病变的同时保存牙颌的完整性和功能。血管内药物灌注术：经股动脉或颈动脉插管，在动脉造影导向下进行选择性动脉药物灌注，提高肿瘤区域的药物浓度。③内镜辅助下的肿瘤切除手术。目前仅用于腺体内的较小的良性肿瘤切除。经隐蔽切口或小切口，在内镜辅助照明下，完成切除手术，避免了传统手术的长瘢痕。④手术导航。与创伤、正颌外科相似，涉及骨组织异常增生症的轮廓修整手术，肿瘤的部分切除可在精确的手术设计和实时导航下完成。颅底的恶性肿瘤，术中导航结合术前的精确设计能够保存重要的血管、神经，增加肿瘤根治性切除概率。⑤颌骨巨大囊肿的开窗减压术。虽然开窗是一种传统方法，但体现的是微创理念，开窗减压后囊肿会慢慢缩小，一年甚至更长的时间后，经窗口刮治即可清除囊肿，创伤小，有效保存了骨组织和面部完整性，但缺点是疗程漫长。

2. 重点和难点

(1) 重点

1）微创是外科发展的必然趋势，随着外科设备、器械和计算机软件系统的开发，颌面外科的微创治疗得到越来越多专家学者的重视。尽管目前在颌面外科中成熟应用的微创技术并不多，但在未来的一段时间内，以内镜为代表的微创外科一定会得到快速发展。因此，本章节重点需要了解微创外科的理念、特点、代表性技术（内镜、导航等）及未来发展的方向：①进一步扩大适应证；②完善现有技术；③与数字化结合；④加强培训和传播。

2）颞下颌关节镜是目前颌面外科微创治疗方面相对应用广泛和成熟的技术，因此颞下颌关节镜是本章重点，首先需要熟悉关节镜下正常关节结构的解剖学特征，并结合颞下颌关节运动加以理解。在掌握正常解剖的基础上，进一步了解常见的颞下颌关节疾病在镜下的特征性表现，需要重点掌握颞下颌关节镜治疗的适应证、禁忌证、主要术式、并发症及其防治。

3）唾液腺导管内镜也是目前应用较为成熟的技术，需要重点了解唾液腺导管内镜在导管堵塞中的诊断价值、治疗方法、适应证和禁忌证。

4）了解三叉神经痛治疗的两类主要微创技术，即影像定位、导航下的射频温控热凝术和内镜辅助下的神经减压术。在射频温控热凝术中，了解各类影像学方法在定位中的优缺点。了解神经减压术中内镜辅助的作用和意义。

(2) 难点

1）对微创外科的理解。小切口、创伤小是微创外科的主要特点和优势，但手术微创不是唯一，还包括治疗前诊断时的微侵入操作，比如对深部包块、脓腔的定位，穿刺诊断，手术中导航指导深部操作，特别是深部骨折的精确复位和正颌外科截骨段的精准对位。随着影像定位、导航技术的迅速发展，深部操作的精准度提高，减少了对病变周围组织的创伤和对重要结构的误伤，也是微创外科的一大优势。另外一个优势是高效，内镜辅助下，手术操作获得了良好的照明，探头可伸入到任何部位，从任何角度全方位显示病变组织，以及手术器械与周围结构的空间位置关系，故可完成开放手术无法进行的操作，准确无误的操作也加快了手术速度。

2）微创外科广泛使用内镜，内镜显示的图像都是放大的细微结构，普通解剖学中无相关知识，需要重新学习，才能加以掌握。外科医生在内镜下的操作与肉眼直视下的操作习惯有较大区别，需要预先培训，才能发挥精准、微创、高效的优势。

3）微创外科近年的进展是手术导航系统的应用，手术导航系统是利用数字化扫描技术（CT、MRI、C形臂影像等），重建患者的三维模型影像，手术医生即可在此模型上利用相关软件进行术前计划并模拟手术。在实际手术过程中，通过影像采集系统的液晶显示屏，手术医生可从各个方位清晰观察到当前的手术器械与组织结构之间的各种参数如角度、深度等，从而最大限度地避开危险区域，在最短的时间内到达病灶靶点，大大减少患者的失血量、手术创伤及并发症。故手术导航也是微创外科技术。

二、考点

1）掌握微创外科的特点。

2）掌握颞下颌关节上腔在关节镜下的解剖分区及其特点。

3）掌握关节镜在不同颞下颌关节病变诊断中的作用。

4）熟悉颞下颌关节病变的关节镜手术适应证。

5）了解颞下颌关节镜的常见术式。

6）熟悉颞下颌关节镜的主要并发症及其防治。

7）掌握唾液导管镜的诊断价值。

8）掌握唾液腺导管镜手术的分类及其主要应用。

9）熟悉唾液腺导管镜外科治疗的适应证、禁忌证、并发症。

10）掌握唾液腺导管镜的主要术式。

11）了解三叉神经痛的两类微创手术。

12）了解颌面创伤诊断及治疗中多种形式的微创技术。

13）了解种植外科中内镜的应用。

14）了解正颌外科中的微创技术。

15）了解口腔颌面肿瘤微创治疗的分类。

具体化考点：

1）微创外科的特点是什么？代表性的技术有哪些？

2）颞下颌关节上腔在关节镜下的解剖分区及其特点是什么？

3）颞下颌关节盘移位、骨关节炎、囊内粘连、滑膜炎、滑膜增生、关节盘穿孔和运动过度在关节镜下的特征性表现是什么？

4）颞下颌关节病变的关节镜手术适应证是什么？

5）颞下颌关节镜常见术式有哪些？

6）颞下颌关节镜主要并发症有哪些？如何防治？

7）唾液腺镜外科主要有哪两类？各自主要应用在哪些方面？

8）唾液腺导管镜下唾液腺导管阻塞的分类及其特点是什么？

9）唾液腺导管镜外科治疗的适应证、禁忌证有哪些？如何预防并发症？

10）唾液腺导管镜的主要术式的适应证和简要操作方法是什么？

11）三叉神经痛微创手术方式有哪些？

12）颌面创伤中的微创技术主要应用在哪些方面？

13）种植外科中微创手术有哪些手段？

14）正颌外科中哪些方面可以应用到微创技术？

15）口腔颌面肿瘤微创治疗主要应用在哪些方面？

三、试题及参考答案

（一）试题

【名词解释】

1. 微创外科（minimally invasive surgery）
2. 关节盘覆盖率
3. 关节囊内粘连
4. 盘后区类盘样组织

【选择题】

A 型题

1. 颞下颌关节上腔的解剖分区不包括

A. 上前滑膜隐窝　　B. 关节软骨　　C. 关节上腔中间腔

D. 上后滑膜隐窝　　E. 关节盘

2. 正常理想关节状况不包括

A. 关节盘覆盖率100%　　B. 关节盘透明度好　　C. 关节盘无变性
D. 盘后附着处于呈拉伸状态　　E. 关节盘表面光滑

3. 关节盘穿孔活动期在关节镜下的表现为
A. 穿孔边缘不齐、充血、相应关节面变性
B. 穿孔边缘整齐、关节面变性
C. 穿孔边缘整齐、关节面光滑无变性
D. 穿孔边缘不齐、充血、滑膜增生肥厚
E. 穿孔边缘整齐、毛细血管扩张

4. 颞下颌关节镜常见术式不包括
A. 灌洗术　　B. 盘前松解加关节盘复位固定术　　C. 髁突去骨修整术
D. 盘后硬化疗术　　E. 粘连松解术

5. 颞下颌关节镜行囊内清理修整术操作要点，不正确的是
A. 射频消融关节面的溃疡　　B. 尽可能磨除不规整的骨面　　C. 清除粗大和厚硕的粘连物
D. 细小菲薄的粘连拔断即可　　E. 尽可能清除关节腔内游离体

6. 涎腺导管镜在诊断方面的优势是
A. 明确导管阻塞的原因　　B. 唾液腺肿瘤　　C. 化脓性唾液腺炎
D. 唾液腺发育异常　　E. 唾液腺阳性结石

7. 唾液腺导管镜下可见直径8 mm结石，最可行的处理方法是
A. 灌洗术　　B. 球囊扩张加内支架植入术　　C. 导管内清理术
D. 导管内震波碎石术　　E. 钳碎结石后抽吸

8. 球囊扩张加内支架植入术适用于以下哪种情况
A. 直径小于4 mm结石引起的导管堵塞
B. 直径大于4 mm结石引起的导管堵塞
C. 导管炎引起的管腔粘连
D. 非结石性导管狭窄和导管扭曲
E. 黏液栓子引起的导管堵塞

9. 在三叉神经射频温控热凝操作中，具有导向、定位双重作用的二维影像学方法是
A. C形臂X线透视　　B. X线平片　　C. CT定位
D. 导航技术　　E. MRI定位

10. 关于三叉神经痛治疗中使用的内镜辅助眶下管减压术，阐述最为贴切的是
A. 该术式是基于颅外病因假说，认为颅外骨管（孔）狭窄可引起三叉神经痛
B. 该术式的应用须在影像学明确存在颅内血管神经压迫时方可开展
C. 该术式适用于无确切影像学阳性体征但具有典型的第Ⅰ支三叉神经痛症状的患者
D. 该术式操作从口内上颌窦前壁进入，内镜辅助下凿去眶下孔四周骨组织即可，不可凿去眶下神经管的下壁骨板，以免损伤眼球
E. 内镜辅助主要用于眶下孔边缘的去骨操作

11. 肿瘤微创治疗，以下描述，不正确的是
A. 肿瘤的微创治疗是指无须完整切除肿瘤，辅以放化疗、生物靶向治疗等措施
B. 肿瘤的微创治疗不限于外科手段，包括肿瘤治疗中的非手术治疗
C. 肿瘤血管性微创治疗一般包括血管内药物灌注、栓塞、血管扩张、支架植入等
D. 肿瘤非血管性微创治疗手段有：消融、放射性粒子植入、内镜等
E. 肿瘤的微创治疗包括影像学导向（定位）的穿刺活检

12. 颌骨中心性血管畸形可采取以下哪种微创治疗手段

A. 微波消融治疗　　B. 放射性粒子植入治疗　　C. 介入血管内支架置入术
D. 介入血管畸形栓塞　　E. 节段性颌骨切除

13. 导航技术一般不应用在以下哪种情况
A. 累及颅底区的恶性肿瘤的术中定位
B. 在 CT/MRI 影像中无法分辨的异物取出
C. 正颌外科的骨质修整术
D. 颞下颌关节强直手术
E. 眶周和面中 1/3 骨折的复位和固定

14. 关于颌骨开窗减压术，以下说法错误的是
A. 有效保存了颌骨和面部的完整性
B. 主要运用于只累及下颌升支的颌骨囊肿
C. 是一种体现微创精神的传统手术方式
D. 缺点是治疗周期很长，需要 2 次手术
E. 不适于同时累及下颌体和下颌升支的巨大囊性病变

B 型题

15～17 题共用备选答案
A. 位于关节上腔后份，滑膜圆润光滑，无血管分布
B. 正常情况下贴合紧密，是囊内纤维粘连最好发部位
C. 色白，光滑，无血管分布，最常见的病理改变是软骨软化、软骨下瘀血、软骨和骨吸收，甚至骨关节病
D. 滑膜表面柔软，有皱褶，可见大量半透明血管网
E. 位于关节腔中央，关节结节与关节盘间宽大的间隙，微血管丰富

15. 上前滑膜隐窝
16. 关节上腔中间腔
17. 上后滑膜隐窝

18～22 题共用备选答案
A. 滑膜充血、增生、糜烂；关节软骨：透明度改变、血管化、裂纹、骨面裸露和侵蚀
B. 关节盘覆盖率降低，盘后附着拉长，透明度降低、粗糙、原纤维形成
C. 滑膜肿胀、肥厚和不同程度的变性、坏死
D. 滑膜增生、肥厚、充血和微出血
E. 滑膜充血、出血、关节腔瘀血

18. 滑膜炎急性期在关节镜下的表现
19. 滑膜炎亚急性期在关节镜下的表现
20. 滑膜炎慢性期在关节镜下的表现
21. 骨关节炎在关节镜下的表现
22. 关节盘移位在关节镜下的表现

23～27 题共用备选答案
A. 内镜辅助技术
B. X 线定位、导向技术
C. B 超引导定位技术
D. 导航技术
E. 传统开放手术

23. 面深部非金属异物取出困难时，可采用

24. 面中1/3骨折术前评估骨折复位难以精确对称时，可考虑
25. 下颌颏孔区的骨折复位固定，最适宜采用
26. 髁突下骨折，患者对面神经损伤和皮肤瘢痕难以接受时，可考虑
27. 面深部金属异物取出时难以触及时，可采用
28 ~ 32 题共用备选答案
A. 下颌下入路
B. 耳颞部入路
C. 前发际线后入路
D. 眉弓或口内前庭入路
E. 口内翼下颌韧带和下唇颊沟入路
28. 内镜辅助下行额骨形态修整可经
29. 内镜辅助下行颧骨形态修整可经
30. 内镜辅助下行下颌支牵引器安置可经
31. 内镜辅助下行下颌角、颏部骨修整时可经
32. 内镜辅助下行鼻骨形态修整可经

【填空题】

1. 关节运动过度包括________和________。
2. 唾液腺镜外科主要分为两类：________和________。
3. 导管内镜下，根据导管阻塞原因可分为两类________和________。
4. 三叉神经痛微创手术目前有两大类技术，其一是________，其二是________。
5. 目前在三叉神经射频温控热凝操作中，可用于热凝针头导向定位的影像学方法有：________、________、________、________。
6. 种植手术中，内镜技术主要应用在________中。

【问答题】

简答题
1. 微创外科的特点是什么？
2. 骨关节炎（OA）在关节镜下特征性表现有哪些？
3. 颞下颌关节镜手术的适应证有哪些？
4. 三叉神经痛治疗中，内镜辅助的颅内微血管减压术有哪些优越性？
论述题
5. 颞下颌关节镜手术主要并发症有哪些？如何防治？
6. 涎腺导管镜外科治疗的适应证、禁忌证有哪些？并发症如何预防？
思考题
7. 目前微创技术在颌面外科中应用的瓶颈是什么？未来发展的方向是什么？

（二）参考答案

【名词解释】

1. 微创外科（minimally invasive surgery）：微创外科，是通过微小创口，完成对人体内病变诊断、切除等外科手术操作，还包括病变定位和手术导航等，对患者的创伤明显小于相应的传统外科手术。微创外科不是学科分支，它是一种外科理念。

2. 关节盘覆盖率：指当髁状突静止时，关节盘相对于髁突的覆盖面，用0～100%表示。

3. 关节囊内粘连：两相对关节面之间由增生或变性的纤维组织相连接的现象为囊内粘连。

4. 盘后区类盘样组织：是滑膜增生的一种形式，滑膜表现为张力大、皱褶小、无弹性、基底呈灰白色、不透亮、折光差、表面有粗大的毛细血管分布、质地类似于关节盘，也称之为假关节盘形成或关节盘后改建。

【选择题】

1. B　2. D　3. A　4. C　5. B　6. A　7. D　8. D　9. A　10. A　11. A　12. D　13. B　14. B　15. B　16. C　17. D　18. E　19. D　20. C　21. A　22. B　23. C　24. D　25. E　26. A　27. B　28. C　29. B　30. A　31. E　32. D

部分易错、易混选择题解析：

7. 直径 <4 mm 的结石，直接取石（钳子、套石篮、抽吸）或钳夹碎石后抽吸；直径 >4 mm 结石，震波碎石机碎石后用套石篮和抽吸法取出。

8. 球囊扩张加内支架植入术的适应证为导管狭窄和扭曲。导管结石则需要涎石清除术或导管内震波碎石术。

13. 导航技术的应用需要术前的影像学检查能够识别需要切除或保护的组织，在导航设备中导入术前的影像资料才能够在导航下进行定位。

【填空题】

1. 脱位、半脱位
2. 全内镜（或导管内镜）手术　内镜辅助唾液腺腺体手术
3. 结石性导管阻塞　非结石性导管内阻塞
4. 影像定位（导航）下的射频温控热凝术　内镜辅助神经减压手术
5. C形臂X线透视导向定位　X线平片　CT定位　导航技术
6. 上颌窦底提升术

【问答题】

简答题

1. 微创外科具有三个特点：①精准度高；②创伤小；③高效（可替代开放手术还可完成开放手术无法进行的操作）。

2. 在颞下颌关节镜下，OA可表现为以下症状。①滑膜：充血、增生、糜烂。②关节软骨：透明度改变、水肿、血管化、增生、糜烂、裂纹、骨面裸露和侵蚀。③滑膜、软骨粘连。④多见于慢性不可复性关节盘前移位与旋转移位的病例。

3. 颞下颌关节病变的关节镜手术适应证：①结构紊乱，伴有疼痛或张口受限的颞下颌关节紊乱病；②骨关节病；③关节过度运动，关节脱位和伴有疼痛的半脱位；④纤维强直，囊内纤维粘连；⑤顽固性疼痛；⑥化脓性关节炎；⑦外伤性囊内粘连；⑧滑膜软骨瘤病。

4. 内镜可提供光源和全方位视角，不留“死角”；入口小，减少颅内感染风险；脑脊液引流少；对小脑和神经牵拉少、因牵拉引起的并发症少。

论述题

5.（1）出血：①发生原因——囊内出血多由于盘前松解切开过甚伤及翼外肌内血管；囊外出血多由于套管穿刺时损伤颞浅静脉引起。②对因防治——囊内出血采用高压灌洗，囊外出血采用压迫止血，无效时经皮缝扎止血。

（2）暂时性面瘫：①发生原因——灌洗液渗透至关节周围软组织内产生肿胀压迫面神经颧支和颞支而

产生眼睑闭合不全和额纹消失。②对因防治——具有自限性，待肿胀消退后，可自行缓解。

（3）耳部并发症：①发生原因——套管穿刺时刺破外耳道软骨前壁致外耳道穿孔。②对因防治——及时发现并停止向深部穿刺。避免因此导致的更为严重的并发症，如鼓膜穿孔、中耳感染、听力减退或丧失。

（4）器械折断：①发生原因——操作不当或器械老化引起。②处理——器械折断在关节腔内经内镜取出，器械折断在关节腔外，采用小切口或 X 线引导下取出。

6.（1）适应证：①涎石，颌下腺导管结石位于下颌第二磨牙以后以保存腺体为目的者；多发或复发性结石；腮腺导管弯曲后的结石。②非结石性阻塞，未扪及导管结石，X 线未显示结石的不明原因的颌下腺或腮腺肿胀；造影显示导管狭窄或怀疑黏液栓子存在。

（2）禁忌证：为绝对禁忌证和相对禁忌证。①绝对禁忌证为唾液腺炎急性期。②相对禁忌证为唾液腺导管腔过于狭小，腺体内结石 >10 mm 难以击碎。

（3）并发症：常见以下情况。①术后肿胀为可酌情使用激素预防与处理。②出血为多为操作不当引起。③管壁穿孔为操作不当或管壁炎症、狭窄所致。④取石失败为主要原因是导管局部狭窄阻碍器械通过或结石嵌入增生的导管壁。

思考题

7. 微创是外科发展的必然趋势，随着外科设备、器械和技术的发展，颌面外科的微创治疗正得到越来越多的重视。尽管目前在颌面外科中成熟应用的微创技术并不多，但在未来的一段时间内，以内镜为代表的微创外科一定会得到快速发展。因此，未来发展的方向：①进一步扩大适应证；②完善现有技术；③与数字化结合；④加强培训和传播。

（朱桂全　郑　谦）

口腔颌面外科研究生入学考试模拟题

硕士研究生入学考试题（一）

一、单项选择题（1分×30，共30分）

1. 正常张口度的简易测量

A. 检查者示、中、无名指三指末节的宽度

B. 检查者示、中、无名指三指中节的宽度

C. 被检查者示、中、无名指三指末节的宽度

D. 被检查者示、中、无名指三指中节的宽度

E. 被检查者除拇指外的任意三指宽度

2. 局麻药中加入肾上腺素的浓度宜为

A. 1：(20 000～40 000)　B. 1：(2000～4000)　C. 1：(200 000～400 000)

D. 1：(2 000 000～4 000 000)　E. 1：(200～400)

3. 口内注射法行下牙槽神经阻滞麻醉时，注射器应

A. 放在同侧第一、二双尖牙之间，与中线呈45°，注射针高于下颌牙𬌗面1 cm并与之平行

B. 放在对侧第一、二双尖牙之间，与中线呈45°，注射针高于下颌牙𬌗面1 cm并与之平行

C. 放在同侧侧切牙与尖牙间，注射针高于下颌牙𬌗面1 cm并与之平行

D. 放在对侧侧切牙与尖牙间，注射针高于下颌牙𬌗面1 cm并与之平行

E. 放在左、右中切牙之间，注射针高于下颌牙𬌗面1 cm并与之平行

4. 以下哪种情况应暂缓拔牙

A. 高血压血压控制在21.3/13.3 kPa（160/100 mmHg）以下

B. 妊娠第4、5、6个月

C. 糖尿病的血糖8.0 mmol/L，尿糖（+），无酸中毒

D. 急性智齿冠周炎伴嚼肌间隙感染

E. 甲状腺功能亢进治疗后心率低于100次/分

5. 拔除过程中可使用旋转力的牙齿是

A. 上颌第三磨牙　B. 下颌中切牙　C. 上颌中切牙

D. 下颌第三磨牙　E. 上颌双尖牙

6. 患者，女，21岁，昨日拔右下颌第一磨牙后拔牙创出血不止，检查见拔牙创舌侧牙龈撕裂约1 cm，局部渗血明显，正确止血方法为

A. 棉纱球压迫止血　B. 填塞碘仿纱条　C. 行颈外动脉结扎术

D. 肌注酚磺乙胺　E. 局麻下缝合牙龈裂口

7. 阻生智齿拍X线片的目的不包括

A. 了解软组织阻力大小　B. 了解周围骨质情况　C. 了解与下颌管关系

D. 了解与邻牙关系　E. 了解牙根形态

8. 种植治疗可能出现一些并发症，下列哪项是正确的

A. 伤口裂开后，一般不用处理
B. 术后出血，一般是术后压迫不够
C. 下唇麻木是因为损伤了下牙槽神经或颏神经
D. 穿通上颌窦黏膜，一般不用处理
E. 提倡早期热敷，促进伤口愈合
9. 面部“危险三角区”指的是
A. 由双侧眼外眦到上唇中点的连线
B. 由双侧眼外眦与颏部正中的连线
C. 由双侧眼内眦与双侧鼻翼基脚的连线
D. 由双侧瞳孔连线的中点与双侧口角的连线
E. 由双侧瞳孔与颏部正中的连线
10. 切开引流的绝对指征
A. 感染早期即应行切开引流术
B. 局部肿胀、疼痛
C. 有凹陷性水肿，波动感或穿刺有脓
D. 脓肿已穿破，但局部仍有疼痛
E. 牙源性感染1周以后
11. 下列关于口腔颌面部感染错误的是
A. 口腔颌面部血运丰富，有利于炎症的吸收和愈合
B. 口腔颌面部血运丰富，感染易向颅内扩散引起严重并发症
C. 口腔颌面部有众多的潜在筋膜间隙，是控制感染发展的有效屏障
D. 口腔颌面部有多数体腔与外界相通，其表面的常驻菌是感染的易发因素
E. 口腔颌面部感染最常见的原因是牙源性感染
12. 治疗颌骨骨折的基本标准是
A. 解剖复位　　B. 恢复原有的咬合关系　　C. 达到理想的咬合关系
D. 保证良好的咀嚼功能　　E. 保证良好的语言功能
13. 口腔颌面部损伤后伤口易受污染的原因是
A. 面部是暴露部位
B. 口腔颌面部腔窦多
C. 口腔内有牙齿，牙齿携带大量细菌
D. 口腔颌面部有口腔、鼻腔等，不能严密包扎敷料
E. 口腔和鼻腔经常活动，不断获得新细菌种植
14. 上颌骨骨折块后下移位，预防窒息和急救处理的措施是
A. 紧急从鼻腔插管，保持呼吸道通畅
B. 行紧急气管切开
C. 复位上颌骨折块，利用压舌板等物体颅上颌固定
D. 使用呼吸中枢兴奋药
E. 维持患者于头低脚高位
15. 口腔颌面部损伤最有效的防止感染的措施是
A. 尽早进行清创缝合术　　B. 使用大剂量抗生素　　C. 使用大剂量磺胺类药物
D. 包扎伤口，防止细菌继续侵入　　E. 及时注射破伤风毒素
16. 关于甲状舌管囊肿，哪一项是不正确的
A. 发生于颈前正中线上任何部位　　B. 囊肿与舌盲孔通连　　C. 囊肿随吞咽上下移动

D. 手术治疗应包括切除部分甲状软骨　　E. 可与异位甲状腺同时存在

17. 行单纯刮治术后易复发的颌骨囊肿是

A. 根端囊肿　　B. 角化囊肿　　C. 始基囊肿

D. 含牙囊肿　　E. 血管外渗性囊肿

18. “原位癌”是指

A. 癌变局限于原发灶，无颈淋巴转移

B. 癌变局限于原发灶，无血行播散致远处转移

C. 原发灶仅累及一个解剖区域，未累及邻近其他解剖区域

D. 癌变局限于黏膜内或表层之中，未突破基底膜

E. 癌变局限于黏膜及黏膜下层，未侵及深部的肌肉或骨组织

19. 以下关于唇癌，错误的描述是

A. 唇癌是指仅限于唇红黏膜原发的癌

B. 早期临床表现为疱疹状结痂肿块

C. 唇癌的转移较其他口腔癌少见，并转移晚

D. 上唇癌的淋巴结转移较下唇晚，并较少见

E. 早期无论采用手术切除，放射治疗，激光治疗，均有良好的疗效

20. 涎石病的典型症状是

A. 炎症症状　　B. 阻塞症状　　C. 神经症状

D. 全身症状　　E. 口干症状

21. 舌下腺囊肿的处理目前常用

A. 袋形缝合　　B. 尽可能摘除囊肿　　C. 完整摘除囊肿

D. 摘除舌下腺　　E. 抽尽囊液

22. 治疗腮腺浅叶混合瘤应采用

A. 肿瘤剜出术　　B. 保留面神经、腮腺浅叶摘除术

C. 腮腺全切术　　D. 放射治疗　　E. 化学治疗

23. 颞下颌关节紊乱病与耳源性疾病鉴别的主要依据是

A. 耳源性疾病不会引起颞下颌关节区疼痛

B. 一些耳源性疾病常可放射到关节区疼痛，但不影响开口和咀嚼

C. 一些耳源性疾病常可放射到关节区疼痛，并影响开口和咀嚼

D. 耳科检查可鉴别

E. 颞下颌关节紊乱病不会出现耳闷、听力下降、耳鸣等耳症状

24. 儿童期颏部对冲伤致单侧颞下颌关节强直，关于其伴发面下部发育畸形描述不正确的是

A. 健侧下颌相对较长　　B. 颏点偏向患侧　　C. 患侧下颌体及升支短小

D. 患侧面部扁平　　E. 患侧角前切迹加深

25. 三叉神经痛的特点为

A. 持续性疼痛，夜间加重　　B. 疼痛一般与咀嚼和张闭口运动有关

C. 骤然发生的阵发性电击样剧烈疼痛　　D. 临床上常有先兆期和头痛期

E. 每次发作持续数小时

26. 唇、面、腭裂的发病原因

A. 与遗传无关　　B. 单一基因遗传性疾病　　C. 多基因遗传性疾病

D. 与环境无关　　E. 与环境密切相关

27. 单侧唇裂整复术的较合适的年龄在

A. 1～2 月龄　　B. 3～6 月龄　　C. 1～2 岁

D. 3～6岁　　E. 6～8岁

28. 皮瓣的组成

A. 表皮＋真皮乳头　　B. 表皮＋真皮＋皮下组织＋肌肉　　C. 表皮＋真皮＋皮下组织

D. 表皮＋真皮全层　　E. 表皮＋真皮＋皮下组织＋肌肉＋骨

29. 皮肤创口缝合后过度外翻是因为

A. 两侧进针深度不一致　　B. 打结过紧

C. 皮肤切口两侧进针间距大于皮下间距　　D. 皮肤切口两侧进针间距小于皮下间距

E. 进针点距创缘过远

30. 以下哪种意见是正确的

A. 后天性面部畸形和缺损，年龄越小手术效果越好

B. 面部整复手术与发育无关

C. 面部整复手术与年龄大小无关

D. 面部整复手术最好在生长发育成熟后施行

E. 整复手术对老年患者无必要进行

二、填空题（0.5分×20，共10分）

1. 拔除上颌第一磨牙需阻滞________神经、________神经、________神经。

2. 冠周脓肿可沿________向前，在________形成龈瘘。

3. 包扎颌面部时应注意避免压迫________，以免影响呼吸。

4. 儿童髁突颈骨折多为________骨折，通常采用________即可，同时还应嘱其经常作________，以防________。

5. 口腔癌可有________型、________型、________型三种临床表现。

6. 腭裂修复的基本原则是：封闭________，延长________；尽可能将________复位；减少裸露的________，减少________。

7. 在正颌外科术前对颜面美学的评估中，有两个方面十分重要：一是________；二是________。

标准答案

一、选择题

1～5. CCBDC　6～10. EACDC　11～15. CBBCA　16～20. DBDDB　21～25. DBDDC　26～30. CBCDD

二、填空题

1. 上牙槽中　上牙槽后　腭大

2. 下颌骨外斜线　第一磨牙颊侧

3. 喉头

4. 青枝　保守治疗　张口训练　颞下颌关节强直

5. 溃疡　外生　浸润

6. 裂隙　软腭长度　移位的组织　骨面　生长抑制

7. 比例匀称　颜面的中线和对称性

硕士研究生入学考试题（二）

一、选择题（每题1分，共40分）

1. 下列因素中哪项不是口腔颌面外科麻醉特点
A. 小儿、老年患者多　B. 术中多需良好的肌松　C. 常有张口困难
D. 手术失血多　E. 常需鼻插管
2. 减少颌面外科术中出血的方法，下列哪种方法除外
A. 麻醉平稳，预防呛咳　B. 抬高手术部位　C. 控制性降压
D. 低温麻醉　E. 结扎一侧颈外静脉
3. 上、下中切牙切缘间距在1 cm以内，称为
A. 轻度张口受限　B. 中度张口受限　C. 中重度张口受限
D. 重度张口受限　E. 完全性张口受限
4. 下列哪种症状是干槽症的主要诊断依据
A. 拔牙后2~3天出现伤口疼痛　B. 牙龈红肿，有脓性分泌物　C. 拔牙创内牙槽骨裸露
D. 患侧面部肿胀　E. 吞咽困难及疼痛
5. 拔牙的禁忌证不包括
A. 充血性心力衰竭患者　B. 一年前发生过心肌梗死　C. 不稳定心绞痛
D. 恶性肿瘤范围内的牙　E. 有Ⅲ度房室传导阻滞的患者
6. 可以主要采用旋转力量拔除的牙齿是
A. 上颌切牙　B. 下颌切牙　C. 上颌双尖牙
D. 上颌磨牙　E. 下颌磨牙
7. 通常哪一牙齿的根尖距上颌窦下壁最近
A. 上颌第一前磨牙　B. 上颌第二前磨牙　C. 上颌第一磨牙
D. 上颌第二磨牙　E. 上颌第三磨牙
8. 放射性颌骨骨髓炎，下列正确的说法为
A. 死骨分离时间较快
B. 病变与正常组织之间无明显界限
C. 患者全身症状明显，伴发热、寒战、白细胞总数升高
D. 一般倾向于积极治疗，早期切除坏死的软、硬组织
E. 无须手术，单纯高压氧治疗效果较佳
9. 儿童颌面部感染最常见的是
A. 牙源性感染　B. 腺源性感染　C. 血源性感染
D. 面疖　E. 结核
10. 不易导致张口困难的间隙感染是
A. 咬肌间隙感染　B. 颞间隙感染　C. 舌下间隙感染
D. 翼下颌间隙感染　E. 颊间隙感染
11. 唇痈较少出现大块组织坏死，这是因为
A. 唇部组织表浅，易于早期发现病变　B. 唇部血液循环丰富
C. 感染的细菌毒力较低　D. 金黄色葡萄球菌是条件致病菌，其侵袭力弱
E. 唇部运动频繁，细菌不易滞留聚集
12. 下列间隙感染中何种最易导致呼吸困难

A. 眶下间隙　　B. 翼颌间隙　　C. 咬肌间隙
D. 下颌下间隙　　E. 口底蜂窝织炎

13. 下列何种骨折最易伴发颅脑损伤
A. 下颌骨骨折　　B. 鼻骨骨折　　C. 上颌骨 Le Fort Ⅰ型骨折
D. 颧骨颧弓骨折　　E. 上颌骨 Le Fort Ⅲ型骨折

14. 一患者因车祸致口腔颌面部多处裂伤伴下颌骨多发性骨折，出现神志不清，口唇发绀及三凹征时的紧急处理应是
A. 吸氧　　B. 清创缝合　　C. 骨折复位
D. 口对口人工呼吸　　E. 气管切开

15. 儿童髁状突骨折应尽量采用保守治疗，其主要原因是
A. 儿童对手术必要性不理解，术前准备和术后治疗常不合作
B. 儿童处于发育期，手术可能破坏髁状突，导致术后患侧下颌支发育障碍或发育迟缓
C. 儿童期髁状突的修复改建能力较强，即使移位的髁状突未能复位，在术后也可通过骨质的吸收和增生，随着功能的需要而自行调整到原来的大致位置
D. 儿童身体尚未完全发育，手术风险大，麻醉和手术容易发生意外
E. 儿童骨质柔软，髁状突骨折一般不严重

16. 下颌骨骨折中最常见的部位是
A. 正中联合部　　B. 颏孔区　　C. 下颌角区
D. 髁状突颈部　　E. 牙槽突部

17. 以下哪一项不符合海绵型血管瘤的症状
A. 由大小形状不一的血窦组成　　B. 肿瘤边界不清　　C. 有钙化结石
D. 呈杨梅样突出于皮肤　　E. 体位移动试验阳性

18. 关于甲状舌管囊肿，哪一项是不正确的
A. 发生于颈前正中线上任何部位　　B. 囊肿与舌盲孔通连
C. 囊肿随吞咽上下移动　　D. 手术治疗应包括切除部分甲状软骨
E. 可与异位甲状腺同时存在

19. 第二腮裂囊肿多位于
A. 乳突附近　　B. 下颌角附近
C. 颈前正中　　D. 舌骨水平，胸锁乳突肌上 1/3 前缘附近
E. 颈根部

20. 以下关于成釉细胞瘤的叙述哪项是错误的
A. 以下颌骨体及下颌角部为常见
B. 可使牙齿松动、移位或脱落
C. 多呈多房性，并有一定程度的局部浸润性
D. 不会造成下唇及颊部麻木
E. 可造成下颌骨病理性骨折

21. 患者，女，16 岁，发现右下颌骨逐渐膨大 8 年，近来增大速度减慢。检查见下颌骨体部弥散性膨大，但以颊侧更明显，质硬。X 线片示右下颌骨体部呈磨砂玻璃样，与骨皮质相移行。术后标本病理检查发现纤维组织代替正常骨组织，其中有较多的纤细小梁。诊断为
A. 化牙骨质纤维瘤　　B. 骨化性纤维瘤　　C. 骨纤维异常增生症
D. 巨颌症　　E. 牙源性纤维瘤

22. 以下关于颊癌的描述，哪个是错误的
A. 多为低度分化的鳞癌

B. 小的鳞癌可选用放疗

C. 晚期侵入颌骨，并有颈淋巴结转移时，才行颊、颌、颈联合根治

D. 术后颊部创面应立即整复

E. 切除术后的洞穿性缺损待肿瘤控制后整复

23. 临床上涎石病最常见于

A. 颌下腺腺体　　B. 腮腺导管　　C. 颌下腺导管

D. 腮腺腺体与导管交界　　E. 颌下腺腺体与导管交界处

24. 急性腮腺炎最常见的病原菌是

A. 金黄色葡萄球菌　　B. 链球菌　　C. 肺炎球菌

D. 文森螺旋体　　E. 厌氧菌

25. 治疗腮腺浅叶混合瘤应采用

A. 肿瘤剜出术　　B. 保留面神经、腮腺浅叶摘除术　　C. 腮腺全切术

D. 放射治疗　　E. 化学治疗

26. 急性化脓性腮腺炎的切开引流指征，下列哪项不是

A. 局部有跳痛及压痛　　B. 局部有明显的凹陷性水肿　　C. 腮腺导管口有脓液排出

D. 穿刺抽出脓液　　E. 腮腺区红肿发热

27. 关于颞下颌关节紊乱病描述不正确的是

A. 并非指单一疾病，而是指一组关节疾病的总称

B. 是一组发病原因已完全阐明的关节疾病

C. 一般有颞下颌关节区及相应的软组织的疼痛，下颌运动异常和伴有功能障碍及关节弹响、破碎音、杂音等三大症状

D. 一般都有自限性

E. 多数为功能紊乱性质，也可累及关节结构紊乱甚至器质性破坏

28. 关于一侧急性颞下颌关节前脱位临床表现描述正确的是

A. 耳屏前、颧弓下不能触及髁突　　B. 下颌中线偏向患侧　　C. 下颌中线偏向健侧

D. 下颌中线不偏　　E. 双侧后牙早接触

29. 真性颞下颌关节强直诊断的主要依据是

A. 髁突的动度减弱或消失

B. 开口困难

C. 关节邻近区域炎症史

D. X 线检查正常关节解剖结构消失，如关节间隙消失，关节区融合呈致密团块影

E. 小下颌畸形、殆关系错乱

30. 颞下颌关节关节内强直，X 线检查骨粘连局限于髁突，下颌切迹尚存在，最适宜选择下列哪种截骨手术方式

A. 在髁突顶截骨 0.5 cm

B. 在髁突颈平面以上截骨 1 ~ 1.5 cm

C. 在下颌切迹以下，下颌孔平面以上截骨 1 ~ 1.5 cm

D. 在下颌孔平面以下截骨 1 ~ 1.5 cm

E. 在下颌角处截骨 1 ~ 1.5 cm

31. 三叉神经痛的特点为

A. 持续性疼痛，夜间加重　　B. 疼痛一般与咀嚼和张闭口运动有关

C. 骤然发生的阵发性电击样剧烈疼痛　　D. 临床上常有先兆期和头痛期

E. 每次发作持续数小时

32. 治疗三叉神经痛的首选药物为

A. 神经营养药　　B. 苯妥英钠　　C. 激素类

D. 卡马西平　　E. 山莨胆碱

33. 目前，多主张在什么年龄行腭裂整复术

A. 6 月龄　　B. 18 个月左右　　C. 3 岁左右

D. 5~6 岁　　E. 8~12 岁

34. 婴幼儿唇腭裂整复术的麻醉最好选用

A. 基础麻醉加眶下神经阻滞麻醉　　B. 双侧眶下神经阻滞麻醉　　C. 经气管插管的全身麻醉

D. 经鼻腔气管插管的全身麻醉　　E. 基础麻醉

35. 牙槽突裂的手术治疗

A. 与唇裂修补术同期完成　　B. 与腭裂修补术同期完成　　C. 在 9~11 岁行自体骨移植

D. 在恒牙全部萌出后即可植骨修复　　E. 在 18 岁生长发育基本完成后行自体移植

36. 腭裂术后穿孔的修补时机至少在

A. 术后 1 个月　　B. 术后 3 个月　　C. 术后 6 个月

D. 术后 8 个月　　E. 术后 12 个月

37. 正颌外科手术骨切开线设计时，为避免牙髓坏死，切骨线应距根尖

A. 1 mm　　B. 2 mm　　C. 3 mm

D. 4 mm　　E. 5 mm

38. 牵张成骨术中适当的牵张速率非常重要，在颅颌面骨的牵张过程中，目前认为较适宜的牵张速率为

A. 0.5 mm/d　　B. 1.0 mm/d　　C. 1.5 mm/d

D. 2.0 mm/d　　E. 2.5 mm/d

39. 全厚皮片包含

A. 表皮+真皮全层　　B. 表皮+真皮+皮下组织　　C. 表皮+真皮+肌肉+骨

D. 表皮+真皮最上层乳突层　　E. 表皮+真皮大部分

40. 有关游离皮片移植的下列描述，正确的是

A. 皮片越薄，生长能力越差

B. 全厚皮片较刃厚皮片移植后易收缩

C. 全厚皮片耐摩擦及负重，但色泽变化也大

D. 有感染的肉芽创面，只能采用全厚皮片移植

E. 口腔内植皮，多采用中厚皮片

二、填空题（每空 1 分，共 20 分）

1. 下颌阻生智齿的情况复杂，术前必须对可能遇到的阻力仔细分析并判定解除阻力的方法。这些阻力有________阻力、________阻力、________阻力。

2. 妊娠期间一般不进行拔牙。如必须拔牙，则应选在________月为宜。

3. 口腔颌面部间隙感染易继发边缘性骨髓炎的间隙有________、________和________。

4. 髁状突骨折多数发生在________。折断的髁状突常由于受________牵引而向________移位。

5. 关于口腔颌面部软组织囊肿的穿刺物，皮脂腺囊肿为________，皮样或表皮样囊肿为________，甲状舌管囊肿为________，鳃裂囊肿为________。

6. 腭裂修复术的主要目的是：修复腭部的________，改善腭部的________，重建良好的________，为正常吸吮、吞咽、语言、听力等生理功能恢复创造条件。

7. 下颌前突、AngleⅢ类殆常采用的手术方式为________和________。

8. 临床最常见的颞下颌关节脱位的类型为________。

标准答案

一、选择题

1～5. BDDCB　6～10. ACBBC　11～15. BEEEC　16～20. DDDDD　21～25. CACAB　26～30. EBCDB　31～35. CDBCC　36～40. DEBAE

二、填空题

1. 牙冠部　牙根部　邻牙
2. 4～6
3. 咬肌间隙　颞间隙　翼下颌间隙
4. 髁状突颈部　翼外肌　前、内
5. 白色凝乳状皮脂腺分泌物　乳白色豆渣样分泌物　透明或微混浊的黄色稀薄或黏稠性液体　黄色或棕色清亮液体
6. 解剖形态　生理功能　腭咽闭合
7. 经口内下颌支矢状骨劈开术　经口内下颌支斜行骨切开术
8. 急性前脱位

硕士研究生入学考试题（三）

一、选择题（1分×10，共10分）

1. 通常哪一牙齿的根尖距上颌窦下壁最近

A. 上颌第一前磨牙　B. 上颌第二前磨牙　C. 上颌第一磨牙　D. 上颌第二磨牙　E. 上颌第三磨牙

2. 拔牙前一般不需要给予抗菌药物的患者是

A. 风湿性心脏病患者　B. 甲状腺功能亢进患者　C. 放疗后拔牙　D. 糖尿病　E. 妊娠妇女

3. 对于拔牙创的处理，不正确的方法是

A. 拔除乳牙残根后彻底搔刮牙槽窝　B. 压迫缩小扩大的牙槽窝　C. 撕裂的牙龈组织应予缝合　D. 与骨膜牙龈相连的骨折片应复位保留　E. 刮净拔牙创内的肉芽及碎片

4. 甲状舌管囊肿好发部位是颈中线的

A. 舌根部　B. 舌骨下部　C. 舌骨上、下部　D. 舌骨上部　E. 胸骨切迹上

5. 以下关于颌面部骨源性肉瘤的描述，正确的是

A. 青年及儿童多见
B. 呈进行性骨膨胀性生长
C. 软骨肉瘤常转移至肺、脑等部位
D. 骨肉瘤虽然易发生远处转移，但与长骨骨肉瘤相比，相对少见
E. 应采取以器官切除的根治性切除并配合术前、术后化疗

6. 阻塞性睡眠呼吸暂停综合征的治疗方案中，选用适合的正颌外科手术可有效地解除或缓解症状，可

选用

A. 全上颌骨水平向骨切开术　B. 经口内下颌升支斜形骨切开术
C. 经口内下颌升支矢状骨劈开术　D. 上颌前份节段性骨切开术
E. 下颌前部根尖下骨切开术

7. 味觉出汗综合征是

A. 舌下腺手术后并发症　B. 颌下腺手术后并发症　C. 小唾液腺手术后并发症
D. 腮腺手术后并发症　E. 与唾液腺手术无关

8. 一患者因车祸致口腔颌面部多处裂伤伴下颌骨多发性骨折，出现神志不清、口唇发绀及三凹征时的紧急处理应是

A. 吸氧　B. 清创缝合　C. 骨折复位
D. 口对口人工呼吸　E. 气管切开

9. 面部危险三角区内的感染处理不当可以引起

A. 急性根尖周炎　B. 鼻前庭炎　C. 尖牙凹感染
D. 角膜炎、结膜炎、眼睑炎　E. 海绵窦血栓性静脉炎

10. 导致口腔颌面部间隙感染的腺源性感染一般指

A. 小涎腺的感染　B. 三大唾液腺的感染　C. 淋巴结感染
D. 感染区淋巴结炎突破被膜引发间隙感染　E. 皮脂腺感染

二、填空题（1 分/空 ×10，共 10 分）

1. 治疗干槽症的主要原则为________、________及________。
2. 骨折的愈合可分为四个阶段：________、________、________、________。
3. 颞下颌关节强直分为________、________及________。

三、名词解释（5 分/词，共 15 分）

1. 牵张成骨
2. 颌面部间隙感染
3. 腭咽闭合不全

四、问答题（共 30 分）

1. 简述颌骨成釉细胞瘤的临床表现及其治疗原则。(15 分)
2. 简述腭裂术后穿孔的原因。(15 分)

标准答案

一、选择题

1 ~ 5. CEACA　6 ~ 10. CDEED

二、填空题

1. 清创　隔离外界刺激　促进肉芽组织生长
2. 血肿形成期　血肿机化期　骨痂形成期　骨痂改建期
3. 关节内强直　关节外强直　混合性强直

三、名词解释

1. 牵张成骨：通过将骨骼切开，在切骨线两侧安放特制的牵张器，经过一定的延迟期后，缓慢牵张切

骨间隙，使切骨间隙不断增宽，并激发机体组织再生的潜力，在牵张间隙内不断形成新生骨组织，同时使骨骼周围的肌肉、神经、血管、皮肤等同期延长，从而达到延长骨骼的目的。

2. 颌面部间隙感染：正常颌面部各层组织之间存在潜在的筋膜间隙，当感染侵入这些间隙时，化脓性炎症使疏松结缔组织溶解液化，出现明显的间隙。口腔颌面部间隙感染多为继发性，常继发于牙源性或腺源性感染扩散。常表现为急性炎症过程，一般会有化脓性感染的红、肿、热、痛、功能障碍。炎症反应严重者，全身现高热、寒战、脱水、白细胞增高、全身不适等中毒症状。

3. 腭咽闭合不全：是指各种原因引起的，发音时软腭与咽壁不能形成闭合，遗留下不同大小、形状的各种间隙，造成发音时口、鼻咽腔相通，不能获得正常的语音，出现明显的高鼻音、鼻漏气，多见于腭裂患者。

四、问答题（参考答案及评分标准）

1. 简述颌骨成釉细胞瘤的临床表现及其治疗原则。

临床表现：①好发于青壮年，以下颌骨体及下颌角部为常见；②生长缓慢，颌骨膨大，造成畸形，面部不对称；③牙松动、移位和脱落，咬合关系紊乱；④可侵入周围软组织，发生病理性骨折；⑤X 线表现：颌骨膨隆，有多房性阴影，边缘呈切迹状，受累牙根呈截断样或锯齿状吸收。

治疗原则：手术为主，需将肿瘤周围的骨质至少在 0.5 cm 处切除。

2. 简述腭裂术后穿孔的原因。

腭裂术后穿孔的原因主要是术中减张不够，裂隙创缘在较高张力下缝合。如两侧黏骨膜瓣松弛不够，腭大神经血管束游离过少，翼钩未拔断，腭腱膜未从硬腭上完全游离，均妨碍组织瓣向中线靠拢，而使缝合张力过大。另外，硬软腭交界处组织薄弱，将黏骨膜瓣从硬腭后缘掀起时，容易造成该区组织撕裂，加之该区缝合后空虚，不利于创口愈合，如果切断鼻腔黏膜者，暴露的鼻腔侧创面常因鼻部分泌物堆积不利于创口愈合，甚至容易引起创口感染。以上较少见的穿孔在硬腭前端，特别是双侧完全性腭裂术后较多见于前颌骨与两侧硬腭交界处，多因掀起黏骨膜瓣时，创伤过大，造成创缘撕裂，缝合时切口对位不良，裂隙关闭不严或因裂隙较窄，裂隙两侧的黏骨膜不能充分翻转到鼻腔侧，缝合时，黏骨膜瓣的黏膜瓣黏膜上皮相贴合而致创口不能愈合，如果两侧黏骨膜瓣后退太多，两侧瓣前份不能在切牙孔附近区域覆盖，单层的鼻腔侧黏膜封闭裂隙则容易出现术后穿孔，硬腭大面积的黏骨膜瓣坏死，而出现的硬腭穿孔则偶见于腭大神经血管束断裂，组织缺血坏死。腭垂开裂则见于缝合时黏膜内卷，创口撕裂，进食不当等。

博士研究生入学考试题（一）

一、名词解释（5 分/词，共 20 分）

1. 坚强内固定
2. 原位癌
3. 放射性颌骨骨髓炎
4. 正颌外科

二、单项选择题（1 分×15，共 15 分）

1. 手术治疗前，一般不主张活检明确诊断的恶性肿瘤是

A. 恶性淋巴瘤　　B. 骨肉瘤　　C. 黏膜鳞癌
D. 成釉细胞瘤　　E. 恶性黑色素瘤

2. 最易发生恶变的色素痣是

A. 雀斑样色素痣　　B. 复合痣　　C. 交界痣

D. 皮内痣　　E. 毛痣

3. 口内注射法行下牙槽神经阻滞麻醉时，注射器应

A. 放在同侧第一、二双尖牙之间，与中线呈45°，注射针高于下颌牙䄂面1 cm并与之平行

B. 放在对侧第一、二双尖牙之间，与中线呈45°，注射针高于下颌牙䄂面1 cm并与之平行

C. 放在同侧侧切牙与尖牙间，注射针高于下颌牙䄂面1 cm并与之平行

D. 放在对侧侧切牙与尖牙间，注射针高于下颌牙䄂面1 cm并与之平行

E. 放在左、右中切牙之间，注射针高于下颌牙䄂面1 cm并与之平行

4. 以下哪种情况应暂缓拔牙

A. 高血压血压控制在21.3/13.3 kPa（160/100 mmHg）以下

B. 妊娠第4、5、6个月

C. 糖尿病的血糖8.0 mmol/L，尿糖（+），无酸中毒

D. 急性智齿冠周炎伴嚼肌间隙感染

E. 甲状腺功能亢进治疗后心率低于100次/分

5. 切开引流的绝对指征

A. 感染早期即应行切开引流术　　B. 局部肿胀、疼痛

C. 有凹陷性水肿，波动感或穿刺有脓　　D. 脓肿已穿破，但局部仍有疼痛

E. 牙源性感染1周以后

6. 治疗颌骨骨折的基本标准是

A. 解剖复位　　B. 恢复原有的咬合关系　　C. 达到理想的咬合关系

D. 保证良好的咀嚼功能　　E. 保证良好的语言功能

7. 舌下腺囊肿的处理目前常用

A. 袋形缝合　　B. 尽可能摘除囊肿　　C. 完整摘除囊肿

D. 摘除舌下腺　　E. 囊肿突入颌下，须经颌下切口

8. 儿童期颏部对冲伤致单侧颞下颌关节强直，关于其伴发面下部发育畸形描述不正确的是

A. 健侧下颌相对较长　　B. 颏点偏向患侧　　C. 患侧下颌体及升支短小

D. 患侧面部扁平　　E. 患侧角前切迹加深

9. 三叉神经痛的特点为

A. 持续性疼痛，夜间加重　　B. 疼痛一般与咀嚼和张闭口运动有关

C. 骤然发生的阵发性电击样剧烈疼痛　　D. 临床上常有先兆期和头痛期

E. 每次发作持续数小时

10. 唇、面、腭裂的发病原因

A. 与遗传无关　　B. 单一基因遗传性疾病　　C. 多基因遗传性疾病

D. 与环境无关　　E. 与环境密切相关

11. 目前，多主张在什么年龄行腭裂整复术

A. 1~2月龄　　B. 3~6月龄　　C. 1~2岁

D. 3~6岁　　E. 6~8岁

12. 皮瓣的组成

A. 表皮+真皮乳头　　B. 表皮+真皮+皮下组织+肌肉　　C. 表皮+真皮+皮下组织

D. 表皮+真皮全层　　E. 表皮+真皮+皮下组织+肌肉+骨

13. 皮肤创口缝合后过度外翻是因为

A. 两侧进针深度不一致　　B. 打结过紧

C. 皮肤切口两侧进针间距大于皮下间距　　D. 皮肤切口两侧进针间距小于皮下间距

E. 进针点距创缘过远

14. 以下哪种意见是正确的
A. 后天性面部畸形和缺损，年龄越小手术效果越好
B. 面部整复手术与发育无关
C. 面部整复手术与年龄大小无关
D. 面部整复手术最好在生长发育成熟后施行
E. 整复手术对老年患者无必要进行
15. 小儿颌下间隙感染最常见的是
A. 血源性　　B. 腺源性　　C. 外伤性
D. 牙源性　　E. 继发于其他感染

三、填空题（1分×15，共15分）

1. 冠周脓肿可沿________向前，在________形成龈瘘。
2. 颞下颌关节紊乱病是具有共同发病因素和临床主要症状的一组疾病的总称。其三大主要症状指________、________、________。
3. 儿童颏部骨折时还应警惕________骨折，通常采用________即可，同时还应嘱其经常做________，以防________。
4. 腭裂修复的基本原则是：封闭________，延长________；尽可能将________复位；减少裸露的________，减少________。
5. 具有抗室性心律失常的局麻药为________。

四、问答题（共30分）

1. 简述微创拔牙技术。（15分）
2. 颈侧中上份包块可能有哪些疾病？简述其鉴别诊断。（15分）

标准答案

一、名词解释

1. 坚强内固定：指采用接骨板、拉力螺钉等器材和方法进行骨折内固定，固定后能保证骨折片在功能状态下保持在复位后的正常位置，不会再移位，能初步发挥其功能，又称为功能性固定，目前已成为颌骨骨折治疗的首选方法。
2. 原位癌：癌变局于黏膜内或表层之中，未突破基底膜，没有发生浸润和远处转移的状态。
3. 放射性颌骨骨髓炎：颌骨照射剂量超过6500 cGy，血管内皮损伤，发生缺血性的无菌性坏死。在此基础上受创伤和感染，导致的骨髓炎。死骨与正常骨组织之间无明显界限，死骨分离晚，易形成瘘管。
4. 正颌外科：是口腔颌面外科的一个分支学科；它集口腔颌面外科学、口腔正畸学、口腔解剖生理学、麻醉学、颜面美学和心理学等有关学科的新理论和新技术为一体，特别是采用外科手术与口腔正畸技术相结合的方式，取得了过去单独用外科手术或口腔正畸矫治难以达到的功能与形态两方面都满意的治疗效果。

二、选择题

1～5. ECBDC　6～10. BDDCC　11～15. CCDDB

三、填空题

1. 下颌骨外斜线　第一磨牙颊侧

2. 弹响　疼痛　功能障碍
3. 髁突颈　保守治疗　开口训练　颞颌关节强直
4. 裂隙　软腭　腭帆提肌　骨面　继发的上颌骨生长抑制
5. 利多卡因

四、问答题（参考答案及评分标准）

1. 简述微创拔牙技术。(15 分)

微创拔牙技术是一种新技术，通过微创拔牙器械拔牙，尽量减少对牙槽骨壁的损伤（5 分）。措施有：①微创拔牙刀，比传统牙挺更薄，插入牙间隙，轻微旋转，拔出患牙，避免传统的杠杆撬动损伤（2 分）；②将螺纹旋入残根根管，拔出残根，避免传统的锤击增隙，减少对牙槽骨的损伤（2 分）；③高速专用牙钻去骨，避免传统的锤击增隙，减少对牙槽骨的损伤（3 分）；④高速专用牙钻分牙，避免传统的锤击劈冠，减少对牙槽骨的损伤（3 分）。

2. 颈侧中上份包块可能有哪些疾病？简述其鉴别诊断。(15 分)

（1）先天性（6 分）：腮裂囊肿、囊性水瘤、血管瘤或畸形（各 2 分）。

1）腮裂囊肿：第二鳃裂囊肿多位于颈上部的舌骨水平，穿刺抽出黄绿色或棕色清亮液体，或含浓稠胶样、黏液样物，继发感染后，囊肿可骤然增大，疼痛；鳃裂囊肿破溃后，可形成鳃裂瘘。

2）囊性水瘤：柔软的大包块，穿刺抽出草黄色清亮液体；

3）血管瘤或畸形：体位试验阳性；穿刺可抽出可以凝结的血液。

（2）后天性（9 分）。

1）炎症（4 分）：急慢性淋巴结炎、淋巴结核（各 2 分）。①急性淋巴结炎：红、肿、痛明显，可查及上呼吸道感染灶或口腔感染灶。抗炎有效。②慢性淋巴结炎：急性淋巴结炎痊愈后或慢性感染灶出现的颈部包块，扪压疼痛，界清，活动，单个或多个，时大时小。③淋巴结核：颈部无痛性包块，扪压无疼痛，常常多个，早期界清，活动，后期粘连。包块穿刺涂片，有干酪样坏死。

2）良性肿瘤（3 分）：神经鞘瘤、脂肪瘤、颈动脉体瘤（各 1 分）。①神经鞘瘤：为圆形或卵圆形肿块，生长缓慢；界清，活动，只能侧向移动而不能沿神经轴上下移动。②脂肪瘤：柔软界清，活动，无压痛，生长缓慢。③颈动脉体瘤发生于颈总动脉分叉部位，附着于动脉鞘，选择性颈动脉造影，典型表现为颈内、颈外动脉起始部杯样增宽，颈内、颈外动脉间密度增高的软组织影。

3）恶性肿瘤（2 分）：恶性淋巴瘤、淋巴转移癌（各 1 分）。①恶性淋巴瘤：颈部无痛性包块，扪压无疼痛，界清，活动，质地中等。诊断依靠完整淋巴结活检。②淋巴转移癌：颈部无痛性包块，界清，活动，质地坚硬。可查及全身远处的恶性肿瘤病灶，鼻咽癌最多见，口腔癌、甲状腺癌也较常见。

博士研究生入学考试题（二）

一、名词解释（5 ×3 分，共 15 分）

1. distraction osteogenesis
2. intermaxillary fixation
3. cacinoma in situ
4. approach team of cleft lip and palate treatment
5. dry socket

二、问答题（共 85 分）

1. 颌骨骨折时，可能由哪些部位骨折引起患者的张口受限？试述发生该类表现的机制及治疗方法。

（15 分）

2. 试述脉管疾病新分类及其与老分类的关系。（15 分）

3. 腮腺腺样囊性癌的临床特点及治疗原则。（15 分）

4. 单侧颞下颌关节真性强直继发严重小下颌畸形的病因、临床表现及治疗方法。（15 分）

5. 简述腭咽闭合不全的分类及治疗原则。（15 分）

6. 简述游离皮瓣移植应注意哪些问题。（10 分）

标准答案

一、名词解释

1. distraction osteogenesis：牵张成骨，是通过某种特定的牵开或扩张装置（牵张器），使被切开的两骨段在受到一定牵引和张力（牵张力）作用下再生新骨，达到治疗骨骼发育不足和整复骨缺损畸形的一种外科技术。

2. intermaxillary fixation：颌间固定，指利用牙弓夹板将上、下颌单颌固定在一起的方法。是颌面外科最常使用的固定方法。单纯使用该方法治疗骨折，下颌骨一般固定 4 ~ 6 周，上颌骨 3 ~ 4 周。

3. cacinoma in situ：原位癌，癌变局于黏膜内或表层之中，未突破基底膜，没有发生浸润和远处转移的状态。

4. approach team of cleft lip and palate treatment：唇腭裂序列治疗，也称团队治疗，多学科协同，拟定系列治疗计划，按拟定的序列，逐步完成，以获得较理想的形态、功能和心理健康。

5. dry socket：干槽症，是牙槽窝的局部骨创感染。牙拔除后 3 ~ 4 天，出现拔牙创剧烈疼痛，疼痛为持续性，可向耳颞部放射。检查发现拔牙窝空虚，内有明显腐臭味，骨壁常有明显触痛。

二、问答题（参考答案及评分标准）

1. 颌骨骨折时，可能由哪些部位骨折引起患者的张口受限？试述发生该类表现的机制及治疗方法。（15 分）

1）单侧或双侧髁状突颈部骨折（3 分），髁状突将由于翼外肌的牵引向前内方移位；双侧下颌支向后上移位，下颌侧向运动受限（1 分）；切开复位内固定术（1 分）。

2）下颌角或颏孔区骨折（3 分），激惹升颌肌群，引起患者的张口受限（1 分）；切开复位内固定术（1 分）。

3）颧骨颧弓骨折，颧面部塌陷（3 分），移位的骨折片压迫颞肌和咬肌，限制喙突的活动，引起患者的张口受限（1 分）；切开复位内固定术（1 分）（经口内切口、头皮冠状切口或局部小切口）。

2. 试述脉管疾病新分类。（15 分）

血管瘤和脉管畸形，统称为脉管性疾病（2 分）。①血管瘤（3 分）：是婴幼儿最常见的血管源性良性肿瘤，颌面部血管瘤占全身60%；②脉管畸形（10 分，每个 2 分）：分为微静脉畸形或毛细血管畸形、静脉畸形、动静脉畸形、淋巴管畸形（包括微囊型和大囊型）及混合畸形（前面类型混合表现）。

3. 腮腺腺样囊性癌的临床特点及治疗原则。（15 分）

1）腺样囊性癌是常见的唾液腺恶性肿瘤之一，与周围组织无界限，根据组织学形态可分为腺样和（或）管状型及实性型，前者分化较好，后者分化差（5 分）。

2）早期易沿神经扩散，因此常有神经症状，常有疼痛、面瘫；后期易侵入血管造成血道转移，转移率高达40%，转移部位常见为肺。（5 分）

3）腺样囊性癌手术切除，不易切净，为降低术后复发率，术后常需配合放疗。腺样囊性癌除实性型外一般生长缓慢，肺部转移灶也生长慢，患者可长期带瘤生存，因此如果原发灶得到根治，肺部转移灶可考虑放疗。（5 分）

4. 单侧颞下颌关节真性强直继发严重小下颌畸形的病因、临床表现及治疗方法。(15 分)

1）病因：儿童期颏部对冲伤致单侧颞下颌关节强直，由于咀嚼功能的减弱和下颌的主要生长中心髁突被破坏，继发严重的面下部发育障碍畸形（5 分）。

2）临床表现：表现为面容两侧不对称，颏部偏向患侧。患侧下颌体、下颌支短小，相应面部反而丰满；健侧下颌由于生长发育正常，相应面部反而扁平、狭长，常常易被误诊为健侧强直。同时患者由于经常力图开口，长期下颌升颌肌群向上牵引与下颌体上的降颌肌群向下牵拉，使下颌角前切迹明显凹陷，下颌角显著向下突出（5 分）。

3）治疗（5 分）：关节间隙成形术，切除整个关节和骨球，并进行关节重建，需保留 10 mm 以上间隙，同时行下颌支水平截骨前移。

5. 简述腭咽闭合不全的分类及治疗原则。(15 分)

腭咽闭合不全分为：先天性腭咽闭合不全（3 分）和腭裂术后腭咽闭合不全（3 分）。表现为高鼻音、鼻漏气。需要手术整复（3 分）。整复手术有两类：腭再成形术（3 分）和咽成形术（3 分）。反向双 Z 腭再成形术和咽后壁瓣咽成形术等。

6. 简述皮瓣的适应证和应用原则。(10 分)

皮瓣因带有丰富的皮下脂肪组织，与游离皮片移植比较，其不仅能用于整复浅表创面或缺损（3 分），还可用于整复较深层或洞穿性的组织缺损（1 分）。对保护重要组织，如大血管、脑组织等更为有用（1 分）。在各类型皮瓣和肌皮瓣的选择上，应根据组织畸形和缺损的大小、部位、效果，以及患者的要求和医疗技术条件等因素来综合决定。原则上应就简不就繁，就快不就慢。能用带蒂皮瓣解决的，切不可滥用游离皮瓣；能用游离皮瓣解决的最好不选择管状皮瓣（5 分）。

博士研究生入学考试题（三）

一、名词解释（5 ×5 分，共 25 分）

1. virtual surgery
2. TMJ disorder
3. 肿瘤生物治疗
4. 综合征型唇腭裂
5. 过度通气综合征

二、问答题（共 75 分）

1. 双膦酸盐相关颌骨坏死的机制，临床表现和治疗原则。(15 分)
2. 简述下颌骨陈旧性骨折治疗原则与方法。(15 分)
3. 腭裂序列治疗中，如何兼顾语音及上颌骨生长发育？(15 分)
4. 试述上颌骨上皮源性恶性肿瘤手术治疗原则。(15 分)
5. 颌骨常见的不对称畸形有哪些？简述其治疗原则与方法。(15 分)

标准答案

一、名词解释

1. virtual surgery：虚拟手术，是由医学图像数据出发，应用计算机图形学技术构建出虚拟人体软硬组织模型，并模拟出虚拟的医学环境，利用触觉交互设备与之进行交互的手术系统，为医生提供一个虚拟的 3D 环境以及可交互操作平台，逼真的模拟临床手术的全过程。虚拟手术是凭借虚拟环境中提供的信息帮助医生制定手术方案，并在实际手术过程中引导手术，以及术后评价比较手术效果的新技术。虚拟手术对于选择最佳手术路径，减小手术损伤，减少对邻近组织的损伤，提高手术精度，执行复杂外科手术和提高手术成功率等具有十分重要的意义。

2. TMJ disorder：颞下颌关节紊乱症，是一类病因尚未完全清楚而又有共同发病因素和临床主要症状的一组疾病的总称，一般都有颞下颌关节区及相应的软组织疼痛，下颌运动异常和伴有功能障碍，关节弹响、破碎音及杂音三大症状。可单独累及颞下颌关节或咀嚼肌群也可两者都累及。不包含存在前述症状但病因明确的一类疾病，如类风湿性颞下颌关节炎、感染性颞下颌关节炎、颞下颌关节肿瘤等。

3. 肿瘤生物治疗：肿瘤目前认为是一种基因疾病，随着近年来分子生物学的进展，促进了肿瘤生物治疗的发展。生物治疗是利用各种生物调节剂，调动机体自身的抗癌功能，以自身功能调节的方式达到消灭残余肿瘤，实现临床治愈的目的。

4. 综合征型唇腭裂：是先天性唇腭裂的遗传学分型，除了唇腭裂畸形，同时伴发全身多系统畸形和功能障碍，存在染色体异常，是单基因遗传性疾病。

5. 过度通气综合征：过度通气综合征（hyperventilation syndrome，HVS）是呼吸中枢调节异常，过度通气超过生理代谢所需而引起的一系列症状。常表现为呼吸困难、肢体麻木、头晕眼花，严重者可有晕厥、抽搐等症状。发作时患者会感到心跳加速、心悸、出汗，因为自己感觉不到呼吸而加快呼吸，导致体内二氧化碳不断被排出而浓度过低，引起继发性呼吸性碱中毒等症状，也称呼吸性碱中毒综合征、呼吸神经综合征、高通气综合征。该疾病还与情绪有着密切联系。

二、问答题（参考答案及评分标准）

1. 双膦酸盐相关颌骨坏死的机制，临床表现和治疗原则。(15 分)

（1）机制：双膦酸盐相关颌骨坏死机制尚不明确，目前包括多种假说：破骨细胞功能抑制，血管生成抑制，微生物感染，免疫抑制，细胞毒性等。(3 分）①破骨细胞功能抑制学说：破骨细胞功能抑制从而破坏颌骨重建平衡，导致颌骨坏死。②血管生成抑制学说：血管生成抑制导致骨重建过程中营养支撑不足导致颌骨坏死。③微生物感染学说：口腔环境微生物，包括放线菌、厚壁菌、链球菌引发感染后导致颌骨坏死。④免疫抑制学说：双膦酸盐类药物导致患者免疫功能紊乱，从而诱发颌骨坏死。⑤细胞毒性学说：双膦酸盐类药物抑制口腔上皮功能，诱发颌骨坏死。

除此之外，还有颌骨微裂纹假说、单核苷酸多态性假说等。(分类描述共 2 分)

（2）双膦酸盐相关颌骨坏死临床表现见表 1。(5 个分期，各 1 分)

表 1 双膦酸盐相关颌骨坏死临床分期及临床表现

临床分期	临床表现
危险期	无任何主观症状，无骨坏死表现
0	无骨坏死或骨暴露，有非特异性临床症状，可能发生进一步病变
Ⅰ	有骨暴露或骨坏死，无临床症状，无感染征兆
Ⅱ	骨暴露或骨坏死，伴局灶感染
Ⅲ	骨暴露或骨坏死，伴疼痛感染，同时具有以下一个或多个表现：病理性骨折，口外瘘管，病灶超出牙槽骨范围的颌骨

（3）临床治疗：

1）对于危险期和 0 期的患者，治疗策略以预防为主，在口腔方面，加强卫生宣教，定期口腔洁治，可以进行非侵袭性的治疗操作，维持患者口腔处于良好的状态。(2 分)

2）对于 I 期患者，推荐的保守的治疗策略。对于暴露的死骨，应用漱口水进行含漱，局部冲洗，必要时进行全身系统性药物治疗，预防感染。(1 分)

Ⅱ期患者因病变较为局限，一般可采取门诊手术治疗，在局部麻醉下刮除病变坏死的牙槽骨，以减少对周围软组织的刺激，促进病变的愈合。(1分)

Ⅲ期患者由于病变范围广，常伴随有多个症状，门诊手术困难，故常住院在全麻下进行手术治疗。(1分)

2. 简述下颌骨陈旧性骨折治疗原则与方法。(15分)

下颌骨陈旧性骨折是指伤后4周以上未治或治疗不当，断端间已有纤维连接或骨性错位愈合，导致患者容貌畸形或功能障碍，需要手术治疗的下颌骨折（2分）。

治疗原则（每条2分，共8分）：①与新鲜骨折不同，陈旧性下颌骨折不宜采用“功能与形态双标准”治疗原则，而应该是“功能优先、兼顾形态”；②陈旧性骨折常同时存在骨与软组织畸形、整体轮廓与局部器官畸形、张口受限与咬合关系紊乱，治疗难度较大，应联合应用数字外科技术，在术前获得精确诊断，制定最优的详细治疗方案，根据具体情况选择同期或分期矫治；③下颌骨陈旧性骨折常伴有牙齿移位，多数情况下需进行术前和（或）术后正畸治疗；④下颌骨陈旧性骨折常需多科室联合治疗，必要时需进行骨移植或牵张成骨，还常需种植科和修复科介入。

治疗方法：

①“再骨折”(3分)。适用于有明确参考复位点，可通过常规切开复位内固定术实观解剖复位或近似解剖复位的陈旧性骨折。手术可沿原骨折线凿开，彻底清除骨痂，以便使骨折能正确对位。通过牙弓夹板，对位好𬌗关系后实施内固定。固定完成后，解除颌间固定，保留牙弓夹板，以便术后行必要的颌间弹性牵引。

②骨切开或截骨（2分)。适用于参考复位点丧失的陈旧性骨折，按正颌外科原则制定手术方案，常采用下颌根尖下截骨术、下颌升支矢状或斜形截骨术和颏成形术。

3. 腭裂序列治疗中，如何兼顾语音及上颌骨生长发育?(15分)

腭裂整复最主要的目标是重建良好的语音，同时应减少手术对上颌骨生长的干扰（2分)。手术年龄越小，腭裂术后达到完全的腭咽闭合的概率越大，语音恢复越好。但手术的年龄越小，术后上颌骨生长抑制继发的面中部发育不足的畸形越严重（2分)。特别是硬腭松弛切口的裸露骨面是继发上颌骨生长抑制的主要因素，尽量不做或少做硬腭侧方松弛切口（3分)；避免鼻腔侧骨面裸露（2分)；延长软腭，不采用两大瓣后退，而是通过“Z”字交叉换位，避免硬腭前份骨面裸露，可最大限度地减轻腭裂术后继发的上颌骨生长抑制（3分)。手术年龄尽量延后，但不能晚于学说话后，应在患儿开始说简短语句前。1岁左右最好，2岁前必须手术（3分)。

4. 试述上颌骨上皮源性恶性肿瘤手术治疗原则。(15分)

上颌骨上皮源性恶性肿瘤常见的有上颌牙龈癌、腭癌、上颌窦癌。手术治疗原则如下：

1）第一次手术应该力争彻底切除肿瘤（彻底性)。(3分)

2）遵守无瘤操作：保证切除手术在正常组织内进行；避免切破肿瘤污染手术野；防止挤压瘤体以免播散；应该整体切除不宜分块挖出；肿瘤外露部分应该纱布包裹；表面有溃疡应该注意避免手术过程中污染种植；缝合前大量低渗盐水冲洗；关创时需要更换手套及器械。(3分)

3）上颌骨上皮源性恶性肿瘤手术颈淋巴清扫术的选择，术前明显转移或者结合辅助检查考虑颈淋巴结转移可同期行颈淋巴清扫术。(3分)

4）上颌骨上皮源性恶性肿瘤手术功能修复的原则：一般应根据患者疾病及个性化要求制定功能修复方案。(3分)

5）上颌骨上皮源性恶性肿瘤手术应避免破坏颅底或者重要神经血管危及患者生命安全。(3分)

5. 颌骨常见的不对称畸形有哪些？简述其治疗原则与方法。(15分)

颌骨常见的不对称畸形及其治疗原则和方法包括：

1）单侧下颌发育过度主要由一侧髁突颈发育过度所引起。治疗原则：在没有肿瘤证据和髁突继续活跃生长的情况下，一般不采取切除髁突，而采用正颌手术进行矫正，从而达到既能保留髁突，又能矫正面部不对称与咬合紊乱的治疗目的（2 分）。治疗方法：术前正畸治疗去除牙代偿，使上下颌牙弓协调；轻度单侧畸形可以采用患侧下颌支的垂直或斜形骨切开术，严重单侧畸形或双侧畸形中单侧畸形严重，采用双侧下颌升支垂直骨切开或矢状骨劈开术，必要时可以通过上颌 Le Fort Ⅰ型骨切开术矫治咬合平面，必要时同期行颏成形术，必要时也可采用下颌轮廓整形术；术后正畸调整咬合关系（1 分）。

2）半侧下颌肥大畸形表现为患侧面部垂直高度明显大于健侧，显现一种扭曲状不对称面型，治疗原则：切除增生肥大的髁突，矫正颜面不对称畸形及咬合平面倾斜，重建颞下颌关节。对处于生长发育期的半侧下颌肥大畸形患者，如果发展迅速，可通过术前过耳前切口入路摘除病变髁突，终止颌面畸形的进一步发展（2 分）。治疗方法：术前正畸；病变髁突的切除，下颌支垂直骨切开术，并进行颞下颌关节重建，健侧行矢状骨劈开或垂直骨切开术，必要时上颌手术矫正咬合平面，成形术；术后正畸（1 分）。

3）单侧小下颌畸形是由一侧下颌骨生长不足引起，主要是单侧髁突发育不全所致，治疗原则：采用正颌手术进行矫正，延长患侧，必要时植骨，矫正面部不对称与咬合紊乱的治疗目的，注意区分原发病例还是继发病例（2 分）。治疗方法：对原发性单侧小下颌畸形的患者，术前正畸治疗；患侧采用下颌支矢状骨劈开术，健侧行矢状骨劈开术或下颌支斜形（垂直）骨切开，必要时配合上颌手术及颏成形术，可进行游离植骨；颞下颌关节强直继发严重单侧小下颌畸形的病例，可以选择倒 L 形骨切开加植骨的方法前徙与下降下颌骨（1 分）。

4）半侧颜面短小畸形主要是由第一、二鳃弓发育异常引起，不仅累及半侧下颌骨，也常涉及上颌骨、颧骨甚至颞骨，经常还伴有大口与副耳等半侧颜面软组织畸形。治疗原则：成年人通常根据其临床分型进行治疗方案选择，Ⅰ型 A 类一般采用贴附式或嵌入式植骨；其余分型通常采用双颌手术必要时配合重建缺如的相关软组织；儿童患者通过功能性正畸治疗引导颌骨向正常方向生长：青春期后再实施正颌手术，必要时尽早采取手术矫治，一般只在下颌骨施术即可。儿童患者手术时机选择：患者早期即出现中至重度畸形伴有颌骨框架与咬合关系的明显改变；功能性矫形治疗失败，系统检查显示颌面软硬组织的生长趋势恶化；颜面畸形导致患儿出现明显的社会心理障碍（2 分）。治疗方案：Ⅱ型 B 类用上颌 Le Fort Ⅰ型骨切开术（可植骨），用双下颌支矢状骨劈开术或患侧采用倒 L 型骨切开术并植骨摆正下颌骨；必要时在患侧下颌支侧方与下颌下缘植骨，Ⅲ型及其他分型患侧采用带软骨的肋骨移植重建除下颌关节外；可以采用牵张成骨的方式延长患侧（1 分）。

5）半侧颜面萎缩的治疗原则：重建其正常的面部骨骼框架结构，而且需要整复软组织不足畸形，从而恢复对称的颜面形态以及稳定咬合关系。偏面萎缩的矫治通常难以通过一次性手术达到功能与形态均较满意的效果，在完成术前正畸治疗后，其手术设计一般分两个阶段进行（2 分）。治疗方法：①外科矫治骨性结构异常：上颌 Le Fort Ⅰ型骨切开及骨移植，患侧下颌支倒 L 形骨切开及对侧下颌支斜形（或矢状）骨切开术、颏成形术；②整复软组织不足，一般在正颌外科手术 6 个月后即可进行，多采用带血管蒂的复合肩胛皮瓣或其他血管化的肌皮瓣游离移植整复的方法，对伴发红唇萎缩的病例，可采用带蒂舌瓣移植（1 分）。